NIE 1986

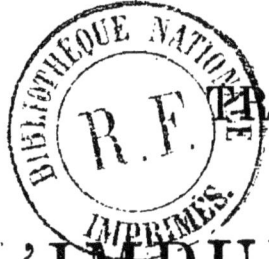

TRAITÉ

DE

L'IMPUISSANCE

ET DE

LA STÉRILITÉ

CHEZ L'HOMME ET CHEZ LA FEMME

OUVRAGES DU DOCTEUR FÉLIX. ROUBAUD

Les eaux minérales dans le traitement des affections utérines. 1 vol. in-18, 1870.

Identité d'origine de la Gravelle, de la Goutte, du Diabète et de l'Albuminurie. 1 vol. in-8, 1865.

Les cures de petit-lait en Suisse, en Allemagne, dans le Tyrol et la Styrie; lettres de voyage. 1 vol. in-8, 1867.

Des hôpitaux au point de vue de leur origine et de leur utilité, des conditions hygiéniques qu'ils doivent présenter et de leur administration. 1 vol. in-12 (*épuisé*), 1853.

Théophraste Renaudot. Étude sur les mœurs médicales du xviie siècle. Édition de bibliophile, tirée à un petit nombre d'exemplaires. 1 vol. in-12, 1856.

Statistique médicale et pharmaceutique de la France (couronnée par l'Institut, *Académie des sciences*). 1 vol. in-12 1854 (*épuisée*).

Histoire et Statistique de l'Académie nationale de médecine depuis sa fondation jusqu'en septembre 1852. In-8, 1852 (*épuisée*).

Les Eaux minérales de la France, guide du médecin-praticien. 1 vol. in-12, 1859. 2e édition, 1865.

Pougues, ses Eaux minérales et ses environs. 1 vol. in-12, 1860-1863. 3e édition illustrée, 1866.

Des différents modes d'action des Eaux minérales de Pougues. 1 vol. in-8, 1867.

Annuaire médical et pharmaceutique de la France, de 1849 à 1872.

PARIS. — IMPRIMERIE DE E. MARTINET, RUE MIGNON, 2.

TRAITÉ

DE

L'IMPUISSANCE

ET DE

LA STÉRILITÉ

CHEZ L'HOMME ET CHEZ LA FEMME

COMPRENANT

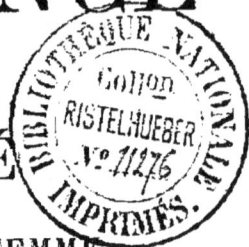

L'EXPOSITION DES MOYENS RECOMMANDÉS POUR Y REMÉDIER

PAR

Le Docteur FÉLIX ROUBAUD

DEUXIÈME ÉDITION

Mise au courant des progrès les plus récents de la science.

PARIS

LIBRAIRIE J.-B. BAILLIÈRE ET FILS

Rue Hautefeuille, 19, près du boulevard Saint-Germain.

LONDRES	MADRID
H. Baillière, Tindall and Cox.	Carlos Bailly-Baillière.

1872

PRÉFACE

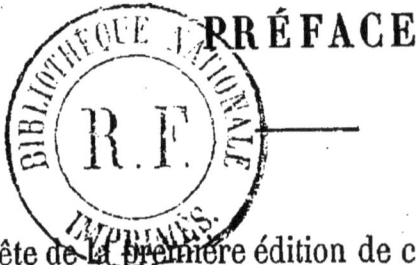

En tête de la première édition de cet ouvrage je disais :

L'oubli dans lequel est resté jusqu'à nos jours l'histoire pathologique de la fonction génératrice est une conséquence logique de ce principe immuable de notre science, que la nosologie est fille de l'anatomie et de la physiologie.

Tant, en effet, que l'anatomie et la physiologie de l'appareil génital ont été couvertes d'ombres et de ténèbres, la pathologie de ce même appareil, ballottée dans les contradictions de mille systèmes, s'est lassée de poursuivre un fantôme insaisissable et en a abandonné la recherche aux vicissitudes du hasard et aux hardiesses de l'empirisme le plus grossier. Celui-ci ne s'est fait faute ni de théories extravagantes, ni d'explications incroyables, ni de médications impossibles ; aussi quand on ose sonder ce dédale d'absurdités où l'infamie se glisse souvent, on conçoit la réprobation dont les esprits honnêtes et sérieux frappaient jadis cette partie du domaine médical.

Aujourd'hui cette réprobation n'a plus de raison d'être.

Sans prétendre que toutes les obscurités ont été dissipées dans l'histoire de la génération, on doit reconnaître que les travaux des anatomistes et des physiologistes du xviii° siècle, et plus encore ceux des modernes, ont suffisamment élucidé le problème pour en rendre légitimes les déductions pathologiques.

C'est cette déduction scientifique que j'ai entreprise depuis longtemps et dont je publie aujourd'hui une nouvelle édition.

J'ai conservé dans les développements que je lui avais primitivement donnés l'exposé des principes anatomiques et physiologiques qui sont les bases de mon travail, afin de montrer combien peu j'ai cédé aux vaines théories et à ces écarts de l'imagination dont on avait abusé d'une manière si déplorable.

C'est en ne m'écartant jamais de ces principes et en acceptant les progrès successifs de la science, que j'ai pu, depuis plus de vingt-cinq ans, poursuivre mes recherches et conduire mes méditations. Aussi je m'estime comme plus autorisé aujourd'hui à répéter ce que je disais dans la première édition de ce livre, que *je crois avoir accompli une œuvre utile en essayant de faire rentrer dans le sanctuaire de la science, par les grandes portes de l'anatomie et de la physiologie, tout un groupe de maladies que les vendeurs du temple et les illuminés en avaient fait sortir.*

Le public médical a compris tout à la fois l'importance de mes recherches et la pureté de mes intentions, et il a fait à ce livre un accueil qui m'honore et dont, en toutes occasions, j'aurai à cœur de me rendre digne.

Aussi pour garder la faveur qui m'a été marquée et répondre aux désirs légitimes de mes lecteurs, j'ai dû joindre à cette nouvelle édition un résumé des travaux les plus récents et des progrès nouvellement acquis à l'histoire physiologique ou pathologique de la fonction génératrice.

La gynécologie a été sans conteste la partie la plus fouillée et la plus étudiée de cette histoire. Chaque année, depuis quinze ans, voit éclore, soit en France, soit à l'étranger, un traité sur les maladies des femmes ; chacun apporte à l'œuvre commune le produit de ses recherches et le résultat de ses observations ; mais il s'en faut de beaucoup que tous ces travaux soient marqués au coin de la nouveauté et ouvrent un sillon non encore exploré.

Mais à côté de ces ouvrages généraux, presque tous recommandables par les indications pratiques qu'ils renferment, se placent les recherches dont l'horizon plus étroit ne comprend qu'un espace restreint et bien défini.

C'est dans le cercle de ces études limitées que ma moisson a été le plus abondante.

Parmi les notions nouvelles ainsi formulées, quelques-unes ont été confirmées et sont définitivement acquises à la science ; les autres sont encore à l'étude et attendent une sanction que pourront seules légitimer de nouvelles expériences et de nouvelles observations.

Au nombre des premières je range le *vaginisme* et surtout l'*allongement hypertrophique du col de l'utérus ;* au nombre des secondes je place l'*hypertrophie de l'utérus par arrêt d'involution* et surtout la *fécondation artificielle* que ne protégent pas suffisamment les noms célèbres de Spallanzani et de Rossi.

Il m'a semblé que, dans l'exposé que je faisais de l'état actuel de la science, je devais accueillir les unes et les autres et mettre à côté des faits définitivement acquis ceux qui n'étaient encore qu'entrevus ou pressentis.

J'espère n'avoir laissé dans l'ombre aucune question afférente à mon sujet; j'en ai pour garant mes longues méditations, ma plus longue pratique, et ma position à la tête d'un journal de médecine qui fait passer sous mes yeux tout ce qui se pense, tout ce qui se dit et tout ce qui se produit dans la science.

Dr FÉLIX ROUBAUD,

Rédacteur en chef de la *France médicale.*

Mars 1872.

TRAITÉ

DE L'IMPUISSANCE

ET

DE LA STÉRILITÉ.

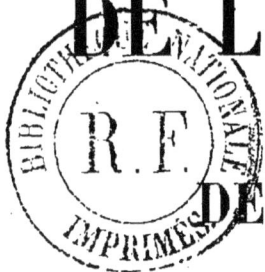

PHYSIOLOGIE DE L'ESPÈCE.

Dans l'acte de la reproduction de l'espèce humaine, les deux sexes jouent un rôle également important, dont le caractère mal apprécié a donné naissance à divers systèmes ou théories que j'exposerai tout à l'heure. Ce rôle, que remplissent des organes propres à la fonction génératrice, s'exécute dans des conditions physiologiques qu'il est important de connaître, et au milieu de circonstances diverses qu'il est non moins intéressant de passer en revue, car les unes et les aûtres ont une action marquée, non-seulement sur l'énergie de la fonction reproductive, mais encore sur les maladies qui font le sujet de ce livre.

Ces maladies ont été confondues par beaucoup d'auteurs. Les uns, ne voyant que le but final, que le résultat à atteindre, donnent indistinctement le nom d'impuissance ou de sté-rilité aux états morbides, quels qu'ils soient, qui empê-chent la reproduction de l'espèce : pour eux, ces deux mots sont synonymes et désignent exactement le même genre d'affections. Les autres, considérant que, dans l'acte de la génération, le rôle de la femme est en quelque sorte passif, tandis que celui de l'homme est entièrement sous l'empire de la volonté, appellent impuissant l'homme qui ne peut procréer, quelle que soit la cause de cette impossibilité, et nomment stérile la femme qui se trouve dans le même cas.

Je ne puis me ranger à aucune de ces deux opinions. La dernière repose sur une distinction grammaticale, inadmissible dans la science ; car, sous peine de tomber dans une logomachie inextricable, les mêmes états pathologiques réclament la même dénomination.

L'autre opinion semble, au premier abord, plus sérieuse, par cela même qu'elle paraît plus scientifique ; mais en parcourant le cadre nosologique de l'appareil générateur, on ne tarde pas à se convaincre qu'une plus grande exactitude doit être apportée dans la désignation des divers états qui le remplissent. Qu'on me permette de citer un ou deux exemples à l'appui de cette assertion. Les faits d'occlusion incomplète du vagin permettant la fécondation, et non l'intromission de la verge, ne sont pas rares dans l'histoire de la chirurgie : Riolan, entre autres auteurs, raconte l'histoire d'une femme qui, accusant son mari d'impuissance, fut, à la visite des experts, reconnue enceinte, quoique présentant une occlusion vaginale qui ne permettait pas le coït. Quel nom donner à cet état pathologique ? D'après les auteurs dont je combats l'opinion, les mots impuissance et stérilité seraient impropres, puisque le but final est atteint, et pourtant la copulation, cette partie importante de la fonction génératrice, ne peut avoir lieu. —— D'autre part, voici deux hommes. Chez l'un, l'érection de la verge est impossible, n'importe par quel motif ; impossible, par conséquent, est le coït, et, par conséquent encore, dans la majorité des cas, impossible est, de sa part, toute action fécondante ; chez l'autre, l'érection de la verge est pleine et entière, le coït s'accomplit normalement, mais l'action fécondante, par une cause quelconque, ne s'exerce pas: est-il raisonnable de placer ces deux hommes sous la même rubrique nosologique? Pour un même trait dans la physionomie, quelle dissemblance dans les autres, quel éloignement dans les caractères!!! D'un côté, la fonction génératrice tout entière abolie, annihilée, détruite; avec elle, dépérissement et souvent atrophie des organes génitaux; avec elle, troubles profonds dans les facultés morales, depuis le simple sentiment de honte jusqu'à la monomanie du suicide, et qui ne sont pas sans exercer une action délétère sur les principales fonctions de l'organisme. De l'autre côté, abolition incomplète de la faculté génératrice, que n'accompagnent presque jamais des désordres dans les fonctions organiques et dans les facultés morales. L'acte copulateur, dont on ne tient aucun compte, creuse entre ces deux hommes un abîme sans fond. Non, leurs états pathologiques ne sont pas les mêmes; les symptômes qui les révèlent et les accidents qui les suivent, en font des entités distinctes, dont chacune réclame, dans le langage nosologique, une dénomination spéciale.

Cette dénomination ne doit avoir rien d'arbitraire; elle doit désigner un état exactement limité, parfaitement défini, dont je vais essayer de tracer le cadre.

La fonction de la reproduction se compose, dans les deux sexes, de deux actes tellement distincts, que pour l'exercice de l'un, la volonté est forcée d'intervenir, et que cette volonté reste entièrement étrangère à l'accomplissement de l'autre. La première est une fonction animale ou de relation, la seconde est une fonction organique ou interne, comme aurait dit Bichat. Après le rapprochement de l'homme et de la femme, pour l'exécution duquel la volonté a dû agir, tout, dans l'acte reproducteur, se passe à notre insu, et la génération se fait en dehors de notre conscience.

Cette intervention de la volonté, sans parler du senti-ment voluptueux qui accompagne le coït, ne suffit-elle pas pour différencier deux actes d'une même fonction, il est vrai, et ne rend-elle pas légitime la ligne de démarcation à établir entre les états pathologiques qui mettent obstacle à l'accomplissement ou de l'une ou de l'autre? Je l'ai tou-jours pensé ainsi, et j'estime que le mot *impuissance* doit être donné à tout état morbide qui, chez l'homme ou chez la femme, s'oppose à l'union *physiologique* des deux sexes, c'est-à-dire au coït, et le mot *stérilité* être réservé à tout état morbide qui, chez l'un ou chez l'autre sexe, empêche la reproduction de l'espèce.

Il y a donc, d'après ces considérations que je crois très légitimes :

Une impuissance de l'homme ;

Une impuissance de la femme ;

Une stérilité de l'homme ;

Une stérilité de la femme.

En d'autres termes, les affections qui font le sujet de cet ouvrage se peuvent partager en deux groupes : le premier renferme les troubles de l'acte copulateur chez l'homme et chez la femme; le second présente les conditions morbides qui, dans les deux sexes, empêchent l'acte fécondateur.

Cette distinction n'est point arbitraire; elle a pour base la physiologie de la fonction génitale, et va me servir, dans les considérations générales que je vais présenter sur l'ap-pareil reproducteur, à mieux établir ce qui est du domaine de l'impuissance et ce qui appartient à la stérilité.

CHAPITRE PREMIER.

COPULATION.

§ I. — Acte copulateur chez l'homme.

Il est incontestable que la sécrétion spermatique, c'est-à-dire l'acte testiculaire, a une action notable, non-seulement sur les changements que subit la verge dans ses dimensions, mais encore sur l'énergie de l'acte copulateur lui-même. L'exemple des castrats avant la puberté, dont les organes génitaux sont arrêtés dans leur développement, et dont les désirs vénériens et la vigueur virile sont à peu près nuls, ne permet aucun doute à cet égard.

Il serait donc logique de placer ici l'étude physiologique de la liqueur séminale ; mais si l'on fait attention que c'est à ce liquide qu'appartient toute la puissance fécondante de l'homme, on comprendra que je réserve son histoire pour le paragraphe assigné à l'acte fécondateur lui-même, et que je me concentre ici dans la seule étude des conditions de la copulation, en admettant comme normale la fonction testiculaire.

Ces conditions sont au nombre de quatre, et si parfaitement distinctes entre elles, malgré leur union intime, par leur ordre de succession et par leurs manifestations, que l'absence de l'une n'entraîne pas fatalement la suspension des autres. Pour l'accomplissement de l'acte physiologique, elles se manifestent dans l'ordre suivant : 1º désirs vénériens ; 2º érection de la verge ; 3º expulsion d'un liquide spécial ; 4º enfin, plaisir au moment de cette évacuation.

Ces circonstances ne sont pas toutes exclusivement affectées au coït ; il en est une surtout, l'éjaculation spermatique, qui est tellement essentielle à la fécondation, que je renvoie son histoire physiologique à la partie consacrée à l'examen de l'acte reproducteur proprement dit.

Je n'ai donc dans ce paragraphe qu'à m'occuper des désirs vénériens, de l'érection de la verge et du plaisir.

Les désirs vénériens ont des mobiles nombreux et variés : ils ne sont pas toujours, comme on pourrait le croire, sous l'empire de la volonté, car l'instinct qui les éveille chez les animaux à l'époque du rut, les excite également chez l'homme ; cependant, l'instinct n'a une action bien sensible que dans les premières années de la puberté, ou pendant une longue continence, ou au milieu de la vie calme et retirée des champs.

Plus tard, lorsque l'âge, l'habitude ou la satisfaction des besoins les plus pressants ont calmé les premières ardeurs de l'instinct, les désirs vénériens ne répondent plus qu'à la voix des sensations ou de l'imagination.

Tous les sens ont la puissance de les éveiller. Ceux de la vue, du toucher et de l'ouïe ont une action si directe, qu'on pourrait les appeler les sens de l'amour. L'odorat jouit aussi d'une influence décisive, et la nature a placé dans les organes génitaux de tous les animaux une odeur *sui generis* qui surexcite leur sensualité ; certains parfums possèdent le même privilége, et la galanterie sait heureusement les mettre à profit. Le goût lui-même, moins favorisé que les autres sens, éveille parfois aussi l'appétit vénérien : un de mes amis ne pouvait jamais manger de la crème fouettée sans avoir immédiatement quelque idée voluptueuse.

Cependant, malgré la réalité incontestable du pouvoir des sensations sur le développement des désirs vénériens, il faut reconnaître que, dans la majorité des cas, cette puissance est insuffisante, et qu'il lui faut le secours de l'élément moral.

Chez les animaux, c'est l'instinct qui seconde les sensations ; chez l'homme, être de raison, c'est la volonté.

La volonté exerce sur le sens génital un empire presque absolu : l'histoire d'Ulysse se bouchant les oreilles pour ne pas se laisser séduire par le chant des sirènes, est une fable poétique en contradiction avec la nature, surtout en ayant égard à l'âge et à l'expérience du roi d'Ithaque. Ne voyons-nous pas tous les jours l'homme, aussi bien que la femme, résister aux séductions les plus provocantes et sortir victorieux d'une lutte où les deux adversaires étaient les sens et l'imagination ?

Sans doute, si l'on ne se prémunit pas contre la tentation, les excitations extérieures entraîneront la volonté, car le silence de celle-ci équivaut à son consentement.

Bien plus, la volonté, par sa seule puissance et sans le secours d'aucune sensation, peut évoquer les désirs vénériens. C'est alors qu'elle éveille l'imagination, par qui le passé se ranime et l'avenir se fait réalité ; grâce à elle, l'heure présente se peuple de formes indicibles que le regard caresse, que les lèvres embrassent et que les mains saisissent ; fantômes gracieux dont l'existence tout à la fois idéale et réelle plonge l'âme et les sens dans l'extase voluptueuse de l'amour le plus complet. Les poëtes, les romanciers, les artistes, tous ceux enfin chez qui l'imagination occupe une large place, jouissent de la réputation méritée d'être fort enclins à l'amour ; mais ce n'est point à dire qu'ils soient les plus aptes à accomplir l'acte, car nous verrons ailleurs l'influence fâcheuse que les travaux de l'intelligence exercent sur l'énergie virile. Mais tel est l'empire de l'imagination que, par sa seule force, en dehors de

l'instinct et de toute sensation, elle peut non-seulement
produire.l'éréthisme vénérien, mais encore déterminer l'éjaculation spermatique, ainsi qu'il arrivait à un de mes cama-
rades d'études toutes les fois qu'il pensait à sa maîtresse.

Quel qu'ait été le promoteur des désirs vénériens, ceux-
ci, une fois éveillés, réagissent sur l'appareil génital, et
pendant que, sous leur influence, la sécrétion spermatique
augmente d'énergie , la verge subit une métamorphose
presque complète, dans laquelle son volume est accru et sa
direction entièrement changée.

Cette métamorphose est ce qu'on appelle l'érection, dont
je vais essayer d'expliquer le mécanisme.

L'examen auquel je vais me livrer n'a pas un intérêt
purement scientifique; il est, à mes yeux, d'une telle importance pratique que, seul, il nous rendra compte de certains
cas d'impuissance dont les causes, méconnues jusqu'à
aujourd'hui, ont été noyées dans ce vague médical dont
l'ignorance entoure les fonctions du système nerveux. Telle
impuissance survenant à la suite d'excès vénériens ou de
masturbation, telle autre frappant un homme dont l'âge
n'a pas encore marqué l'heure de la retraite, etc., etc., ne
trouveront souvent d'autres explications que dans l'altération des organes servant à l'érection, sans qu'il soit besoin
de recourir à l'influx nerveux dont, en dehors de certaines
maladies de la moelle épinière, il est quelquefois impossible
d'expliquer la diminution.

Si la science est encore, sous ce rapport, dans les langes,
il en faut accuser, d'une part, l'oubli dans lequel est tenue
cette partie de la médecine, et d'autre part l'incertitude
qui, jusque dans ces derniers temps, faute de détails anatomiques suffisants, a régné sur le mécanisme de l'érection.

A l'époque où les esprits animaux étaient considérés

comme les moteurs de la machine humaine, on pensait que ces esprits remplissaient la verge, et que les muscles du périnée soutenaient celle-ci et la redressaient comme un bâton retenu par des cordes. Vésale consacra cette opinion en donnant à ses muscles le nom de *erectores penis*, que Winslow changea contre celui d'*ischio-caverneux*, qu'ils portent encore aujourd'hui. R. de Graaf s'éleva contre cette explication qui, malgré ses efforts, continua à être acceptée par la majorité des anatomistes.

Et cependant, ce savant était sur la voie de la vérité ; le premier il soutint et démontra expérimentalement que l'érection résulte de la présence du sang accumulé dans la verge. Ayant lié le pénis d'un chien à sa racine au moment du coït, il trouva ce corps rempli de sang et le vit revenir à sa flaccidité ordinaire lorsque le liquide en eut été expulsé. De plus, ayant injecté de l'eau par les veines honteuses dans la verge d'un cadavre, il obtint une distension et une érection plus énergiques encore que sur le vivant. Il pressentit aussi que la turgescence des corps caverneux pouvait tenir à un défaut d'équilibre entre la sortie et l'arrivée du liquide sanguin, et il se demanda quels étaient les obstacles qui s'opposaient à l'écoulement du sang veineux. Les muscles ischio-caverneux, dont il avait nié le rôle comme suspenseurs, furent, à ses yeux, les moteurs de cet obstacle. Cependant, les rapports anatomiques ne lui rendant pas suffisamment compte de cette action, de Graaf avoue que l'action de ces muscles est indirecte.

Hunter, et la majorité des anatomistes du xviiie siècle, adoptèrent cette opinion, qui est même encore partagée par quelques physiologistes de nos jours ; mais alors, comme aujourd'hui, on ne s'accordait pas sur l'obstacle qui s'opposait à la sortie du sang veineux.

Mercier prétendait en trouver l'explication dans les dispositions anatomiques des veines de la verge, qui, selon lui, se rendent toutes aux sinus de Santorini, lesquels sinus, en allant rejoindre les veines hypogastriques, forment des plexus nombreux, surtout aux faces latérales de la prostate, et que là ces sinus se trouvent comprimés pendant la contraction des muscles pelviens. Cette explication est inadmissible, comme le fait judicieusement remarquer M. Debrou; car s'il en était ainsi, des personnes affectées de rétention d'urines ou d'hypertrophie de la prostate, devraient être tourmentées par des érections continuelles, ce qui n'a point encore été noté parmi les symptômes de ces maladies.

M. Debrou, qui se range du côté de Vésale, en ce qui regarde l'action des muscles ischio-caverneux, adresse aux partisans de la stase du sang dans la verge une objection générale qui a beaucoup perdu de son importance depuis la publication des travaux de M. Kobelt, mais qui mérite cependant de trouver place ici : « Je reconnaîtrai, dit-il, que tous les auteurs qui adoptent l'une des nuances de cette doctrine admettent implicitement, sinon formellement, que l'obstacle à la sortie du sang veineux n'est que partiel et incomplet, car autrement, la gangrène du pénis serait la suite inévitable d'une stase indéfinie du sang. Mais même avec cette réserve, qui est de toute nécessité, il y a des difficultés qui sont inconciliables avec la théorie; celle-ci, par exemple : Au commencement de l'érection, il est possible que tout le sang artériel apporté ne s'échappe point par les veines; mais si l'érection persiste et dure longtemps, plusieurs heures, ainsi qu'on l'a vu dans certains cas de satyriasis, il faut bien qu'autant de sang sorte qu'il en entre, puisque la gangrène ne survient point. Or, si autant de sang sort qu'il en entre dans l'érection prolongée, comment admettre qu'il n'en est pas ainsi dans la turgescence ordinaire ? » Quand j'exposerai tout à l'heure la théorie qui ressort des recherches anatomiques et expérimentales de M. Kobelt, on comprendra combien cette objection perd de sa valeur, car on verra qu'il y a des contractions alternatives analogues à la diastole et à la systole du cœur, contractions qui n'empêchent pas la circulation veineuse.

J. Müller (1) a voulu faire jouer un rôle important aux capillaires artériels, répandus dans les corps caverneux, en les présentant comme constitués par de petits renflements contournés en forme de diverticules clos, et qu'il appelle *artères hélicines;* mais on est loin d'être d'accord sur l'existence et les rapports de ces dilatations artérielles, et l'on recule devant une théorie fondée sur des bases que contestent des hommes tels que Valentin, Kraüse et Huschke.

M. Bérard, professeur de physiologie à la Faculté de Paris, se fondant sur des dispositions anatomiques notées par Müller, Valentin, Hunter et Stanley, a émis, dans ses leçons orales, une opinion d'après laquelle il existerait, dans les parois des vacuoles, des fibres contractiles sur lesquelles reposerait le mécanisme de l'érection.

Enfin, et pour en finir, Chaussier et M. Adelon rapportent la turgescence de la verge à une propriété *suî generis* dont est doué le tissu érectile, et qu'ils appellent *érectilité.* Cette manière de se tirer d'embarras est renouvelée des anciens, qui, pour expliquer la génération, admettaient une faculté génératrice inhérente à la matrice.

Dans ces derniers temps, un professeur d'anatomie à l'université de Fribourg, M. le docteur Kobelt (2), s'ap-

(1) *Encyclop. Wörterbuch der mediz. Wissenschaften :* Erectile gewebe.—*Manuel de physiologie.* Paris, 1851, t. I, p. 181.

(2) *De l'appareil du sens génital des deux sexes au point de vue ana-*

puyant sur des données anatomiques toutes nouvelles, a émis sur le sujet qui m'occupe une théorie ingénieuse et à laquelle je n'hésite pas à donner la préférence, parce qu'elle m'a rendu compte de plusieurs faits pathologiques et thérapeutiques dont il m'était impossible de pénétrer le sens.

Mais avant d'exposer le mécanisme développé par le professeur de Fribourg, il est indispensable d'aborder les considérations anatomiques sur lesquelles il repose.

« Partout où nous devons percevoir des sensations claires, nettes, bien tranchées, dit M. Kobelt, avec un caractère spécial, comme le sont celles que donnent les organes des sens, on rencontre, en tête de l'appareil, un organe principal abondamment pourvu de nerfs, véritable foyer auquel aboutissent les diverses parties qui concourent à ce but. Ce centre particulier, dont l'excitabilité est mise en jeu par les impressions extérieures ou intérieures, a sous ses ordres, comme auxiliaires, d'autres organes moins importants. »

Dans l'appareil du sens génital chez l'homme, le centre autour duquel viennent aboutir toutes les actions est le gland, et les organes auxiliaires sont : le corps spongieux de l'urètre, le bulbe et le muscle bulbo-caverneux. Quant aux corps caverneux de la verge, ils sont déchus, et avec juste raison, de leurs anciennes prérogatives et ne remplissent plus que le rôle de support et celui d'excitant pour l'autre sexe.

Voici d'ailleurs, aussi succinctement que possible, les données anatomiques qui militent en faveur de cette manière de voir.

tomique et physiologique, par le docteur Kobelt, traduit de l'allemand par le docteur H. Kaula. Strasbourg, 1851, 1 vol. grand in-8.

GLAND. — Tout le monde connaît la forme du gland, que l'on a comparé à celle d'un cône tronqué coupé obliquement à sa base, et dont un lacis veineux, excessivement riche en nombreuses anastomoses, constitue le parenchyme ; les dernières ramifications de ces anastomoses, d'une extrême ténuité, aboutissent à la surface, et quelquefois même sur la couronne de l'organe, et simulent des espèces de houppes veineuses qui sont l'épanouissement et la continuation la plus fine des veines plus considérables du corps spongieux de l'urètre.

Quant aux connexions des ramuscules veineux du gland avec les veines voisines, M. Kobelt les décrit de la manière suivante :

« 1° Les rameaux antérieurs et les branches de la veine dorsale de la verge tirent leurs racines les plus ténues des ramifications les plus délicates de ce réseau veineux, et surtout du bord postérieur de la couronne du gland, de sorte qu'ici comme dans le foie, les dernières terminaisons d'une veine s'abouchent avec les premières racines d'une autre veine.

» 2° Si sur une préparation injectée on sépare le gland de l'extrémité conique du corps caverneux de la verge, on met à nu un réseau de veines assez considérables qui proviennent de la surface interne infundibuliforme du parenchyme du gland. De ce réseau naissent les veines qui reparaissent sous le bord postérieur du gland comme des rameaux plus considérables de la veine dorsale. Dans l'érection ces veines doivent éprouver, pendant leur trajet, une compression entre le gland à l'état rigide et l'extrémité antérieure du corps caverneux de la verge ; mais lorsque le membre viril commence à se relâcher, elles rendent le retour du sang, hors du gland, beaucoup plus libre et plus

facile que s'il avait lieu par les ramuscules très ténus de la
veine dorsale, que nous avons mentionnés d'abord.

» 3° Du réseau veineux lui-même, situé entre le gland
et le corps de la verge, partent encore d'autres veines qui
pénètrent dans l'intérieur du corps caverneux ; elles établissent ainsi une communication entre le gland et l'extrémité antérieure des corps caverneux du pénis, disposition
qui paraît avoir échappé à la plupart des anatomistes, bien
que Bichat l'ait déjà signalée (1). »

Les artères du gland viennent principalement des artères
dorsales de la verge ; elles ont cependant des communications avec les artères bulbo-urétrales et même avec les
artères profondes du pénis, mais toutes communiquent avec
les veines du gland, ainsi qu'Hausmann s'en est assuré sur
une verge de chien injectée au mercure. On trouve encore
quelquefois aussi des artères hélicines ; mais comme le
système artériel ne joue pas le principal rôle dans le phénomène qui m'occupe, je ne m'étendrai pas davantage sur
cet appareil, ainsi que sur les vaisseaux lymphatiques pour
l'étude desquels nous renvoyons aux travaux de Mascagni,
de Fohmann et de Panizza.

Il n'en saurait être de même de l'appareil nerveux ; le
gland jouit d'une sensibilité si exquise que, même sans le
secours de l'anatomie, on prévoit que cet organe doit être
richement doté de nerfs sensitifs. Cependant, jusqu'à
M. Kobelt, on connaissait fort peu la distribution et la disposition de ces nerfs dans le gland lui-même, et l'on acceptait comme article de foi cette hypothèse émise par Müller :

(1) L'extrémité qui termine le corps caverneux est arrondie, assez
étroitement unie à la base du gland, qu'elle supporte, et percée d'ouvertures pour les communications vasculaires. (Bichat, *Anatom. descript.*,
t. V, p. 211.)

« La majeure partie de la masse des nerfs dorsaux de la verge pénètre dans le gland, à l'endroit de la couronne et en traverse l'intérieur avec ses rameaux. Ces ramifications se dirigent vers la surface du gland et paraissent principalement destinées à cette surface douée d'une sensibilité si exquise (1). »

M. Kobelt s'est emparé du problème et a apporté à sa solution des données toutes nouvelles qu'il est impossible d'analyser : « Il résulte de mes recherches, dit-il, que ces ramuscules nerveux étant arrivés sur le bord du gland, une partie d'entre eux y pénètre directement et fournit des rameaux distincts, tandis que l'autre partie glisse sous ce bord, le traverse sans s'y arrêter, pénètre dans la concavité du gland et s'y dirige en rayons rayonnant dans toutes les directions. Ils se réunissent de nouveau dans le parenchyme de l'organe, en réseaux tellement entrelacés, qu'on serait tenté de les considérer comme des plexus ganglionnaires. Cependant, je ne suis jamais parvenu à y rencontrer les cellules ganglionnaires. Ils se dirigent ensuite vers la surface du gland, s'épanouissent de nouveau en ramuscules isolés, et forment, en se développant dans la peau de cette partie, des arcades considérables et des plexus de plus en plus ténus à mesure que l'on avance vers la superficie du gland, jusqu'à ce qu'enfin les dernières ramifications nerveuses échappent à l'œil de l'observateur ; aussi n'ai-je jamais pu reconnaître avec certitude les courbures terminales de ces anses nerveuses. D'autres de ces nerfs se dirigent, en convergeant, vers la surface de la muqueuse urétrale, et traversent le gland pour se ramifier sur cette muqueuse, comme

---

(1) *Ueber die organischen Nerven der erectilen männlichen Geschlechts-Organe des Menschen und der Säugethiere.* Berlin, 1836, p. 40.

ils le font dans la peau extérieure de cet organe. En ce point j'ai vu les nerfs du gland s'anastomoser avec d'autres nerfs qui proviennent, sous forme de petits rameaux, de l'intérieur des corps spongieux de l'urètre, et qui se divisent, à leur entrée dans le gland, comme les veines de cette partie, en filaments très déliés. »

Il est incontestable, ainsi que Valentin (1) l'a montré, que quelques nerfs organiques se rendent dans le gland ; mais ils ont si peu d'importance, que leur examen serait ici une superfluité, et que leur action s'efface, pour ainsi dire, devant le rôle principal que jouent les nerfs sensitifs dont je viens de parler.

En résumé, le gland est surtout remarquable par le développement de son appareil veineux et de son appareil nerveux ; je dirai tout à l'heure combien cette double richesse correspond aux fonctions que l'organe est appelé à remplir. Pour le moment, il me reste à faire l'anatomie des organes auxiliaires, qui sont, d'après l'ordre où je vais les étudier : 1° le corps spongieux de l'urètre ; 2° le bulbe ; 3° le muscle bulbo-caverneux.

CORPS SPONGIEUX DE L'URÈTRE. — Situé immédiatement autour de la muqueuse du canal de l'urètre, à laquelle il constitue une espèce de gaîne assez épaisse, se dirigeant, selon la longueur de ce conduit, depuis le bulbe jusqu'au gland, le corps spongieux de l'urètre forme un véritable *rete mirabile venosum*, dont les expansions vasculaires rampent en droite ligne et en avant, en conservant un calibre à peu près égal dans leur gaîne fibreuse commune.

Cet organe sert évidemment d'intermédiaire entre le bulbe et le gland.

(1) Valentin, NÉVROLOGIE, *Encyclopédie anatomique*, traduit par A.-J.-L. Jourdan. Paris, 1843, vol. IV, p. 660.

Selon M. Kobelt, le parenchyme veineux du corps spongieux de l'urètre communique avec les veines voisines de la manière suivante :

« 1° Immédiatement derrière le gland, dit-il, dans le sillon des corps caverneux qui loge la portion spongieuse, on voit naître, de la partie latérale du corps spongieux de l'urètre, par des veines très déliées, les premiers rameaux de la veine dorsale ; ils se rendent, en entourant la convexité latérale de la verge, sur le dos de l'organe, pour s'engager dans la partie antérieure de la veine dorsale.

» 2° Lorsque sur une pièce convenablement injectée, on détache avec soin le corps spongieux de l'urètre, de la gouttière que forment les deux corps caverneux, on tombe sur un réseau veineux situé entre les gaînes fibreuses de *ces trois corps spongieux*, réseau qui n'a pas été décrit jusqu'ici Les veines assez fortes qui entrent dans sa composition proviennent, par deux rangées presque symétriques, des troncs de la face dorsale du corps spongieux de l'urètre. Ce réseau lui-même fournit un autre ordre de rameaux veineux d'un certain calibre, qui émergent du sillon des corps caverneux, pour se diriger de là en haut, vers la veine dorsale, en passant sur la surface latérale du corps de la verge. Les rameaux postérieurs de ces veines latérales ne versent plus leur sang dans la veine dorsale ; mais se rendent, après avoir reçu les veines scrotales, sur les côtés de la base du pénis, dans un réseau veineux très riche, à peine remarqué jusqu'ici ; ce réseau se déploie sur les côtés de la racine de la verge, et communique librement, d'une part, avec les veines inguinales cutanées, et de l'autre, avec la veine obturatrice et le *plexus pudendalis*.

» 3° Les troncs, qui naissent de la face dorsale du corps spongieux de l'urètre, pénètrent en même temps dans les corps caverneux, en partie par l'intermédiaire du réseau veineux ci-dessus indiqué, en partie immédiatement au moyen d'une double rangée d'ouvertures qui longent les bords de cette gouttière. Ces vaisseaux établissent ainsi une communication veineuse entre le corps spongieux et les corps caverneux. Cette disposition a été généralement niée. Panizza, cependant, rapporte (1) qu'il a observé une rangée de communications entre les deux corps spongieux, après avoir détaché, sur des pièces injectées, le corps spongieux de l'urètre des corps caverneux de la verge. Bichat, aussi, connaissait cette communication vasculaire (2).......

» 4° Enfin, les petits troncs qui émergent sur les côtés du corps spongieux de l'urètre, reçoivent encore plusieurs veines cutanées qui naissent du frein, du prépuce et de l'enveloppe cutanée externe de la surface antérieure et inférieure de la verge. »

Aucune artère spéciale n'est dévolue au corps spongieux de l'urètre; mais le sang artériel lui arrive par les artères bulbo-urétrales qui viennent du bulbe, et dont les rameaux ont des communications assez libres avec ceux des artères dorsales et profondes de la verge.

L'appareil nerveux du corps spongieux de l'urètre est inférieur sous tous les rapports à celui que nous avons vu au gland. Selon Müller et Valentin, contre lesquels M. Kobelt n'élève aucune sérieuse objection, les nerfs de cette partie appartiennent surtout au système nerveux de la vie végétative, ce qui viendrait à l'appui de l'opinion du professeur de Fribourg, qui veut que le corps spongieux du

(1) *Osservazioni antropo-zootomico-fisiologiche*, p. 10 et 11.
(2) Uni au corps caverneux par des vaisseaux qui se voient très bien, quand on sépare l'urètre de la gouttière dans laquelle il est reçu. (Bichat, *Anatomie descriptive*, t. V.)

canal de l'urètre constitue au fond un système de conduits
vasculaires, composé de nombreux sinus veineux contenus
dans une enveloppe tendineuse, inexpansible, appareil dont
je dirai tout à l'heure la destination.

BULBE. — Le parenchyme du bulbe est érectile, c'est-
à-dire composé d'un lacis veineux comme celui des deux
organes précédents ; il se continue en avant avec le corps
spongieux de l'urètre, et se termine en arrière par deux
renflements latéraux hémisphériques, séparés l'un de l'autre
par une dépression longitudinale située sur la ligne médiane
inférieure.

Outre ces deux renflements latéraux, il existe entre eux
en arrière et en haut, une troisième éminence moins large
que les autres et donnant passage à la portion membraneuse de l'urètre, aux vaisseaux et aux nerfs du bulbe et
aux deux conduits excréteurs des glandes de Cowper, qui
sont couchées immédiatement en arrière, au milieu d'une
masse veineuse.

Une enveloppe fibreuse contient partout le bulbe ; mais
elle devient plus mince vers le sommet des deux hémisphères, pour leur permettre de former une saillie plus
considérable lorsqu'ils se remplissent de sang.

Le parenchyme du bulbe envoie en arrière et en haut un
prolongement tubiforme qui se continue à travers la portion
prostatique jusque dans le col vésical, lance des ramifications rayonnantes dans les parois antérieure et inférieure
de la vessie, et disparaît insensiblement entre les membranes
vésicales, en s'abouchant avec les veines vésicales extérieures. Ce prolongement vasculaire se déploie très richement sur le *verumontanum*, et donne à cette éminence
toutes les propriétés d'une crête érectile. Par suite de ce
fait, c'est-à-dire par la présence du tissu érectile dans le

caput gallinaginis, la vessie est armée d'un obturateur qui, pendant l'érection, empêche le sperme de tomber dans le réservoir urinaire, et rend très difficile l'expulsion des urines. Chez la femme, où ces dispositions anatomiques n'existent pas, il n'est pas rare de noter l'émission urinaire comme un des troubles qui accompagnent le coït, et Günther rappelle que chez la jument, pendant qu'elle est couverte, il y a émission d'urine et écoulement du mucus par le vagin.

D'après M. Kobelt, les veines qui ramènent le sang hors du bulbe, sont :

1° Les troncs qui perforent la paroi supérieure du bulbe derrière la bifurcation des corps caverneux, environ à 13 millimètres avant le point de jonction de la portion membraneuse de l'urètre avec le bulbe. Ces vaisseaux se dirigent en haut, derrière la symphyse du pubis jusque dans le labyrinthe veineux de Santorini : *venœ bulbo-uretrales*.

2° D'autres troncs naissent du *colliculus bulbi intermedius*, se dirigent en arrière et latéralement, et se réunissent aux veines honteuses : *venœ bulbosœ*.

Quant au sang artériel, il arrive au bulbe par six artères constantes d'un certain calibre, à savoir : les *deux bulbeuses*, les *deux bulbo-urétrales* et les *rameaux principaux des deux dorsales* de la verge. « Cet appareil, ajoute M. Kobelt, est visiblement plus riche en artères (au point de vue absolu et relatif) que les corps caverneux de la verge, organe de transmission, plus considérables cependant et plus volumineux que lui.

» Le bulbe est, au contraire, très pauvre en nerfs : il ne reçoit que des nerfs ganglionnaires, et les filets assez considérables du nerf honteux qui paraissent s'y rendre sont, selon toute apparence, destinés au muscle bulbo-caverneux, à la peau du périnée et à la surface postérieure du scrotum.»

Muscle bulbo-caverneux. — Ce muscle joue, dans la théorie de l'érection que j'adopte, un rôle assez important pour que j'en emprunte la description entière au livre de M. Kobelt.

« Ce muscle pair aplati, se compose essentiellement de deux couches superposées :

» 1° La couche musculaire superficielle du bulbo-caverneux naît du raphé fibreux situé sur la ligne médiane ; elle représente les derniers vestiges de la fente embryonnaire du périnée (*sinus uro-genitalis*), ou plutôt elle résulte de la réunion ultérieure des deux moitiés latérales de cette région. En effet, cette couche superficielle se subdivise en deux portions, dont les fibres confondues à leur origine, s'insèrent cependant dans des points tout à faits différents. Ainsi :

» A. Les fibres des trois quarts postérieurs de cette couche superficielle s'ajustent (en se dirigeant en avant et en dehors) autour de la surface inférieure et latérale du bulbe, et se terminent par un feuillet tendineux qui se réunit sur la ligne médiane supérieure avec le muscle du côté opposé. Cette portion du muscle embrasse donc le bulbe, sous forme d'une gaîne musculo-fibreuse, qu'on peut isoler complétement et qui doit comprimer le bulbe d'arrière en avant (*musculus compressor bulbi proprius*). Le sphincter externe de l'anus et le muscle transverse superficiel du périnée s'unissent en arrière sur la ligne médiane, à cette première portion du bulbo-caverneux.

» B. Le quart antérieur des fibres de cette couche musculaire superficielle contourne, de chaque côté, la racine de la verge, logée dans une espèce d'étranglement inaperçu jusqu'ici ; arrivé sur la face dorsale du pénis, il se termine avec les fibres du côté opposé, dans un feuillet tendineux commun qui recouvre les vaisseaux et les nerfs dorsaux. Dans ce tendon sont quelquefois comprises les fibres musculaires très courtes, que Krauss a figurées, mais qu'il a rapportées au tendon du muscle ischio-caverneux. D'après cela, l'action de cette portion musculaire ne s'étend pas seulement à la partie antérieure du bulbe, mais encore en même temps sur la racine, les vaisseaux et les nerfs de la verge (véritable *musculus bulbo-cavernosus, seu musculus constrictor radicis penis, seu compressor venæ dorsalis*).

» Toute cette couche musculaire superficielle, même dans le plus grand degré d'expansion du bulbe, ne repose sur cet organe que d'une manière très lâche; ses fibres primitives présentent des stries transversales.

» 2° La couche profonde se compose de deux moitiés latérales symétriques ; mais elle ne s'étend que sur la protubérance postérieure du bulbe. Ses fibres naissent de l'étranglement tendineux longitudinal qui existe à la surface inférieure et postérieure du bulbe jusque vers le *colliculus bulbi intermedius;* les fibres antérieures de cette couche se dirigent transversalement autour de l'hémisphère du côté correspondant. Les fibres moyennes recouvrent la face convexe de cet hémisphère du *colliculus intermedius bulbi;* enfin, toutes ces fibres convergent et finissent ensemble par un tendon étroit aplati, qui s'unit au tendon du côté opposé au-devant de l'entrée de la portion membraneuse de l'urètre dans le bulbe.

» Ces deux moitiés embrassent donc, d'après cela, les deux hémisphères du bulbe à la manière d'une fronde ou d'une coiffe musculaire. Elles sont séparées de la couche superficielle par du tissu cellulaire dans lequel rampent des nerfs; elles s'en distinguent encore par la direction et l'in-

sertion de leurs fibres. Cette couche profonde, exclusivement destinée à comprimer les deux hémisphères, pourrait
être désignée comme muscle particulier, sous le nom de
musculus compressor hemisphœrium bulbi. Ses fibres primitives présentent des stries transversales. »

CORPS CAVERNEUX. — Les corps caverneux prennent une
grande part dans le phénomène de l'érection, mais semblent
ne jouer aucun rôle dans la manifestation de la volupté.
Cette manière de voir est manifeste chez certains animaux
dont la très grande partie de la verge est constituée par un
os, comme chez l'ours, la marte, le chien, le phoque, la
loutre, le raton laveur, le blaireau, etc., etc. D'ailleurs,
quand même les nerfs, en très petit nombre, qui se rendent
aux corps caverneux, donneraient à ces parties une certaine
sensibilité, celle-ci serait toujours très inférieure à la sensibilité exquise du gland, surtout si l'on considère que les
corps caverneux du pénis sont enveloppés, comme par une
forte cuirasse, par une membrane tendineuse, dure, insensible, qui, chez certains animaux, constitue la majeure
partie de cette subdivision de la verge. Des expériences tentées par M. Kobelt sur des chiens, il résulte qu'une irritation compressive exercée des deux côtés de la verge à l'état
d'érection, si elle n'atteint pas les nerfs dorsaux, n'a pour
effet ni chatouillement voluptueux, ni mouvement réflexe
du muscle bulbo-caverneux, ni même du muscle ischio-
caverneux.

Bien évidemment, les corps caverneux n'ont d'autres
fonctions que celles de supporter les organes du plaisir, de
les introduire dans le lieu qui leur est réservé et de servir
d'excitant aux parties voluptueuses de la femme.

Jusqu'en ces derniers temps, on avait prétendu que les
racines des corps caverneux s'inséraient sur la lèvre interne

de l'ischion. M. Kobelt a le premier constaté qu'elles sont situées *au devant* de l'arcade pubienne, contre laquelle ces parties sont comme accolées, et que leur face postérieure seule repose sur les crêtes tranchantes de la lèvre externe de la branche descendante du pubis, et cela par une surface linéaire. Cette position, qu'il était important de fixer, comme on le verra dans plusieurs parties de cet ouvrage, a sollicité mon attention, et je me suis plus d'une fois assuré du fait avancé par M. Kobelt sur des verges parfaitement injectées.

J'ai également constaté sur les mêmes pièces, que chaque racine, avant de se réunir avec celle du côté opposé, présentait un renflement bulbiforme, signalé seulement par quelques anatomistes, et ignoré par le plus grand nombre. J'ai même cru remarquer que ce bulbe était plus prononcé à droite qu'à gauche, circonstance qui me paraît tenir à l'habitude de déjeter la verge à gauche, dans l'intention d'éviter la couture médiane du pantalon.

La partie antérieure des corps caverneux se prolonge et se perd dans la substance du gland ; de plus, le bord supérieur de leur cloison dépasse l'extrémité antérieure conoïde des corps caverneux, sous forme d'une gorge ouverte par en bas, sous laquelle la partie antérieure du canal de l'urètre se dirige vers son orifice cutané. De ce prolongement compacte et tendiniforme de la cloison, descendent encore, dans la couronne du gland, en dehors et en bas, deux autres prolongements ailés destinés à servir de base à ce bourrelet si sensible.

La forme générale du corps de l'organe est plutôt fusiforme que cylindrique, et sa plus grande ampleur existe dans son tiers antérieur. Dans un membre parfaitement injecté, on remarque sur toute la longueur du pénis des sillons transversaux étroits qui servent à recevoir et à fixer les branches de la veine dorsale et à les protéger contre tout frottement, contre toute compression pendant le coït.

L'écoulement du sang provenant des deux corps caverneux du pénis, se fait, d'après M. Kobelt, de la manière suivante :

« 1° De la gouttière inférieure du corps de la verge, à travers des fentes particulières, entre les fibres transversales de l'enveloppe fibreuse, naissent de nombreuses radicules, qui montent vers la veine dorsale comme des vaisseaux distincts, ou se réunissent aux veines du corps spongieux de l'urètre. Ses veines provenant de la racine de la verge, ne se rendent plus à la veine dorsale ; mais les unes se déversent dans le réseau veineux situé sur le côté de la racine, et les autres remontent pour se joindre aux veines cutanées abdominales......

» 2° Sur toute la surface dorsale de la verge, sur tout le long de la cloison, de nombreux rameaux très courts émergent des corps caverneux et s'abouchent avec les rameaux et le tronc de la veine dorsale. On constate le mieux leur existence et leur origine en fendant le tronc et les rameaux de la veine dorsale ; une sonde introduite dans ces vaisseaux pénètre jusque dans le corps caverneux du pénis.

» 3° De l'angle formé par la bifurcation de la racine de la verge, surgissent plusieurs gros troncs veineux, placés sur les côtés de la veine dorsale, qui se dirigent sous l'arcade pubienne et se jettent derrière celle-ci dans les plexus prostatique et vésical. Ces veines profondes du pénis paraissent être les principaux vaisseaux efférents de l'organe de transmission.

» 4° Enfin, j'ai vu encore plusieurs veines sortir de la face interne des piliers de la verge, en passant entre les

fibres des muscles ischio-caverneux, *venœ bulbosœ penis;*
en partie, elles donnaient leur sang à la veine honteuse ; en
partie aussi, elles contournaient les racines de la verge pour
se rendre dans la veine obturatrice. »

Quant aux artères des corps caverneux de la verge,
M. Kobelt se croit en droit d'établir, d'après ses recherches,
les propositions suivantes :

« L'artère honteuse, après avoir fourni des deux côtés
l'artère bulbo-urétrale, se divise en dorsale et en profonde
de la verge ; cette dernière envoie dans la profondeur un
rameau de 1 millimètre d'épaisseur qui pénètre dans le
renflement de la racine du corps caverneux (*arteria bulbosa
penis*), et s'y divise aussitôt en un lacis vasculaire très abondant, aux ramifications ténues duquel pendent des *diverti-
culum artériels* réunis en touffes comme les fleurs de chè-
vrefeuille. Un ramuscule distinct de ce lacis se dirige en
arrière, dans l'extrémité inférieure du pilier ; un autre
rameau se rend en avant, dans l'intérieur du corps caverneux, pour s'anastomoser en cet endroit avec l'artère caverneuse de la verge.

» En effet, l'artère profonde s'unit dans l'angle de la
racine de la verge avec celle de l'autre côté, en une arcade
vasculaire très courte, de la convexité de laquelle, de
chaque côté, part une artère caverneuse du pénis, qui
pénètre, d'arrière en avant, dans le corps caverneux correspondant, et s'y prolonge jusqu'à son extrémité antérieure. De cette manière, elle fournit de nombreux rameaux
au parenchyme des corps caverneux, et contracte des anastomoses fréquentes avec sa congénère, à travers la cloison
des corps caverneux du pénis. Elle est aussi munie de diver-
ticulum artériels, qui deviennent plus rares en avant. Enfin,
des rameaux de diverses grandeurs, provenant de l'artère

dorsale du pénis, pénètrent de haut en bas dans la profondeur des corps caverneux.

» On estime facilement que ces petites artères doivent apporter dans le corps si volumineux de la verge, du sang artériel en bien moins grande quantité que ne le font les six artères assez considérables qui fournissent au bulbe, au corps spongieux et au gland. Au reste, si l'organe passif (*gland, corps spongieux et bulbe*) a besoin, pour entrer en action, d'un sang artériel vivifiant, l'organe de transmission (*verge*), au contraire, paraît plutôt être mis en jeu par la rétention du sang veineux. »

Les travaux de Tiedemann, de Mayer, de Müller, de Valentin et de M. Kobelt lui-même, nous apprennent fort peu de chose sur la distribution des nerfs dans le parenchyme des corps caverneux du pénis. On sait seulement qu'ils viennent presque tous du système sympathique ; mais on ignore si les filets qui les traversent leur appartiennent en propre.

MUSCLE ISCHIO-CAVERNEUX. — Aux corps caverneux du pénis se trouve annexé le muscle ischio-caverneux. Si l'on injecte la verge et si l'on enlève le bulbe, ce muscle répond à la forme générale des piliers des corps caverneux, qu'il dépasse beaucoup en longueur en bas. Sa longueur est de 8 centimètres ; il se compose d'une partie inférieure charnue et d'une partie supérieure tendineuse. Ses faisceaux musculaires proviennent de trois points différents, sans cependant être divisés en trois chefs distincts.

La partie moyenne ou principale prend son point de départ à 30-40 millimètres, sous l'extrémité arrondie du pilier de la face interne de la tubérosité de l'ischion, se dirige en haut, soit sous la branche de l'arcade pubienne, pour se rendre sur le pilier de la verge, où elle se termine

à peu près tout entière dans un feuillet tendineux triangulaire. Ce dernier recouvre le bulbe du pilier de la verge,
de telle façon que sa base repose sur l'étranglement de la
racine du pubis. D'autres fibres musculaires partent de la
lèvre interne de l'arcade pubienne et se dirigent obliquement en avant et en haut vers le bord interne de ce feuillet
tendineux. Une troisième portion naît de la lèvre externe
de l'arcade pubienne, se dirige en haut et en avant et s'attache au bord externe de l'aponévrose triangulaire de la
première portion.

L'ischio-caverneux, ajoute M. Kobelt, n'est donc pas
un muscle rubané, mais un muscle creux, en forme de
cornet, qui renferme dans sa cavité toute la surface libre du
pilier et de son bulbe.

La nouvelle théorie explicative de l'érection, moins
encore que les déductions pathologiques qu'on en peut tirer,
sont mon excuse pour la longueur des détails anatomiques
que je viens d'exposer ; on en comprendra toute l'importance
alors que j'établirai sur ces données tout un groupe de
causes d'impuissance, et que je fonderai également sur elles
tout un système de médication.

Mais il me faut à présent poursuivre l'œuvre physiologique, et expliquer comment agissent les uns sur les
autres les divers organes que je viens de passer en revue,
pour produire, non-seulement l'érection, mais encore les
sensations voluptueuses inhérentes à l'acte de la copulation.

Lorsque l'instinct ou la volonté éveille en nous l'orgasme
vénérien, il se produit au gland une excitabilité spécifique,
sui generis, propre au sens génital ; cette excitabilité, qui
n'a aucune analogie avec la sensibilité générale, puisqu'elle

ne saurait être éveillée par l'impression des agents extérieurs, a cependant de tels rapports avec cette sensibilité que celle-ci ne tarde pas à entrer en jeu et à faire éprouver son action à l'appareil nerveux si riche du gland. La vie propre de celui-ci commence alors ; il devient pour l'individu un organe tout à fait nouveau dans lequel l'éréthisme vénérien se développe par suite des changements survenus dans sa sensibilité.

Cet éréthisme du gland appelle dans son parenchyme un afflux plus considérable de sang artériel, lequel est néanmoins insuffisant et ne détermine pas une compression intérieure assez intense et assez rapide pour produire l'excitation vénérienne. Il faut ici, dit M. Kobelt, quelque chose d'analogue au choc du cœur, un *cœur des organes sexuels*. C'est l'appareil musculaire du bulbe, inactif pendant la première période, qui, dès le début de la seconde, est mis en mouvement par l'excitation du gland : phénomène réflexe qui a pour effet la participation involontaire de cet appareil musculaire.

Ainsi, pour relier entre elles les actions diverses du gland, du corps spongieux de l'urètre, du bulbe et du muscle bulbo-caverneux, nous devons considérer tout cet appareil comme une véritable machine hydraulique, dont le jeu accroît à chaque instant la force motrice. L'éréthisme vénérien, en éveillant la sensibilité générale du gland, attire dans cette partie une plus grande quantité de sang, dont l'effet est d'augmenter suffisamment la sensibilité générale pour qu'elle aille retentir dans les centres nerveux. Par suite, l'excitabilité des muscles bulbo-caverneux est éveillée à son tour, et ses contractions, en comprimant le bulbe, chassent vers le gland, par le corps spongieux de l'urètre, un plus grand afflux de sang, lequel augmente encore la sensibilité du gland qui, à son tour, double l'énergie contractile du muscle bulbo-caverneux et, ainsi de suite, jusqu'au moment où l'émission du sperme, annonçant que la fonction est remplie, ramène le calme au milieu de tout cet appareil si violemment agité.

L'expérience, dit M. Kobelt, m'a démontré que la nature emploie effectivement ce moyen. Sur des chiens récemment étranglés ou sur le point d'être asphyxiés par la strangulation, chez lesquels j'avais mis à nu la racine de la verge depuis en bas jusque sur le muscle bulbo-caverneux, chaque fois que j'excitais le gland plus ou moins turgescent, le muscle bulbo-caverneux se contractait, par saccades, sur le bulbe rempli de sang et poussait par coups rapides le liquide à travers les conduits vasculaires du corps spongieux de l'urètre jusque dans le gland qui arrivait ainsi à un développement complet. Souvent une seule excitation était suivie de plusieurs de ces contractions régulières rhythmiques; durant ces alternatives de contraction et de dilatation, on voyait le sang affluer par les artères dans le bulbe, en être expulsé et porté vers le gland; on ne saurait méconnaître une ressemblance frappante de ce mode d'action avec la *systole* et la *diastole du cœur.*

Les contractions du bulbo-caverneux sont également appréciables chez l'homme pendant le coït; elles sont manifestement sensibles à la région du périnée et sous la symphyse du pubis.

D'autres circonstances secondaires augmentent encore la sensibilité du gland à chaque propulsion de la verge introduite dans le vagin : le prépuce est ramené sur la couronne du gland; et le frein est tiré en arrière et en bas, de manière que la peau du gland, dont la sensibilité est déjà si fortement exaltée, se trouve tendue autant que possible par ce petit ligament et soumise à une friction immédiate avec les parois, elles-mêmes turgescentes, du vagin.

Les corps caverneux de la verge dont je n'ai pas parlé jusqu'à présent sont soumis au même mécanisme que les organes dont je viens de m'occuper. Leurs racines, que l'on peut comparer au bulbe, sont recouvertes par les muscles ischio-caverneux et comprimées par eux pendant leurs contractions déterminées par l'irritabilité du gland.

Cependant, malgré le mécanisme dont je viens de rendre compte, les nerfs du gland n'arriveraient pas à l'état de compression momentanée désirable, si le sang pouvait s'échapper de l'appareil avec chaque contraction des muscles bulbo-caverneux et ischio-caverneux.

« Pour prévenir ce dégorgement trop rapide, dit M. Kobelt en parlant de l'organe qu'il appelle passif (gland, corps spongieux de l'urètre, bulbe et muscle bulbo-caverneux), la portion antérieure du muscle bulbo-caverneux, c'est-à-dire le muscle compresseur de la racine de la verge, comprime le tronc déférent veineux principal de l'organe passif, à savoir, la veine dorsale du pénis qui passe sous son tendon ; en même temps le bord supérieur du muscle compresseur des hémisphères embrasse à la manière d'un sphincter les veines bulbeuses qui naissent du *colliculus bulbi intermedius*. De cette façon, chez l'homme, le sang est retenu dans le gland d'une double façon au moyen du même appareil musculaire, qui y détermine un afflux sanguin plus considérable, en même temps qu'il s'oppose à l'écoulement trop rapide de ce liquide. »

En ce qui concerne les corps caverneux, M. Kobelt n'a pas été plus heureux que ses devanciers dans la recherche de l'appareil de rétention pour les grosses veines profondes qui passent sous la symphyse du pubis, émergeant des corps caverneux. Cependant les expériences tentées dans ce but donnent à penser que cet obstacle existe, et M. Kobelt croit qu'il y est peut-être constitué par les petits feuillets membraneux situés sur la face interne de la gaîne fibreuse des corps caverneux, qui ferment, comme des valvules, les orifices internes de ces vaisseaux efférents.

Telle est la théorie de M. Kobelt sur l'érection et sur les sensations voluptueuses du sens génital.

Pour en faire comprendre toute la valeur au point de vue de l'impuissance et excuser ainsi les développements que j'ai donnés à son exposition, il me suffira, devançant ici un chapitre de cet ouvrage, d'indiquer la pathogénie toute nouvelle de l'anaphrodisie qui en découle.

Les phénomènes qui se produisent dans l'érection sont, dans l'ordre suivant : 1° excitation du gland; 2° afflux plus considérable de sang artériel vers cette partie; 3° contraction des muscles bulbo-caverneux et ischio-caverneux; 4° refoulement du sang du bulbe dans le corps spongieux de l'urètre; 5° enfin compression de la veine dorsale du pénis par la portion antérieure du muscle bulbo-caverneux.

Si quelqu'un de ces phénomènes est entravé dans sa marche, l'impuissance se produira. Supposez que le lacis veineux qui constitue le corps spongieux de l'urètre présente des tumeurs variqueuses ou que le muscle bulbo-caverneux soit frappé de paralysie; le sang, n'arrivant pas en suffisante quantité au gland, ne pourra continuer l'excitation primitive de celui-ci, et l'éréthisme vénérien, se lassant d'appeler en vain la sensibilité générale du gland, s'éteindra au milieu de ces efforts inutiles.

Les indications thérapeutiques seront également différentes, selon que l'on aura à combattre une varice ou une paralysie.

On verra, quand je serai arrivé à cette partie de mon travail, quelle part minime il faut faire désormais, dans l'étiologie de l'impuissance, à l'influx nerveux, ce bouclier de l'ignorance, et combien souvent l'anaphrodisie reconnaît pour cause des lésions matérielles aussi appréciables à l'observateur que celles de tout autre organe du corps humain.

§ II. — Acte copulateur chez la femme.

Chez l'homme le coït n'est complet qu'à la condition d'un sentiment voluptueux pendant l'éjaculation spermatique; de même chez la femme, la copulation n'est entière que lorsque le plaisir accompagne l'approche du mâle.

Sans doute plus favorisée que l'homme, la femme, en dehors de quelques vices de conformation et de quelques cas pathologiques que je ferai connaître ailleurs, peut toujours, du moins passivement, se prêter au rapprochement des sexes; mais si son sens génital n'est pas tiré de sa torpeur, si sa sensibilité reste étrangère à l'acte, si, en un mot, l'orgasme vénérien n'a pas porté le trouble dans son organisme, l'action copulatrice est physiologiquement incomplète, aussi incomplète que si le membre viril se contentait d'exciter le clitoris, sans pénétrer dans la cavité vaginale.

J'aurai donc à examiner la copulation chez la femme au double point de vue :

1° Du rôle que jouent ses organes dans leurs rapports avec ceux de l'homme;

2° De la volupté qui chez elle, comme chez l'homme, complète l'acte copulateur.

L'intromission de la verge dans le vagin n'impose à la

femme qu'un rôle entièrement passif; la conformation de ses organes la dispense sous ce rapport de toute préparation antérieure, et pour accomplir cette partie de l'acte, elle n'a besoin ni d'excitation vénérienne, ni de désirs érotiques; il suffit que sa volonté s'efface et livre sans opposition l'appareil copulateur.

Mais il n'en est pas de même pour la volupté qu'elle doit trouver dans le coït; ici sa volonté, à défaut de l'instinct, est nécessaire pour faire naître les désirs vénériens et rendre à la fois le plaisir plus vif et plus complet; ensuite ce plaisir est, comme chez l'homme, le résultat d'un mécanisme dont les troubles correspondent à des états morbides qui devront m'occuper plus tard.

Je dois donc ici, à l'exemple de ce que j'ai fait pour l'homme, examiner ce mécanisme tout à la fois en repos et en activité.

C'est encore à M. Kobelt que nous emprunterons la solution de ce nouveau problème (1).

L'appareil sensuel chez la femme est analogue à celui

(1) Sans vouloir en aucune façon diminuer la valeur des belles recherches de M. Kobelt, je dois à la vérité de dire que le musée anatomique de la Faculté de médecine de Paris possède, admirablement préparés, les appareils et les organes dont parle le professeur de Fribourg ; que la très grande majorité de ces pièces sont antérieures à la publication de la *Monographie* de M. Kobelt, et je citerai entre autres la préparation des bulbes du vestibule et du réseau intermédiaire, faite en 1843 par M. Jarjavay, et qui porte le n° 95. L'ouvrage de M. Kobelt n'a paru qu'en 1844 et n'a guère été connu en France que par la traduction qu'en a donnée M. Kaula en 1851. Si la plupart des détails anatomiques fournis par M. Kobelt perdent ainsi un peu de leur primeur, il reste au professeur de Fribourg tout le mérite physiologique, et il peut entièrement revendiquer comme lui appartenant en propre la théorie qu'il a su en déduire et que j'ai exposée plus haut.

que nous venons d'étudier chez l'homme, et le mécanisme de l'un est entièrement identique avec celui de l'autre.

Le gland du clitoris, la partie la plus sensible de tout l'appareil, est mis en relation avec les deux bulbes au moyen d'un réseau veineux que M. Kobelt appelle réseau intermédiaire.

Les deux bulbes du vestibule, placés sur les parties latérales de l'entrée du vagin, sous les branches de l'arcade pubienne, ont non-seulement la même fonction que nous avons vue dévolue au bulbe de l'homme, mais encore ils activent la copulation en resserrant l'entrée vaginale, et par conséquent en comprimant la verge.

Ce double effet est obtenu au moyen du muscle *constrictor cunni*, qui, malgré la confusion dans laquelle sont tombés beaucoup d'anatomistes, est l'analogue du muscle bulbo-caverneux chez l'homme.

Je ne reviendrai pas ici sur le mécanisme du sens génital qui m'a longuement occupé dans le paragraphe précédent, il est exactement le même chez la femme; seulement je dois ne pas laisser dans l'ombre une circonstance heureuse pour le développement de la volupté chez elle, circonstance depuis longtemps signalée par Lieutaud, quand il disait : «Le clitoris n'a point la direction de la verge; il se porte dans un sens contraire, c'est-à-dire de haut en bas, sans qu'il puisse se relever dans son action (1). » Cette direction du clitoris, déterminée par les éléments anatomiques qui l'entourent, en déjetant son gland au-devant du rebord supérieur de l'entrée vaginale, augmente les frottements que la verge est appelée à exercer sur l'organe le plus sensible de l'appareil génital chez la femme, et accroît par consé-

(1) *Essais anatomiques*, vol II, p. 310.

quent chez elle la somme des voluptés qui lui est dévolue.

Le vagin, quoique moins bien doté que l'appareil dont je viens de parler, est cependant pourvu d'un tissu érectile qui rampe dans toute sa longueur, entre les diverses membranes qui le constituent. La partie la plus étroite de ce conduit se trouve à l'entrée, circonstance remarquable au point de vue du plaisir chez l'homme et chez la femme. Enfin, la volupté de cette dernière est encore augmentée par la présence des poils qui garnissent le mont de Vénus, et dont l'influence sur la sensibilité de cette partie n'avait pas échappé à Carus (1).

§ III. — Copulation.

Dans les deux paragraphes précédents j'ai fait connaître séparément, dans chaque sexe, l'appareil qui sert à leur rapprochement, et j'ai essayé, d'après M. Kobelt, de rendre physiologiquement raison des sensations voluptueuses que l'un et l'autre éprouvent dans la satisfaction de leurs désirs vénériens.

Il nous faut maintenant assister à ce rapprochement, étudier : 1° le double mécanisme que j'ai décrit, et 2° l'ébranlement que l'exercice de la fonction génitale imprime à tout l'organisme; en un mot, il me faut parler du coït, de la copulation proprement dite.

Étudié dans la sphère des organes copulateurs, c'est-à-dire examiné dans les phénomènes purement locaux, le coït ne peut avoir lieu qu'après une période de préparation pendant laquelle les organes des deux sexes entrent en érection sous l'influence de l'éréthisme vénérien. Quand le membre viril pénètre dans le vestibule, le gland du pénis

(1) *Physiologie*, vol. III, p. 55.

vient heurter le gland du clitoris qui, placé à l'entrée du canal copulateur, peut céder et se fléchir à la faveur de sa position et de l'angle que fait son corps. Après cette première excitation des deux foyers sensitifs, le gland pénien glisse sur le rebord des deux bulbes, par un mouvement brusque et saccadé ; le collet et le corps du pénis sont embrassés par la saillie de ces bulbes ; le gland, au contraire, qui s'est avancé plus loin, est en contact avec la surface fine et délicate de la muqueuse vaginale, rendue elle-même élastique par la doublure que lui constitue le tissu érectile que j'ai dit ramper entre ses membranes. Cette disposition, en permettant au vagin de se mouler sur le volume de la verge, augmente encore la turgescence, et par conséquent la sensibilité du clitoris, en forçant le sang, chassé des parois du vagin, de se rendre, en partie du moins, aux bulbes du vestibule, à travers les veines émissaires dépourvues de valvules, et de parvenir ainsi, d'une manière médiate et directe, jusqu'au clitoris. A son tour, la turgescence, et par conséquent la sensibilité du gland pénien, est accrue par l'action compressive du tissu vaginal de plus en plus turgescent et par celle des deux bulbes du vestibule.

De plus, le clitoris, abaissé fortement et porté à la rencontre de la face dorsale du gland et du corps de la verge, par la portion antérieure du muscle compresseur, subit de la part du pénis et lui inflige à son tour des frottements voluptueux, de sorte que chaque mouvement de copulation influe à la fois sur les deux sexes, et concourt, au point culminant de cette excitation mutuelle et réciproque, à amener d'un côté l'éjaculation et de l'autre la réception de la liqueur séminale dans la matrice.

M. Kobelt, en terminant sa monographie, se croit en mesure de décider auquel des deux sexes appartient la plus

grande somme de volupté dans l'acte vénérien. Je ne sais,
en présence de toutes les circonstances qui influent sur le
sens génital, s'il est possible de résoudre *à priori* un semblable problème. Cependant la question a trop souvent
occupé des hommes sérieux, pour que je ne fasse pas connaître la pensée de M. Kobelt, résumée ainsi dans une note
finale : « Avec ces données anatomiques et physiologiques,
dit-il, si nous essayons de résoudre la question, controversée
tant de fois, relativement à la somme de volupté ou d'orgasme qui revient à chacun des sexes dans l'acte de la copulation, nous trouverons, quant à l'individu féminin, que la
dimension considérable de ses bulbes, comparée au volume
du gland du clitoris, que leur action immédiate sur cet
organe, que la compression énergique qu'ils éprouvent de
la part de la verge, et surtout le grand nombre de nerfs
concentrés dans un si petit espace (*multum in minimo*),
tout cela joint à la grande sensibilité générale de la femme,
sont autant de raisons pour nous faire admettre que la part
qui lui revient est la plus considérable. »

Plus tard, lorsque j'étudierai l'influence du tempérament,
de la constitution et d'une foule de circonstances tant particulières que générales, on se convaincra que si la question
de la différence de volupté entre les deux sexes n'a pas
encore reçu une solution convenable, on se convaincra, dis-
je, que la question est insoluble au milieu de toutes les
conditions diverses dont on ne peut faire une abstraction
entière ; et cela est si vrai, qu'il est très difficile de dresser
le tableau exact et complet des phénomènes généraux qui
accompagnent le coït : tandis que chez l'un la volupté se
traduit par quelques tressaillements à peine sensibles, elle
atteint chez l'autre le paroxysme de l'exaltation tant morale
que physique. Les nuances, entre ces deux états extrêmes,

sont infinies : la circulation s'accélère, les artères battent fortement; le sang veineux, arrêté dans les vaisseaux par la contraction des muscles, augmente la chaleur générale, et cette stagnation, plus prononcée au cerveau par la contraction des muscles du cou et le renversement de la tête en arrière, détermine une congestion cérébrale momentanée, pendant laquelle l'intelligence se perd et toutes les facultés s'anéantissent. Les yeux, violemment injectés, deviennent hagards, et rendent le regard incertain, ou, dans la majorité des cas, se ferment spasmodiquement pour éviter le contact de la lumière.

La respiration, haletante et entrecoupée chez quelques-uns, se suspend chez quelques autres par la contraction spasmodique du larynx, et l'air, quelque temps comprimé, se fait enfin jour au dehors, à travers des paroles sans suite et des mots inconnus.

Les centres nerveux, congestionnés comme je le disais tout à l'heure, ne communiquent plus que des sensations et des volitions confuses : la motilité et la sensibilité accusent un désordre inexprimable ; les membres, saisis de convulsions et quelquefois de crampes, s'agitent dans tous les sens, ou se tendent et se roidissent comme des barres de fer ; les mâchoires, serrées l'une contre l'autre, font grincer les dents, et quelques personnes portent le délire érotique si loin, qu'oubliant le compagnon de leurs voluptés, elles mordent jusqu'au sang une épaule qu'on a l'imprudence de leur abandonner.

Cet état frénétique, cette épilepsie et ce délire durent peu d'ordinaire ; ils suffisent cependant pour épuiser les forces de l'organisme, surtout chez l'homme où cette surexcitation se termine par une évacuation de sperme plus ou moins abondante. Une prostration arrive alors, et d'autant plus forte que l'éréthisme a été plus violent. Cet abattement subit, cette faiblesse générale et cette tendance au sommeil qui s'emparent de l'homme après la consommation de l'acte, sont incontestablement dus à l'émission de la liqueur sémi-nale, car la femme, quelque énergie qu'elle ait apportée dans le coït, n'éprouve qu'une lassitude passagère incompara-blement inférieure à la prostration de l'homme, et qui lui permet bien plus rapidement qu'à ce dernier la répétition de l'acte. « *Triste est omne animal post coitum, prœter mu-lierem gallumque,* » a dit Galien, je crois, et cet axiome est essentiellement vrai pour l'espèce humaine.

A partir de ce moment, la fonction génératrice échappe à notre conscience ; le rôle de l'homme est fini, celui de la femme commence à devenir réellement actif. Mais tout, au début, se passe encore à son insu ; ce ne sera que plus tard, alors que la formation mystérieuse d'un nouvel être sera consommée, qu'elle acquerra la connaissance des droits et des devoirs nouveaux qui lui sont dévolus par la nature. Mais, pour la formation de ce nouvel être, l'homme et la femme n'ont rempli qu'une bien faible partie de leurs obligations par le coït que je viens de décrire, car la mis-sion principale de l'un est le dépôt, dans les organes de l'autre, d'une liqueur prolifique, sans laquelle la reproduc-tion est impossible.

Nous allons donc étudier cette seconde partie de la fonc-tion génitale, tant chez l'homme que chez la femme, et compléter ainsi ce qu'on appelle dans la science la *physio-logie de l'espèce.*

CHAPITRE II.

FÉCONDATION.

§ I. — Acte séminal.

Avant de faire connaître la composition du sperme, et le rôle que joue chacun de ses éléments dans l'acte de la fécondation, il me semble plus rationnel d'assister d'abord à sa sécrétion, et à sa translation depuis le testicule jusqu'au canal de l'urètre, et de ne nous occuper de lui que lorsque nous serons parvenus à l'amener au dehors à travers tous les obstacles dont sa marche est semée.

Nous aurons donc à examiner le sperme aux points de vue : 1° de sa sécrétion ; 2° de son excrétion ; 3° de sa composition.

A. *Sécrétion du sperme.*

Le testicule est composé d'éléments tubulés qui se terminent tantôt en cul-de-sac, tantôt par des anastomoses des conduits entre eux. La disposition anatomique des conduits séminifères permet de penser que la sécrétion se fait dans toute leur étendue, et que la quantité de cette sécrétion est très minime, si l'on a égard au petit volume de ces glandes, au nombre et à la ténuité des conduits séminifères, au peu de sang qu'y apportent les artères spermatiques où la circulation est ralentie, et à la longueur et à l'étroitesse des canaux déférents. Cette quantité paraîtra encore plus faible, si l'on se rappelle que, chemin faisant, une foule de glandes viennent mélanger leurs produits à la liqueur séminale. Cependant la sécrétion spermatique est accrue dans cer-

taines circonstances, comme par exemple sous l'influence
des excitations vénériennes, de certains aliments ou de certaines substances.

L'appareil sécrétoire du testicule ne laisse aucun doute
sur sa tendance à opérer un mélange intime du sperme ;
sans parler des anastomoses qui s'établissent à l'extrémité
des conduits, les canalicules contournés, lorsqu'ils sont
arrivés à une ou deux lignes de distance du réseau du testicule, cessent d'être flexueux ; plusieurs s'unissent ensemble
et forment alors les *canalicules séminifères droits*, qui sont
au nombre de plus de vingt. Ces conduits s'anastomosent
ensuite en réseau, et, en traversant l'albuginée, forment le
réseau de Haller, où le sperme se mélange encore. De l'extrémité supérieure du réseau de Haller partent à travers
l'albuginée des canalicules un peu moins nombreux que les
canalicules droits ; on les nomme *conduits spermatiques
efférents*, et l'on en compte ordinairement neuf ; chacun de
ces canaux, en se contournant, forme un cône et va toujours en diminuant de calibre du côté de l'épididyme, sans
présenter des valvules, comme le croyait Prochaska.

La force qui fait circuler le sperme dans cette partie du
trajet qu'il doit parcourir, ne peut être que la *vis à tergo ;*
car les parois des conduits n'offrent pas d'éléments susceptibles de contractions ; il est également présumable qu'il y a
en même temps un effet de capillarité, puisque le sperme
chemine contre les lois de la pesanteur. Dans tous les cas,
sa marche est excessivement lente, pour permettre, sans
doute, aux animalcules de parcourir toutes les phases de
leur développement, avant d'arriver dans un lieu où peut-
être ils ne trouveraient plus les conditions nécessaires à leur
accroissement.

B. *Excrétion du sperme.*

Je partagerai en deux étapes la route que parcourt le sperme depuis le testicule jusqu'au dehors. La première comprendra l'espace compris entre l'épididyme et les vésicules séminales, et la seconde depuis ces dernières jusqu'à la sortie de la liqueur prolifique par le canal de l'urètre.

1° Pour se rendre du testicule dans les vésicules séminales, le sperme traverse l'épididyme et le canal déférent. Dans l'épididyme, il parcourt des canaux flexueux très rapprochés les uns des autres, et dont la longueur est quarante fois plus grande que celle de l'épididyme. Dans le canal déférent, qui fait suite à l'épididyme, le sperme ne parcourt plus qu'un conduit sans flexuosités, mais qui s'élève jusqu'à l'anneau inguinal, où il forme une anse, dont la convexité regarde en haut; puis il descend, en abandonnant la paroi antérieure du bassin, vers le bord latéral de la vessie; se rapproche beaucoup, surtout à la partie postérieure de la prostate, de celui du côté opposé, et finit par se jeter, presque verticalement, dans le bord interne de la vésicule séminale.

En parcourant le long trajet que je viens de décrire, le sperme rencontre des obstacles multipliés à sa marche : c'est d'abord le réseau de Haller ; plus loin, c'est l'épididyme avec ses mille flexuosités ; plus loin encore, c'est le canal déférent dont la longueur est si considérable et le calibre si étroit, et dans lequel la viscosité du liquide donne souvent naissance à des obstructions; je montrerai plus tard avec quelle facilité les canaux de l'épididyme s'oblitèrent sous l'influence de certaines maladies, oblitérations qui déterminent fatalement alors la stérilité.

Pour vaincre les obstacles que je viens d'énumérer, la nature recourt à trois forces : 1° la capillarité ; 2° la *vis à tergo*, qui est tellement considérable, que, si à l'époque du rut, on lie le canal déférent, celui ci se rompt au-dessous de la ligature ; 3° la force élastique des parois du conduit, dépendante d'une tunique musculeuse d'un jaune brunâtre, composée, d'après Leeuwenhoeck, J.-F. Meckel, Cowper, E.-H. Weber, Huschke, de fibres longitudinales et de fibres circulaires. D'après ce dernier auteur, ces fibres seraient surtout de nature élastique, et cette tunique devrait plutôt à son élasticité qu'à sa contractilité musculaire, la propriété de contribuer à la propulsion du sperme.

D'autres forces secondaires contribuent encore à la marche du fluide prolifique, entre autres, les contractions alternatives du crémaster, le décubitus horizontal, les mouvements d'élévation et d'abaissement du testicule correspondant à la respiration, etc., etc.

2° La seconde étape, qui marque la fin du trajet que parcourt le sperme pour arriver au dehors, est remplie par les vésicules séminales, les canaux éjaculateurs et le canal de l'urètre, auxquels sont annexés la prostate, les glandes de Méry ou de Cowper et les follicules de Littre.

Il importe ici de nous arrêter un instant à chacun de ces organes, et d'étudier leur mécanisme d'une manière toute spéciale.

Vésicules séminales. — Le rôle des vésicules séminales n'est pas le même pour tous les auteurs. Les uns en ont fait des glandes et les autres les ont considérées exclusivement comme les réservoirs du sperme.

Ceux qui ont soutenu que les vésicules séminales n'étaient que des glandes sont : Th. Wharton, Dehorne, Swammerdam, Harder, Dan. Tauvry, R. Wagner ; mais c'est à

Hunter (1), surtout, que cette opinion doit son éclat. Les arguments sur lesquels il se fonde sont : 1° La présence dans les vésicules séminales d'un liquide différent de celui qui se trouve dans le canal spermatique ; 2° l'identité des liquides contenus dans les deux vésicules séminales d'un homme ayant depuis longtemps perdu un testicule ; 3° l'existence, chez certains animaux, d'un conduit spécial de la vésicule, qui ne s'abouche pas avec le canal déférent ; 4° la présence de liquide dans les vésicules séminales de personnes faibles et de vieillards, et des autres individus après le coït ; 5° enfin, une douleur testiculaire après des excitations vénériennes, sans consommation de l'acte : preuve évidente, dit Hunter, que ce qui est fourni dans la copulation vient du testicule, et qu'il n'y a pas de réservoir pour le liquide qui devait être éjaculé.

L'opinion contraire, c'est-à-dire celle qui veut que les vésicules séminales soient exclusivement des réservoirs du sperme, a pour défenseurs : Rondelet, Fallope, qui découvrit ces organes chez l'homme ; de Graaff, Sœmmerring, Brugnonne, J.-F. Meckel, Prévost et Dumas, Burdach, Panizza, E.-L.-F. Weber, Gurlt et J. Davy.

L'une et l'autre de ces deux manières de voir sont trop exclusives. Les vésicules séminales sont tout à la fois des glandes et des réservoirs : elles sont des glandes parce que l'anatomie montre des follicules nombreux dans leur membrane muqueuse, et parce que les observations de Hunter sont exactes et parfaitement concluantes en faveur de cette opinion ; mais elles sont aussi des réservoirs du sperme, parce qu'une injection poussée par le canal déférent arrive jusqu'à elles, parce que le liquide qu'elles renferment

(1) OEuvres de J. Hunter, trad. par Richelot. Paris, 1843, t. IV, p. 82.

présente au microscope des animalcules spermatiques, ainsi que l'ont attesté Baer, Valentin, Weber, etc.

Enfin, des recherches toutes récentes d'anatomie pathologique, entreprises par M. Gosselin, à l'occasion de l'oblitération des épididymes consécutive à l'inflammation de ces organes, ne laissent aucun doute sur le double rôle assigné aux vésicules séminales. Qu'on me permette de reproduire ici les conclusions physiologiques que cet expérimentateur tire de ses recherches, sur lesquelles je reviendrai ailleurs quand j'étudierai les causes de la stérilité : « On conjecture bien, dit-il, depuis les travaux de Hunter, que celui (le liquide) qui vient des testicules est peu abondant, et que la plus grande quantité provient des vésicules séminales, qui ont reçu en dépôt, depuis un temps plus ou moins long, le produit testiculaire. Mes observations me paraissent démontrer que cette conjecture est une réalité, et même que la quantité de liquide testiculaire est encore plus faible qu'on n'est disposé à le croire. On y remarque, en effet, deux phénomènes capitaux : 1° les éjaculations sont aussi abondantes, malgré l'oblitération des voies spermatiques, que dans les cas où ces dernières sont libres ; 2° la distension du canal épididymaire par le sperme ne donne pas à ce canal des proportions très considérables, et n'occasionne pas de souffrances sur le vivant. Sans doute, il se fait une résorption ; mais si la sécrétion testiculaire était aussi active qu'on le suppose généralement, cette résorption ne serait pas assez rapide pour empêcher si complétement les effets de la distension. Il ressort de ces deux points que la quantité habituellement fournie par les testicules est très faible, quoiqu'elle soit la plus importante. . . . . .

. . . Quant à la composition du liquide éjaculé, il résulte de mes observations que, dans les cas d'oblitération,

il a la même couleur, la même odeur, la même consistance
qu'à l'état normal; la seule différence est donnée par l'examen microscopique, qui démontre l'absence des spermatozoïdes dans un cas, leur présence dans l'autre. Il est donc
permis d'établir que, normalement, le testicule ne donne
pas autre chose au produit de l'éjaculation que la substance
fécondante, caractérisée par les animalcules, et que les
matériaux au milieu desquels ceux-ci sont plongés se
développent et vivent, proviennent surtout des vésicules
séminales. C'est au produit de ces dernières que le sperme
doit, en réalité, sa couleur, son odeur et toutes les substances
que l'analyse chimique y fait découvrir (1). »

Quoi qu'il en soit, le rôle que jouent les vésicules séminales dans l'éjaculation spermatique est identique avec celui
de la vésicule biliaire dans l'excrétion du produit fourni
par le foie. Le réservoir spermatique se contracte d'une
manière lente et chasse le liquide qu'il contient dans les
canaux éjaculateurs. Cette contraction est effectuée au
moyen d'une couche de tissu musculaire qui entre dans la
composition de ses parois, et qui, appartenant à la vie organique, ne se contracte pas d'une manière brusque et sac-
cadée comme les fibres d'un muscle de la vie animale.
Pressé de toutes parts, le liquide ne peut refluer dans le
canal déférent à cause du sperme qui y arrive en plus grande
abondance, et est forcé de s'échapper par l'ouverture postérieure des canaux éjaculateurs admirablement disposée
pour cet effet.

Canaux éjaculateurs. — Il résulte de la disposition
anatomique des conduits éjaculateurs, ainsi que de l'étroitesse de leur diamètre et de la direction oblique de leur
orifice, que dans l'état de tranquillité et de santé, ces par-

(1) *Archives générales de médecine*, septembre 1853.

ties éprouvent une compression assez forte pour empêcher le sperme de couler des vésicules séminales dans l'urètre ; mais lorsque le sperme les a pénétrés, ils doivent, au moyen de la contraction de leurs fibres, contribuer à favoriser sa marche vers le canal de l'urètre.

Canal de l'urètre. — Grâce au réseau veineux que nous avons vu entourer la muqueuse de l'urètre et qui constitue le corps spongieux dont j'ai longuement parlé en rendant compte du mécanisme de l'érection, le canal de l'urètre se trouve largement ouvert dans toute sa longueur pendant la turgescence du membre, et, par conséquent, admirablement disposé pour donner un libre passage à la liqueur prolifique.

Mais son rôle n'est pas entièrement passif ; il s'accomplit du côté de la prostate, sur le *verumontanum* même, un phénomène curieux de turgescence qui empêche tout à la fois le sperme de tomber dans la vessie et l'urine de sortir de son réservoir. J'ai décrit plus haut ce phénomène, auquel il est inutile de revenir ici.

Après avoir franchi les deux ouvertures antérieures des conduits éjaculateurs qui s'ouvrent, ainsi qu'on le sait, sur les parties latérales et antérieures du *verumontanum*, et avoir pénétré dans le canal de l'urètre, le sperme s'accumule-t-il dans ce canal ou en est-il chassé immédiatement ? On n'a pas craint d'avancer que le bulbe n'était autre chose qu'un réservoir dans lequel s'amoncelait le sperme pendant la copulation, pour être lancé tout à coup en saccades par les contractions du muscle bulbo caverneux. Cette opinion de l'élargissement de la portion bulbeuse du canal de l'urètre est contredite par un examen de M. Kobelt, qui a pris l'empreinte exacte de la lumière du canal ; l'élargissement qui se fait à partir de la portion membraneuse a lieu d'une manière régulière, continue, et c'est par la seule présence du sperme dans le bulbe que les muscles de l'urètre se contractent et chassent en avant la liqueur prolifique.

Mais on se demande alors s'il n'y a pas une espèce de contradiction entre la ténuité de canaux éjaculateurs et la quantité assez considérable de liquide chassé par l'éjaculation. Sans doute, l'objection aurait quelque gravité, si l'on ne savait que la plus grande partie du liquide éjaculé n'est pas de la semence, et n'est autre chose que le produit des différentes sécrétions glandulaires dont il me reste à parler.

Le fluide prostatique est un liquide filant, transparent, hyalin, qui se mêle au sperme au moment de son émission, et dans lequel Kraüse a trouvé des flocons troubles, contenant des granulations de 1/900e à 1/300e de ligne de diamètre. Il n'a point encore été soumis à l'analyse chimique et il est assez difficile de dire l'influence qu'il peut avoir dans la fécondation.

Un autre liquide, sécrété par les glandes de Cowper ou de Méry, vient également se mêler au sperme. D'après Kraüse, il est filant, clair, visqueux ; il contient quelques flocons dans lesquels sont amassés des granulations de 1/900e à 1/370e ; il a, par conséquent, une grande analogie avec le fluide prostatique. « De même que le fluide prostatique fraie la voie au sperme dans les portions prostatique et membraneuse, dit Huschke, de même le liquide des glandes de Cowper les garantit de l'urine qui pourrait être restée dans les portions bulbeuse et spongieuse du canal. »

Les follicules de Littre et de Morgagni sécrètent à leur tour un liquide qui lubrifie les parois du canal et se mêle aussi au sperme.

Parvenu dans la portion membraneuse du canal de l'urètre où il est déjà mélangé avec les divers liquides que je viens d'énumérer, le sperme s'échappe au dehors par

4

saccades, comme chassé par les contractions alternatives d'un muscle. Ce muscle existe-t-il réellement? Jusque dans ces derniers temps on a voulu faire jouer ce rôle au muscle bulbo-caverneux.

M. Kobelt, dont je ne saurais trop citer les ingénieuses investigations, réfute cette opinion par des raisons physiologiques et par l'anatomie comparée, et conclut que l'on ne peut rapporter cette action qu'au seul muscle de l'urètre, c'est-à-dire à cette couche musculaire qui, dans les deux sexes, chez l'homme comme chez les animaux, enveloppe dans toute son étendue la portion membraneuse de l'urètre avec ses fibres circulaires. « C'est aussi dans sa circonscription d'action, continua-t-il, que viennent se déverser, chez les mâles, les produits des canaux séminifères, des vésicules séminales, des vésicules séminales accessoires, de la prostate, tous les produits destinés à être portés au dehors. »

Cuvier, qui avait examiné cette couche musculaire dans toute une série d'animaux, lui donne le nom d'*accélérateur de la marche de l'urine et du sperme*, et s'exprime ainsi à son sujet : « On prévoit qu'elle doit avoir pour usage, en contractant la première portion du canal de l'urètre, d'en expulser la semence et de servir ainsi à l'éjaculation : voilà pourquoi, sans doute, elle est si épaisse dans les animaux dont la verge est fort longue, tels que les ruminants, etc., et dans ceux qui ont ce même organe fort court, tels que les chats. Dans le premier cas, il fallait une grande force pour chasser la semence à travers un si long canal ; il en fallait une également très grande dans le second, afin que ce liquide, qui n'aurait pas été porté assez avant par cette courte verge, fût lancé loin de cet organe, jusqu'au lieu où il doit atteindre (1). »

_____

(1) *Anatomie comparée*, vol. V, p. 78.

Pourtant M. Kobelt ajoute en note : « Je ne refuse pas au bulbo-caverneux toute espèce d'action sur ces fluides ; mon but est seulement de démontrer que ce n'est pas là sa véritable fonction. »

C. *Composition du sperme.*

Le sperme est un liquide épais, filant, d'une couleur blanchâtre, plus pesant que l'eau, d'une odeur spéciale, *suî generis*, d'une réaction légèrement alcaline, qui est due peut-être au fluide prostatique, soluble dans l'eau et les acides, coagulable par l'alcool. Abandonné à lui-même, il laisse déposer des prismes à quatre pans, terminés par de longues pyramides quadrangulaires et groupés en étoiles, qui sont du phosphate calcaire et du phosphate ammoniaco-magnésien. Ensuite il se dessèche en une lamelle jaune fendillée, insoluble dans l'eau, et répand une odeur de corne brûlée. Il a donné à l'analyse chimique de Vauquelin :

Eau. 900
Mucilage animal. 60
Soude 10
Phosphate de chaux. 30

L'examen microscopique a fourni des résultats plus rigoureux que l'analyse chimique, il a fait constater dans le sperme : 1° une partie fluide ; 2° des globules analogues aux globules muqueux ; 3° des granules élémentaires ; 4° et par-dessus tout une innombrable quantité de corpuscules mouvants, filiformes, que l'on appelle *spermatozoïdes, zoospermes, animalcules spermatiques*, etc., etc.

Je ne m'occuperai ici que des spermatozoïdes qui constituent la partie réellement fécondante de la liqueur séminale.

Les spermatozoïdes ont été découverts, en août 1677, par un jeune étudiant allemand, Louis Hamm. Leeuwenhoeck, à qui ils furent montrés, en fit l'objet de ses études, et peu de temps après, Hartsœker les décrivit pour la première fois dans le *Journal des savants*. Ils se rencontrent chez tous les animaux à l'époque du rut, et n'apparaissent chez l'homme qu'à l'âge où s'établit la fonction génératrice. Ceux de l'homme, comme ceux d'un très grand nombre d'animaux, présentent une partie renflée à laquelle on a donné le nom de *corps* ou de *tête*, et un filament que l'on désigne sous le nom de *queue;* la tête est ovoïde et un peu aplatie; la queue, faisant suite à la grosse extrémité du corps, est assez épaisse à son origine, s'amincit peu à peu et se termine par un filament très délié. A un grossissement de 300 ou 400 fois, on voit que leur longueur totale est de 1/20ᵉ de millimètre, et que le grand diamètre de leur tête est de 1/200ᵉ à 1/300ᵉ de millimètre.

Quand on les observe au microscope, les animalcules spermatiques se font surtout remarquer par la rapidité et la nature de leurs mouvements : ils ne suivent aucune direction déterminée ; ils vont en avant, reviennent en arrière, plongent au fond du liquide ou arrivent à sa surface, se heurtent, se croisent entre eux, passent entre les lamelles épithéliales ou les globules muqueux qui les environnent; en un mot, ils semblent obéir à une impulsion volontaire. D'après Henle, ils peuvent parcourir un espace de 2 centimètres en sept ou huit minutes. Ce mouvement, qui paraît être produit par les ondulations de l'animal, cesse après quelques instants, sous l'influence du froid, d'une température élevée ou du dessèchement; mais en dehors de ces circonstances défavorables, les spermatozoïdes peuvent pendant plusieurs heures manifester leur existence ; Wagner assure même qu'il a noté ces signes de vie après vingt-quatre heures.

Cependant les animalcules spermatiques, observés dans les organes de la femme qui les doivent normalement recevoir, vivent un temps beaucoup plus long dans ces organes ; plusieurs observateurs ont acquis cette certitude, en examinant le sperme trouvé dans le vagin, et surtout dans l'utérus et les trompes de Fallope. Leeuwenhoeck pensait que les spermatozoïdes pouvaient se mouvoir dans ces organes pendant huit jours ; Prévost et Dumas ont vu les zoospermes s'agitant encore, dans les trompes de chienne, sept jours après le coït, et M. Bischoff a observé le même phénomène dans les trompes de lapines, huit jours après l'accouplement.

La motilité des animalcules spermatiques est diminuée et même détruite par certaines circonstances que les observateurs ont notées ; parmi elles je citerai le froid, le chaud, l'électricité par décharge, les acides, l'acide cyanhydrique (Prévost et Dumas), la strychnine (Wagner), les narcotiques, le mucus vaginal dont l'acidité est augmentée, et le mucus utérin dont l'alcalinité est plus prononcée (Donné) ; d'un autre côté, le mucus, la salive, le lait, le pus (Donné), l'urine (Wagner), n'ont aucune influence sur cette même motilité.

On a également remarqué que les spermatozoïdes n'ont pas toujours la même énergie, la même densité, les mêmes dimensions depuis le moment où ils se rencontrent dans le testicule, jusqu'à celui où on les examine après le coït. Ils peuvent être plus ou moins nombreux, très rares, remplacés par des produits incomplets, et même manquer complétement chez certains malades. M. Duplay dans un

travail dont j'aurai à m'occuper plus tard (1), avance que
la sécrétion spermatique s'effectue encore chez les vieillards
de quatre-vingt-six ans, quoiqu'elle soit moins abondante
que chez l'adulte, et que, contrairement à l'opinion généralement admise, les spermatozoïdes se retrouvent encore
dans leur liqueur séminale. Enfin, dans ses recherches sur
l'oblitération des voies spermatiques (2), M. Gosselin a constaté que le nombre des animalcules va en augmentant,
depuis le testicule et l'épididyme, où ils sont très rares,
jusqu'aux vésicules séminales, où ils sont très nombreux.

La nature des spermatozoïdes est vivement controversée
aujourd'hui. Les premiers observateurs, Leeuwenhoeck,
Spallanzani, etc., n'élevaient aucun doute sur leur animalité, et, s'appuyant sur cette opinion, Ehrenberg les plaça
parmi les microzooaires suceurs, tandis que Czermak, les
faisant rentrer dans les infusoires, classa les uns dans les
vibrionides, les autres dans les cercaires, etc., etc.

Leur organisation a été diversement décrite par les auteurs. Valentin a signalé dans les spermatozoïdes de l'ours
un suçoir antérieur, un anus, des vésicules stomacales ou
des circonvolutions d'intestin. Gerber assure avoir distingué
des organes de génération dans les spermatozoïdes du
cabiai. Schwann prétend qu'il existe, au centre de la tête
des spermatozoïdes de l'homme, une ventouse ou un suçoir
analogue à celui des cercaires et des douves. M. Pouchet,
sur les travaux duquel j'aurai à revenir bientôt, a noté en
avant une sorte de ventouse stomacale, en arrière une cir-
convolution intestinale, faisant suite à ce premier organe,

(1) *Recherches sur le sperme des vieillards* (*Archives de médecine*,
1852, 4e série, t. XXX, p. 385).

(2) *Archives de médecine*, Paris, 1847, t. XIV, p. 405.

et reconnaît que toute la surface des spermatozoïdes est recouverte d'un feuillet épithélial.

Ainsi que je le disais plus haut, l'animalité des spermatozoïdes est vivement attaquée aujourd'hui, et la nature de ces prétendus animaux ne serait autre chose qu'une *cellule embryonnaire*.

Les travaux et les observations de Wagner, de Lallemand, de Hallemann, et surtout de Kœlliker, ont le plus contribué à propager cette manière de voir. M. Charles Robin, se rangeant sous ce drapeau, a mieux, peut-être que ses devanciers, décrit le développement des spermatozoïdes, dans un Mémoire qui fixa tout d'abord l'attention du monde savant (1). Après avoir interprété les recherches de Reichert sur le développement des spermatozoïdes, il décrit celui des spermatozoïdes des méduses : « Leurs tubes spermagènes, dit-il, sont creux, et renferment, hors l'état de gestation, de petites cellules sphériques granuleuses; au milieu de celles-ci apparaissent des vésicules qui se distinguent des premières par un volume plus grand, un contenu clair et transparent avec un noyau ou vésicule germinative au centre. Leur volume grandit, au point d'atteindre un diamètre de 0^m,10; en même temps, le vitellus devient granuleux, masque plus ou moins la vésicule germinative; leur paroi ou membrane vitelline amorphe devient très épaisse, et une couche assez cohérente de cellules au milieu desquelles elles sont nées les fixe à la face interne des tubes en doigt de gant. Ceux-ci, qui avaient au plus 1 millimètre de long, deviennent quatre ou cinq fois plus longs et larges en proportion. A cette période, les mâles se distinguent des

_____

(1) *Mémoire sur l'existence d'un œuf ou ovule chez les mâles comme chez les femelles* (*Comptes rendus de l'Académie des sciences*), 1848, t. XXVII, p. 427.

femelles par la couleur gris bleu de leurs organes générateurs, qui sont gris rosé sur ces dernières; mais chaque
ovule pris séparément est semblable : l'aspect général, le
volume, sont les mêmes; il n'y a de différence que dans
l'enveloppe vitelline des ovules mâles, qui est de moitié plus
mince que celle des ovules femelles. »

Quant au développement de la queue de ces *cellules
embryonnaires du mâle* ou spermatozoïdes, et aux mouvements dont elles sont douées, M. Ch. Robin compare le
premier au développement des cils vibratiles, et les mouvements à la surface de l'épithélium des muqueuses et des
téguments d'êtres adultes de toutes les classes ou à l'état
de larves.

Je dirai plus loin comment M. Ch. Robin, par suite de
l'assimilation qu'il fait de l'ovule mâle à l'ovule femelle,
explique le rôle des spermatozoïdes dans l'acte de la génération.

§ II. — Acte ovarien.

Quelques animaux n'ont qu'un seul ovaire, comme les
myxinoïdes et quelques squales; Rathke n'a rencontré qu'un
seul ovaire et qu'un seul testicule chez plusieurs poissons
osseux. Chez la plupart des oiseaux, à l'exception des
rapaces, il ne se développe que l'ovaire et l'oviducte gauches;
mais ceux du côté droit existent à l'état rudimentaire chez
le fœtus. D'autres animaux inférieurs, au contraire, comptent un nombre plus ou moins grand de ces organes : ainsi
chez les vers cestoïdes les organes génitaux mâles et femelles
se répètent dans chacun de leurs anneaux parvenus à maturité.

Dans l'espèce humaine, dont je m'occuperai désormais
exclusivement, les ovaires sont au nombre de deux, flottant

dans le bassin et appendus au repli postérieur du ligament large; leur tissu propre, que, depuis Baër, on désigne souvent sous le nom de *stroma*, renferme, pendant tout le temps que l'individu est apte à la génération, un nombre plus ou moins considérable de vésicules ou petits sacs membraneux, fort apparents, que l'on connaît sous le nom de *vésicules de de Graaf*.

Ces vésicules doivent un instant fixer notre attention.

L'ovaire de la femme en présente de douze à vingt, d'après la plupart des observateurs; Rœderer et quelques autres assurent en avoir compté jusqu'à cinquante; outre celles-ci, MM. Barry et Pouchet en ont signalé encore un grand nombre d'autres, que le microscope seul permet d'apercevoir.

Ces vésicules ont une double enveloppe : l'une, externe, plus forte, rétractile, ne se distingue pas du tissu propre de l'ovaire; l'autre, interne, appelée *membrane épithéliale granuleuse de Baër*, composée de vésicules microscopiques à parois translucides, sillonnée de vaisseaux, selon M. Pouchet, et en manquant entièrement, selon MM. Bischoff et Courty, forme un sac entièrement fermé. C'est cette membrane granuleuse qui, en s'accroissant considérablement, constitue plus tard les corps jaunes. D'une ténuité excessive, à ce point qu'il est très difficile de l'obtenir intacte par la dissection, elle n'est pas égale partout; lorsque la vésicule de de Graaf se prépare à émettre son œuf, la membrane granuleuse se trouve refoulée vers le point où va se produire la déchirure et forme autour de l'œuf un coussin protecteur au milieu duquel il est placé, et auquel Baër avait donné le nom de *cumulus* ou *disque proligère*.

Le liquide contenu dans la vésicule de de Graaf est très abondant, clair, visqueux, ne contenant que de rares granulations moléculaires et des gouttes d'huile. Quand on ouvre la vésicule de de Graaf, ce liquide s'en échappe avec force et entraîne avec lui le disque proligère ayant encore l'ovule dans son épaisseur.

L'œuf préexiste à la fécondation; sans recourir à l'analogie, des observations directes ont mis cette assertion hors de doute, non-seulement pour les vertébrés et les mammifères, mais encore pour l'espèce humaine. On a constaté les œufs à divers degrés de développement sur des individus vierges et même dans les premiers temps de la vie. Duvernoy, après les avoir notés chez les fœtus de quelques poissons, assure que l'on peut reconnaître les premiers vestiges des œufs dans les ovaires de jeunes filles de quatre ans et sur ceux des sujets morts peu de temps après la naissance. Carus a décrit des ovules trouvés dans les mêmes conditions d'âge. Ritchie a constaté que les ovaires des enfants nouveau-nés et des enfants plus âgés offraient quelquefois, en assez grand nombre, des vésicules ovariennes qui sont le siége d'une injection très vive à partir de la sixième année, et qui ont déjà un volume assez considérable, depuis celui d'une graine de coriandre jusqu'à celui d'un petit grain de raisin (vers la quatorzième année). Dans ces derniers temps, MM. Négrier, Bischoff, Courty, et Coste en particulier, ont fait des observations confirmatives des faits constatés par leurs prédécesseurs.

Le nombre des œufs contenus dans l'ovaire est excessivement considérable, eu égard à ceux qui doivent être fécondés. D'après M. Coste, l'ovaire de la femme, destiné à n'émettre qu'une petite quantité d'œufs, n'est pourtant pas moins richement pourvu que celui des mammifères les plus féconds; d'où il faut conclure qu'un très grand nombre de ceux-ci doivent avorter de bonne heure, périr et être résorbés. Je dirai tout à l'heure comment les autres, ayant subi toutes les phases de leur développement, sont expulsés de la vésicule qui les contient; je dois à présent faire connaître la structure anatomique de l'œuf.

Il a la forme d'une petite sphère d'un diamètre de 1/15° à 1/20° de millimètre; Huschke dit l'avoir trouvé arrondi, mais oblong, chez une jeune fille de six semaines. Son volume augmente un peu après sa sortie de l'ovaire; sa couleur est jaunâtre, claire, translucide. Plusieurs observateurs en ont trouvé deux et même trois dans la même vésicule de de Graaf.

On n'est pas d'accord sur la position qu'il occupe dans la vésicule. Suivant Wagner, l'œuf du chien, encore très petit et non parvenu à maturité, serait situé au centre du follicule, et à maturité, il serait très près de la membrane interne; M. Bischoff prétend que c'est sur la membrane granuleuse qu'il se trouve implanté; M. Pouchet, au contraire, assure, d'après des observations sur la truie, répétées un grand nombre de fois, qu'il se développe à la surface interne de la membrane granuleuse, mais qu'une fois formé il est placé au point le plus superficiel de l'ovisac, et conserve invariablement la même position et ses rapports avec le disque proligère.

La structure de l'ovule présente trois points à examiner : 1° la *membrane vitelline ;* 2° le *vitellus ;* 3° la *vésicule germinative.*

Membrane vitelline. — C'est l'enveloppe protectrice du vitellus, à laquelle on donne aussi les noms de *chorion,* de *zone transparente* de Baër, de *colemma pellucidum* de Kraüse. Close de toutes parts, elle apparaît sous forme d'anneau fort clair et large, dont les contours externe et interne sont accusés par deux lignes circulaires bien tran-

chées, tandis que l'intervalle est parfaitement transparent;
cette écorce a une épaisseur de 1/50,000ᵉ de millimètre et
offre une assez grande solidité; elle est formée d'une substance tout à fait homogène, incolore et sans granulations.

Vitellus. — Contenu dans la membrane vitelline, il
consiste en une quantité innombrable de très fins granules,
unis ensemble par une humeur très visqueuse et susceptible
d'éprouver un retrait en masse, lorsque l'eau pénètre par
endosmose entre lui et la membrane vitelline.

Vésicule germinative ou de Purkinje. — Découverte
par M. Coste, et étudiée par MM. Jones, Valentin, Bern-
hardt, c'est une petite vésicule de 0ᵐᵐ,035 à 0ᵐᵐ,040, très
fragile et transparente. Elle est située au milieu des granules du vitellus qui peuvent la dissimuler. Elle est hyaline
et renferme un liquide qui contient des granules d'un jaune
verdâtre. Ceux-ci la remplissent en partie et forment à son
centre un noyau s'avançant presque jusqu'au contact de la
paroi interne. C'est cet amas de granules colorés qui constitue la *tache germinative* de Wagner dont l'existence a
été constatée dans l'espèce humaine, les mammifères et la
plupart des animaux.

L'œuf que je viens de décrire ne peut, on le comprend,
subir des accroissements ultérieurs, sans briser et abandonner la vésicule de de Graaf, et par conséquent sans
sortir de l'ovaire. Je vais rapidement décrire ce double
travail d'expulsion qui s'opère, soit à l'époque de la menstruation, soit sous l'influence de l'excitation du coït.

On sait que les vésicules de de Graaf sont d'abord très
petites et ensevelies dans le tissu même de l'ovaire. Elles
s'arrêtent quelque temps à ce premier degré de développement pendant qu'il s'en forme de nouvelles; puis elles
gagnent le bord libre de cet organe, apparaissent à sa sur-

face, mais ne s'isolent et ne se pédiculent jamais, comme chez l'oiseau. Toute la portion de la vésicule qui s'élève au-dessus de l'ovaire devient mince et transparente, tandis que les vaisseaux, comprimés par suite de la dilatation, s'atrophient, s'oblitèrent même dans le point le plus saillant.

Parvenus ainsi au terme de leur accroissement, les vésicules semblent rester stationnaires jusqu'au moment où une surexcitation provoquée, soit par la maturité de l'œuf, soit par le rapprochement des sexes, vient en déterminer la rupture. Sous l'influence de cette stimulation, le liquide qui les remplit est sécrété en plus grande abondance et distend la cavité outre mesure; aussi ses parois se déchirent dans le point le plus culminant, et, en se rétractant, expriment avec violence le liquide qu'elles contenaient. On a comparé cette rupture à celle d'un abcès qui s'ouvre spontanément pour la pression du liquide et pour la résorption des parois.

Le liquide exprimé par le retrait du follicule, rencontrant sur son passage le disque proligère et l'œuf qu'il renferme, détache et entraîne celui-ci, pendant que de son côté le pavillon de la trompe vient le saisir et le diriger vers son intérieur, par l'action contractile dont la trompe est douée, et par celle des cils vibratiles développés sur le pavillon et dans son intérieur et dont l'action s'exerce de dedans en dehors, selon les observateurs qui en ont constaté l'existence.

La rupture de la vésicule ne se fait pas sans une inflammation assez intense, laquelle se traduit par une sorte d'hypertrophie et de tuméfaction de la membrane interne, et par la dilatation des vaisseaux qui se trouvent dans son épaisseur. Le feuillet externe, au contraire, fibreux, élastique, en rapport avec le stroma de l'ovaire, ne participe pas à l'inflammation, et commence à se rétracter. La rétraction de ce second feuillet, coïncidant avec la tuméfaction du premier, qui est lié avec lui dans certains points par des brides fibreuses, détermine dans le feuillet interne la formation de plis qui, croissant de plus en plus, arrivent bientôt au contact et donnent à l'intérieur de la vésicule ovarique l'aspect des circonvolutions cérébrales. « Ce n'est qu'en dernier lieu et assez tard, dit M. Pouchet, que les circonvolutions, après s'être avancées lentement vers la partie centrale de la vésicule, parviennent à s'y rencontrer et à se confondre, et alors la cavité de cet organe se trouve désormais totalement remplie par l'extension de la membrane propre ; alors celle-ci constitue un corps plus ou moins globuleux ou ovoïde, dont l'intérieur présente une couleur d'un rouge grisâtre ou jaunâtre pâle, et une consistance pulpeuse qui semble tout à fait analogue à la substance grise du cerveau : c'est là le *corps jaune, corpus luteum* (1). »

Les corps jaunes ont été, depuis leur découverte, le sujet de plusieurs controverses. Huschke, adoptant dans son entier la théorie de la ponte périodique, veut que l'on distingue les corps jaunes en *vrais* et en *faux*, les premiers succédant à la fécondation, et les seconds survenant après les règles. Mais cette distinction est inadmissible dans l'état actuel de la science, car il est impossible d'affirmer aujourd'hui que la menstruation implique toujours et fatalement la rupture d'une vésicule de de Graaf.

Eu égard aux relations qui existent entre l'utérus et l'ovaire, on peut dire que la durée des corps jaunes est très longue. Le *corpus luteum* a atteint son apogée vers la fin

---

(1) *Théorie positive de l'ovulation spontanée.* Paris, 1847, 1 vol. in-8.

du premier mois de la gestation. Au quarantième jour, il y a adhérence des plis de la membrane interne et la tuméfaction est la plus grande possible. Il reste dans cet état jusqu'au troisième mois; au quatrième, il diminue de volume, mais lentement; vers le huitième mois, il a encore le tiers de son volume. Au moment de l'accouchement, il a le volume d'une cerise; un mois après, il ressemble à un tubercule lardacé et est gros comme un pois.

§ III. — Génération.

Les ténèbres qui enveloppent les débuts de la vie sont aussi épaisses que celles qui en masquent le terme. Des théories sans nombre, des hypothèses diverses, ont été émises pour percer ces ténèbres, et l'histoire de ces théories, dont la connaissance importe plus qu'on ne croit, mérite de trouver ici une place.

Quels que soient le nombre et la diversité des systèmes produits, on peut tous les ramener à deux principes seulement : l'un admettant que l'individu nouveau se forme de toutes pièces par le mélange de ce que fournit l'un et l'autre sexe; et l'autre soutenant que l'un des sexes fournit le germe qui, à la suite de divers développements, constituera l'individu nouveau.

Le premier de ces principes est dit *théorie de l'épigénèse;*

Et le second est connu sous le nom de *théorie de l'évolution.*

J'aurai pu prendre chacune de ces théories comme un centre autour duquel se seraient groupés les systèmes qui reconnaissent son principe, mais j'ai craint la confusion.

L'ordre chronologique m'a paru préférable, parce que

de nos jours, grâce aux progrès de l'anatomie, la question
de la préexistence des germes a perdu presque à peu près
son importance, et que de tous les problèmes anciennement débattus il n'en reste réellement plus que deux,
par l'examen desquels je terminerai ces considérations physiologiques.

A. *Les séministes.*

Hippocrate et Aristote ont fourni, chacun séparément,
les points de départ des variétés d'opinions qui ont la semence pour base : l'un, en attribuant un rôle à peu près
égal aux deux sexes dans l'acte de la génération, et l'autre
en réservant au mâle seul la faculté réellement active et
réellement productive.

Hippocrate (1) admettait chez l'homme et chez la femme
deux sortes de semences : la semence forte, qui produisait
le mâle, et la semence faible, qui produisait la femelle. Selon la prédominance de l'une ou de l'autre de ces semences,
naissait un homme ou une femme : « Si la semence plus forte
vient des deux côtés, dit-il, le produit est mâle ; si la semence est plus faible, le produit est femelle. Celle des deux
qui l'emporte en quantité prédomine aussi dans le produit :
si, en effet, la semence faible est beaucoup plus abondante
que la forte, la forte est vaincue, et, mêlée à la faible, se
transforme en femelle ; si la forte est plus abondante que
la faible, la faible est vaincue et se transforme en mâle. De
même si, mêlant ensemble de la cire et de la graisse, et
mettant plus de graisse, on fait fondre le mélange au feu,
tant qu'il sera liquide, on ne distinguera pas quelle est la

(1) *OEuvres d'Hippocrate*, trad. par E. Littré; liv. DE LA GÉNÉRATION. Paris, 1854, t. VII, p. 479.

substance qui l'emporte ; mais après coagulation, on reconnaît que la graisse est plus abondante que la cire. Il en est ainsi pour la semence mâle et pour la semence femelle (1).»

Comme on le voit, Hippocrate est très explicite, quand il s'agit de la prédominance simultanée chez les deux sexes de l'une ou de l'autre semence ; mais il se tait sur les résultats qu'amènerait le mélange égal de la semence mâle d'un côté, et de l'autre de la semence femelle. Dans ce système, et le cas échéant, ne pourrait-on pas considérer cette circonstance comme une cause de stérilité relative ?

Mais ne nous arrêtons pas à de semblables hypothèses, et poursuivons.

Cette double semence venait de toutes les parties du corps, et en constituait la portion la plus active, la véritable essence. L'une, celle de l'homme, avait pour réservoirs les testicules, et celle de la femme était tenue enfermée dans la matrice. Pendant l'acte de la copulation, la semence de l'homme se mêlait à celle de la femme dans l'utérus, et de ce mélange, rendu écumeux par la chaleur de la matrice, résultait le nouvel individu, comme par l'effet d'une cristallisation animale.

Hippocrate, qui rapportait ordinairement les causes des actes biologiques et pathologiques à une force inconnue qu'il nommait ενορμον, a recours cette fois aux lois d'une physique grossière dont je demande la permission de citer un échantillon : « Si la semence venue des deux parents, dit-il, demeure dans les matrices de la femme, d'abord elle se mêle, attendu que la femme n'est pas immobile ; elle se condense et s'épaissit en s'échauffant ; puis elle a du souffle, et parce

(1) *OEuvres complètes d'Hippocrate*, traduites par M. Littré, t. VII, p. 479.

qu'elle est en lieu chaud et parce que la mère respire.
Quand elle est remplie de souffle, le souffle se fait à lui-
même une voie vers l'extérieur, au milieu de la semence,
par où il sort. Quand une voie vers l'extérieur a été faite
au souffle qui est chaud, un autre souffle froid vient de
la mère par inspiration. Et cette alternative dure tout le
temps..... La semence ainsi soufflée, s'entoure d'une membrane; autour d'elle s'étend la partie extérieure qui est
continue, à cause de sa viscosité. C'est ainsi que sur le pain
cuit s'étend une mince superficie membraneuse; car le pain
échauffé et rempli de souffle, se soulève, et là où il est
soufflé se forme la substance membraneuse (1). »

Roussel (2), en adoptant les idées du père de la médecine, les a débarrassées de cet arsenal inutile, et les a ramenées dans le véritable giron hippocratique, c'est-à-dire sous
le pouvoir de l'ενορμον.

Grâce à la présence de la semence chez la femme, et
grâce à l'hypothèse de la semence forte et de la semence
faible, on expliquait facilement la ressemblance entre les
enfants et les parents, l'hérédité de certaines maladies, le
sexe du produit, etc. Malheureusement, si la théorie était
attrayante, les bases qui lui servaient de fondement ne
pouvaient souffrir un examen un peu sérieux. D'abord,
Hippocrate n'appuie sur aucune preuve l'existence de la
double semence; il établit comme article de foi, comme un
axiome qu'il n'est pas nécessaire de démontrer, la présence
chez l'homme et chez la femme de la semence mâle et de
la semence femelle.

Pour établir que la femme possède, comme l'homme,

(1) *OEuvres complètes d'Hippocrate*, traduites par M. Littré, t. VII,
p. 487 et 489.

(2) *Système physique et moral de la femme*, édition Cerise, p. 201.

une liqueur indispensable à la génération, il se fonde sur les quatre propositions suivantes :

1° La femme rend de la semence comme l'homme ;

2° Elle ressent la même volupté ;

3° La tendresse pour les enfants est égale deux côtés;

4° Les enfants ressemblent aux deux époux.

La première de ces propositions pouvait être acceptée comme vraie du temps d'Hippocrate, mais les progrès de la science ne permettent plus aujourd'hui de comparer au sperme la sérosité que sécrètent la plupart des femmes pendant l'acte du coït.

La volupté, d'après Hippocrate, étant due chez l'homme à l'émission du sperme, il était raisonnable d'admettre que chez la femme les mêmes effets étaient produits par la même cause. Je prouverai ailleurs que l'émission du sperme, loin d'être le promoteur de la volupté, est, au contraire, le signal de sa terminaison.

La tendresse pour les enfants est rarement égale des deux côtés : dans la grande majorité des cas, l'amour maternel laisse bien loin derrière lui l'affection du père, et l'on ne peut recourir, pour l'explication de faits purement physiques, à des considérations morales, essentiellement variables selon les circonstances au milieu desquelles elles se produisent.

Enfin, la ressemblance entre les enfants et les parents n'est pas une preuve tellement exclusive de l'existence de la semence chez la femme, qu'elle n'ait été également et tour à tour invoquée par les ovaristes et les animalculistes.

Comme on le voit, les raisons sur lesquelles se fonde Hippocrate pour admettre une liqueur séminale dans les deux sexes n'ont pas plus de fondement que la proposition par laquelle il soutient que la semence mâle est sécrétée du côté droit, et la semence femelle du côté gauche (1).

Aristote (2) s'éloigne de l'opinion d'Hippocrate en n'admettant pas une semence chez la femme. C'est aux menstrues qu'il attribue le rôle que la femme joue dans l'acte de la génération, et c'est à ce sang qui constitue la base de l'individu nouveau, que le sperme de l'homme vient donner la vie et la forme qu'il doit revêtir ; en d'autres termes, et pour nous servir des expressions métaphoriques d'Aristote lui-même, le sang des règles est le marbre, le sperme le sculpteur, et le fœtus la statue.

Avicenne adopta, sans la modifier, la théorie d'Aristote, et la répandit ainsi dans toute l'école arabique.

Malgré d'incontestables progrès accomplis dans cette partie de la science, malgré les expériences de Harvey, et les découvertes de Sténon, de de Graaf, de Swammerdam, de Ham, de Leeuwenhoek et Hartsœker, quelques modernes ont repris les idées d'Hippocrate et d'Aristote, en leur imprimant seulement le caractère du système scientifique dominant à leur époque. Descartes, que l'on s'étonne de trouver ici en compagnie des péripatéticiens, veut que l'individu nouveau se forme par suite d'un mouvement de

(1) C'est à cette opinion d'Hippocrate qu'il faut faire remonter l'usage que des matrones conservent même encore aujourd'hui dans certains pays, de faire coucher par terre une femme grosse et de lui ordonner ensuite de se lever. Si elle prend son point d'appui à droite, l'enfant à naître sera un garçon, et *vice versa*. De nombreuses observations anatomo-pathologiques protesteraient facilement contre l'opinion d'Hippocrate, si tout le monde ne savait pas qu'un homme privé d'un testicule engendre indistinctement des filles et des garçons.

(2) *Hist. animal.*, lib. VII, cap. XVII, et *Generat. animal.*, lib. II, cap. IV.

fermentation qui s'établit dans les semences des deux sexes. Paschalis, fidèle aux principes de l'école iatro-chimique, voit dans la semence de l'homme une substance acide, et dans celle de la femme une substance alcaline, et considère le fœtus comme le résultat de la combinaison de ces deux corps hétérogènes. Roussel, côtoyant la philosophie de Rousseau, prête à la matrice un admirable instinct : «Dans notre supposition, dit-il, la semence, au lieu d'être un amas d'organes ébauchés, ne sera qu'une matière animalisée, dont chaque partie sera capable de devenir un centre d'activité, comme chacun d'un morceau d'un polype peut devenir un polype. Cette matière, lancée dans la matrice, s'y attachera en totalité ou en partie; cet organe, frappé par la sensation qu'il désirait, et que la présence de cette matière lui procure, s'en emparera aussitôt, y ajoutera ce qui lui manque pour former un fœtus, la couvrira des enveloppes qui doivent la mettre à l'abri des accidents, et concourir avec les autres moyens à lui donner le degré de perfection qu'elle y doit recevoir (1). » Maupertuis (2), dominé par les idées matérialistes de son école, reconnaît que les semences des deux sexes contiennent toutes les parties de l'individu nouveau, et que dans leur mélange, pendant le coït, chacune de ces parties s'attire et s'agrége par une sorte de cristallisation.

Malgré son immense génie et son talent d'observation, Buffon (3) n'a brodé qu'un roman sur les idées d'Hippocrate, et ses *molécules organiques* et sa force vitale qu'il ne faut

(1) *Système physique et moral de la femme*, chap. III, p. 300, édition Cerise.

(2) *Vénus physique.*

(3) *Histoire naturelle*, t. III, chap. II, III, IV, VI, VII et VIII, t. I V, chap. X et XI.

pas confondre avec celle de Barthez, sont les fruits d'une imagination brillante et amoureuse du merveilleux.

D'après cet illustre naturaliste, il existe dans la nature deux matières, l'une vivante, et l'autre morte, qui, par leurs diverses combinaisons, donnent naissance à tous les êtres organisés. La matière vivante est formée par une infinité de petites particules incorruptibles, impérissables, passant tour à tour des végétaux aux animaux, et des animaux aux végétaux, par la nutrition et la mort, et dont, par conséquent, le nombre est à jamais déterminé dans l'univers; ces particules sont ce que Buffon appelle les *molécules organiques*. Ces molécules, dont la forme est indécise, se moulent d'abord sur les végétaux et les animaux, et concourent ensuite à leur nutrition et à leur développement. Lorsque ce développement est complet, les animaux et les végétaux renvoient dans des réservoirs spéciaux les molécules superflues, après toutefois que ces molécules ont revêtu la forme des organes où elles étaient contenues, de telle sorte qu'elles sont des extraits de toutes les parties du corps.

Tel est le mode de formation des semences de l'un et l'autre sexe.

Pour accomplir la génération, ces semences se mêlent pendant le coït, et la même force qui tantôt assimilait les molécules organiques aux parties du corps pour nourrir et faire croître celles-ci, les rapproche alors et les fait s'agréger. La prédominance des molécules du mâle, ou des molécules de la femelle, rend compte du sexe du produit; la formation de la semence, qui est la réunion des molécules organiques superflues, fait comprendre la nécessité de certains phénomènes, tels que l'impossibilité de reproduire son semblable avant l'époque du développement, la maigreur qui suit les abus vénériens, et l'embonpoint, au contraire, qui caractérise les eunuques et les animaux mutilés, etc. La ressemblance entre les enfants et le père ou la mère tient à une plus grande quantité de molécules organiques fournies par le mâle ou par la femelle, et la supériorité numérique des garçons sur les filles dans l'espèce humaine aurait pour cause la faiblesse plus grande des femmes, qui fournissent une semence plus faible que celle de l'homme, ou qui en émettent moins que lui.

Je le répète, malgré le génie de Buffon, cette théorie est insoutenable, parce qu'elle ne repose sur aucune observation rigoureuse. Il n'est pas vrai qu'il existe deux matières, l'une vivante, l'autre morte : la matière organisée n'est que la matière générale modifiée par un principe inconnu qu'on appelle la vie et qui tend sans cesse à se détruire pendant que la matière générale tend à s'organiser. De plus, d'où viennent ces moules constitués par les animaux et les végétaux ? et puis, si les molécules organiques tenues en dépôt dans les testicules de l'homme et dans les ovaires de la femme, ne sont que la reproduction de certaines parties du corps, de quelle manière comprendre que des enfants bien conformés naissent de parents mutilés, et comment expliquer l'existence des parties annexes du fœtus ?

Si de pareilles difficultés naissent des conclusions de la théorie, que sera-ce si nous abordions les bases mêmes du système? De quel droit Buffon donne-t-il aux animalcules spermatiques les propriétés qu'il reconnaît aux molécules organiques? et par quelle expérience a-t-il reconnu que le liquide contenu dans l'ovaire était identique avec la liqueur séminale de l'homme ?

Non, cette théorie, quelque brillante qu'elle soit, quelque autorité, quelque garantie qu'elle puise dans le nom de son auteur, ne peut pas plus être admise que les idées d'Hippocrate, d'Aristote et de tous les séministes (1).

B. *Les ovaristes.*

Jusqu'à la renaissance des lettres, c'est-à-dire jusque vers la fin du xve siècle, les physiciens, comme on appelait alors les physiologistes, se contentaient du système d'Hippocrate ou d'Aristote, et ne concevaient pas autrement la génération que par le mélange de la liqueur prolifique de l'homme, avec un liquide également prolifique fourni par la femme, que ce liquide fût de la semence, comme le voulait Hippocrate, ou qu'il fût constitué par les menstrues, ainsi que le prétendait Aristote.

Mais, lorsque les sciences prirent un nouvel essor sous l'inspiration des savants chassés de Constantinople, l'anatomie et la physiologie secouèrent les langes dans lesquels les avait tenues enfermées le moyen âge, à ce point que Harvey, rompant avec les anciennes traditions, proclama son axiome célèbre : *Omne vivum ab ovo.*

A peu près à la même époque, Sténon, de Graaf et Swammerdam se disputèrent l'honneur d'avoir découvert, dans les testicules de la femme, autre chose que ce que les anciens s'étaient obstinés à y voir, et proclamèrent que ces organes, loin de sécréter une semence, comme l'avait pensé l'école hippocratique, étaient des réservoirs dans lesquels la nature déposait les œufs que devait féconder le

---

(1) Le système de Buffon a trouvé beaucoup de contradicteurs, mais les plus importants sont Haller (*Histoire naturelle*), Ch. Bonnet (*Considérations sur les corps organisés*), et l'auteur anonyme de l'*Art de faire des garçons*, que l'on sait être Procope Coutreau.

sperme de l'homme ; en conséquence, ces organes cessèrent de s'appeler *testicules* et prirent le nom d'*ovaires*.

Le mystère de la génération parut, dès lors, à jamais dévoilé, et à la femme seule fut dévolu tout le mérite de la propagation de l'espèce.

Les partisans de l'école qui se forma à la suite de la découverte des œufs sont connus dans l'histoire sous la dénomination d'*ovaristes*.

Harvey avait été amené à dire que tout animal vient d'un œuf, par l'observation de ce qui se passe chez les ovipares, et à attribuer, dans l'acte de la génération, le rôle principal à la femme, par analogie avec celui de certaines femelles qui pondent leurs œufs avant même d'avoir été fécondées. Plus tard, les ovaristes trouvèrent d'autres points de comparaison, non-seulement dans la série animale, mais encore parmi les végétaux, et ces études comparatives les amenèrent à admettre également pour l'homme la préexistence des germes. En effet, il était difficile de nier que dans les plantes, la graine existe en rudiments dans la fleur, bien avant que le pollen lui-même soit arrivé à maturité ; que dans la classe des oiseaux, l'ovulation ait lieu chez les femelles vierges ; que chez les poissons, les reptiles batraciens, la fécondation ne s'opère qu'après la sortie des œufs, etc., etc. En même temps, Spallanzani constata la présence de têtards dans des œufs de grenouille non fécondés, et Haller fit la même remarque à l'égard de l'œuf de poule, à l'occasion du vitellus qu'il regarde comme une dépendance de l'intestin du fœtus.

Les ovaristes, auxquels étaient faites des objections que je rapporterai tout à l'heure, étayaient leur système sur diverses autres considérations. Ils citaient, comme prouvant la préexistence du germe chez la femelle, ce qui se passe chez certaines espèces animales, où une seule copulation suffit pour féconder plusieurs générations successives : cette particularité est, en effet, incontestable chez les pucerons, où neuf générations sont produites par une seule fécondation, et chez les monocles, où cet effet s'étend jusqu'à la quinzième génération.

Enfin les expériences, tentées d'abord par Swammerdam, puis par Roësel, et en dernier lieu par Spallanzani, et ayant pour but des fécondations artificielles, parurent aux ovaristes ne laisser aucun doute sur la préexistence du germe dans l'œuf de la femelle.

Mais, objectait-on aux ovaristes, en admettant cette préexistence, comment expliquer la ressemblance de l'enfant et du père? comment se rendre compte de certaines monstruosités, et comment concevoir l'influence du mâle dans la production des hybrides chez les végétaux, des métis chez les animaux, et des mulâtres chez l'homme? Évidemment, répondaient les ovaristes, le mâle joue un rôle quelconque dans l'acte de la génération ; sans lui, la reproduction est impossible, et les œufs, condamnés à subir son influence, ne reçoivent l'impulsion que de lui.

Mais, cette influence, il leur était impossible de la spécifier et de la limiter; ils la reconnaissaient comme indispensable, et lui rapportaient les difficultés qu'ils rencontraient dans leur marche. D'ailleurs, ajoutaient-ils, l'accouplement irrégulier d'où résultent les hybrides et les métis n'a guère lieu qu'entre des espèces et des variétés fort rapprochées, et n'a jamais été observé entre des espèces un peu distantes; on doute même de la possibilité du jumart, qui résulterait du rapprochement du taureau et de la cavale ; de plus, ces produits, s'ils ne sont pas stériles, ne peuvent donner naissance à un nouvel être que jusqu'à un certain nombre de générations, et reviennent promptement au type maternel, s'ils sont abandonnés à eux-mêmes. Par conséquent, tout en admettant l'influence du mâle dans l'acte de la reproduction, il faut reconnaître que le rôle principal est dévolu à la femelle, qui est le dépositaire des germes que le sperme vient aviver.

Mais ce germe préexistant à toute fécondation, quand et comment se forme-t-il? Est-ce une partie inhérente et essentielle à l'organisme de la femelle, comme la matrice, la glande mammaire, etc.? où est-ce le produit d'une sécrétion plus ou moins lente? En un mot, par quelle mystérieuse opération le germe se trouve-t-il logé dans le corps de la femme?

A ce point de vue, les ovaristes offrirent entre eux trois principales dissidences que je vais rapidement passer en revue.

1° *Panspermie, ou dissémination des germes.* — Dans ce système, les germes de tous les êtres vivants, tant végétaux qu'animaux, auraient été créés dès le commencement du monde et répandus dans l'espace, attendant, pour se développer, des corps capables de les retenir et de les faire croître, c'est-à-dire des corps semblables à eux. La faculté dont jouissent tous les êtres vivants de reproduire plus ou moins exactement les parties dont ils sont accidentellement privés était le motif principal sur lequel reposait cette étrange opinion. Il est incontestable, en effet, que cette faculté est réelle, et d'autant plus appréciable que les animaux sur lesquels on l'observe sont moins élevés dans l'échelle zoologique. Mais, en acceptant cette hypothèse, il faut nécessairement admettre un terme à toutes les espèces vivantes connues, car, quelque considérable que l'on suppose le nombre des germes créés, ce nombre va graduellement s'affaiblissant chaque jour, de telle sorte qu'il arrivera un instant où notre globe manquera tout à la fois de végétaux et d'animaux. Mais il est inutile de nous arrêter plus longtemps sur un système dont l'absurdité fait tout le mérite.

2° *Emboîtement des germes.* — Ce système, inventé par Vallisnieri ou Swammerdam, et défendu avec ardeur par Bonnet, veut que dans l'ovaire de la première femme se soient trouvés les germes de toute la race humaine. Cette opinion bizarre, que Malebranche n'a pas craint d'adopter, étonne l'esprit sur la divisibilité de la matière. Le privilége de l'infini dont on a doté notre première mère doit être également attribué à toutes les femmes, de telle sorte qu'il faut admettre non-seulement un infini créé, mais encore une infinité d'infinis créés actuellement existants, et une infinité d'infinis à venir. Où s'arrêter sur cette pente incommensurable? D'ailleurs, l'infini est-il bien de ce monde, et est-il donné à l'homme de jouir d'une chose sans fin? Pour échapper à cette objection, les partisans de l'emboîtement des germes ont admis que cet emboîtement avait un terme, et qu'à un moment donné les œufs n'en contiendraient plus d'autres. Cette concession faite aux dogmes religieux est loin de lever toutes les difficultés; il reste à savoir comment Ève a été instituée la première dépositaire du genre humain, et combien chaque femme reçoit pour sa part de germes emboîtés. Quelque faible que soit cette part, et en considérant le petit nombre d'individus qui voient le jour en comparaison des germes créés, on se prend à douter de la sagesse de la nature, qui sacrifie à un seul individu des millions et peut-être des milliards d'êtres sur lesquels sa puissance créatrice s'était étendue.

Malgré l'autorité et le talent de ses défenseurs, cette

cause, trop fortement compromise par les élans d'une imagination amoureuse d'hypothèses, n'a pas trouvé grâce
devant la postérité, qui, cette fois, s'est rangée à l'avis de
Buffon contre Bonnet.

3° *Génération gemmipare, ou unovistes.* — Harvey, qui,
le premier, avait formulé l'axiome : *Omne vivum ab ovo*, et
qui, selon l'heureuse expression de Maupertuis (1), fit un
massacre savant des biches et des daines des parcs de
Charles Ier, désespérant de pénétrer jamais expérimentalement le secret de la génération, eut recours à une hypothèse
étrange : comme il n'avait jamais rencontré, contrairement
à Verheyen, des traces de sperme dans la matrice et les
ovaires, il avança que la femelle est fécondée par le mâle,
comme le fer, après qu'il a été touché par l'aimant, acquiert
la vertu magnétique. En terminant cette dissertation
obscure, Harvey finit par comparer la matrice au cerveau,
et veut que l'*une conçoive le fœtus comme l'autre les idées
qui s'y forment.*

L'opinion de Harvey a trouvé des partisans dans les
temps modernes ; seulement l'action sécrétoire a été enlevée
à la matrice et dévolue à l'ovaire. MM. Grimaud de Caux
et Martin Saint-Ange sont on ne peut plus explicites sur ce
point : « Ce n'est pas ici le lieu, disent-ils, de prouver que
le produit fourni par l'ovaire est le fait d'une véritable sécrétion ; c'est, pour nous, une vérité que nous essaierons
peut-être un jour d'établir sur des fondements irrécusables.
Nous dirons seulement aujourd'hui que les grains que l'on
remarque à la grappe des gallinacés ne sont pas des œufs ;
que la poule, par exemple, ne perd pas un grain de sa
grappe toutes les fois qu'elle pond un œuf ; que chaque

---

(1) *Vénus physique*, chap. VII, p. 54, édition de 1777.

grain, au contraire, doit être considéré comme un conduit excréteur de l'organe de sécrétion qui est proprement l'ovaire. Or, si l'ovaire est un organe sécrétoire, il est évident qu'il rentre dans la condition de tous les autres organes analogues de l'économie animale, qui, avec des matériaux semblables apportés par le sang artériel, fournissent chacun des produits nouveaux et différents en tout point des éléments qui ont concouru à les former (1). »

D'après les faits récents acquis à la science, il faudrait supposer, en admettant l'opinion de MM. Grimaud de Caux et Martin-Saint-Ange, que la sécrétion ovarique précède de beaucoup toutes les autres fonctions de ce genre, car MM. Négrier, Bischoff, Courty, et Coste en particulier, ont fait des observations confirmatives de celles de Carus qui avait rencontré des œufs dans les ovaires des fœtus, de telle sorte que la femme enceinte porte avec elle trois générations.

Ces faits, qui nous ramènent à la théorie de l'évolution dont nous éloignaient les idées de Harvey et celles de MM. Grimaud de Caux et Martin-Saint-Ange, établissent que l'œuf est un élément anatomique, et, comme tel, se formant de toutes pièces.

Dans les divers systèmes auxquels donna naissance la découverte des œufs, et que je viens d'exposer, on accordait le rôle principal, dans l'acte de la génération, à ces nouveaux organes de la femme, et l'on n'attribuait au sperme qu'une faculté pénétrante, active, capable de féconder l'œuf en donnant la vie à l'embryon qui y est con-

---

(1) *Physiologie de l'espèce, histoire de la génération de l'homme,* 1 vol. gr. in-4, p. 146.

tenu. Mais le problème n'était pas entièrement résolu, et il restait à savoir comment le sperme arrivait à l'œuf, dans quelle partie des organes de la femme cette rencontre avait lieu, et de quelle manière la fécondation s'opérait.

Sous le premier rapport, les expériences de Harvey jetèrent les physiologistes dans un grand embarras. Comme l'illustre expérimentateur n'avait jamais trouvé de traces de sperme dans la matrice des biches et des daines, dont il avait fait un *savant massacre*, quelques instants après l'approche du mâle, les uns admirent un *aura seminalis* qui, sous forme de vapeur, arrivait jusqu'à l'ovaire en traversant la matrice et les trompes ; et les autres prétendirent que le sperme était absorbé par les vaisseaux de la matrice, porté dans la masse du sang, et ramené ainsi, par les secondes voies, jusqu'à l'ovaire. Ces derniers donnaient pour preuves de leur manière de voir, les changements qui s'opèrent chez les femelles fécondées : les accidents que la femme éprouve au début d'une grossesse étaient dus à la présence du sperme dans le sang, et l'odeur dont la chair et le lait de certaines femelles s'imprègnent après la fécondation, comme, par exemple, la chair de la chèvre qui sent le bouc, devait être rapportée à la même cause.

Cependant Verheyen avait été plus heureux que Harvey, et avait découvert une fois du sperme dans la matrice d'une vache. Les uns nièrent le fait, et les autres n'y attachèrent aucune importance, disant avec l'auteur de l'*Art de faire des garçons* (1) : « Si cela est arrivé une fois, c'est par un accident qui ne tire point à conséquence ; c'était le coup d'essai d'une jeune vache, dont la matrice, novice encore, ne savait apparemment pas bien son métier, et retint mal à

(1) On sait que l'auteur est Procope Coutreau, édition de Montpellier, 1782, p. 108.

propos pour elle ce qui lui avait été confié, pour le faire passer ailleurs. »

Faites donc de la science avec de semblables raisonnements ! ! !

La détermination du point de rencontre du sperme et de l'œuf divisa moins profondément les savants que les autres parties du problème. Les expériences de Harvey s'opposaient à admettre cette rencontre dans la matrice, contrairement à Hippocrate, qui l'avait supposée pour les liqueurs séminales de l'homme et de la femme ; et l'existence bien constatée de certaines grossesses tubaires fit penser à quelques-uns que la fécondation ou l'imprégnation de l'œuf pouvait avoir lieu dans les trompes de Fallope. Cependant cette opinion eut peu de partisans, et le plus grand nombre considéra l'ovaire comme *un petit ermitage où le germe recevait la visite du sperme*, soit indirectement, soit sous forme de vapeur, soit mêlé avec le sang. C'était pendant cette visite que le sperme mettait en action sa faculté active, pénétrante et fécondante ; après quoi l'œuf fécondé se détachait de l'ovaire, pénétrait dans la trompe, et arrivait enfin dans la matrice.

Quelques savants, plus physiciens que physiologistes, se révoltèrent contre la faculté attribuée au sperme, et la repoussèrent comme une hypothèse gratuite et inintelligible à l'égale de la faculté génératrice des anciens et du *nisus formativus* des modernes. Ils se replièrent sur la chimie, eurent recours à une espèce de fermentation qu'ils décorèrent du nom barbare d'*intussusception*, et, comme il leur fallait deux liquides pour obtenir cette opération chimique, ils établirent un système mixte entre les séministes et les ovaristes, et aux partisans duquel je donnerai le nom de *semen-ovaristes*.

C. *Les semen-ovistes.*

Les promoteurs de cette théorie n'ont abandonné l'idée hippocratique que parce que les lois de la physique ne leur permettaient pas de comprendre comment la liqueur séminale de la femme restait dans la matrice, alors que par son propre poids elle eût dû s'écouler au dehors. Quant aux œufs dont ils ne pouvaient plus nier l'existence depuis les démonstrations de de Graaf, de Sténon, de Swammerdam et d'à peu près tous les anatomistes, ils en firent les réservoirs de la semence féminine, et conservèrent aux ovaires les attributs que les anciens avaient reconnus aux testicules.

Pour eux la semence du mâle et celle de la femelle découlent du même principe de formation : « La matière, dit l'auteur de l'*Art de faire des garçons*, est une et la même partout. Ses parties, c'est-à-dire les corps ne diffèrent entre eux que par la quantité de mouvement présent ou passé; par la configuration des molécules et par la diversité d'autres modifications contingentes dont ils sont affectés. De là le dangereux espoir de convertir en or tous les autres métaux. Le plus ou moins de mouvements dépend de la figure plus ou moins propre à le recevoir, à le conserver. La figure elle-même vient des cribles, des filières, des matrices par où passent les parties de la matière. Les cribles, les filières, les matrices sont des espèces de moules formés par le rapport, la connexion des parties voisines et par la pression générale des corps environnants. C'est la source commune de tous les fossiles, des métaux, des pierres précieuses, des camaïeux, des végétaux, des animaux, en un mot de l'homme même (1). »

(1) *Loc. cit.*, p. 174.

6

Ces principes plus ou moins obscurs de cosmogonie une
fois admis, la formation des corps est la chose la plus élémen-
taire. Les uns se constituent par la simple juxtaposition, et
n'exigent rien de plus; ce sont les fossiles, les métaux, les
pierres précieuses, etc. Les autres commencent aussi par la
juxtaposition, mais ont besoin, pour se compléter, de
l'espèce de fermentation qu'ils appellent l'*intussusception*,
tels sont les végétaux et les animaux. « La petite portion de
matière, dit l'auteur de l'*Art de faire des garçons*, l'espèce
de levain contenu dans la graine des plantes fermente avec
les sucs convenables de la terre, et la semence des animaux
mâles avec celle de leurs femelles (1). »

Le mélange ou plutôt la fermentation de deux semences
se fait dans l'œuf. Le sperme de l'homme est dardé directement dans la matrice qui, sous l'impression que lui fait
éprouver ce fluide, entre dans une contraction générale
qui la referme exactement; de cette façon, le sperme de
l'homme, quel que soit son poids spécifique, est obligé de
rester dans l'utérus; mais celui-ci se contractant de plus en
plus, ses deux faces se collent l'une contre l'autre, et obligent la semence qu'elle a reçue « d'enfiler rapidement les
trompes de Fallope, semblables au jus d'une cerise pressée
entre deux doigts, qui s'échappe de côté et d'autre. Les
trompes de Fallope n'ont pu se dispenser d'essuyer les
secousses de la matrice, » et vont, en conformité de ces
secousses, se porter sur les ovaires où elles charrient la
semence de l'homme. « Là, car il me faut encore citer
textuellement, elle pénètre la première membrane d'un ou
de plusieurs œufs, qui s'en imbibe par des pores garnis de
valvules propres à permettre aisément l'entrée de la liqueur

(1) *Loc. cit.*, p. 175.

et à s'opposer à sa sortie. Le mélange de ce fluide avec celui qui est contenu entre la première et la seconde membrane de l'œuf, le chorion et l'amnios, cause une fermentation. L'œuf s'enfle, et cette enflure suffit pour le détacher de l'ovaire, d'où il tombe dans la trompe de Fallope. Elle le descend tout doucement dans la matrice, à laquelle il se colle; il s'attache vraisemblablement par l'endroit par lequel il tenait à l'ovaire. Pendant ce temps, la fermentation continue, augmente. Les parties les plus grossières de la semence du mâle restent entre les deux membranes de l'œuf. La portion la plus subtile traverse l'amnios, et se mêle dedans, y fermente avec la partie la plus épurée de la semence qui y est contenue; et c'est de ce dernier mélange que se forme le fœtus (2). »

Et de la Mettrie, à qui l'idée de cette théorie est attribuée, s'écrie, avant d'en commencer l'exposition : «J'admire toujours qu'on ne m'ait pas prévenu dans cette découverte si simple, car je ne m'en fais pas accroire, il y avait déjà longtemps que toutes les parties de cet édifice étaient connues, il ne s'agissait plus que de les arranger. »

La découverte était, en effet, facile à faire; on n'avait qu'à ouvrir l'ouvrage du père de la médecine et il suffisait, pour frapper la théorie hippocratique au coin de la nouveauté, de changer le lieu où les semences du mâle et de la femelle se rencontrent. Hippocrate les faisait fermenter dans la matrice, les semen-ovistes les font *intussusceptionner* dans l'ovaire. On pourrait se rencontrer de plus loin; aussi les critiques, adressées au système du médecin de Cos, reviennent-elles de droit aux semen-ovistes. Je ne les renouvellerai pas ici et je renverrai le lecteur à la partie de cette introduction qui les renferme.

(1) *Loc. cit.*, p. 177.

D. *Les animalculistes.*

Le sperme de l'homme qui, dans les systèmes des anciens, marchait l'égal de la semence ou des menstrues de la femme ; qui, dans la théorie des ovaristes, était réduit à un rôle en quelque sorte secondaire, et qui avait recouvré quelque importance dans l'opinion des semen-ovistes, acquit vers le milieu du xviie siècle une telle valeur qu'il fut considéré comme l'élément constitutif de l'embryon.

Cette révolution était due à la découverte, faite en 1674 par Hamm et Leeuwenhoeck d'une part, et par Hartsœker de l'autre, de petits corps animés et se mouvant dans le sperme, auxquels on donna le nom d'*animalcules spermatiques* ou *zoospermes*. Ces animalcules furent aussitôt regardés, soit comme le germe, soit comme l'embryon lui-même.

Des observations faites par les partisans de ce nouveau système, il résulta : 1° que le sperme seul contient de semblables animaux, et que tous les autres liquides de l'économie en sont dépourvus ; 2° que ces animalcules diffèrent d'espèces à espèces, et qu'ils sont, au contraire, identiques dans le sperme d'un même animal, et dans celui des individus d'une même espèce ; 3° que le sperme de tout animal ne contient des animalcules qu'à l'âge où l'acte de la génération est possible, et qu'il en est dépourvu pendant la première et la dernière époque de la vie ; 4° que le nombre de ces animalcules est excessivement considérable, puisqu'il est de 50,000 dans une goutte de sperme de coq, égalant à peine en volume un grain de sable, et que cette multiplicité, en rendant compte des expériences de Spallanzani, rentrait dans les lois de la nature qui déploie une prodigalité remarquable pour la reproduction de toutes les espèces vivantes.

Cependant quelques objections furent faites à l'existence des animalcules dans le sperme de l'homme : Spallanzani les considéra comme des animaux infusoires ordinaires, et rappela qu'il avait effectué des fécondations artificielles avec de si faibles guttules de sperme, qu'il n'était pas possible d'admettre qu'elles continssent des zoospermes ; Buffon prétendit que ces animalcules n'étaient autre chose que ses molécules organiques (1) ; Needham (2) assura avoir découvert dans la semence du *calmar* « de petits corps à ressort, qui paraissent être analogues aux vers spermatiques, et qui pourraient faire douter que ces vers soient de véritables animaux ; » les uns prétendirent n'avoir pu découvrir les animalcules dans la semence de quelques animaux ; d'autres, au contraire, assurèrent en avoir aperçu dans la semence de quelques femelles de quadrupèdes ; Vallisnieri, Heister, et d'autres observateurs avancèrent que presque toutes les liqueurs contiennent des animaux semblables aux zoospermes ; Bono (3) soutint que les animalcules étaient très visibles dans le sperme, mais lorsque celui-ci est corrompu, ce qui arrive en très peu de temps ; enfin, un médecin de Montpellier, de la Plantade, sous le pseudonyme de Dalempazius, annonça les découvertes les plus absurdes et essaya de tuer par le ridicule l'opinion de ses adversaires ; cependant cette plaisanterie fut prise au sérieux par quelques grands esprits : Buffon descendit jusqu'à réfuter les observations de Dalempazius et Boerhaave, s'appuyant sur elles, battit un système dont je dirai quelques mots plus loin.

(1) Voyez plus haut le système de Buffon, p. 70.

(2) *Nouvelles découvertes faites avec le microscope.* Leyde, 1747, chap. V.

(3) Article GÉNÉRATION, du *Dictionnaire d'anatomie et de physiologie.* Paris, 1766.

Pourtant, malgré ces objections, la découverte de Leeuwenhoeck fut accueillie avec un engouement presque général; on crut enfin avoir pénétré le secret de la génération, et le zoosperme fut définitivement regardé comme le rudiment même du nouvel être.

Mais d'où venait cet animalcule? Par quelle voie mystérieuse était-il arrivé dans le sperme? Les uns appliquèrent aux zoospermes le système de la dissémination avec lequel on avait voulu expliquer la présence du germe dans l'œuf; les autres, adoptant les idées de Bonnet sur l'emboîtement des germes, dépouillèrent Ève en faveur d'Adam de l'heureux privilége d'avoir porté en lui toute la race humaine; « Il faut bien que chacun ait son tour, dit l'auteur de l'*Art de faire des garçons*; et je sais bon gré à Leeuwenhoeck d'avoir fait venir celui des mâles; mais si j'avais été à sa place, je ne m'en serais pas tenu là. Au défaut du mérite de l'invention, j'aurais voulu enchérir sur l'extravagance de mon antagoniste, la doubler, la tripler. Les infinitovistes n'avaient attribué qu'aux femelles la faculté de renfermer en elles tous les individus de leurs races : les animovistes se sont contentés de la transporter aux mâles; pour ne point faire de jaloux, j'aurais libéralement accordé aux deux sexes cette contenance infinie. L'un aurait contenu les logements bâtis les uns dans les autres à l'infini (les œufs); l'autre aurait renfermé tous leurs petits hôtes futurs (les animaux spermatiques); et je n'en aurais point fait à deux fois, je leur aurais tout de suite donné la vie dès le commencement du monde, avec le pouvoir de sauter, de cabrioler et de faire la culbute les uns dans les autres à l'infini, pour les amuser, les pauvres petits, en attendant qu'ils devinssent grands; avec tout cela j'aurais encore défié les infinitovistes et les animovistes de trouver mon opinion plus ridicule que

ne le sont les leurs. La divisibilité de la matière les rend toutes
également possibles ; et plus elles sont difficiles à comprendre, plus elles semblent admirables à certains yeux (1). »

Le Camus se rappelant sans doute que Pythagore avait
dit que le sperme était *la fleur du sang le plus pur;* Platon, *une effusion de la moelle spinale;* Epicure, *une parcelle de l'âme et du corps,* et plus particulièrement Alcméon, *une portion du cerveau* (2) ; Le Camus, dis-je, a
voulu que le sperme fût l'assemblage d'une infinité de
petits cerveaux (3). Quoique l'auteur ne s'en explique pas
catégoriquement, il est probable que, dans sa pensée, les
animalcules spermatiques représentent les petits cerveaux.
Ceux-ci, primitivement produits par le grand cerveau, se
rendent aux testicules par le moyen des nerfs ; celui de
ces petits cerveaux qui doit produire le nouvel être, une
fois porté dans la matrice, s'y gonfle et ne présente d'abord
qu'un petit cerveau qui donne successivement naissance aux
extrémités, absolument comme les lobes d'une fève qui se
gonflent d'abord et poussent ensuite la tige et les racines.

Le Camus ne fut pas le seul à ne tenir aucun compte des
découvertes de de Graaf, de Sténon, et de Swammerdam.
Les plus enthousiastes des animalculistes, répudiant toute
solidarité avec les ovaristes et accordant à peine aux ovaires
les fonctions que les anciens leur avaient attribuées, voulurent que l'animalcule, appelé à se métamorphoser, s'attachât à quelque point particulier de la matrice d'où il tirait
la nourriture destinée à le faire croître. Cette opinion, en
tenant comme non avenues des découvertes très légitimes

(1) *Loc. cit.*, p. 157 et 158.
(2) Plutarque, *Des opinions des philosophes*, liv. V, chap. III.
(3) *Mémoires sur divers sujets de médecine*, 1760, premier mémoire.

acquises à la science, s'enfermait ainsi dans un tel isolement
que le nom de son promoteur n'est même pas arrivé jusqu'à
nous (1). Les animalculistes plus sages accordèrent à la
femme un rôle plus actif, et, les uns restant fidèles au système d'Hippocrate, et les autres acceptant les données de
la science sur l'existence des œufs, se partagèrent en deux
grandes écoles que je vais examiner sous les noms de *semen-
animalculistes* et de *ovo-animalculistes*.

E. *Les semen-animalculistes.*

Maupertuis est le promoteur de ce système (2) : admettant que la semence de l'homme et celle de la femme
s'unissent dans l'utérus par une espèce d'attraction, il
veut que les animalcules spermatiques, sans être les rudiments de l'embryon, « servent à mettre ces liqueurs prolifiques en mouvement; à rapprocher par là des parties trop
éloignées, et à faciliter l'union de celles qui doivent se
joindre, en les faisant se présenter diversement les unes
aux autres. » Maupertuis avoue qu'après beaucoup de tentatives il n'a jamais pu rencontrer des animalcules dans la
liqueur prolifique de la femme, et, sans croire formellement
à leur absence, il n'est pas éloigné de penser qu'ils peuvent bien rester dans l'utérus. Dans tous les cas les
zoospermes de l'homme suffisent pour remplir les fonctions
qu'il leur attribue, et en terminant l'exposition de ses idées,
Maupertuis s'écrie : « Que cet usage auquel nous nous
imaginons que les animaux spermatiques pourraient être
destinés, ne vous étonne point : la nature, outre ses agents

(1) Bonnet, *Considérations sur les corps organisés*, t. I, p. 11.
(2) *Vénus physique*, 1re partie, chap. XVII et XVIII.

principaux pour la production de ses ouvrages, emploie quelquefois des ministres subalternes. Dans les isles de l'archipel on élève avec grand soin une espèce de moucheron qui travaille à la fécondation des figues. »

Ce système est un petit roman, qui ne repose sur aucune observation : sans m'arrêter à la semence de la femme dont l'existence n'est plus admissible aujourd'hui, sur quel fait expérimental Maupertuis s'appuie-t-il pour investir les animalcules spermatiques des fonctions de ministres subalternes de la nature? D'ailleurs, rendons justice à l'auteur qui a reconnu lui-même que sa théorie était un enfant de son imagination, et comme telle ne lui réservons que la place d'un simple souvenir.

F. Les ovo-animalculistes.

Quoique appuyé sur deux faits aussi importants que ceux de la présence d'animalcules dans le sperme de l'homme et de l'existence d'œufs dans les ovaires de la femme, le problème de la génération semble n'avoir pas fait un pas de plus, et sa solution, bonne ou mauvaise, que l'on devait croire la même pour tous, donne naissance, dans les nouvelles limites que lui imposait la connaissance des zoospermes et des œufs, à presque autant de systèmes qu'en avaient produit les solutions par les deux semences, par les œufs, par les animalcules ou par la combinaison de ces éléments.

Les dissidences se montrèrent surtout à l'occasion du lieu où se faisait la rencontre de l'œuf et du zoosperme, et de la manière dont cette rencontre s'opérait. Aussi, pour mettre quelque ordre dans l'historique de ces opinions divergentes, convient-il de partager en deux ordres les ovo-animalculistes, selon que le lieu de rencontre de l'œuf et du

zoosperme sera la matrice ou l'ovaire, tout en rattachant
à chaque système l'explication qu'il donne relativement à
la manière dont se fait cette rencontre ; nous aurons ainsi
les ovo-animalculistes-utérins et *les ovo-animalculistes-
ovariens.*

Ovo-animalculistes-utérins. — Deux opinions se sont
produites sur ce terrain, selon que leurs auteurs plaçaient
le germe, soit dans l'animalcule spermatique, soit dans
l'œuf. Leeuwenhoeck, qui prétendait à l'honneur de la découverte des zoospermes, attribuait à ceux-ci le rôle le plus
actif dans la génération, et voulait en conséquence que les
animalcules projetés dans l'utérus y attirassent les œufs et
les y convertissent en de véritables embryons. On s'étonne
qu'un esprit aussi éminent que Leeuwenhoeck ait émis des
idées qu'aucune observation ne justifie et que la raison
repousse non moins sûrement que la science.

D'autres, appelant à leur aide cet *aura seminalis* dont
le bon sens a fait depuis longtemps justice, à défaut des
expériences de Spallanzani, veulent que cet *aura*, porté
jusqu'aux ovaires, « procure dans l'œuf ou dans les œufs
mûrs de l'un ou de tous les deux ovaires, ce changement
appelé *fécondation* qui met l'œuf en état de croître, de
rompre sa cellule, de tomber dans la trompe et de descendre dans la matrice (1). » Là, l'œuf ainsi fécondé rencontre les animaux spermatiques dont l'un parvient à
s'enfermer dans son intérieur qui lui sert de lit et de loge-
ment. L'animalcule s'attache à la matrice par son *placenta*,
et, protégé par l'œuf d'où il se garde bien de sortir, il se
développe et attend l'époque du part.

La théorie des ovo-animalculistes-utérins, dégagée des

(1) Astruc, *Maladies des femmes.* Paris, 1765, t. V, p. 59.

ténèbres dont les premiers partisans l'avaient entourée, a été reprise de nos jours par M. Pouchet et par les physiologistes éminents dont je ferai tout à l'heure connaître les opinions, qui, jusqu'à preuve du contraire et malgré le fait des grossesses extra-utérines (1), me paraissent être les plus conformes à la vérité.

Ovo-animalculistes-ovariens. — Sur ce terrain encore, deux sentiments partagent les physiologistes relativement à la manière dont les spermatozoïdes arrivent à l'ovaire : les uns en rapportent tout le mérite aux animalcules, tandis que les autres trouvent les motifs de cette progression dans les contractions utérines.

Parmi les premiers nous trouvons Boerhaave ; et à la tête des seconds nous rencontrons Astruc.

Boerhaave qui, ainsi que je l'ai dit plus haut, prit au sérieux les observations imaginaires de Dalempazius, veut que les zoospermes se livrent dans la matrice à une véritable course au clocher dont la trompe de Fallope est le but ; là, dans cet espace réservé, éclate alors une lutte sans trêve ni merci ; les animalcules, avec toute la rage du désespoir, se livrent entre eux à un combat dont l'œuf est le prix ; le plus fort ou le plus rusé, après avoir jonché le champ de bataille des cadavres de ses ennemis, va triomphalement vers l'ovaire, en détache l'œuf qui lui appartient désormais par le droit de conquête, et le ramène dans l'utérus avec toute la pompe et tout l'orgueil de la victoire. — Ne vous semble-t-il pas assister à un de ces carrousels du moyen

(1) Beaucoup de travaux ont été faits sur les grossesses extra-utérines et il n'est pas un seul traité d'accouchement qui ne leur consacre un ou deux chapitres. On aura une idée de tous ces travaux en consultant la thèse de concours pour l'agrégation de M. Alexis Moreau : *Des grossesses extra-utérines.* Paris, 1853.

âge où le chevalier victorieux s'avance vers la tribune des damoiselles, relève enfin la visière de son casque, et reçoit avec l'écharpe aux couleurs favorites, la main et le cœur de la dame de ses pensées? ô Boerhaave! quel immense tribut ton génie a-t-il payé, en cette circonstance, à la fragilité de la nature humaine, et combien tu nous rappellerais, si nous pouvions l'oublier, que les plus belles intelligences ne se peuvent jamais et complétement affranchir de l'erreur!!!

Astruc, ainsi que je le disais tout à l'heure, trouve dans les contractions utérines l'explication de la marche ascendante du sperme vers les trompes d'abord, et vers l'ovaire ensuite. « L'orifice de la matrice, dit-il (1), se ferme par la contraction des fibres circulaires qui l'entourent, et la semence une fois reçue, ne peut plus s'écouler par là. Les fibres radieuses qui sont autour des ouvertures des trompes dans la matrice, se contractent, et par leur contraction tonique, l'ouverture des trompes se trouve dilatée; par une suite de la même impression, les trompes se raccourcissent et se redressent par la contraction de leurs fibres longitudinales; leurs pavillons conctractés s'attachent à la partie inférieure des ovaires que leurs bords frangés, qui sont de véritables muscles, embrassent étroitement. » Au milieu de ces contractions diverses, les fibres musculaires de la matrice ne restent pas inertes, elles se contractent également et diminuent ainsi la capacité de l'utérus; « dans cet état, poursuit Astruc, la semence pressée par la matrice qui se resserre, et n'ayant point d'issue par l'orifice de la matrice qui est fermée, est obligée d'enfiler l'ouverture des trompes qui sont alors béantes; et par ce moyen elle est portée jusqu'aux ovaires qui en sont baignés. » Un animalcule, *plus*

(1) *Maladies des femmes*, t. V, p. 64 et suiv.

agile ou plus heureux peut-être, s'insinue dans l'œuf par *la fente de la tunique des ovaires*, s'y niche, et *voilà*, s'écrie Astruc, *un œuf fécondé*.

Les idées d'Astruc, à l'époque où il les émettait, durent jouir d'un certain crédit; elles ne choquaient ni la raison, ni la plupart des faits admis alors par la science; mais aujourd'hui, quelques-unes de ces idées, celles surtout qui se rapportent à l'introduction du spermatozoïde dans l'œuf, ne sont plus acceptables, en raison des connaissances nouvelles acquises à la science, et que je vais exposer dans le paragraphe suivant.

État actuel de la science.

Malgré les connaissances plus positives que nous possédons aujourd'hui sur le sperme et les œufs, et que j'ai précédemment exposées, le problème de la fécondation est loin d'être résolu; il est réduit, il est vrai, en deux points seulement, mais ce sont les points les plus ardus et les plus difficiles à pénétrer; à peu près toute la question est aujourd'hui de savoir : 1° dans quel organe, ovaire, trompe ou utérus, se fait la rencontre du sperme et de l'œuf; 2° quelle est la nature de leur contact, l'essence de leur union.

1° *Lieu où se fait la fécondation.* — Les ovaires, les trompes et l'utérus ont été tour à tour regardés comme la scène sur laquelle se rencontrent le produit mâle et le produit femelle. Des expériences nombreuses et contradictoires ont jeté la confusion sur cette partie du problème, et l'on hésite à accorder sa confiance ou aux physiologistes qui assurent avoir trouvé du sperme jusque dans l'ovaire, ou à ceux qui nient positivement la réalité de ces observations. Cependant, en lisant sans esprit de parti et dans le but unique d'arriver à la vérité, la relation de toutes les expériences et les arguments de chaque adversaire, on ne peut se défendre d'un sentiment de préférence pour la théorie de M. Pouchet qui place dans l'utérus ou dans la partie des trompes la plus voisine de cet organe, la rencontre de l'œuf et du sperme. « La structure des trompes, dit-il, leur vitalité, et la nature des zoospermes empêchent de supposer que ce fluide (*le sperme*) puisse remonter plus haut, et d'ailleurs le mucus infranchissable, qui remplit ces conduits, oppose aux spermatozoaires un obstacle invincible (1). »

L'ouvrage de M. Pouchet est trop connu pour que j'analyse seulement les arguments et les expériences qu'il cite à l'appui de son opinion, et, malgré une récente communication de M. Coste (2) à l'Institut, par laquelle l'auteur répudie sa première manière de voir pour placer le siége de la fécondation dans l'ovaire, je crois, d'après quelques expériences personnelles dont il est inutile de surcharger cette introduction, je crois, dis-je, que la rencontre de l'œuf et du fluide séminal se fait normalement dans l'utérus ou dans la première portion des trompes.

Les grossesses extra-utérines ne peuvent plus être considérées aujourd'hui comme un argument en faveur des fécondations ovariennes contre les fécondations utérines. Astruc, Marc, Lallemand, Velpeau, etc., ont suffisamment montré que ces grossesses anormales étaient produites par quelque sensation ou quelque émotion extraordinaires au moment du coït; cette explication me paraît encore plus plausible et surtout mieux démontrée par des observations scrupuleuses que cette assertion, émise par des physiologistes recommandables d'ailleurs, tels que MM. Pouchet et Courty,

(1) *Théorie positive de l'ovulation spontanée et de la fécondation.* 1 vol. in-8, 1847, p. 298.

(2) *Académie des sciences*, séance du 20 mai 1850.

par exemple, et par laquelle on voudrait que l'œuf, tombé dans l'abdomen au moment de l'effroi, y fût fécondé plus tard par le sperme. Si le sperme ne peut, par les raisons que M. Pouchet lui-même énumère, parcourir les trompes, il est impossible qu'il arrive jusque dans l'abdomen pour y féconder l'œuf qui serait tombé dans sa cavité. Il est plus rationnel d'admettre que l'œuf a déjà reçu l'imprégnation de la liqueur séminale, lorsque par suite des sensations et des émotions extraordinaires dont je parlais plus haut, il quitte le lieu normal de sa résidence, soit pour se fixer dans les trompes, soit pour tomber dans l'abdomen.

2° *Union de l'œuf avec le sperme.* — La nature de l'union du principe générateur mâle avec le principe générateur femelle échappe complétement à l'observation dans l'état actuel de la science. Prévost et Dumas, trompés par les apparences, pensaient qu'au niveau de la matricule dans l'œuf des oiseaux, il existe un pertuis dans lequel ils croyaient avoir vu des spermatozoïdes s'introduire dans le vitellus. Barry prétend avoir observé la même disposition sur la lapine, et avoir vu aussi un zoosperme s'enfoncer dans la zone transparente qui circonscrit l'ovule. M. Pouchet assure que ses recherches sur les mollusques semblent parfaitement constater l'existence d'une solution de continuité à la surface de la membrane vitelline.

Mais toutes ces observations n'ont pas tellement un caractère d'authenticité qu'on les doive accepter comme l'expression fidèle de la réalité. Je préfère admettre que l'union du principe générateur mâle avec le principe générateur femelle se fait par endosmose, et que, lorsque le sperme se trouve en contact avec l'œuf, il s'établit à travers celui-ci, de dehors en dedans, des courants spermatiques qui entraînent avec eux les spermatozoïdes.

M. Charles Robin, considérant, ainsi que je l'ai dit plus haut, les spermatozoïdes comme des espèces d'œufs ou cellules embryonnaires, veut que « la nature de cette union consiste dans la dissolution des spermatozoïdes, avec pénétration endosmotique molécule à molécule dans l'ovule femelle, d'où formation des cellules embryonnaires femelles (1). »

CHAPITRE III.

DURÉE DE LA FONCTION GÉNÉRATRICE.

On peut établir comme une loi des corps organisés que la fonction procréatrice « étant le point culminant du développement, dit Burdach, elle apparaît d'autant plus tôt que la marche de la vie est plus simple, l'individualité moins prononcée, l'organisation plus simple, le corps plus petit et la vie, en général, plus pauvre (1). » L'homme, qui doit seul m'occuper ici, est de tous les êtres vivants celui qui acquiert le plus tard cette faculté, non pas seulement d'une manière absolue, mais même encore eu égard à la durée de sa vie, car chez lui le rapport entre cette dernière et le temps qui s'écoule depuis la naissance jusqu'à la puberté est de 1 : 4 ou 5, tandis qu'il est de 1 : 18 chez le lapin ; de 1 : 8 ou 9 chez le loup, le renard et le blaireau ; de 1 : 5 ou 6 chez le cerf, etc.

L'époque à laquelle apparaît la faculté de procréer n'a rien de fixe ; elle peut être avancée ou retardée par une foule de circonstances dont j'aurai à examiner les princi-

(1) *Manuel de physiologie*, par M. Béraud. Paris, 1853, p. 441.
(2) *Traité de physiologie*, trad. par Jourdan, t. V, p. 36.

pales ; mais on peut dire d'une manière générale que dans nos climats tempérés la puberté se montre de quinze à dix-huit ans, et un peu plus tôt chez la femme que chez l'homme.

Des causes qui peuvent avancer ou retarder l'apparition de la faculté génératrice, les unes sont inhérentes à l'individu, et les autres lui sont extérieures ; parmi les premières se rangent le développement de l'organisme, l'état de santé ou de maladie, la constitution, le tempérament, les habitudes, la manière de vivre, l'éducation, la moralité, etc. ; et parmi les secondes se classent la latitude géographique, les climats, les races, l'état de la civilisation, la religion, etc.

Toutes ces circonstances, tant individuelles que générales, n'agissent pas seulement sur le développement de l'âge pubère ; elles ont encore une influence marquée sur l'énergie de la fonction génératrice. Or, comme pour compléter ces études physiologiques j'ai dû réserver un chapitre à l'examen des circonstances qui exercent une action salutaire ou funeste sur la faculté génitale, j'estime que leur exposition doit se trouver en une seule et même place, pour ne pas faire double emploi, et que cette place doit clore cette introduction, parce que pour être bien compris, l'examen de ces circonstances exige la connaissance des rapports de la faculté génitale avec toutes les autres fonctions des vies organique et animale, rapports qui feront le sujet du chapitre suivant.

Cependant je dois placer ici l'étude d'une fonction dont l'apparition marque toujours l'éveil de la faculté procréatrice chez la femme, mais qui n'a avec l'exaltation vénérienne aucune espèce de corrélation. Je veux parler de la menstruation.

D'ailleurs les travaux des physiologistes modernes, en faisant de la menstruation le symptôme le plus apparent de la ponte périodique de la femme, rattachent cette fonction

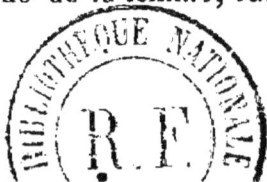

7

à l'ovologie, et m'imposent en quelque sorte le devoir de ne pas trop éloigner son examen des notions générales sur l'œuf que j'ai données dans le chapitre précédent.

Tous ces motifs me sont une excuse suffisante pour m'occuper exclusivement ici de la femme, et l'importance de la menstruation légitime l'étendue que je vais consacrer à l'étude de cette fonction.

MENSTRUATION.

§ Iᵉʳ. — Circonstances qui influent sur elle.

La menstruation est toujours un indice certain de l'aptitude de la femme à l'acte de la procréation ; avant son apparition cette aptitude n'existe pas, et elle disparaît avec les règles à un âge plus ou moins avancé. Cependant on a cité des exemples de femmes qui ont été fécondées malgré l'absence complète des menstrues, en même temps que l'on voit fréquemment des femmes parfaitement réglées être toujours stériles. Je dirai tout à l'heure les motifs qu'allègue la physiologie pour expliquer la première de ces anomalies, et, dans une autre partie de cet ouvrage, je m'étendrai sur l'état pathologique ; pour le moment, il nous doit suffire de savoir qu'en thèse générale l'aptitude à la fécondation ne se décèle réellement que par la présence des menstrues, et que l'apparition de celles-ci est tout à la fois pour la femme le signal de sa nubilité et de sa vie propre.

Cette apparition n'a pas lieu à une époque fixe et la même pour toutes les femmes ; elle subit l'influence de circonstances nombreuses, dont je ne puis indiquer ici que les principales.

A. *Climat.* — *Latitude géographique.* — *Races.*

L'empire que la température exerce sur la première

éruption des règles a été noté de tout temps ; les relations des voyageurs n'ont laissé aucun doute sur ce point, et il est admis comme axiome que la première menstruation est d'autant plus hâtive que le climat est plus chaud. François Picard et Prideaux assurent qu'en Perse et dans tous les pays de l'Inde, de l'Arabie et en Chine, les femmes deviennent mères à huit ou neuf ans, tandis qu'en Laponie, au dire de M. Wretholm, les femmes ne seraient réglées qu'à dix-huit ans lorsqu'elles restent dans les montagnes.

Grâce aux progrès de la science, les différences dans l'époque de la première menstruation selon les climats et la latitude géographique, acceptées jusqu'à présent en règle générale, ont été notées d'une manière plus précise, et, comme résumé de toutes les observations recueillies dans différents pays, je donnerai le tableau suivant que j'emprunte à l'ouvrage de M. Raciborski (1).

NOM DE LA VILLE.	Latitude géographique.	Âge de la première éruption des règles.	Température moyenne de l'année.
Toulon	43°	14,081	+ 15°
Marseille	43	14,015	+ 15
Lyon	46	14,492	+ 11,6
Paris	49	14,465	+ 10,6
Gœttingue	52	16,038	+ 8,0
Varsovie	52	15,083	+ 9,2
Manchester	53	15,191	+ 9,6
Skeen	59	15,450	+ 6,0
Stockholm	59	15,590	+ 5,7
Laponie suédoise	65	18,000	+ 4,0

Du tableau qui précède on est en droit de tirer les deux conséquences suivantes : 1° l'époque de la puberté se trouve toujours en raison inverse de la latitude géographique, en

(1) De la puberté et de l'âge critique chez la femme, p. 17.

d'autres termes, plus le degré de la latitude se trouve élevé, moins la puberté offre de tendance à devenir précoce ; 2° la latitude géographique n'influe sur l'époque de la puberté qu'autant qu'elle marche d'accord avec la température, et que, en s'écartant de la température d'un pays, elle perd son influence sur l'époque de la puberté qui n'obéit plus alors qu'à l'impulsion donnée par la température.

L'influence du climat et de la latitude géographique sur la première apparition des règles est si manifeste, qu'on a vu des jeunes filles de neuf à dix ans réglées dans les Indes orientales, qui, transportées en Europe et surtout en Angleterre, éprouvaient une suspension dans leur menstruation jusqu'à quatorze ou quinze ans, sans que dans l'intervalle leur santé parût en souffrir (1).

Cependant M. Raciborski rappelle que les négresses nées en Europe conservent l'aptitude à être réglées de bonne heure, comme si elles étaient nées sous le ciel brûlant de l'Afrique ou de l'Amérique du Sud, de même que les femmes créoles héritent généralement des dispositions organiques de leur mère, lorsque celle-ci est née dans les pays tempérés.

A cette occasion, l'auteur que je cite se demande si les races n'auraient pas quelque influence sur l'époque de la puberté chez la femme. Examinant la race juive en Pologne où les israélites forment encore jusqu'à présent une véritable colonie ayant conservé leurs mœurs, une partie de leur costume et leur religion, M. Raciborski conclut que la menstruation est proportionnellement plus hâtive chez les juives que chez les femmes de la race slave. Ainsi, ajoute l'auteur, tandis que sur cent femmes de cette dernière race

(1) *The cyclopedia of practical medicine*, vol. III, p. 110.

on peut à peine en trouver une qui soit réglée à treize ans, on en trouve déjà douze parmi les juives (1).

B. *Sociabilité.* — *Habitudes.* — *Régime.*

S'il est un fait généralement admis et constaté par toutes les statistiques, c'est celui de l'apparition hâtive des règles chez les femmes des villes et surtout des capitales. En présence d'un semblable phénomène et de la diversité des éléments qui entrent dans la composition des grands centres de population, il faut reconnaître que le système nerveux joue un très grand rôle dans la fonction que j'examine, et que M. Brierre de Boismont a raison de dire, en parlant du développement rapide de ce système dans les grandes villes : « Il semble que cette précocité du système nerveux soit une véritable serre qui fasse éclore les règles et qui remplace ainsi, jusqu'à un certain point, la chaleur des contrées équatoriales (2). »

Est-il besoin de faire ressortir les différences qui existent entre les mœurs, la manière de vivre, les habitudes, les plaisirs, le régime, etc., des femmes des grandes villes, et les mœurs, la manière de vivre, les habitudes, les travaux et le régime des femmes de la campagne ? Ne sait-on pas l'influence qu'exercent sur l'imagination, sur les passions, sur les sens, sur la circulation, sur l'organisme tout entier, et plus particulièrement sur le système nerveux, les bals, les spectacles, les arts, et surtout la musique à laquelle ne purent rester insensibles les éléphants du Jardin des plantes dont les désirs amoureux s'éveillèrent pendant un concert

---

(1) *Loc. cit.*, p. 32.

(2) *De la menstruation considérée dans ses rapports physiologiques et pathologiques*, p. 15.

qu'on leur donna (1)? Chez les femmes de la campagne au
contraire tout contribue à hâter d'abord le développement
du système musculaire, et l'on trouve rarement parmi
elles ces organisations chétives et avortées dont toute la
vie semble se concentrer dans la tête, et dont les salons des
capitales n'offrent, hélas! que de trop nombreux exemples.
Tandis qu'il n'est pas rare de rencontrer dans les hautes
classes de la société, parmi celles dont l'existence s'écoule
dans le luxe, les boudoirs, les théâtres, les bals et les concerts, de jeunes personnes réglées à sept, huit, neuf et dix
ans, il est très peu de filles de la campagne dont la première menstruation apparaisse avant la onzième année.

En thèse générale, on peut dire, d'après les statistiques
dressées sur ce sujet, que l'âge moyen auquel la première
menstruation apparaît est, pour les femmes de la campagne,
la seizième année; pour celles des villes, la quinzième; et
pour celles de Paris, sans distinction de position et de fortune, la quatorzième.

C. Constitution. — Tempérament. — Taille, etc.

Parmi les causes individuelles qui ont une influence marquée sur l'apparition des menstrues, il faut placer en première ligne la constitution. Il est généralement admis que
les femmes d'une constitution robuste sont réglées de meilleure heure que celles qui présentent une constitution faible;
la différence serait assez notable, d'après M. Raciborski,
car les premières seraient réglées, en terme moyen, à l'âge
de quatorze ans: 34/49; et les secondes à quinze ans: 46/87.

(1) On peut lire les détails de ce concert donné aux éléphants du
Jardin des plantes, le 10 prairial an VI, dans la <i>Décade philosophique</i>
et dans le <i>Dictionnaire des sciences médicales,</i> t. XXXV.

D'après ce que j'ai dit plus haut de l'influence du système nerveux sur le développement de la menstruation, on comprend déjà le rôle que doivent jouer les divers tempéraments sur l'évolution de cette fonction. La statistique prouve en effet que les tempéraments nerveux et nervoso-sanguins sont les plus favorables de tous à la rapide apparition des menstrues, et que le tempérament lymphatique, celui qui donne les sensations les plus lentes et les plus obtuses, est ordinairement marqué par un retard dans l'apparition du phénomène ; ainsi, d'après M. Raciborski, les règles apparaîtraient à quatorze ans chez les filles d'un tempérament nerveux ou nervoso-sanguin, tandis qu'elles ne se montreraient qu'à quinze ans, 17/27, chez les jeunes personnes d'un tempérament lymphatique.

Quelques auteurs, poussant leurs investigations jusqu'aux dernières limites, ont essayé de déterminer la part d'influence qui peut revenir à la couleur des cheveux, à la taille, etc.; et M. Marc d'Espine est allé jusqu'à regretter de n'avoir pu examiner l'influence des taches de rousseur, des *nœvi*, etc. (1). J'estime ces investigations non-seulement inutiles, mais encore nuisibles à la science, parce qu'elles introduisent dans un problème déjà si compliqué des éléments sans valeur, et qui sont, comme la couleur des cheveux ou la taille, sous la complète dépendance des causes que j'ai déjà examinées.

Je ne m'y arrêterai donc pas plus longtemps.

§ II. — Signification de la menstruation ou ponte périodique.

Il ne faudrait pas croire que l'âge moyen de la puberté chez la femme, que j'ai indiqué plus haut, fût une loi

_____

(1) *Archives générales de médecine,* 2ᵉ série, 1835, t. IX.

constante pour la nature; il existe sous ce rapport de
nombreuses exceptions, et la science possède plus d'un
exemple, soit de menstruation excessivement hâtive, soit
de menstruation très retardée. Je ne puis entreprendre ici
l'histoire de tous ces faits, et à ceux que ces documents
intéresseraient, j'indiquerai un intéressant mémoire publié
par le journal *l'Expérience* (1), où l'auteur, M. Dézei-
meris, a réuni la plupart des observations de ce genre
disséminées dans les annales de la science.

Malgré ces anomalies, ou plutôt à cause même de ces
anomalies, la menstruation, ainsi que je le disais plus haut,
a toujours été regardée comme le signe le plus certain de
l'aptitude de la femme à la procréation. En rapprochant
ce fait de celui qui se passe chez les animaux à l'époque du
rut, on ne peut s'empêcher de reconnaître entre eux une certaine analogie. Aristote l'avait si bien compris qu'il donna
le nom de *menstrues* et au flux cataménial de la femme et à
l'écoulement périodique qui suinte par la vulve des mammifères en chaleur. Chez ces derniers, une corrélation évidente existe entre ce phénomène et la maturité des follicules de de Graaf, puisque cet écoulement ne se montre
qu'à l'époque où la fécondation peut avoir lieu.

En est-il de même pour la femme? Y a-t-il, entre les
phénomènes extérieurs et intérieurs quelque point de contact? Les uns sont-ils cause et les autres effet, ou sont-ils
simplement concomitants? D'après les travaux récents des
physiologistes dont je parlerai tout à l'heure, la menstruation et le détachement de l'œuf des follicules de de Graaf
seraient unis par un lien certain et entrevu bien longtemps
avant notre époque; Baudelocque, en effet, disait que

(1) L'*Expérience*, t. II, p. 12.

la menstruation n'était qu'un avortement périodique; Lecat la considérait comme une espèce de phlogose amoureuse, et Ernett comme une véritable érection des parties génitales; bien plus, Dugès et madame Boivin, se fondant sur ce que des femmes portant un utérus sans ovaire n'avaient jamais été réglées, ou que la menstruation avait cessé avec l'extirpation de ces organes, disent textuellement dans leur *Traité des maladies de l'utérus* : « C'est à l'in-» fluence sympathique de l'ovaire sur la matrice, comme » sur tout l'organisme, que sont dus ce molimen et cette » exhalation locale du sang dans la cavité utérine. » En 1835, Schweighœuser annonçait que la menstruation devait être considérée comme la maturation périodique de la substance destinée à produire le fruit; quelques années plus tard, en 1847, M. Pouchet, qui revendique pour lui l'honneur de la découverte, assurait, dans un écrit remarquable (1), que dès 1835 il rendait publique sa théorie de l'ovulation spontanée, dans ses cours faits au Muséum d'histoire naturelle de Rouen. M. Coste professa dès l'année suivante la doctrine nouvelle; mais des faits positifs manquaient encore; M. Gendrin les fournit le premier (2) : se fondant sur trois observations de femmes mortes pendant la période menstruelle, ce praticien fut conduit à considérer l'hémorrhagie menstruelle comme étant liée à une fonction spéciale des ovaires, qui consiste dans la rupture d'une vésicule et dans l'expulsion d'un ovule. De son côté, M. Négrier, d'Angers, publia, en 1840, quinze observations directes qui laissent supposer que, depuis longtemps déjà, il était en possession du fait de concordance de l'évolution et de la rupture d'une

_____

(1) *Théorie positive de l'ovulation spontanée et de la fécondation.*
(2) *Traité de médecine philosophique*, t. II.

vésicule de de Graaf avec la menstruation. A partir de cette époque, les travaux se multiplient, et ceux de Jones (1), de Paterson (2), de Lee (3), de Montgomery (4), et les ouvrages de Courty (5), de Pouchet (6), de Coste (7), Bischoff (8), Constancio (9), Raciborski (10), etc., complètent la découverte, et lui donnent une apparence de certitude qu'elle n'avait pas eue jusqu'alors.

J'ai étudié, dans l'article consacré à l'ovologie, les phénomènes qui s'accomplissent dans la vésicule de de Graaf au moment de la sortie de l'œuf. Je n'y reviendrai pas ici. Je dirai seulement que, eu égard à ce qui se passe chez les mammifères soumis à l'observation directe, on peut supposer que les vésicules de de Graaf s'ouvrent tout à fait à la fin de la période menstruelle; aussi M. Pouchet se croit-il en droit de pouvoir déterminer l'époque à laquelle l'œuf est fécondé. Qu'on me permette de citer le passage de son livre relatif à ce point très important pour nous : « La vésicule de de Graaf (car il n'y en a presque constamment qu'une), qui

(1) *Practical observations on diseases of women.* London, 1839.

(2) *Edinb. med. and surg. journ.*, 1840.

(3) *Med. chir. trans.*, t. XXII, p. 329.

(4) *On the signs of pregnancy*, p. 26.

(5) *De l'œuf et de son développement dans l'espèce humaine.* Montpellier, 1845.

(6) *Théorie positive de l'ovulation spontanée et de la fécondation.* Paris, 1847.

(7) *Histoire générale et particulière du développement des corps organisés.* Paris, 1848.

(8) *Traité du développement de l'homme et des mammifères.* Paris, 1343, in-8 et atlas ; et *Mémoire présenté à l'Institut*, août 1843.

(9) *De la menstruation et de ses rapports avec l'imprégnation.* Bruxelles, 1844.

(10) *De la puberté et de l'âge critique chez la femme.* Paris, 1844.

doit émettre l'ovule, se développe pendant le cours de l'époque menstruelle. Puis, soit immédiatement après la cessation du flux cataménial, soit seulement lorsqu'il s'est écoulé un, deux, trois ou quatre jours après sa terminaison, cette vésicule s'ouvre et laisse échapper l'ovule qu'elle contenait.

» L'œuf est alors saisi par le pavillon, et il entre dans la trompe, qu'il parcourt avec lenteur. Je pense qu'il met ordinairement de deux à six jours à la franchir et à se rendre de l'ovaire dans l'utérus.

» Arrivé dans la matrice, il s'y trouve encore retenu de deux à six jours par la *decidua* exsudée à la surface de la muqueuse, vers le déclin de l'irritation qui suit l'époque menstruelle.

» Si l'œuf n'est point alors imprégné de sperme, il ne se fixe pas à l'utérus, et se trouve enlevé avec la *decidua*; celle-ci tombe ordinairement du dixième au douzième jour, à compter de la cessation des menstrues.

» L'expérience ayant prouvé que, chez les mammifères, le fluide séminal versé à l'intérieur des organes génitaux des femelles y conservait plus de trente heures sa vertu prolifique, il est probable qu'il en est de même sur notre espèce. Aussi un rapprochement opéré un et peut-être deux jours avant le passage de l'œuf dans l'endroit où il subit l'imprégnation peut-il devenir fécond.

» Mais tout rapprochement sexuel opéré après la chute simultanée de la *decidua* et de l'œuf, et durant tout le temps qui sépare cette chute de l'invasion de la période menstruelle, est absolument infécond.

» Or, comme nous avons reconnu que la *decidua* tombait constamment du dixième au douzième jour de l'intermens- truation, il résulte conséquemment de ce fait que la conception ne peut s'opérer que du premier au douzième jour qui suivent les règles, et que jamais elle n'a lieu après cette époque (1). »

Courty, de son côté, sans être aussi affirmatif que M. Pouchet, s'exprime ainsi : « Nous sommes porté à conclure que, en général, chez la femme, la conception ne peut avoir lieu que pendant les huit à dix premiers jours qui suivent les règles (2). »

Cette théorie est très séduisante, il en faut convenir, et simplifie singulièrement le difficile problème de la fécondation ; mais malheureusement elle est en désaccord avec l'observation journalière, qui montre la possibilité de la conception chez la femme à toutes les époques de la période intermenstruelle, et quelquefois l'inutilité du coït aux époques fixées par MM. Pouchet et Courty comme les seules propres à la fécondation.

M. Coste a cherché à aplanir ces difficultés, et, pour répondre à la dernière objection, il assure que le travail de l'ovaire peut être incomplet malgré la régularité des règles, et que la vésicule, parvenue à un certain degré de développement, peut rester quelque temps stationnaire, puis avorter sans se rompre.

Quant à la corrélation de la menstruation et de la chute naturelle de l'œuf, M. Coste reconnaît qu'elle n'est pas constante, et qu'il est des circonstances capables de hâter ou de retarder le travail de l'ovaire. Il distingue, pour la maturation et la chute de l'œuf, des époques naturelles et des époques artificielles, c'est-à-dire provoquées par des cir-

---

(1) *Théorie positive de l'ovulation spontanée et de la fécondation,* p. 274-275.

(2) *De l'œuf et de son développement dans l'espèce humaine,* p. 81.

constances extérieures. Au nombre de celles-ci, on doit citer les conditions d'abri et de température, l'abondance et la qualité des aliments, la cohabitation des mâles et des femelles; ainsi, prenant l'exemple d'une lapine dont le rut se renouvelle tous les deux mois, quand elle est isolée, et qui se laisse de nouveau couvrir peu après la cessation du rut, quand elle est avec le mâle, M. Coste se demande si, en considérant que l'espèce humaine dispose à son gré de toutes ces conditions à l'égard d'elle-même et jouit du privilége d'une aptitude permanente au rapprochement des sexes, on ne pourrait pas conclure qu'elle aussi est soumise à ces influences, et admettre que les phénomènes de la maturation et de la chute de l'œuf chez la femme ne sont pas toujours spontanés ni invariablement fixés par la période menstruelle.

Quoi qu'il en soit, dans l'état actuel de nos connaissances il serait injuste de repousser la théorie de l'ovulation spontanée, ainsi que l'a fait le docteur W.-B. Kesteven (1), qui refuse de la ranger parmi les théories inductives légitimes, et ne la regarde que comme un ingénieux arrangement de l'esprit, et d'admettre comme causes de la menstruation les explications données par Haller et Burdach.

§ III. — **Phénomènes accompagnant la menstruation.**

La menstruation s'accompagne de phénomènes locaux et généraux qu'il est important de connaître.

Parmi les phénomènes locaux, le premier fait caractéristique de l'invasion des règles est la manifestation d'une *odeur spéciale* que contracte le mucus excrété par les organes génitaux, et qui est comparable à celle que répandent les

(1) *Archives générales de médecine*, 1850.

émanations des parties génitales des femelles à l'époque du rut. Quelquefois ce phénomène est précédé ou accompagné par des coliques, des maux de reins, et un sentiment de pesanteur dans le bassin. Le museau de tanche se tuméfie, se ramollit légèrement, et l'utérus semble s'abaisser. M. Ripault, de Dijon, en niant ces deux derniers caractères, dit que la seule exaltation des forces vitales dont l'œil puisse invariablement s'assurer, consiste dans la saillie d'une veine bleuâtre, quelquefois de deux, affectant une direction irrégulièrement transverse, et formant un relief sur la lèvre antérieure du col.

Bientôt le mucus utéro-vaginal change de couleur : de blanc qu'il est d'ordinaire, il devient brunâtre, et cette coloration, tantôt précède l'écoulement sanguin d'une manière immédiate, et tantôt disparaît pendant un jour, après lequel du sang presque pur s'échappe par la vulve.

C'est la seconde période qui commence.

Cette période n'a pas une durée égale chez toutes les femmes. D'après les calculs de la statistique, cette durée, fixée sur 562 femmes, a été, dans l'ordre de fréquence, huit, trois, quatre, deux, cinq, six, dix, sept jours. Mais on peut dire d'une manière générale que l'écoulement menstruel se prolonge plus longtemps chez les femmes des villes que chez les femmes de la campagne ; chez les femmes petites, délicates, nerveuses, que chez celles qui sont grandes, fortes, sanguines ; chez les personnes qui mènent une vie sédentaire, molle, voluptueuse, que chez celles qui se livrent à des occupations actives et dont les habitudes et les mœurs sont régulières.

D'après ces considérations, on comprend combien doit être variable la quantité de sang perdue, comparée d'une femme à une autre ; cette quantité n'est même pas égale chez la même femme à chaque menstruation, et il est du reste presque impossible de l'apprécier expérimentalement d'une manière exacte ; cependant on estime que Dehaen s'est le plus rapproché de la vérité en fixant cette quantité en chiffre de 90 à 150 grammes.

Après une durée plus ou moins longue de cette seconde période, la quantité de sang excrété devient de moins en moins abondante, sa couleur passe du rouge au brun, et, peu à peu, le mucus utéro-vaginal pâlit d'abord, s'épaissit et recouvre ses qualités premières.

Quand l'écoulement menstruel a cessé, des plaques épithéliales nombreuses, d'abord presque intactes, mais bientôt réduites en fragments plus ou moins ténus, se détachent de la face interne de l'utérus et surtout du vagin. En ce moment, c'est-à-dire le dixième jour environ après la cessation des règles, tomberait constamment, d'après M. Pouchet, un flocon albumineux, élastique, d'une teinte opaline, produit par la surface de l'utérus, et qui serait une véritable *decidua* se formant normalement dans la matrice après chaque période menstruelle, se détachant normalement aussi pendant chaque intervalle des règles, lorsqu'il n'y a pas eu fécondation.

Parmi les symptômes généraux qui accompagnent d'ordinaire l'écoulement des règles, il faut noter, avec les coliques et les douleurs des reins, une lassitude dans les jambes et la tuméfaction des mamelles ; pendant la durée de l'évacuation sanguine, l'intensité des battements du pouls diminue, les yeux se creusent et s'entourent d'un cercle livide, et quelquefois l'haleine devient fétide. Enfin si l'hémorrhagie se fait avec difficulté, surtout la première fois, apparaissent, ainsi que le remarque M. Longet, de véritables symptômes morbides.

La menstruation se reproduit périodiquement chez la

femme tous les mois. M. Brierre de Boismont assure que l'intervalle d'une période à l'autre est de 30 jours, d'après Schweigs, il serait seulement de 27 à 28 jours ; très souvent les règles anticipent sur l'époque suivante, rarement elles retardent.

La menstruation se suspend d'ordinaire pendant la gros-sesse et l'allaitement ; je dis *d'ordinaire*, parce qu'il n'est pas très rare de rencontrer des femmes réglées pendant ces deux périodes de leur vie ; mais dans le premier cas, les menstrues se montrent plutôt pendant les trois ou quatre premiers mois que pendant tout le reste de la grossesse. Chez un grand nombre de nourrices, la menstruation repa-raît six ou huit mois après l'accouchement, tandis que chez d'autres, elle se montre aussi hâtivement que chez les femmes qui ne nourrissent pas ; celles-ci reviennent ordinairement à la menstruation six semaines ou deux mois après l'accou-chement.

La nature du liquide excrété n'est ni vénéneuse, ni fétide ; la fétidité des menstrues doit être rapportée à la malpro-preté, à la chaleur ou à un long séjour dans les organes. Son peu de disposition à se coaguler et à se séparer par le repos en caillot et en sérum, avait fait supposer qu'il était dépourvu de fibrine. Cette opinion, que Lavagna avait surtout partagée, est démentie par les analyses plus récentes de M. Denis et de M. Bouchardat, et par l'examen microscopique.

D'après Haller, l'écoulement cataménial serait produit par les artères de la matrice ; d'après M. Coste, le sang s'échapperait des vaisseaux superficiels de la muqueuse uté-rine par de petites gerçures microscopiques.

La cessation définitive des règles ou *ménopause* n'arrive pas à une époque fixe et égale pour toutes les femmes. Sur 181 femmes dont l'âge critique a été noté par M. Brierre de Boismont, 114 ont cessé d'être réglées de quarante à cinquante ans ; 21, de cinquante et un à cinquante-cinq ans ; 5, de cinquante-cinq à soixante ans. Les 41 femmes restantes ont vu tarir leurs menstrues avant quarante ans : chez 25, la cessation a eu lieu de trente-cinq à quarante ans ; chez 10, de trente à trente-cinq ; et chez 7, de vingt et un à trente ans. Les relevés statistiques faits à Lyon par M. Pétrequin, et à la Salpêtrière par M. Raciborski, concordent avec ceux que je viens de citer, et l'on peut dire, en règle générale, que l'âge critique apparaît de quarante à cinquante ans.

La cessation des règles coïncide avec des phénomènes ovariques inverses de ceux qui accompagnent l'établissement des menstrues. La diminution et l'atrophie des ovaires font plisser leur enveloppe extérieure, et les rides profondes qui en résultent leur donnent un aspect singulier que M. Raciborski compare à celui du noyau de pêche. Les vésicules de de Graaf sont grisâtres ou d'un blanc opaque à parois froncées. Le liquide qu'elles renferment a disparu, quelquefois même leurs cavités sont effacées, et leurs parois épaissies forment une espèce de tubercule offrant à peine, à son centre, trace de l'ancienne cavité. Quelquefois plus rien n'est reconnaissable, et l'ovaire fortement réduit est transformé en substance cellulo-fibreuse.

L'utérus et les glandes mammaires, dont nous avons vu le développement s'accomplir lors de l'établissement des règles, s'atrophient aussi dans de certaines limites, et suivent le dépérissement des ovaires.

Des phénomènes généraux divers, et d'une durée variable, accompagnent ou suivent d'ordinaire la ménopause. 141 femmes interrogées par M. Brierre de Boismont ont présenté les résultats suivants : dans 40 cas, les règles se sont supprimées tout à coup d'un mois à l'autre, sans que rien d'avance l'ait pu faire prévoir ; 26 fois cette terminaison brusque s'est opérée après les couches, le sevrage, des émotions, des chutes, des coups, etc. Les retards, notés 30 fois, ont varié entre une semaine et une année ; les irré-gularités constituent le phénomène le plus fréquent, il s'est montré 60 fois ; les unes ont leurs menstrues toutes les trois semaines, deux fois et même trois fois par mois ; chez d'au-tres, les règles diminuent graduellement de quantité ; enfin, chez les troisièmes, la cessation n'a lieu qu'après des alter-natives de diminution et de retours réguliers.

L'accident le plus fréquemment noté est la métrorrhagie, il l'a été 57 fois par M. Brierre de Boismont. Chez quelques femmes, aux règles succèdent, pendant un temps plus ou moins long, des écoulements blancs continus, ou qui offrent des alternatives de flux et de suppression.

Cependant les accidents qui peuvent accompagner la ménopause n'ont pas la gravité que leur prêtent quelques personnes, car les importantes statistiques de MM. Lachaise, Muret de Vaud, Benoiston de Châteauneuf et Deparcieux, n'accusent pas une augmentation de mortalité parmi les femmes pendant la période de quarante à cinquante ans.

Il arrive quelquefois qu'à l'époque ordinaire de l'âge ritique, les règles se suspendent pour reparaître après un temps plus ou moins long. Dans ce cas, la fécondité revient avec la menstruation, et Haller a vu des femmes de soixante-dix ans qui avaient encore des enfants.

Mais si la menstruation ne s'est jamais montrée, ou tout au moins si les phénomènes qui accompagnent cette fonction ont toujours été absents, on peut assurer que la stérilité de la femme est une conséquence fatale de cet état. On a cité, je le sais, des exemples dans lesquels la femme a été fécon-dée sans qu'elle eût été jamais réglée, ou pendant que ses règles étaient suspendues. Je conteste formellement le fait, et je suis convaincu que, chez ces femmes, la menstruation n'apparaissait pas par suite d'un état particulier des ovaires ou de l'utérus, mais qu'à chaque mois, à l'époque correspondante au travail des vésicules de de Graaf, des phénomènes spéciaux se devaient faire sentir, soit du côté des organes génitaux, soit dans les glandes mammaires, soit dans l'organisme tout entier.

Les détails dans lesquels je suis entré dans ce chapitre trouvent leur excuse dans cet axiome si important pour nous: *Sans menstruation, point de fécondation de la femme.*

CHAPITRE IV.

RAPPORTS DE LA FONCTION GÉNÉRATRICE AVEC LES AUTRES FONCTIONS DE L'ORGANISME.

L'homme n'est appelé à reproduire son semblable que lorsque toutes les fonctions de l'organisme s'exécutent avec une énergie suffisante ; la fonction génératrice est la dernière à entrer en exercice et la première à disparaître de la scène de la vie, parce que la nature a voulu que le produit de cette fonction portât l'empreinte de la vitalité la plus forte, et que la grande et sublime mission de la perpétuation de l'espèce s'accomplît au milieu des conditions les plus favorables de toutes sortes.

Avant la mise en jeu des organes génitaux, l'homme, pour ne parler ici que de lui, n'a qu'une vie individuelle, ne participe au monde extérieur que pour la satisfaction de ses besoins personnels, et, par cet égoïsme d'un instant, il

s'ouvre la voie de l'existence dont le but unique, aux yeux
de la nature, est la production d'un être nouveau et semblable à lui. Avant la puberté, l'homme, si je puis ainsi dire,
n'est pas une réalité, ce n'est qu'une espérance ; il n'est
rien dans le passé, il est peu dans le présent, il est tout
dans l'avenir. Confondus sous la dénomination commune
d'enfants, les deux sexes se ressemblent au physique et au
moral ; mais à mesure qu'ils avancent vers l'époque où chacun d'eux aura à remplir une fonction spéciale, les formes
extérieures se modifient, la vie végétative semble ne plus
obéir au même courant, et des tendances différentes dirigent
leurs jeunes esprits ; ces divergences se prononcent de plus
en plus tous les jours, et lorsque la fonction génératrice
apparaît, ces dissemblances se montrent plus prononcées et
plus caractéristiques : chez la jeune fille, la menstruation
prend un type plus fixe ; les seins se développent, leurs mamelons deviennent plus larges et plus gros ; l'auréole, qui
était rosée chez les blondes et jaunâtre chez les brunes,
devient, dans le premier cas, d'un rouge sale, et dans le
second, d'un brun plus foncé ; le mont de Vénus acquiert
plus d'élévation et de largeur ; les poils qui le garnissent
deviennent plus roides, plus frisés et plus foncés en couleur ;
chez l'homme, les formes perdent leurs contours et deviennent anguleuses ; la barbe croît à la figure, et des poils se
montrent à la poitrine, aux aisselles et sur les membres ; la
voix devient grave, la marche plus assurée, et la raison
tempère la fougue de l'imagination.

Et la preuve que tous ces changements sont dus à l'éveil
de la fonction génératrice, c'est que, chez les castrats, le
système adipeux l'emporte sur le système musculaire, et
conserve aux formes extérieures ces contours moelleux qui
sont l'apanage de la femme ; leur figure ne se garnit pas de

barbe, et les poils manquent aussi ou sont rares et mal
plantés aux autres parties du corps ; chez la femme stérile,
au contraire, par atrophie ou absence congénitale des
ovaires, des poils naissent sur la lèvre supérieure et au
menton, et ses habitudes extérieures ont tellement perdu
le cachet du sexe féminin, qu'elles lui ont valu chez les
anciens le nom de *virago*, et chez nous celui d'*hommasse*.

Des changements analogues, mais en sens contraire, ont
également lieu lorsque la fonction génératrice est éteinte.
Chez les deux sexes, les formes gracieuses qui les distin-
guaient s'effacent peu à peu sous des rides nombreuses ; les
cheveux et les poils accusent l'affaiblissement des forces vitales par leur chute ou leur changement de couleur ; les
fonctions digestives, plus languissantes, ralentissent la circulation et diminuent par conséquent la caloricité (1) ; l'intelligence s'affaiblit à son tour, et quand la décrépitude est
assez avancée et quand sont éteints tous les signes distinctifs
de l'un et l'autre sexe, l'homme et la femme *tombent en
enfance*, selon l'heureuse expression populaire, c'est-à-dire
dans cet état amorphe où les deux sexes se confondent dans
un mutuel oubli de leurs attributs.

Malgré ce tableau ébauché à grands traits, on doit comprendre le rôle important que joue la fonction génératrice
dans l'histoire de l'homme : une fonction qui tient ainsi sous
sa dépendance l'accroissement et le dépérissement de l'organisme, doit avoir avec toutes les autres fonctions des
rapports intimes qui établissent entre elles des influences
réciproques.

Ce sont ces rapports que je me propose d'examiner dans
ce chapitre.

(1) Voyez Réveillé Parise, *Traité de la vieillesse hygiénique, moral
et philosophique.* Paris, 1853, p. 52.

Je les étudierai d'abord au point de vue des fonctions de
la vie organique, comme aurait dit Bichat, ou de la vie plastique, comme dit Burdach ; et je terminerai par l'examen
des relations de la fonction génératrice avec les fonctions
de la vie animale.

A. *Rapports avec la vie organique.*

1° *Nutrition*. — « La nutrition et la génération, dit Burdach, sont des directions opposées de la vie. Cependant il
y a sympathie entre elles. Une nutrition abondante et une
bonne digestion sont des circonstances favorables à la procréation, car la formation de l'individualité est la condition
nécessaire de toute formation dirigée dans les intérêts de
l'espèce. Le défaut de nutrition commence par suspendre la
sécrétion du sperme et éteindre les désirs ; puis les testicules
commencent par se flétrir. La fécondité dépend aussi de la
nutrition, car elle est plus grande quand la nourriture abonde
où chez les animaux qui trouvent facilement à se nourrir,
ceux par exemple qui habitent la mer (1). »

Il ne faut pas ici confondre la nutrition avec un résultat
quelquefois exagéré de cette fonction, le développement
trop considérable du tissu graisseux, car leur influence sur
la fonction génératrice est complétement opposée.

Cette réserve admise, doit-on accepter comme expression
de la vérité les paroles de Burdach ? Je ne le pense pas.
Sans chercher mes exemples dans les hautes classes de la
société, où le luxe, la paresse et mille autres causes d'innervation, peuvent masquer l'action de la nutrition, je citerai
la fécondité proverbiale des paysans et du peuple, qui ont
une nourriture souvent insuffisante et toujours malsaine.

(1) *Traité de physiologie*, trad. par Jourdan. Paris, 1837, t. V, p. 11.

L'Irlande, les contrées les plus pauvres de l'Allemagne et de la Russie, fournissent toutes les années, sans s'amoindrir et s'éteindre, des contingents considérables à l'émigration.

Cette influence d'une nutrition trop abondante sur la fonction reproductrice n'est pas spéciale à l'espèce humaine; elle se retrouve dans l'histoire de tous les êtres organisés, et l'industrie l'a su mettre à profit pour multiplier outre mesure certaines espèces dont elle tire parti : « Les étangs de la Sologne, dit le docteur Mayer, sont si favorables à la croissance des carpes, que la rapidité du développement de leur taille — LUXE — les rend tout à fait infécondes, et qu'ils sont obligés, eux propriétaires, *pour conserver de la graine* de leur poisson, d'avoir des *carpières de misère*, où ils tiennent les carpes exclusivement destinées à la reproduction. Ces carpières, spéciales à la reproduction, sont d'étroites pièces d'eau où les carpes femelles sont entassées par myriades, sont les unes sur les autres, meurent de faim, en un mot. Ne pouvant profiter, ces carpes pondent; et ces pondeuses fécondes ont été baptisées en Sologne du nom significatif de *peinards* (1). »

Cependant, que l'on n'exagère pas ma pensée : je suis loin de prétendre que des privations prolongées, que des *carpières de misère*, pour me servir de l'expression des habitants de la Sologne, sont des conditions heureuses, sinon les plus favorables à la reproduction; non, telle n'est pas ma manière de voir; mais je suis convaincu qu'une nourriture frugale, grossière même, mais suffisante, est infiniment préférable pour le but à atteindre, que ces raffinements culinaires inventés par les palais blasés, et que ces excès de table dont toute civilisation avancée donne le

(1) *Des rapports conjugaux.* Paris, 1854, p. 95.

triste spectacle. On a depuis longtemps fait la remarque que Rome eût péri avant la fin de la République, si les étrangers n'eussent continuellement comblé les vides que son intempérance creusait sans cesse. Mais il ne suffit pas, pour que la faculté procréatrice atteigne sa plus haute énergie, que la nourriture réunisse les conditions que je viens d'énumérer, il faut encore que les fonctions digestives s'accomplissent dans leur intégrité. Je dirai ailleurs, alors que j'exposerai les causes de l'impuissance, combien les affections de l'estomac et des intestins influent sur l'acte de la copulation, et je raconterai l'histoire d'un garçon de café, soumis à mon observation, qui, sous l'empire d'un état morbide de l'estomac, était incapable d'entrer en érection, et qui, cet état s'améliorant, ne pouvait exercer le coït que dans des positions où l'épigastre était soustrait à toute espèce de pression.

De son côté, la génération influe aussi sur la nutrition. L'exercice de cette fonction, quand il est modéré et en rapport avec les forces de l'individu, aiguise l'appétit et favorise la nutrition ; quand au contraire il franchit les bornes tracées par l'âge et la constitution, les fonctions digestives s'affaiblissent, l'estomac languissant ne s'assimile plus les portions alibiles des aliments, et l'émaciation générale est la conséquence fatale de cette perversion de la nutrition. Qui ne connaît les suites funestes des excès de l'onanisme ou du coït ?

La suppression de la faculté génitale, à son tour, retentit profondément sur la nutrition : elle la favorise, l'exaspère même ; les castrats sont ordinairement chargés d'embonpoint, et les hommes qui deviennent inhabiles à la procréation, à la suite d'une vie licencieuse, ne tardent pas à engraisser. On dirait que la force vitale, ne pouvant plus s'échapper par l'émonctoire dont le siége est dans les organes génitaux, se réfugie tout entière dans les facultés nutritives, et qu'alors elle emploie à produire toute l'énergie qu'elle mettait à dépenser.

2° *Circulation; respiration.* — La respiration, selon l'heureuse expression de Burdach, étant une tendance du sang à se porter au dehors pour entrer en conflit avec l'atmosphère, nous réunissons dans le même paragraphe les fonctions du cœur et celles du poumon.

L'une et l'autre ont des rapports directs avec la génération.

La première, par le calorique qu'elle développe, accompagne et favorise les actes génitaux, et tout le monde sait que la chaleur animale augmente à l'époque de la puberté. Bien plus, la vie du sang est exaltée par la faculté procréatrice. D'après les expériences de MM. Barruel (1), Wedekind (2) et Raspail (3), l'odeur qu'exhale la vapeur de ce liquide est plus forte chez l'homme que chez la femme et l'enfant, et présente un caractère particulier que l'on ne rencontre pas chez les castrats, les vieillards et les individus inhabiles à la fécondation; elle pénètre la chair des animaux, et nul n'ignore combien elle est caractéristique dans la chair du bouc, du taureau, et en général de tous les animaux qui n'ont pas été coupés. Quelques-uns ont prétendu que cette odeur *sui generis* était due à l'absorption de la semence; mais Burdach, sans repousser entièrement cette explication, attribue au phénomène une autre cause et ajoute : « Ce qui prouve, au contraire, que la fonction procréatrice perfec-

(1) *Mémoire sur l'existence d'un principe propre à caractériser le sang de l'homme et celui des diverses espèces d'animaux*, inséré dans les *Annales d'hygiène*, t. I, p. 267 ; t. II, p. 217.

(2) *Moyen de distinguer le sang humain du sang des animaux*, (*Annales d'hygiène*, t. XI, p. 205.)

(3) *Nouveau système de chimie organique*, Paris 1838, t. III, p. 209 et suiv.

tionne la formation du sang en général, c'est que l'interruption de la menstruation, sa non-apparition, le défaut de satisfaction de l'instinct génital et l'onanisme amènent la chlorose, état dans lequel le sang a une teinte pâle et sale, le caillot est friable, la fibrine ressemble à l'albumine, et les sels existent en moins grande quantité, de même que probablement aussi le fer. Lorsque l'activité des organes génitaux s'éveille et suit une marche régulière, notamment sous l'influence du mariage, le sang acquiert sa constitution normale (1). »

De même que l'exercice modéré de la génération exerce une heureuse influence sur l'organisme, en éliminant le superflu de la substance, et que les excès de coït et les abus de l'onanisme amènent des palpitations et la syncope ; de même tout épuisement, tout état valétudinaire fait cesser l'instinct sexuel, à moins que celui-ci ne soit stimulé par une irritation maladive ou contre nature.

Les rapports réciproques de la génération et de la respiration, tant au point de vue physiologique que pathologique, sont si connus, qu'il me paraît à peine nécessaire de les énoncer. L'éveil de l'instinct génital est annoncé chez l'adulte par les changements qui se produisent dans le timbre de la voix ; la respiration est haletante et précipitée sous l'empire de cet instinct, et les poumons exécutent des mouvements désordonnés pendant l'acte du coït. Les excès des plaisirs de l'amour, les grossesses trop souvent répétées, et un allaitement trop prolongé déterminent souvent la formation de tubercules dans les poumons, tandis que l'onanisme n'est pas moins souvent accompagné de l'asthme ; la suppression des règles est fréquemment la cause de douleurs

(1) *Loc. cit.*, p. 16.

de poitrine et de toux ; la blennorrhagie syphilitique est quelquefois annoncée par des douleurs dans la trachée-artère et le larynx, et l'hémoptysie est souvent arrêtée par des applications froides sur les organes génitaux.

L'influence de la respiration sur la fonction génitale est également manifeste : les organes génitaux ne se développent pas ordinairement chez les individus atteints de cyanopathie, et Nasse remarque que cette affection retarde aussi les règles, en diminue l'abondance ou même les empêche de s'établir; nul n'ignore la lascivité des phthisiques, et tout le monde sait que la pendaison et la strangulation déterminent l'érection et l'éjaculation, qui ont même lieu quelques fois après la mort; enfin Meckel a noté qu'aux altérations du larynx se joignent quelquefois l'endolorissement et l'atrophie des testicules, accidents qui augmentent à mesure que la maladie primitive fait des progrès.

Je ne poursuivrai pas l'énumération de ces rapports pathologiques, parce que j'aurai à y revenir plus longuement dans une autre partie de cet ouvrage; mais ceux que j'ai énoncés suffisent à montrer quelles étroites relations unissent la faculté génitale et les fonctions circulatoire et respiratoire.

3° *Excrétions.* — Divers appareils d'excrétion existent dans l'organisme humain ; tous ont plus ou moins de rapports avec la faculté génitale; mais je n'examinerai ici que les principaux, qui sont : excrétion rectale, excrétion vésicale ou urinaire et excrétion cutanée ; je dirai aussi quelques mots des relations génésiaques avec les parties du corps qui, plus que d'autres, portent en elles le caractère d'excrétions organisées, comme les os, les poils et les cheveux.

Le voisinage du rectum et des organes génitaux est, pour le praticien, d'un grand secours, non-seulement pour le diagnostic de certaines maladies de ces derniers organes, mais encore au point de vue thérapeutique, car toutes les substances introduites dans le rectum, par lavement ou sous toute autre forme, réagissent sur l'appareil génital ; on verra plus loin le parti que j'ai plus d'une fois tiré de cette indication anatomique. De plus, la dureté des matières fécales retenues dans le rectum est souvent la cause d'une érection fatigante et même d'une espèce d'éjaculation chez les individus affaiblis par les excès. Le retentissement des affections de la matrice sur le rectum et de celles du rectum sur la matrice est si généralement connu qu'il me paraît simplement nécessaire de rappeler ce point de pathologie médico-chirurgicale.

Ces considérations peuvent également s'appliquer aux rapports de l'appareil génital avec l'appareil urinaire : le prurit du gland chez les graveleux et les calculeux, la diminution de l'urée chez les castrats, et l'impuissance des diabétiques, prouvent suffisamment les relations dont je parle.

Lorsque les désirs vénériens se font sentir, la peau devient le siége d'une transpiration plus abondante et imprégnée d'une odeur spéciale. Chez les castrats, la peau est molle, pâle, lisse, rarement sujette aux exanthèmes et produisant une transpiration aigrelette.

Les os, de leur côté, dont la formation cesse lorsque commence la sécrétion testiculaire, répandent une odeur spermatique quand on les lime ou qu'on les scie.

Les poils du pubis sont ordinairement, dans les deux sexes, eu égard à leur quantité, à leur couleur et à leur frisure, un indice de l'énergie de la faculté génitale. La barbe, qui ne se développe pas chez les castrats, et qui est peu fournie et tombe de bonne heure chez les individus qui ont subi l'opération à l'époque de la puberté, est implantée avec force et ne disparaît que fort rarement, même dans un âge avancé, chez les personnes qui jouissent de toute leur puissance virile. Tandis que les poils à la lèvre supérieure et au menton sont pour l'homme un signe de virilité, ils sont quelquefois chez la femme, ainsi que je l'ai déjà dit, un signe de stérilité surtout quand leur présence coïncide avec la perte des autres attributs extérieurs du sexe féminin. On prétend, mais je n'ai pu m'assurer jusqu'à quel point cette assertion est fondée, que l'habitude de se raser stimulait les organes génitaux.

B. *Rapports avec la vie animale.*

La génération dont on a fait un sens spécial sous le nom de *génésique*, appartient essentiellement à la vie animale ou de relation; mais tandis que les autres sens entrent en exercice sous l'influence d'une excitation extérieure, comme la lumière pour la vue, les odeurs pour l'odorat, etc., le sens génital n'exécute ses fonctions que sous l'empire d'une excitation interne que l'on nomme instinct, désir vénérien. Cependant, les excitations extérieures ne sont pas sans action sur l'éveil du désir, quelquefois même celui-ci, inerte ou paresseux, ne sort de son apathie que par la vue d'une belle femme ou par des attouchements licencieux; mais, je le répète, l'érection de la verge et celle du clitoris, et par suite le plaisir, chez les deux sexes, obéit entièrement au sens intime, à l'âme, à l'imagination, en un mot à la partie intellectuelle de notre être. La femme violée ou contrainte au coït avec un homme que son cœur repousse, est passive dans l'acte qu'elle laisse accomplir sans volupté; et cependant le stimulus extérieur ne lui a pas manqué: les frottements de la verge contre ses parties génitales ont eu lieu, et ces frottements qui, en d'autres circonstances, l'eussent plongée dans des ravissements frénétiques, la trouvent maintenant

froide et insensible, parce que l'initiation morale lui a fait
défaut. On a dit que les préludes du coït valaient mieux que
le coït lui-même, et cela est vrai jusqu'à un certain point,
parce que la perte de la semence, d'un côté, et l'*arrose-
ment du museau de tanche par le sperme* de l'autre, en
entraînant la raison au milieu de la tempête qu'ils soulèvent
dans l'organisme, lui enlèvent la conscience du stimulus
intérieur, et ne lui laissent qu'une conception troublée et
affaiblie des sensations vénériennes.

L'âme, le sens intime, l'intellect, comme on voudra l'appeler, et qui comprend l'imagination, les facultés attractives
et répulsives, a non-seulement des rapports très intimes
avec le génésique, mais encore est indispensable à son
exercice. Ces rapports, auxquels je reviendrai tout à l'heure,
ne se bornent pas à la partie immatérielle de notre âme ; ils
existent aussi avec sa partie matérielle, si je puis ainsi dire,
avec le cerveau, que les philosophes et les physiologistes
s'accordent à lui donner pour siége.

Par l'exaltation momentanée que révèlent les facultés
morales sous l'empire des désirs vénériens ou du coït, on
peut conclure que le cerveau prend une large part à la génération, et que son exercice détermine dans cet organe une
congestion passagère, un afflux plus considérable de sang;
c'est ce qui arrive en effet assez fréquemment chez les vieillards, pour qui ces épanchements sont plus à craindre, à
cause de l'inertie de réaction de la force vitale. De plus, les
excès de coït et l'onanisme sont presque toujours suivis de
céphalalgie, de vertiges, d'hallucinations, quelquefois
même de dégénérescence du cerveau, notamment de la suppuration et de l'induration. La compression des testicules
occasionne une stupeur qui peut devenir mortelle, comme
des faits trop nombreux l'ont prouvé, et qui a été mise à

profit pour se rendre maître des animaux les plus indomptables. Le cerveau lui-même ne réagit pas moins sur la fonction génératrice : on a vu la lubricité être produite par l'enfoncement des os du crâne, par l'hydrocéphale ou le ramollissement du cerveau, tandis que l'impuissance venait à la suite de plaies de la tête ou de la suppuration de l'encéphale ; enfin Burdach assure que l'hydropisie chronique des ventricules occasionne l'imperfection du développement des organes génitaux, le peu d'abondance des règles et l'absence de désirs vénériens (1).

Mais de tous les points du centre encéphalique, le cervelet est celui qui entretient avec la fonction génitale les rapports les plus intimes. C'est lui que Gall avait noté comme le siége du sens génésique ; et, en effet, le développement du cervelet et des muscles de la nuque est presque toujours en proportion directe avec l'énergie de la faculté procréatrice, car tandis que l'on trouve la nuque large et bombée chez les individus qui font preuve d'une grande virilité, on la constate étroite et aplatie chez les hommes et les animaux qui ont subi la castration.

Plusieurs fois je suis parvenu à calmer le priapisme ou à éteindre des érections fatigantes, au moyen d'applications froides à la nuque, et M. Serres a démontré, par une série d'observations, qu'un épanchement du sang au cervelet s'annonce par une turgescence des parties génitales, qui est parfois accompagnée de pollutions, et qui dure même après la mort. La pathologie est remplie d'exemples de pareilles sympathies, et Burdach prétend même que les ulcères de la matrice font naître des douleurs à l'occiput et des spasmes dans la nuque (2).

(1) *Vom Bau und Leben des Gehirns*, t. III, p. 75.
(2) *Loc. cit.*, p. 423.

La moelle épinière, elle aussi, entretient avec la faculté
génitale les relations les plus intimes. Depuis Hippocrate, qui
l'a si admirablement décrite, tout le monde connaît la consomption dorsale qu'entraînent les excès vénériens et l'onanisme. La suppression des règles détermine quelquefois dans
cet organe des congestions, des phlegmasies, des épanchements de sang ; et les organes génitaux se flétrissent lorsque
le cordon rachidien est frappé de phthisie. Ces relations,
qu'indiquent les notions anatomiques les plus superficielles,
sont quelquefois invoquées par la débauche et la vieillesse
avides de luxure, qui cherchent dans la flagellation une
énergie et des voluptés qui les fuient.

Les sens, qui sont sous une dépendance si complète du
cerveau, partagent avec lui les relations qu'il nourrit avec
la fonction génitale.

La vue, en portant à l'âme l'image de l'autre sexe, éveille
et exalte le sens génésique. Les excès vénériens et l'onanisme diminuent la faculté visuelle, dilatent la pupille, ter-
nissent le regard, et cernent l'œil d'un cercle bleu et profond. Au moment du coït, la vue acquiert une telle sensibilité
que la moindre lumière l'impressionne d'une manière
désagréable.

L'odorat exerce sur les organes génitaux une action que
l'on ne peut méconnaître : l'odeur qui s'exhale de ces organes
est pour les deux sexes un stimulus puissant, et les courtisanes et les roués se servent, avec avantage, de certains parfums que je nommerai volontiers aphrodisiaques, tels que la
vanille, l'œillet, le girofle, etc.

L'ouïe agit quelquefois sur la fonction génitale d'une
manière étrange. J'ai connu une personne dont le sens
génésique s'éveillait au seul frôlement d'une robe de soie,
et une autre à qui ce même frôlement produisait un effet

tout contraire ; il est vrai de dire que chez ce dernier individu, la sensibilité générale était douloureusement affectée par la vue, le toucher ou le bruit de la soie, comme quelques personnes le sont par la peau veloutée de la pêche ou le brillant raboteux du satin. L'ouïe, après le coït, supporte avec peine le moindre bruit, et les excès vénériens déterminent des bourdonnements d'oreille et quelquefois la surdité.

Le goût n'a pas de relations directes avec la génération, mais ses organes accessoires, tels que les glandes salivaires et parotides, la langue et les lèvres, en entretiennent de très intimes : tous ces organes entrent en turgescence quand les désirs vénériens se font sentir ; le développement des glandes salivaires est en rapport avec l'énergie génitale, et leur sécrétion augmente pendant le coït et à l'époque des règles. Burdach cite l'observation d'une mélancolie produite par des désirs non satisfaits et guérie par la salivation. Souvent avec l'orchite, quelle que soit sa nature, apparaît l'inflammation des carotides. M. Desportes assure que l'angine couenneuse amène parfois un état d'orgasme des parties génitales, même avant la manifestation ou après la disparition de la faculté procréatrice (1).

Le toucher a une telle influence sur le sens génésique, qu'il est, pour ainsi dire, le compagnon inséparable de la copulation, dont les baisers sont les préludes, le complément et la fin. La main de l'homme caresse avec volupté les seins et les formes arrondies de la femme, et ces attouchements envoient à l'âme des deux conjoints des excitations plus vives, qui appellent la volupté et hâtent la formation d'un nouvel être.

_____

(1) *Revue médicale.* 1828, t. III, p. 184.

Enfin, et pour en finir avec les organes dépendant des centres nerveux, l'appareil musculaire jouit de sa plus grande énergie pendant l'existence de la faculté procréatrice : sans force chez l'enfant et affaiblis chez le vieillard, les muscles sont flasques et pâles chez le castrat, qui, comme triste compensation, est à jamais exempt de la goutte.

L'âme, dont j'ai déjà parlé tout à l'heure, a toutes ses facultés en rapports intimes avec la génération. L'acte procréateur trouve dans la joie et dans toutes les dispositions à l'allégresse une excitation heureuse, tandis qu'il est en quelque sorte paralysé par les chagrins, les soucis, la crainte, la frayeur et les préoccupations trop prononcées de l'esprit.

Le pouvoir de l'imagination est ici immense : c'est par elle que naissent les désirs vénériens, que se produit l'érection, et que s'accomplissent plusieurs autres actes de l'appareil générateur. Pichon rapporte qu'une femme de quarante-huit ans, dont l'âge critique avait passé depuis quatre ans, et dont la sensibilité était fort exaltée, fut prise, en assistant à l'accouchement long et pénible d'une de ses sœurs, de douleurs semblables à celles de la parturition ; que quelques heures après se déclara une hémorrhagie par les parties génitales, qui dura pendant plusieurs jours, et que trois jours après la cessation de cet écoulement, les seins non-seulement se tuméfièrent, mais encore fournirent une sécrétion de lait (1). Si la puissance de l'imagination n'est pas en rapport direct avec l'énergie de la génération, on peut dire que la première ne peut guère exister sans la seconde, car on ne connaît aucune production intellectuelle portant le cachet de l'originalité qui soit émanée d'un eunuque.

(1) *Archives générales de médecine*, t. XVII, p. 125.

La raison, cette faculté mère, si je puis ainsi m'exprimer, dans laquelle viennent se confondre la mémoire, le jugement, la volonté, etc., entretient, elle aussi, des relations réciproques avec la faculté génitale. Les imbéciles, les crétins surtout, s'adonnent ardemment à l'onanisme (1), et les excès vénériens ou la masturbation conduisent ceux qui s'y abandonnent, tantôt à l'imbécillité, tantôt à la manie du suicide, et tantôt à la démence (2).

Le caractère n'est pas à l'abri de l'influence de la génération : l'impuissant et le masturbateur tombent dans une mélancolie profonde, deviennent timides, sont faibles de volonté, montrent de l'indifférence pour tout, et nourrissent un amer dégoût de la vie (3); les eunuques sont pusillanimes, lâches et ne savent pas mourir ; Richerand a fait la remarque que les amputés de la verge sont pris d'une mélancolie qui les dispose éminemment aux fièvres de mauvais caractère, et les conduit souvent à la mort, tandis que les hommes auxquels on coupe un membre supportent gaiement cette mutilation (4).

Enfin, et pour en finir, le génésique développe chez les deux sexes le sentiment de la sociabilité, puisqu'il exige le rapprochement de deux individus. C'est également sous son influence que se perfectionnent les peuples, et que la civilisation marche toujours vers de nouvelles et plus brillantes destinées.

(1) Esquirol, *Maladies mentales*, t. II, p. 353 et suiv.
(2) Esquirol, *Maladies mentales*, t. II, p. 249.
(3) Deslandes, *De l'Onanisme et des autres abus vénériens*. Paris, 1835, p. 133.
(4) *Diction. des sciences médicales*, t. XL, p. 193.

CHAPITRE V.

CIRCONSTANCES DIVERSES QUI INFLUENT SUR LE DÉVELOPPEMENT ET L'EXERCICE DE LA GÉNÉRATION.

Ces circonstances sont de deux sortes : *A*, celles qui sont inhérentes à l'individu ; *B*, celles qui sont en dehors de lui. C'est dans cet ordre que je vais les examiner.

A. *Circonstances inhérentes à l'individu.*

Les principales de ces circonstances sont l'âge, la constitution, le tempérament, les passions, les habitudes, le régime, les professions et les travaux.

Age. — La vraie maturité procréatrice, dit Mende (1), est l'état de la vie dans lequel les fonctions génitales peuvent s'accomplir sans porter atteinte à la santé de l'individu, ni sous le rapport physique, ni sous le point de vue moral, et de telle sorte, en outre, que le caractère de l'espèce soit imprimé aux produits de la manière à la fois la plus profonde et la plus complète. En un mot, c'est l'époque où l'individu, parvenu au point de pouvoir se conserver lui-même, devient apte à concourir au maintien de l'espèce.

Cette époque n'est pas celle de la puberté. Une fonction, surtout la génération, n'acquiert pas toute son énergie au moment de son apparition ; il faut, comme l'observe judicieusement Burdach, que la puissance existe pendant quelque temps sans entrer en exercice, pour qu'elle puisse se développer parfaitement, déployer en entier ses effets, et se répandre sur tout l'ensemble de l'organisme. Chez les ani-

(1) *Handbuch der gerichtlichen Medicin*, t. IV, p. 212.

maux, la nature a pris soin d'empêcher l'accouplement immédiatement après l'éveil du sens génital : sans parler de la loi du plus fort, qui donne aux mâles seuls complétement développés la puissance de repousser les rivaux et de conquérir la femelle, je citerai l'exemple du cerf, qui, à trois ans, entre bien en rut, mais qui est dépourvu de la voix propre à attirer la femelle ; cette voix commence à se faire entendre l'année suivante, mais faible encore, et ce n'est qu'à cinq ans qu'elle acquiert toute sa force.

A la puberté, c'est-à-dire à l'époque de l'éveil du sens génital, l'érection chez l'homme semble ne pas être complétement encore sous l'empire de l'âme ; elle se produit, qu'on me passe le mot, à tort et à travers, sans but bien déterminé et sous l'influence de circonstances diverses ; chez la femme, le plaisir ne paraît pas atteindre les limites de la volupté, et ce n'est pas sans raison que les hommes véritablement sensuels préfèrent la femme de vingt à trente ans.

D'un autre côté, les enfants dont les parents sont trop jeunes, la mère surtout, ont rarement une complexion robuste. Comme toutes les autres, la faculté procréatrice s'accroît jusqu'à un certain point par l'exercice, et l'on a remarqué que les produits d'une conception trop hâtive sont fréquemment d'une constitution plus frêle et plus délicate, toutes choses égales d'ailleurs, que ceux qui correspondent au milieu de la vie procréatrice ; on a également noté que le premier accouchement a ordinairement lieu avant l'expiration complète du temps de la grossesse. Enfin les glandes mammaires participent aussi à cette inertie de l'appareil génital, et sécrètent beaucoup moins de lait qu'à une époque ultérieure de la vie utérine.

Lorsque la puissance a suffisamment accru l'énergie de la fonction génitale, l'homme et la femme deviennent nubiles; c'est alors que les organes dans toute leur force accomplissent la génération sans péril pour l'individu et sans dommage pour l'espèce. La nubilité, qu'il faut avoir soin de distinguer de la puberté, commence à vingt ans pour les femmes et à vingt-quatre ans pour les hommes; l'usage la recule même presque toujours de quelques années, et les législations ont varié à l'infini pour la fixation de l'époque du mariage. Lycurgue voulait que les hommes se mariassent à trente-sept ans et les femmes à dix-sept; Platon prescrivait aux premiers l'âge de trente ans, et aux autres celui de vingt; Solon fixa le mariage des hommes à trente-sept ans, et à Rome, il ne leur fut, pendant quelque temps, permis de se marier qu'à quarante ans. Aujourd'hui les lois sont moins sévères, mais les mœurs et les usages font qu'en moyenne, en France du moins, les hommes se marient de trente à quarante ans et les femmes de dix-huit à vingt-six.

La faculté procréatrice s'éteint, chez la femme, avec la menstruation; je ne reviendrai pas ici sur ce que j'ai dit précédemment de cette fonction. Chez l'homme, la retraite de la même faculté est moins liée que chez la femme à une époque déterminée, et ne présente pas, comme chez l'autre sexe, des accidents plus ou moins funestes. En général, à partir de la cinquantième année, la faculté génitale diminue, et cet abaissement dans l'énergie de la force procréatrice va en augmentant graduellement jusqu'à la soixante-dixième, où les désirs ont même en général disparu. Je dirai ailleurs les caractères que présente le sperme des vieillards, mais on peut déjà pressentir que les produits de la vieillesse sont cacochymes, délicats, et plus que tous autres soumis à l'influence des causes morbifiques.

Constitution; tempérament. — Bien que les mettant sous la même rubrique, je dois me garder de confondre la

constitution et le tempérament, comme l'ont fait et le font
encore quelques auteurs. La constitution, éminemment sous
l'empire de la plasticité, exprime le degré de développement
et d'activité des organes, tandis que le tempérament désigne
la prédominence et l'influence d'une partie de l'organisme
sur toutes les autres, coïncidant d'ailleurs avec un état parfait de santé.

On comprend dès lors quels sont, d'un côté, la constitution, et de l'autre, le tempérament qui favorisent et secondent
le plus heureusement l'éveil et l'exercice de la génération.

La faculté procréatrice, par les lois mêmes qui président
à sa destinée, ne doit entrer en action qu'après l'entier développement de tout l'organisme, ainsi que je l'ai dit en
parlant de la nubilité, et s'éteint lorsque la vitalité générale
diminue, lorsque les forces plastiques et animales commencent à perdre de leur intensité ; par conséquent, il doit
exister une relation intime entre la fonction génitale d'une
part, et la constitution de l'autre, qui marque précisément
le degré de développement et d'activité de toutes les parties
de l'organisme.

C'est ce qui arrive en effet.

Les individus dont toutes les fonctions s'exécutent non-
seulement avec régularité, mais encore avec énergie, comme
ceux qui sont doués d'une constitution athlétique, sont les
plus aptes tout à la fois à la copulation et à la fécondation ;
les Messalines choisissent de préférence les hommes de cette
trempe, et les amis de la santé publique doivent souhaiter
à tous les enfants des pères et des mères aussi heureusement
dotés.

Les constitutions faibles, cacochymes, qu'elles soient le
résultat d'un vice héréditaire ou d'un mal acquis, retentissent profondément sur la génération. Moins tourmentées

de désirs, moins impressionnables aux sensations voluptueuses, elles semblent accomplir l'acte, non comme un
plaisir, mais comme un devoir, et cette nonchalance, cette
froideur dans le coït est incapable d'imprimer une énergie
bien vive au produit de la conception, sans parler des affections héréditaires que cette absence de vitalité chez les parents est loin de contre-balancer et de détruire.

Quelquefois même l'apathie générale se communique à
la fonction génitale elle-même, et alors, selon qu'elle frappe
plus particulièrement les organes de la copulation ou ceux
de la fécondation, elle détermine l'impuissance ou la stérilité. Ce n'est pas ici le lieu de parler de ces états pathologiques, et je renvoie le lecteur au chapitre de cet ouvrage
qui les concerne.

Au point de vue génital, plus encore que sous tout autre
rapport, le tempérament joue un rôle de la plus haute importance ; c'est par le mot tempérament que le monde exprime l'aptitude ou l'inhabileté aux plaisirs de Vénus : Cette
femme n'a point de tempérament, dit-on ; cette autre a un
tempérament de feu.

L'observation journalière vient confirmer la vérité du
langage populaire, et quoiqu'il soit difficile d'établir une
ligne de démarcation bien tranchée entre les tempéraments,
on les distingue d'ordinaire par une habitude extérieure
particulière, un état spécial des fonctions physiques et des
facultés morales, par un genre propre de maladies, en un
mot, par un ensemble de phénomènes physiologiques, psychiques et pathologiques faciles à saisir et à classer.

Les anciens, dont la délicatesse d'observation était infinie,
avaient admis quatre tempéraments primordiaux : le *bilieux*
ou *colérique*, le *sanguin*, le *mélancolique* ou *atrabilaire*,
et le *pituiteux* ou *phlegmatique*. Mais comme la prédomi-

nance de l'activité porte rarement sur un seul système, il suffit de combiner ces expressions deux à deux ou trois à trois, pour peindre toutes les nuances que présente la nature.

Afin de mieux faire saisir l'empire des tempéraments sur la génération, je rappellerai les considérations que j'ai déjà présentées sur l'action des climats et des âges, en exposant les ingénieux rapprochements que les anciens établissaient entre ces diverses conditions d'influence. A chacun des tempéraments primordiaux que j'ai énoncés plus haut, nos pères rattachaient un des quatre âges de la vie, une des quatre saisons de l'année et un des climats du globe : au tempérament bilieux correspondaient l'âge adulte, l'été et les climats chauds ; le tempérament sanguin était celui de la jeunesse, du printemps et des pays tempérés ; le tempérament atrabilaire était celui de l'âge mûr, de l'automne et des contrées équatoriales ; enfin, le tempérament pituiteux était celui des vieillards, de l'hiver, et des pays humides et froids.

Ces rapprochements, grâce aux notions qui précèdent, expliquent mieux que je ne le pourrais faire, l'influence des tempéraments sur la génération ; ainsi la mollesse des tissus et l'inertie des fonctions qui caractérisent le tempérament lymphatique, étant peu compatibles avec les ardeurs de l'amour, les anciens l'avaient fait l'apanage des vieillards, dont la puissance génératrice est nulle ; de l'hiver, dont les frimas glacent les désirs, et des pays froids et humides, dont l'action est tout aussi débilitante que celle de l'hiver. Au contraire, l'âge adulte, l'été, les climats chauds, toutes choses favorables aux plaisirs sexuels, sont le propre de l'homme bilieux, « dont le tempérament est si chaud et si amoureux, qu'il aurait beau avoir la vertu des personnes les plus saintes, sa nature lui donnera toujours une pente à l'amour des femmes. On aurait plutôt éteint un grand feu avec une goutte d'eau, et l'on obligerait plutôt un fleuve rapide à remonter vers sa source, que de corriger l'inclination de cet homme (1). »

Avec de pareilles données, il est facile d'établir la gradation des tempéraments qui éveillent et surexcitent la faculté procréatrice, et de noter ceux, au contraire, qui tempèrent ou éteignent les désirs de l'amour.

Facultés morales ; passions. — Plus que toute autre partie de l'organisme, l'appareil génital subit l'influence du moral. En ce qui concerne les facultés intellectuelles, on peut dire, toutes choses égales d'ailleurs, que l'étendue de l'esprit et l'ardeur de l'imagination agissent plus vivement sur le sens génital que les intelligences bornées et paresseuses ; c'est à ce titre, plus encore peut-être qu'au point de vue de leur vanité, que les femmes recherchent l'amour des artistes, des savants et des littérateurs ; malheureusement, les travaux abstraits et les méditations auxquels cette classe d'hommes est soumise, surtout les savants, diminuent beaucoup l'heureuse influence de leur esprit, et frappent quelquefois même leurs organes sexuels d'impuissance et de stérilité, ainsi que nous le verrons ailleurs (2).

Les sentiments de l'âme exercent sur la génération un empire à peu près absolu, et l'on ne comprendrait pas qu'il en fût autrement, puisque c'est dans l'âme que réside le consensus intime qui éveille et anime le sens génésique. Mais, de même que les sentiments ou les facultés de l'âme

---

(1) Venette, *Tableau de l'amour conjugal*, 2e partie, chap. IV, art. 1er.

(2) *Physiologie et hygiène des hommes livrés aux travaux de l'esprit*, par le docteur Reveillé-Parise. Paris, 1843.

se peuvent ranger en deux groupes distincts et opposés, de même l'influence qu'ils exercent sur l'activité génitale est contraire; car tandis que les facultés affectives la favorisent, les facultés répulsives en éteignent l'ardeur et en glacent les voluptés.

Les passions, qui ne sont que les facultés de l'âme sur-excitées, élevées à une plus haute puissance d'expression, agissent dans le même sens que les facultés auxquelles elles répondent, mais seulement avec plus d'énergie et de vivacité.

Cependant cette énergie et cette vivacité des sentiments affectifs, qui sont, sans contredit, des excitants heureux du génésique, doivent être contenues dans de certaines limites. — Les extrêmes se touchent, dit-on. — Jamais maxime ne fut plus applicable qu'en cette circonstance. Un amour violent, longtemps réprimé dans ses désirs, plonge tout l'organisme, au moment de sa réalisation, dans une espèce d'extase où l'âme, c'est-à-dire la partie immatérielle de notre être, semble concentrer en elle toute force et toute vitalité, et paraît oublier les organes qui lui servent d'ordinaire pour transmettre ses volitions. Le consensus s'est replié en lui-même, et comme le sens génital ne s'éveille qu'aux excita-tions de ce consensus, il faut attendre, pour que tout rentre dans l'ordre, que la surexcitation morale ait cessé, ou qu'elle soit revenue du moins au type normal de la simple excita-tion. Le plaisir qui suit cette détente générale et qui suc-cède à cette impuissance momentanée, est d'ordinaire plus ardent et la fécondation plus facile. « J'en sçay, dit Mon-taigne, que j'aurai plus d'une fois occasion de citer à propos de l'influence du moral sur le génésique, j'en sçay à qui il a servy d'y apporter le corps même, demy-rassasié, d'ail-leurs, pour endormir l'ardeur de cette fureur, et qui, par l'aage, se trouve moins impuissant de ce qu'il est moins puissant (1). »

Habitudes. — S'il est vrai que l'habitude soit une seconde nature, il est facile de comprendre, par ce que j'ai dit précédemment de la constitution, du tempérament et des facultés de l'âme, l'empire qu'elle peut exercer sur la génération.

Mais en dehors des habitudes physiques et morales dont je parlerai tout à l'heure, et qui modifient plus ou moins les prédispositions de l'organisme et les tendances de l'esprit, il est une habitude spéciale au sujet qui m'occupe, et qui doit par cela même fixer la première mon attention. Je donne à cette habitude l'épithète de *copulatrice*, parce qu'elle résulte de l'exercice longtemps prolongé du coït entre deux individus.

L'habitude copulatrice ne produit pas les mêmes effets sur toutes les personnes, ou du moins les manifestations de ces effets ne sont pas identiques dans tous les cas.

Le plus généralement, l'uniformité des rapports engendre une espèce de satiété qui enlève au consensus l'aiguillon de la nouveauté et au plaisir le charme de l'imprévu ; en l'absence de ces excitants, le sens génital languit, devient paresseux, et se refuse quelquefois même à accomplir sa fonction. Quand un poëte a dit que l'amour mourait de nourriture, il a nécessairement voulu parler de l'habitude copulatrice, qui pousse tant de maris hors de la couche conjugale, et qui rompt tant de liens formés sous les plus favorables auspices.

Quelquefois, au contraire, l'habitude copulatrice produit un effet diamétralement opposé à celui que je viens de signa-

(1) *Essais*, t. I, p. 104, édit. de 1743. Paris.

ler: non-seulement elle éveille les désirs et soutient l'éréthisme génital, mais encore elle glace toute ardeur génésique, et repousse tout excitant qui n'a pas sa source dans la
personne qui est l'objet de cette habitude. Je possède dans
mes notes une curieuse observation, qui trouvera ailleurs sa
place, mais que je crois utile d'analyser brièvement ici, pour
montrer jusqu'où peut aller l'empire de cette habitude. Marié
à vingt-deux ans à une femme qu'il aimait profondément,
M. X... devint veuf à l'âge de trente-sept ans, sans jamais
avoir éprouvé aucune défaillance dans ses fonctions génitales
et sans avoir jamais déserté la couche conjugale. La mort,
en frappant sa femme, sembla avoir glacé ses organes génitaux, et, malgré des désirs réels, il ne put, à partir de son
veuvage, obtenir une érection suffisante pour le coït. C'est
alors qu'il vint me consulter, et qu'il m'avoua qu'il n'obtenait une demi-érection qu'auprès des femmes qui, par leur
tournure, la couleur de leurs cheveux et la forme de leur
taille, lui rappelaient le mieux son épouse; de plus, ces
demi-érections n'étaient possibles qu'au lit et que lorsque
la femme était dans le simple appareil de la couche maritale.
Mais l'illusion du malheureux ne pouvant aller plus loin,
à cause de l'absence de ces mille petits riens qui, tous les
jours répétés, engendrent l'habitude, l'érection s'arrêtait
aussi, et le coït devenait impossible.

L'impuissance de ce malade tenait bien évidemment à la
cause que je signale, car après une année laborieusement
employée à oublier le souvenir de sa femme, M. X... recouvra toute sa virilité, ayant toutefois conservé une préférence
très marquée pour les personnes du sexe qui, par leurs
qualités physiques, lui rappelaient le plus servilement son
épouse.

Les habitudes physiques sont tellement liées au régime

et à la profession, et les habitudes morales au genre de travail des individus, que ce que j'ai à dire des unes et des autres trouvera naturellement sa place dans les articles suivants.

Régime. — On peut poser en règle générale que tout ce qui tend à établir la prédominance du système nerveux, ou plutôt du système nervoso-sanguin sur les autres parties de l'organisme, et à diminuer l'influence du système lymphatique, doit être considéré comme essentiellement favorable à l'exercice de la génération. Pourtant il est un précepte non moins général et non moins vrai, qui veut que la prédominance du système nerveux soit enfermée dans de certaines bornes, et que les fonctions de ce système, se substituant à toutes les autres, ne transforment pas les malheureux qui le possèdent en tristes sensitives qu'effraie le moindre bruit, qu'affecte l'odeur la plus douce, etc.

Le régime joue un très grand rôle dans le développement de ces pauvres natures. C'est parmi les femmes, surtout les femmes des capitales et des boudoirs parfumés, que se rencontrent ces êtres chétifs, maigres, dont toute la vitalité se concentre dans la figure, qui, munie de quelques muscles sans ampleur, jouit d'une expression saisissable seulement à la lumière des bougies. On les voit dans les salons toucher du piano, pincer de la harpe et chanter la romance, et cependant, malgré soi, on se dit que la vie n'anime ni ces mains ni cette voix, et que ces accords et ces chants sont froids comme la mort et faibles comme le néant.

Ce n'est point auprès de ces femmes que la copulation est riche de voluptés; ce n'est point avec elles que se perpétue l'espèce. Si les habitants des petites villes et ceux de la campagne, parmi lesquels se rencontrent rarement de semblables organisations, ne venaient pas constamment remplir les places vides dans les capitales, la population de celles-ci aurait bientôt disparu, laissant, après quelques générations, un désert à la place du bruit et du mouvement. L'assimilation des étrangers que Rome opérait dans son sein n'avait évidemment pas d'autre but, et l'on a depuis longtemps remarqué que, sans ce système, la capitale du monde alors connu aurait péri après quelques générations.

Le régime, ou, pour mieux dire, la manière de vivre est donc, au point de vue qui nous occupe, de la plus haute importance ; mais comme je ne fais point ici un livre d'hygiène, et que, dans ces considérations générales surtout, il me doit suffire d'indiquer le but à atteindre, je répéterai que pour seconder efficacement l'acte génital, le régime doit favoriser, dans de certaines limites, la prédominance du tempérament nervoso-sanguin, et combattre les tendances à la suprématie du tempérament lymphatique.

Profession; travaux. — Les professions, que l'on ne doit pas s'attendre à voir passer ici en revue, se partagent en deux grandes classes : 1° celles qui n'exigent que les forces purement corporelles, et que l'on appelle métiers ; 2° celles qui réclament l'intervention de l'intelligence, et que l'on nomme professions. Les premières, toutes choses égales d'ailleurs, favorisent plus que les secondes l'acte vénérien : en activant la circulation, elles augmentent la nutrition, et partant toutes les sécrétions dont l'abondance, cependant, ne saurait troubler l'harmonie de l'économie, à cause de la transpiration plus considérable que détermine l'exercice prolongé du corps.

Mais tous les métiers ne sont pas dans ces heureuses conditions : les tailleurs, les bottiers, etc., renfermés presque toujours dans des pièces sans air et sans lumière, accroupis sur des tables ou des escabeaux, et soumis en quelque sorte à un exercice négatif, arrivent, par toutes espèces de privations, à cet état maladif et nerveux dont je parlais tout à l'heure. C'est dans cette classe de la population ouvrière que se rencontre le plus grand nombre d'êtres malingres et difformes; c'est dans elle aussi que germent le plus de vices et que les mauvaises passions se recrutent. La fonction génératrice participe d'ordinaire à cette dégradation physique et morale, et si quelque maladie héréditaire ou cette sorte d'emprisonnement ne retentissent pas d'une manière suffisamment néfaste sur la génération, le contact journalier des deux sexes, des conversations et des exemples fatalement licencieux, poussent ces malheureux à des excès et à des vices qui épuisent bientôt leur faculté génératrice.

Il en est à peu près de même pour les ouvriers des manufactures, dont la vie s'étiole au milieu d'une atmosphère empestée ou chargée de molécules délétères.

Les professions libérales ou celles qui exigent l'intervention de l'intelligence sont éminemment favorables à l'acte de la génération. Par la politesse dont elles ont l'apanage, et par la culture des arts et des sciences, elles donnent au système nerveux une plus grande délicatesse de sensibilité, et par le travail auquel l'esprit est soumis, elles ne laissent point s'affaisser et dormir le consensus qui tient sous sa dépendance le sens génésique.

Cette influence est encore plus marquée pour les professions qui s'adressent plus spécialement à l'âme, comme tous les beaux-arts en général. Cependant il est à remarquer que tous les grands artistes et les grands poëtes ont eu fort peu d'enfants, et cette observation n'a pas échappé à Destouches, qui la consigne ainsi dans son *Philosophe marié:*

> On dit qu'on n'a jamais tous les dons à la fois,
> Et que les grands esprits, d'ailleurs très estimables,
> Ont fort peu de talent pour former leurs semblables.

Les conceptions sublimes doivent être précédées de méditations profondes, même chez les hommes de génie, qui obéissent alors à la loi commune qui nous apprend que l'énergie de la fonction génitale n'est jamais en raison directe de la longueur et des difficultés des travaux intellectuels.

Je dirai en effet ailleurs que les études abstraites et trop longtemps prolongées constituent une cause assez fréquente d'impuissance et parfois de stérilité.

B. *Circonstances étrangères à l'individu.*

Ces circonstances sont nombreuses et se peuvent déduire de cette infinité d'accidents qui accentuent le cours de la vie; on comprend que je ne puis ici aborder une pareille énumération, et que je me dois contenter de signaler les causes les plus générales qui, n'ayant point un siége dans l'organisme ou n'étant point soumises à la volonté, exercent sur le développement et l'énergie de la fonction génératrice une influence marquée et incontestable. Parmi ces causes, je citerai les climats, les saisons, les années, le jour, la nuit, dans les considérations desquelles seront compris le froid, le chaud, l'humide, la latitude, la position géographique, etc.

Climats. — J'ai dit, en parlant de la menstruation, que les femmes étaient réglées de meilleure heure dans les pays chauds que dans les contrées froides ou tempérées, et que cette influence de la chaleur ne saurait être mise en doute, lorsqu'on voit les femmes des pays très froids, comme les Samoïèdes, vivant presque toute l'année dans des souterrains où règne une chaleur étouffante produite par de l'eau jetée sur des pierres rougies, quand on voit ces femmes, dis-je, être aussi précoces que celles des tropiques.

Montesquieu, donnant à ce fait une importance plus que

physiologique, le classe parmi les causes de la polygamie :
« Les femmes, dit-il, sont nubiles, dans les climats chauds,
à huit, neuf et dix ans ; ainsi l'enfance et le mariage y vont
presque toujours ensemble ; elles sont vieilles à vingt ans.
La raison ne se trouve donc jamais chez elles avec la beauté.
Quand la beauté demande l'empire, la raison le fait refuser ;
quand la raison pourrait l'obtenir, la beauté n'est plus.
Les femmes doivent être dans la dépendance, car la raison
ne peut leur procurer dans la vieillesse un empire que la
beauté ne leur avait pas donné dans la jeunesse même. Il
est donc très simple qu'un homme, lorsque la religion ne
s'y oppose pas, quitte sa femme pour en prendre une autre,
et que la polygamie s'introduise (1). »

Chervin, dans sa thèse inaugurale (2), a vivement combattu l'assertion de Montesquieu. Il est incontestable, en
effet, par les rapports des voyageurs (3), que les hommes
sont également pubères de meilleure heure dans les pays
chauds que sous les climats tempérés, et qu'ils subissent profondément, au point de vue des plaisirs vénériens, l'influence
excitatrice de la chaleur. Selon Niebuhr (4), Volney (5), et
beaucoup d'autres voyageurs (6), rien n'est plus commun
dans le Levant que de rencontrer des hommes de trente

---

(1) *Esprit des lois*, 1764, in-12, liv. XVI, chap. II.

(2) *Recherches médico-philosophiques sur les causes physiques de la polygamie dans les pays chauds*. Paris, 1812.

(3) Voy. Salze, dans *Histoire médicale de l'armée d'Orient*, par Desgenettes. Paris, 1802, in-8°, IIᵉ partie, p. 125 ; et *Histoire de l'Afrique française*, par l'abbé Demanet, 1767, in-12, t. II, p. 60.

(4) *Description de l'Arabie*, 1779, in-4°, t. I.

(5) *Voyage en Syrie*, 1787, in-8.

(6) Olivier, *Voyage dans l'empire ottoman*, an IX, in-8, t. I, p. 150 ; et Renati, dans *Histoire médicale de l'armée d'Orient*, IIᵉ partie.

ans atteints d'impuissance. « C'est la maladie, dit Volney, pour laquelle les Orientaux consultent davantage les Européens, en leur demandant du *Madjoun*, c'est-à-dire des pilules aphrodisiaques (1). »

L'empire des climats chauds sur la précocité du développement et sur l'énergie du génésique est donc incontestable, et l'influence contraire des pays froids est également mise hors de doute par toutes les relations des voyageurs.

Saisons. — D'après ce qui précède, il semblerait naturel de conclure que la saison la plus chaude de l'année doit être la plus favorable à l'exercice de la génération ; pourtant il n'en est point ainsi, et l'influence du printemps est de beaucoup supérieure à celle de l'été.

Ce fait, en rattachant l'excitation génitale de l'espèce humaine à la loi du phénomène du rut, était connu dès la plus haute antiquité ; mais il appartenait à notre époque de l'établir sur une base réellement scientifique, et ce progrès est dû aux travaux statistiques de M. Villermé, en France (2), et de MM. Quetelet et Smits, en Belgique (3).

En compulsant les registres des naissances, et en marquant, pour chaque mois, le nombre des conceptions, M. Villermé a cru devoir classer les mois de l'année dans l'ordre suivant, en commençant par les plus féconds :

Mai.	Janvier.
Juin.	Août.
Avril.	Novembre.
Juillet.	Septembre.
Février.	Octobre.
Mars et décembre.	

(1) *Loc, cit.*; t. II, p. 445.
(2) *Annales d'hygiène.* Paris, 1832, t. VIII, p. 459.
(3) *Annales d'hygiène.* Paris, 1833, t. IX, p. 308.

Comme on le voit, c'est à l'époque correspondant au rut des animaux, au printemps, alors que toute la nature semble renaître à la vie, que s'opère dans l'espèce humaine le plus grand nombre de conceptions. Les recherches entreprises en Belgique dans le même sens ont donné des résultats parfaitement identiques avec ceux qu'avait obtenus M. Villermé en France.

Cependant on pourrait se demander si l'action des premières chaleurs, limitée à la fécondation, s'exerce également sur la copulation, en d'autres termes, si cette action n'est pas spéciale à la fécondité, en donnant au sperme et aux ovaires des propriétés reproductives plus énergiques.

M. Villermé, pour résoudre cette question, s'est adressé aux comptes généraux de la justice criminelle, et il a trouvé que l'époque de l'année à laquelle il se commettait le plus de viols et d'attentats à la pudeur était précisément celle du printemps, pendant laquelle se fait aussi le plus grand nombre de conceptions. Et que l'on n'invoque pas, pour expliquer la plus grande fréquence de ces crimes pendant le printemps, les circonstances des promenades solitaires, des vêtements légers, des rencontres dans les bois et lieux écartés, car les mêmes circonstances se reproduisent, ou à peu près, pendant les mois d'août et de septembre, classés des derniers pour les viols et les conceptions.

Cette influence du printemps n'est pas limitée aux pays tempérés; elle s'étend à toutes les zones, de telle sorte que l'on peut dire que l'homme est assujetti, jusqu'à un certain point, à une sorte de rut périodique dont le retour a lieu, chaque année, au printemps.

Mais de même que le rut cesse d'être périodiquement marqué chez les animaux qui, de l'état sauvage, passent à celui de domesticité, de même l'influence du printemps est moins manifeste chez les habitants des villes, et surtout des capitales, que chez les populations des campagnes. Chez les premiers, en effet, mille causes tiennent sans cesse en éveil le sens génital, sans parler du *climat artificiel* que la civilisation leur apprend à se faire, et qui rend compte du *maximum* de conceptions que présentent en Suède, en Finlande, à Saint-Pétersbourg, les mois de décembre et de janvier, les plus froids sans contredit de toute l'année.

Années. — Pythagore, en proclamant sa doctrine des nombres, donna naissance aux *années climatériques*. Malgré l'empire que cette croyance a exercé sur l'esprit des anciens, les auteurs sont loin d'être d'accord sur les années qui méritent cette désignation. Suivant les uns, chaque septième année présente ce caractère, tandis que pour les autres, il ne faut regarder comme telles que celles qui sont le produit de la multiplication du nombre 7 par les nombres impairs 3, 5, 7 et 9. La grande climatérique est la 63e année ; les autres années climatériques remarquables sont la 7e, la 21e, la 49e et la 56e année. Outre les changements dans le tempérament, les maladies, la fortune, etc., que les années climatériques apportaient, les anciens étaient convaincus, et quelques esprits de nos jours partagent cette conviction, que les organes génitaux externes de la femme se resserrent et reviennent à une espèce de forme virginale qui, tout en donnant un nouvel aiguillon aux voluptés de l'homme, augmente les désirs et l'énergie génitale de la femme.

Il est superflu de discuter l'inanité de pareilles assertions ; cependant il est incontestable que les désirs vénériens et l'ardeur copulatrice présentent, chez la femme, un surcroît d'intensité aux approches de l'âge critique ; on dirait une lampe qui, avant de s'éteindre, jette une dernière lueur plus vive et plus éclatante que celles qui l'ont précédée.

Il est également démontré que la fécondité de l'espèce humaine est très considérable pendant les années qui suivent une disette, une famine, une épidémie et les discordes civiles qui jettent le trouble et la confusion dans les rapports sociaux, et qu'au contraire elle diminue considérablement pendant ces époques de calamité publique. Les pratiques religieuses du jeûne, que l'on observe pendant le carême, peuvent être assimilées à la disette, selon M. Villermé, et produisent les mêmes résultats (1). Cet auteur, à l'occasion des *Recherches statistiques sur la ville de Paris et le département de la Seine*, qu'a fait publier M. de Chabrol, a rédigé des *Considérations sur la fécondité*, où se trouve le passage suivant : « Il résulte de mon travail, qui est fondé sur plus de 13,000,000 de naissances énumérées mois par mois, que le très petit nombre de naissances du mois de décembre, qui a pour neuvième antécédent le mois de mars, est l'effet des abstinences du carême. Une circonstance curieuse, c'est que le mois de mars devient progressivement chargé de plus de conceptions à dater de la fin du règne de Louis XV, c'est-à-dire à dater du temps où le relâchement s'est progressivement introduit dans les mœurs, et un changement dans les idées et les pratiques religieuses. Enfin le mois de mars, qui était autrefois le dernier dans l'ordre des conceptions, est maintenant le septième. Les mœurs du peuple, la mesure de ses opinions, sont donc quelquefois écrites dans les résultats de la statistique ; il ne faut que savoir les lire (2). »

(1) De la distribution par mois, des conceptions et des naissances de l'homme (*Annales d'hygiène publique.* Paris, 1834, t. V, p. 55).

(2) Sans contester d'une manière absolue l'influence du jeûne sur le nombre des conceptions, influence qui, si elle était admise aussi importante que le prétend M. Villermé, serait en opposition avec ce que j'ai dit, page 149, touchant les rapports de la nutrition et de la

Le jour ; la nuit. — On demandait un jour à Fontenelle s'il n'avait jamais songé à se marier : « Quelquefois, répondit le philosophe, *le matin.* » Est-ce que les désirs vénériens seraient plus énergiques après le repos de la nuit qu'à toute autre heure de la journée? Cependant un grand poëte, Victor Hugo, a dit :

> Le plaisir, fils des nuits, dont l'œil brillant d'espoir
> S'éteint vers le matin et se rallume au soir.

Qui a raison du philosophe ou du poëte? Je crains bien que l'un et l'autre aient tort, au point de vue où chacun d'eux s'est placé.

Le soir, avant l'abattement de l'excitation générale produite par la veille, avant le repos de l'imagination et le calme des sens, le stimulus, et partant les désirs, sont plus violents. Mais il faut se garder de conclure de la violence des désirs à une plus grande énergie dans la fécondité et le plaisir. Il est d'observation que les premiers temps des mariages d'amour ou d'inclination sont très souvent stériles, et que cet état cesse avec l'affaiblissement des désirs, amené par la satisfaction ou l'habitude. Il est également d'observation que des désirs trop longtemps prolongés amènent momentanément l'impuissance chez l'homme, et changent quelquefois les voluptés en douleurs poignantes, dont une hémorrhagie par le canal de l'urètre signale l'intensité. Donc le plaisir vénérien n'est pas toujours en raison directe des désirs.

De plus, le coït, exercé le soir, n'a pas sur l'organisme

faculté génitale, je dois faire remarquer qu'au temps des pratiques sévères de la religion, le carême était une époque non-seulement d'*abstinence*, mais encore de *continence*, et que les mœurs se sont également relâchées sur le jeûne et sur l'œuvre de la chair.

l'empire absolu qui lui appartient, en raison même de l'agitation générale et de l'exaltation des facultés intellectuelles. Après un bal, où certes les stimulants érotiques ne manquent pas, on savoure mal les plaisirs de l'amour. Après la veille, l'économie réclame le repos et non une nouvelle fatigue; et puis l'imagination, cette folle du logis, comme la nomme Brantôme, loin de rester où l'appelle le désir vénérien, fait quelquefois l'école buissonnière, qu'on me passe le mot, au moment même où son intervention est le plus nécessaire, et enlève au plaisir un aliment précieux qu'elle donne, soit à un souvenir, soit à une espérance, soit à un calcul.

Je ne parle pas de la fatigue plus grande, de l'épuisement plus profond qui succèdent au coït du soir; je ne fais pas non plus intervenir l'hygiène, dont les prescriptions sont contraires aux rapprochements conjugaux avant le sommeil; je ne veux constater ici que l'influence exercée sur l'acte génital par les excitations de la veille, et je suis forcé de reconnaître qu'en ces circonstances le désir acquiert une énergie qui est loin de se communiquer au plaisir. Victor Hugo serait donc plus dans la vérité s'il remplaçait le mot *plaisir* par celui de *désir*.

Au matin, après le calme et le repos de la nuit, l'organisme et les facultés intellectuelles sont dans une espèce de sérénité béate, si je puis ainsi dire. La sensibilité a toute la virginité de ses impressions, et la folle du logis, encore endormie, ne trouble par ses divagations ni les émotions de l'âme, ni la rectitude de la raison. L'être physique et l'être moral sont tout entiers à la première sensation qui les sollicite, et s'y associent d'autant plus complétement que rien encore ne les a distraits; sans doute l'impression qu'ils en reçoivent ne contracte pas épileptiquement les fibres, mais les distend, comme dirait Cabanis, et constitue tout à la fois une jouissance calme pour le corps et une joie douce pour l'âme. Oui, le coït, exercé le matin, après une nuit de sommeil et de repos, n'est pas précédé de ces violents désirs qu'engendrent les excitations de la veille, mais il est accompagné d'une volupté qui, quoique moins délirante, porte la satisfaction et le bien-être dans toutes les parties de notre être. Ce ne pouvait donc pas être le désir vénérien qui donnait à Fontenelle l'envie de se marier.

Il est sans doute beaucoup d'autres circonstances, telles que la digestion, l'équitation, etc., qui influent sur la génération ; mais comme leur empire peut aller jusqu'à produire l'impuissance ou la stérilité, je réserve leur étude pour le corps de cet ouvrage, et je clos ici une introduction dont la longueur trouve son excuse dans les nécessités mêmes de mon sujet, qui réclamait ces considérations générales, afin de me débarrasser d'explications sans nombre qui m'eussent entravé à chaque pas.

LIVRE PREMIER.

DE L'IMPUISSANCE.

L'impuissance (*impotentia, anaphrodisie*) est l'impossibilité, pour l'un et l'autre sexe, de remplir toutes les conditions du coït physiologique.

Ces conditions sont, ainsi que je l'ai établi ailleurs (1) :

Pour l'homme : 1° désirs vénériens ; 2° érection de la verge ; 3° éjaculation spermatique ; 4° enfin plaisir au moment de cette évacuation.

Pour la femme : 1° désirs vénériens ; 2° réception de la verge dans le vagin ; 3° plaisir à la suite de cette intro-mission.

Comme on le voit, je donne au mot impuissance une large acception, et, sans revenir ici sur la distinction fondamentale que j'ai faite de cet état et de la stérilité, je ne le réserve pas, à l'exemple de quelques auteurs, à exprimer seulement l'impossibilité de l'érection chez l'homme et de l'intromission chez la femme. Pour moi, le dyspermatisme de Pinel, par exemple, ou l'absence des désirs et des plaisirs vénériens, sont tout aussi bien des cas d'impuissance que la non-érection de la verge et l'occlusion de la vulve ou du vagin.

Cependant quelques auteurs, considérant que la passivité dans le coït n'est pas pour la femme l'état physiologique, en firent une entité morbide qu'ils désignèrent sous le nom de

(1) Voyez les pages 5 et 33.

frigidité. Mais la confusion vint tout aussitôt détruire les bénéfices de cette heureuse distinction, car pour les uns, la frigidité fut l'absence des désirs vénériens, et pour les autres, ce mot exprimait l'absence du plaisir.

De plus, quelle que fût d'ailleurs l'acception que l'on donnât à la frigidité, cet état morbide, qui *généralement* (1) n'entraîne pas la stérilité, n'était ni impuissance ni stérilité, mais quelque chose à part, que l'impossibilité d'introduire dans une classification méthodique rejetait dans la classe des névroses, comme si l'absence congénitale ou accidentelle du clitoris, par exemple, qui est une cause puissante de frigidité, pouvait entrer dans le cadre des affections nerveuses.

En considérant le plaisir comme une des conditions physiologiques du congrès chez la femme, et en définissant l'impuissance, l'impossibilité d'accomplir le coït selon toutes les lois de la nature, la frigidité devenait un cas d'impuissance. C'est ainsi, en effet, que je classe cet état morbide, qui constitue également chez l'homme une variété d'anaphrodisie.

En agrandissant ainsi, pour les deux sexes, les cas d'impuissance, je me suis surtout proposé de faire cesser la confusion regrettable qui règne dans l'histoire des deux

---

(1) Je n'emploie pas une expression absolue, parce que je possède quatre observations d'absence congénitale du clitoris bien authentiques, recueillies par moi, et qui toutes quatre étaient accompagnées de la stérilité de la femme. Est-ce une simple coïncidence ou est-ce l'état normal ? Les auteurs qui m'ont précédé ne m'ont rien appris à cet égard, et si quatre observations ne sont pas suffisantes pour former une conviction, elles ont été du moins assez fortes pour m'inspirer un doute et me faire suspendre mon jugement. Je reviendrai plus longuement ailleurs sur ce point intéressant de pathologie.

maladies qui font le sujet de cet ouvrage, et de ramener leur étude dans la voie d'une méthode réellement scientifique. Je n'ose me flatter d'avoir entièrement atteint cet heureux résultat, mais j'aime à croire que mes efforts sur ce point ne seront pas complétement inutiles.

SECTION PREMIÈRE.

IMPUISSANCE CHEZ L'HOMME.

CHAPITRE Ier.

IMPUISSANCE PAR VICES DE CONFORMATION.

§ I. — Anomalies de la verge.

Absence de la verge. — Ce vice de conformation, très grave au point de vue qui nous occupe, est heureusement peu fréquent. Schenk (1) et Cattier (2) en ont rapporté deux observations, et Fodéré raconte qu'il a traité et guéri d'une incontinence d'urine un jeune soldat plein de courage et de vigueur, qui, avec des testicules bien conformés, n'avait à la place de la verge qu'un bouton, comme un mamelon, par lequel se terminait l'urètre. « Il m'assura, ajoute Fodéré, avoir toujours été ainsi, et que ce bouton se renflait quelquefois en la présence des jeunes personnes du sexe, et qu'il en sortait par le frottement une humeur blanche (3). »

(1) *Obs. med.*, l. IV, c. IX.
(2) *Isaaci Cattieri obs. med. Borello communicat.*, obs. XIX.
(3) *Médecine légale*, t. I, p. 364.

Un semblable défaut de conformation entraîne fatalement l'impuissance, mais n'est pas absolument une cause de stérilité. Il importe, en effet, que le bouton, le mamelon, en un mot la saillie du corps caverneux remplaçant le pénis, ait une ouverture extérieure communiquant avec les organes spermatiques, bien conformés d'ailleurs, pour que la fécondation s'accomplisse; car il suffit, *dans quelques cas*, que le fluide séminal soit déposé à l'entrée des organes génitaux féminins, et qu'un certain éréthisme, comme nous le verrons ailleurs, existe chez la femme. Aussi M. Orfila, d'accord ici avec la plupart des auteurs, tout en reconnaissant la possibilité de la fécondation, repousse-t-il l'accusation de viol portée contre un individu atteint de ce vice de conformation (1). Cependant le pénis peut manquer complétement sans qu'il y ait même trace du canal de l'urètre; au moment où j'écris cet ouvrage, un journal en rapporte un exemple assez intéressant pour trouver place ici.

« Il s'est présenté mercredi matin, dit ce journal, à la consultation de M. Nélaton un cas très curieux :

» Une sage-femme est venue consulter M. Nélaton sur le sexe d'un enfant qu'elle apportait; elle était très embarrassée pour déclarer son sexe à l'état civil.

» Cet enfant, qui était né depuis deux jours, était parfaitement bien conformé et tetait très bien. Le scrotum était à la place où il se trouve habituellement, mais il y avait absence complète de pénis; à sa place, il n'y avait pas de traces, il n'y avait pas de cicatrice. On ne savait pas ce qui était contenu dans le scrotum : était-ce la vessie ou les testicules ?

» Après un examen attentif, M. Nélaton reconnut que

(1) *Médecine légale*, t. I, p. 177, 178.

c'étaient bien les testicules qui se trouvaient dans les bourses. Ils étaient bien à leur place, mais du côté gauche, il y avait un épanchement de sérosité dans la tunique vaginale; il y avait une hydrocèle. C'était donc un garçon.

» L'enfant se portait bien, ne paraissait nullement souffrir de l'absence d'un organe aussi important que le pénis; il fallait donc que l'urine s'écoulât par quelque endroit.

» On examina à cet effet l'ombilic pour voir si l'urine ne sortait pas par là; car c'est presque toujours, comme chez le bœuf, par l'ouraque, restée perméable, que l'urine sort quand le pénis est imperforé ou manque complétement; mais le cordon ombilical ne présentait rien d'anormal; il était ce qu'il est naturellement deux jours après la naissance, flasque, mou, tombant sur le ventre; la ligature était intacte. Il était donc certain qu'il ne donnait pas passage à l'urine.

» Ce liquide ne pouvait sortir que par la dernière voie qu'on n'avait pas explorée, le rectum. On questionna la sage-femme à l'effet de savoir comment étaient les selles de l'enfant; elle répondit qu'elles étaient toujours liquides et semblaient contenir de l'urine. Il n'y avait plus de doute : c'était donc par le rectum que la vessie se vidait. Il y avait une communication entre ces deux cavités, une espèce de cloaque où se mélangeaient l'urine et le méconium, pour être ensuite expulsés par l'anus (1). »

Dans de pareilles circonstances, en admettant que l'enfant atteigne l'âge adulte, non-seulement le coït, mais encore la fécondation sont impossibles.

Quoi qu'il en soit, la médecine est impuissante et la chirurgie désarmée devant une semblable infirmité; il n'est

(1) *Gazette des hôpitaux*, 28 janvier 1854, n° 12.

pas au pouvoir de l'homme de suppléer la nature dans les fonctions de la vie plastique.

Dimensions extrêmes du pénis. — Ces dimensions extrêmes peuvent être en plus ou en moins.

Le développement excessif de la verge n'est pas généralement admis comme une cause d'impuissance, et si quelques auteurs lui donnent ce caractère, ils ont soin d'ajouter que l'impuissance n'est alors que relative. Sans doute, à ne considérer que l'acte copulateur en lui-même, le volume trop considérable du pénis, soit en épaisseur, soit en longueur, n'empêche pas rigoureusement l'exercice de cet acte; mais si l'on fait attention que le coït doit être, pour les deux sexes, une source de voluptés et non de douleurs, on conviendra que le but proposé est rarement atteint dans de pareilles circonstances. Le développement anormal en grosseur peut produire des contusions, des déchirements dans les organes génitaux de la femme; et sa longueur excessive peut amener au col de l'utérus des inflammations, et par suite le squirrhe; je ne parle pas de la douleur qui, dans ce cas, est toujours très grande, ainsi que le prouve l'exemple, rapporté par P. Zacchias, de cette courtisane de Rome qu'une semblable organisation d'un de ses amants faisait toujours tomber en syncope.

Toute médication est, en ces circonstances, parfaitement inutile. Le rôle du médecin se borne à quelques conseils pour l'homme et à l'emploi d'un pessaire pour la femme. Au premier, on recommandera d'user de ménagements dans l'intromission de la verge, d'enduire celle-ci d'un corps gras pour faciliter son glissement, si la dimension est en grosseur, et de n'introduire que la moitié, le quart, etc., du membre viril, si la longueur de celui-ci constitue l'anomalie. Du côté de la femme, le pessaire, en refoulant aussi haut que possible l'utérus, garantira également le museau de tanche par la proéminence de ses bords. Enfin on aura soin que le coït ne s'exerce que dans la position horizontale et dans des directions variables selon les cas, et qu'il est inutile d'énumérer ici.

Le défaut contraire, c'est-à-dire la petitesse extrême du pénis, a été mis, au point de vue de l'impuissance, sur le même plan que son développement excessif. Cependant voici un fait où le coït, c'est-à-dire le plaisir suivi de l'éjaculation était impossible, et par conséquent l'impuissance absolue. Un étudiant en médecine, de dix-neuf à vingt ans, Brésilien d'origine, se présenta à ma consultation dans le courant de novembre 1852. Sa stature était grêle, sa voix féminine ; le système musculaire à peine développé, sans prédominance aucune du tissu graisseux ; les cheveux châtains, pâles et clair-semés, étaient sans vigueur ; la figure et la poitrine ne présentaient aucune trace de poils ; le pubis n'en était pas entièrement dépourvu, mais ils étaient fins, assez courts, et ne frisaient pas. Avant de me montrer ses organes, le malade me dit qu'il avait non-seulement des désirs vénériens, mais encore des érections fréquentes, et que lorsqu'il se masturbait, l'éjaculation avait lieu avec tous les phénomènes voluptueux qui l'accompagnent d'ordinaire, tandis que pendant le coït, l'éjaculation, quelque effort qu'il pût faire, ne s'était jamais produite. Le cas était bizarre, et avant de me perdre dans l'hypothèse d'une surexcitation nerveuse qui aurait mis obstacle à la libre circulation du sperme, je demandai à voir les organes de la génération. Quel ne fut pas mon étonnement de rencontrer une verge presque imperceptible, dont il était difficile de découvrir le gland. Le scrotum, les testicules, les canaux déférents, tout l'appareil, en un mot, avait également des proportions lilliputiennes.

La verge en érection avait à peu près la grosseur d'un piquant ordinaire de porc-épic et était longue de 2 pouces. Les testicules atteignaient à peine le volume d'une aveline, et étaient difficiles à rencontrer lorsque le scrotum, en se ratatinant, les refoulait en haut.

À part cet arrêt de développement, tout l'appareil génital était parfaitement conformé. Cependant l'ouverture du prépuce était étroite à ce point qu'il était peu aisé d'y faire passer le gland. Celui-ci n'avait jamais vu le jour, et entre lui et son enveloppe s'était amassée une assez grande quantité de matière sébacée mêlée à du sperme, laquelle avait formé des calculs que je ne retirai pas sans occasionner au malade quelques douleurs.

Évidemment la pression exercée dans le coït par les parois vaginales sur la verge de ce jeune homme était nulle, ou tout au moins insuffisante pour porter le prépuce en arrière dans les mouvements de va-et-vient, et pour déterminer l'excitation nécessaire à l'éjaculation.

Le malade, à qui je développais cette manière de voir, qu'il n'avait jamais soupçonnée, voulut bien, en sa qualité d'étudiant en médecine, se soumettre à l'expérience suivante : un cylindre en caoutchouc, de la grosseur d'un pénis ordinaire, et dans l'intérieur duquel était taillé un canal dont le diamètre était exactement celui de la verge en érection, fut maintenu au pubis au moyen d'une lanière, également en caoutchouc, passée sur les lombes comme un bandage de corps. L'élasticité de cette lanière permettait les mouvements de va-et-vient du coït au cylindre, qui les transmettait à la verge, emprisonnée dans son intérieur. Une prostituée s'étant prêtée à l'expérience, cette espèce de copulation s'effectua complétement, c'est-à-dire que l'éjaculation et les phénomènes voluptueux qui l'accompagnent eurent lieu comme dans les rapprochements ordinaires des sexes.

Ce témoignage, qui ne me laissa plus aucun doute sur la cause de l'impuissance du jeune Brésilien, me suggéra le traitement que je crus devoir mettre en usage. Me rappelant cette loi physiologique d'une grande vérité, à savoir que le développement d'un organe est toujours en rapport avec son exercice, en d'autres termes, que plus un organe est mis en activité et plus il prend d'accroissement, je conseillai au malade de se livrer au coït aussi fréquemment que sa constitution délicate le lui permettait, armé de l'appareil que je lui avais fait construire et dont le canal intérieur devait être tapissé d'un corps gras très pur, autant pour faciliter les mouvements du cylindre sur la verge que pour donner un aliment à l'absorption. Je ne négligeai point les ressources de l'hygiène, et je prescrivis en même temps une nourriture succulente, un régime tonique et les exercices corporels, tels que l'escrime, la natation à la mer, etc.

Je n'ai revu qu'une seule fois le malade, trois mois après sa première visite; la verge s'était considérablement accrue, et il m'annonça qu'il avait deux fois exercé naturellement le coït, en ayant soin, quelque temps avant la copulation, de faire pratiquer des lotions astringentes aux organes géni-taux de la femme. Je ne sais, au moment où j'écris, si le sujet de cette observation est encore à Paris ou s'il est retourné en Amérique; je regrette vivement cette absence, car j'au-rais voulu connaître les résultats d'une médication que j'employais pour la première fois et qu'il n'est pas donné de recommencer souvent.

Mondat parle d'un instrument de son invention, dont je laisse au lecteur le soin d'apprécier le mérite, mais que je dois exposer ici, pour ne tenir dans l'ombre aucun moyen de traitement. « J'ai imaginé, dit-il, un instrument qui présente une forme cylindrique, de 5 à 8 pouces de longueur, de 10 à 16 lignes de diamètre, ayant une extrémité libre, tandis que l'autre est montée sur un appareil auquel vient s'adapter une pompe aspirante. On introduit le pénis dans le cylindre, avec le soin de ramener en arrière le prépuce ; on dirige l'instrument sur un plan incliné vers le haut, l'individu étant debout. Le congesteur est fixé par une main, tandis que l'autre imprime au piston de légers mouvements pour faire le vide ; le corps caverneux ne tarde pas à se gonfler ; peu à peu le sang le pénètre de toutes parts, tout l'appareil génital subit l'impulsion érectile du pénis, que l'on fait durer de cinq à vingt minutes (1). »

Mondat se servait aussi de cet instrument pour déterminer l'érection d'une verge bien conformée dans les cas d'anaphrodisie. Je dirai, lorsque je serai arrivé à ce genre d'impuissance, les résultats que m'a donnés le congesteur de ce praticien.

Bifurcation de la verge. — Tous les ouvrages de médecine légale, tous les dictionnaires de médecine et les traités spéciaux des maladies des organes générateurs parlent de la bifurcation de la verge comme entraînant tantôt l'impuissance absolue et tantôt l'impuissance relative. Ce vice de conformation se rencontre rarement seul ; il accompagne presque toujours quelque anomalie de l'appareil urinaire, et surtout l'extrophie de la vessie. C'est donc au paragraphe que je consacre plus loin à cette infirmité que je renvoie le lecteur pour la description de la bifurcation de la verge.

Vicieuse direction du pénis. — Cette anomalie congénitale n'est jamais due à la rétraction de la peau ni à la brièveté du filet de la verge ; elle réside essentiellement

---

(1) *De la stérilité de l'homme et de la femme*, p. 94.

dans les corps caverneux, se présente très rarement à l'état de simplicité, et accompagne presque toujours un vice de conformation, soit de l'urètre, soit de la vessie. J.-L. Petit, qui nous a laissé de précieux documents sur les maladies de la verge, rapporte à ce sujet une observation et une nécropsie qui méritent de trouver ici une place. « Un étranger, dit le célèbre chirurgien, me consulta pour savoir si la mauvaise conformation de sa verge, qu'il avait apportée de naissance, pouvait se réparer, ou si, telle qu'elle était, elle le rendrait impropre au mariage qu'il était près de contracter : il avait la verge si considérablement recourbée, que la peau du scrotum lui servait d'enveloppe dans toute sa partie inférieure. Le gland était la seule partie saillante lors de l'érection, ou plutôt lors du gonflement des corps caverneux et du gland ; l'ouverture de l'urètre était placée à l'endroit de la fosse naviculaire, de manière que quand il rendait son urine, elle sortait en nappe et mouillait tout le scrotum. Je le jugeai impropre au mariage, et lui conseillai de ne se point rendre aux raisons de ceux qui auraient envie de le délivrer de son incommodité par quelques opérations. Je lui dis que, quoique les parties qu'on aurait à couper en faisant une opération ne fussent pas de conséquence, les suites pouvaient en être dangereuses; mais de plus, qu'il n'obtiendrait jamais ce qu'il espérait; que, quand même il n'arriverait aucun accident, quand, après la cicatrice, la verge se trouverait entièrement séparée du scrotum, elle resterait toujours courbée en se gonflant, parce que la cicatrice ne pourrait jamais se prêter à l'allongement de la verge; que, outre cela, il y avait une autre cause de courbure à laquelle l'opération ne pourrait remédier. Il ne suivit point mon conseil : un autre le persuada. Cependant, quoique je fusse d'un avis contraire, le malade désira que j'assistasse à l'opération : elle fut faite avec beaucoup de dextérité; mais la verge, quoique exactement séparée du scrotum, conservait sa courbure et jamais ne put être redressée; elle resta telle après la cicatrice (1). »

J.-L. Petit pense que dans les cas de courbure originelle de la verge, les cellules du corps spongieux de l'urètre ou des corps caverneux, selon que la partie concave est tournée en bas, en haut ou sur les côtés, sont plus petites ou moins nombreuses que les autres, et que la moindre quantité de sang qui y afflue détermine de ce côté un volume moins considérable du pénis.

A l'appui de cette manière de voir, il rapporte la nécropsie suivante : « J'ai eu occasion, dit-il, de me convaincre de la réalité de ce fait sur le cadavre d'un enfant que l'on m'avait fait voir le jour même de sa naissance, et auquel je ne voulus faire aucune opération : on me l'avait amené plusieurs fois pendant le cours de sa vie, espérant que je pourrais trouver quelques moyens de le guérir de l'hypospadias, accompagné d'une courbure pareille à celle dont il s'agit. Je le renvoyais toujours sans lui rien faire, disant aux père et mère que cette difformité était irréparable. Cet enfant mourut d'une fluxion de poitrine à l'âge de dix à douze ans. Je demandai d'en faire l'ouverture, ne voulant pas échapper cette occasion de satisfaire ma curiosité.

» Je découvris d'abord l'un des corps caverneux; j'y fis ouverture; j'y passai un tuyau dans lequel je soufflai; la verge se gonfla, se courba en dessous, et, pour la conserver dans cette figure, je fis une ligature au moyen de laquelle je retins l'air, puis je disséquai la verge et je trouvai que tout l'urètre était fort court; qu'il était, pour ainsi

(1) *OEuvres complètes*, édit. 1837, p. 745.

dire, ligamenteux et incapable de s'étendre, n'ayant aucun tissu cellulaire. Je le séparai des deux corps caverneux fort exactement, mais avec beaucoup de peine; malgré cette séparation, les corps caverneux ne s'allongèrent que fort peu; la verge resta courbe, ce qui me fit juger que la mauvaise conformation de l'urètre n'était pas la seule cause de la courbure, et que le dessous des corps caverneux y avait quelque part. Pour examiner la chose à loisir, j'emportai les pièces chez moi : ayant séparé les corps caverneux de toute autre partie, j'observai qu'en les tirant par les deux bouts, je ne pouvais les allonger; et, les soufflant de nouveau par la première ouverture que j'avais faite, ils reprenaient la figure courbe, ce que j'attribuai d'abord à une bande ligamenteuse qui régnait à l'endroit d'où j'avais séparé l'urètre. Je séparai de cette bande tout ce que je pus sans ouvrir les corps caverneux; je coupai même transversalement les fibres que je n'avais pu enlever; malgré tout cela, et malgré l'air que je soufflais avec force, les corps caverneux conservèrent toujours leur courbure. Les ayant soufflés pour la dernière fois, j'y retins l'air par une ligature et les fis sécher. Quelque temps après, je les coupai, l'un longitudinalement, l'autre par tronçons; je reconnus que la figure courbe qu'ils avaient toujours conservée dépendait de ce que leurs cellules étaient presque bouchées dans la partie cave de la courbure, et que, par degrés, elles s'élargissaient jusqu'à la partie convexe, où étaient les plus grandes, soit que ces cellules aient été ainsi dès la première conformation, ou qu'ayant toujours été gênées par l'urètre et par la bande ligamenteuse, elles soient restées petites, n'ayant pas eu la facilité de s'étendre comme les autres (1). »

_____

(1) *Loc. cit.*, p. 717, 718.

La courbure congénitale de la verge, dépendant des corps caverneux ou du corps spongieux de l'urètre, ne doit point tenter l'habileté du chirurgien; elle est inguérissable; l'impuissance qu'elle entraîne est par conséquent absolue.

Le même accident, et ayant le même siège, peut se produire à la suite de certaines affections, comme la blennorrhagie, les contusions de la verge, etc., et peut alors, ainsi que je le dirai plus loin, réclamer efficacement les secours de l'art.

§ II. — Anomalies du prépuce.

Absence du prépuce. — Ce vice de conformation ne produit pas ordinairement l'impuissance, et nous ne le signalons ici, en passant, que parce qu'il enlève au gland une partie de sa sensibilité et rend, par conséquent, le coït beaucoup moins voluptueux.

Cette dernière circonstance n'est pas, on le comprend, sans avoir une certaine influence sur les désirs vénériens.

Depuis longtemps on a cherché à faire artificiellement un prépuce, d'autant mieux que sa disparition a quelquefois lieu accidentellement, à la suite de la circoncision ou de la gangrène de cet organe. Celse indique deux procédés opératoires, dont l'un est applicable à l'absence congénitale du prépuce, et l'autre à sa chute accidentelle.

Le premier, qui seul nous intéresse ici, consiste à inciser circulairement au-dessous du gland la peau de la verge, de manière à partager en deux cylindres le fourreau du pénis. Le cylindre antérieur est attiré sur le gland et maintenu dans cette position par des fils attachés à une sonde introduite dans le canal de l'urètre, tandis que l'on interpose de la charpie aux lèvres de l'incision circulaire pour maintenir l'espace qui les sépare. Malheureusement, la rétractilité de la cicatrice neutralise les efforts de l'art, et rend cette petite infirmité incurable.

Quelquefois le prépuce ne manque pas entièrement, et il en existe un ou deux lambeaux qui gênent plus ou moins l'acte copulateur.

Quand il n'y a qu'un lambeau, il se trouve ordinairement à la face dorsale de la verge, et peut tantôt dépasser le gland, tantôt s'arrêter à sa couronne sous forme de bourrelet. Dans l'un et l'autre cas, où il est facile de comprendre combien le coït est défectueux, l'excision est indiquée ; on produit alors l'absence complète du prépuce, qui, si elle prive le gland d'une sensibilité plus exquise, ne met pas, du moins, obstacle à la copulation.

Quand deux ou plusieurs lambeaux existent, ils peuvent être ou tous indépendants les uns des autres, ou réunis par un seul de leurs bords. — C'est une espèce de bec-de-lièvre du prépuce, simple ou multiple. — La réunion des bords libres peut se faire, soit au moyen de ligatures, soit en avivant ces bords ; mais il faut avoir soin de laisser une échancrure à la partie antérieure du prépuce, pour que cet orifice donne librement passage au gland. Cette opération n'est ni sans dangers ni sans inconvénients : les dangers résultent de la ligature qui pourrait produire le phimosis ou le paraphimosis, et les inconvénients, de ce que la portion du prépuce qui correspond à sa division, pourrait, après la réunion de sa fente, n'avoir pas assez d'étendue pour laisser librement passer le gland. Aussi faut-il s'abstenir de toute opération dans le cas où la difformité n'est pas considérable, et, quand l'art est obligé d'intervenir, n'employer, à défaut de l'avivement, que la suture la plus simple, celle à anse ou celle à surjet.

Phimosis. — Le phimosis est constitué par un allonge-

ment plus ou moins considérable du prépuce avec rétrécissement plus ou moins marqué de cette enveloppe, et qui
peut aller jusqu'à son occlusion complète. Cette dernière
circonstance rendrait impossibles, non-seulement le coït,
mais encore la fécondation, si les individus qui en sont
atteints pouvaient conserver ce vice de conformation jusqu'à
la puberté; on comprend, en effet, qu'à moins d'une ouverture anormale de l'urètre, une prompte opération soit
nécessaire pour évacuer l'urine amassée entre le gland et
le prépuce fermé, et prévenir ainsi les accidents les plus
graves.

Je ne m'occuperai pas plus longtemps de cette espèce
de phimosis.

Le phimosis ordinaire, celui qui ne présente qu'un rétrécissement plus ou moins considérable du prépuce, avec une
longueur trop grande de cette enveloppe, n'est pas, rigoureusement parlant, une cause d'impuissance, — il serait
plutôt un motif de stérilité; — mais il contrarie de deux façons le coït, et c'est à ce titre que je lui donne ici une place.

Par son rétrécissement, le prépuce prive le gland de cette
excitation voluptueuse qu'il acquiert par son contact avec
la muqueuse du vagin, et peut s'opposer à son érection
complète par l'espèce d'emprisonnement qu'il lui fait subir
dans sa partie rétrécie. Je ne parle pas d'une complication
assez fréquente du phimosis naturel, la brièveté du frein, à
laquelle je reviendrai tout à l'heure, et qui, dans le cas qui
nous occupe, augmente les inconvénients que je viens de
signaler.

Eu égard à sa longueur, le prépuce gêne le coït, en
formant au-devant du gland un véritable bourrelet qui peut,
soit blesser les organes de la femme, soit rendre douloureuse pour l'homme l'intromission de la verge.

Heureusement, l'art n'est pas désarmé devant une pareille infirmité, et la chirurgie peut toujours la faire disparaître. Trois méthodes existent pour atteindre ce résultat : l'incision, l'excision et la circoncision.

Si l'on réfléchit que le phimosis congénital est constitué tout à la fois par l'allongement et le rétrécissement du prépuce, on repoussera l'incision comme n'obviant qu'au rétrécissement, et la circoncision comme ne détruisant que la partie superflue du prépuce. Cependant ces deux caractères du phimosis naturel ne sont pas tellement inséparables que l'un puisse se montrer sans l'autre, et alors, selon la difformité à détruire, on pourra recourir, soit à l'incision, soit à la circoncision.

Mais dans les cas ordinaires, lorsqu'il faudra faire disparaître tout à la fois l'allongement et le rétrécissement du prépuce, il sera nécessaire d'opérer l'excision.

Par le procédé ordinaire, on pratique d'abord l'incision. Celle-ci se fait en insinuant entre le gland et le prépuce, à la face supérieure et sur la ligne moyenne jusqu'au cul-de-sac de la muqueuse, une sonde cannelée ordinaire. Pendant qu'un aide soutient la verge en rapport avec la sonde, et attire la peau en arrière afin que l'incision ne l'intéresse pas trop loin, le chirurgien tient lui-même la sonde de la main gauche, et fait glisser sur sa cannelure un bistouri droit à lame étroite et à pointe aiguë. Quand il sent que le bistouri est parvenu au cul-de-sac de la sonde, il relève la pointe de l'instrument qui pénètre dans les téguments, et attire la lame contre lui, en incisant le prépuce d'arrière en avant. On termine l'opération en divisant, à l'aide des ciseaux, la petite bride que forme d'ordinaire la muqueuse au delà de l'incision.

Après ce premier temps de l'excision, on saisit l'un après

l'autre les deux lambeaux du prépuce, on les tend suffisamment, et l'on en excise un morceau triangulaire avec le bistouri ou de forts ciseaux.

On pourrait à la rigueur, si le rétrécissement et l'allongement du prépuce étaient assez prononcés, pratiquer d'abord la circoncision pour retrancher la partie superflue et recourir ensuite à l'incision pour opérer le débridement. C'est ainsi que je me suis comporté dans une circonstance où l'excision ne m'aurait donné qu'un résultat incomplet.

On réunit la peau et la muqueuse, soit par quelques points de suture, soit par des serres fines, qui, très fréquemment, amènent la réunion par première intention.

Adhérence du prépuce et du gland. — C'est ordinairement une complication du phimosis, et, quoique cette complication soit souvent accidentelle et résulte de la balanite, elle peut cependant être originelle et accompagner comme telle le phimosis congénital.

Sans doute la gêne dans le coït est augmentée par cette complication, dont toute la gravité réside cependant dans le traitement chirurgical. C'est une dissection longue, pénible et douloureuse qu'il faut faire, et qui doit constamment respecter le gland, pour éviter une hémorrhagie, quelquefois très difficile à arrêter.

§ III. — Anomalies du frein.

Brièveté du frein. — Cette anomalie trop prononcée, en tirant fortement en bas le méat urinaire, a pu faire croire à des observateurs superficiels, soit à l'existence d'un hypospadias, soit à une courbure de la verge.

Mais si la trop grande brièveté du frein ne fait que simuler ces deux vices de conformation, elle donne naissance aux mêmes accidents, et peut être, par conséquent, regardée comme contraire à une copulation régulière.

Heureusement le mal n'est pas considérable, parce que rien n'est plus facile que d'y remédier : il suffit de couper le frein. Souvent cette petite opération se fait naturellement aux premières approches, surtout si la vulve offre une ouverture étroite. Mais quand cette rupture ne s'est pas opérée pendant le coït, on incise le filet, soit par un coup de ciseaux, soit avec le bistouri, en ayant soin de placer un peu de charpie entre les lèvres de la plaie pour prévenir leur réunion.

§ IV. — Anomalies du gland et de l'urètre.

Les vices de conformation du gland se confondent avec ceux de l'urètre, parce que ces difformités portent toutes sur le méat urinaire, qui est la terminaison ou l'ouverture extérieure de ce canal.

De plus, la description de ces anomalies ne doit point trouver place dans ce chapitre, car de deux choses l'une, ou l'urètre n'existe pas, ou il est vicieusement conformé.

S'il n'existe pas, ou s'il est oblitéré dans un point de son étendue, la chirurgie aura dû intervenir avant que l'individu ne soit apte à la génération ; et si ce canal a été rétabli dans sa position normale ou dans une direction artificielle, mais de manière à donner passage à l'urine, la stérilité pourra en être la conséquence, mais l'impuissance n'en sera pas fatalement un effet.

De même, dans la vicieuse conformation de l'urètre, comme, par exemple, dans les cas d'hypospadias et d'épispadias, les résultats sont analogues à ceux que je viens de citer, et, par conséquent, l'examen des anomalies qui affectent le canal de l'urètre et le gland trouve plus naturellement sa place dans le livre consacré à la stérilité de l'homme que dans celui dont l'impuissance fait le sujet.

Par les mêmes motifs et pour éviter les redites, je renvoie au cadre de la stérilité la description des anomalies du veru-montanum, des canaux éjaculateurs, des vésicules séminales, des canaux déférents et des testicules, tout en me réservant le droit d'indiquer celles de ces anomalies qui seront tout à la fois causes d'impuissance et de stérilité.

§ V. — Anomalies de la vessie.

Des différents vices de conformation qui affectent la vessie, un seul rentre dans mon sujet : c'est l'exstrophie ou la hernie congénitale de cet organe.

L'exstrophie de la vessie n'est pas précisément par elle-même une cause d'impuissance ; mais, dans la majorité des cas, elle s'accompagne, soit d'une atrophie, soit d'une vicieuse conformation de la verge, qui entraînent à leur suite l'anaphrodisie, et qui me forcent par cela même à lui donner ici une place.

L'exstrophie de la vessie, que l'on appelle encore l'extroversion, l'inversion, la hernie congénitale de la vessie, est caractérisée par l'absence de la paroi antérieure de cet organe et par la sortie de sa paroi postérieure à travers les fibres écartées de la ligne blanche. Cette tumeur est globuleuse, fongoïde, et présente un volume variable selon l'âge du sujet, selon sa position et selon l'état de repos et de fatigue. Sa surface, d'un rouge plus ou moins vif, enduite de mucosités, est facilement irritable et continuellement le siége d'un suintement involontaire d'urine.

Cet état a la plus grande influence, non-seulement sur la fonction urinaire, dont je n'ai pas à m'occuper, mais encore sur la fonction copulatrice et fécondante.

Au point de vue de la copulation, elle peut, dans quelques cas rares, ne porter atteinte ni aux désirs vénériens, ni au coït. M. Huguier en a rencontré un exemple à l'hôpital de la Charité de Paris, alors qu'il suppléait M. Gerdy. Passant en revue les diverses lésions de l'appareil génito-urinaire qui accompagnaient l'exstrophie de la vessie dont il raconte l'observation, il arrive à la verge, et dit : « Le pénis de ce sujet présente aussi des vices de conformation. Cet organe a l'aspect d'un tubercule long d'un pouce environ ; il est pourvu d'un gland imperforé ; le canal de l'urètre manque entièrement. La totalité du pénis rudimentaire est formée par les corps caverneux médiocrement développés. Le malade nous a assuré cependant qu'il pouvait accomplir parfaitement l'acte du coït. Il paraît même que depuis l'âge de quinze ans il se livre aux plaisirs de l'amour. Dans ce moment-là, dit-il, la verge entre en érection et acquiert une longueur de trois pouces environ. Le spasme voluptueux est toujours suivi, au dire du sujet, d'une émission spermatique ; le fluide se répand alors autour de la base de la tumeur ; il n'est pas lancé, il coule en nappe (1). »

Mais, ainsi que je le disais plus haut, les cas où la fonction copulatrice est conservée sont rares. Tantôt la verge, réduite à quelques centimètres chez l'adulte, présente à sa partie supérieure une gouttière formée par la paroi inférieure de l'urètre, et au-dessous du gland, un lambeau de peau qui rappelle un prépuce fendu dans sa partie supérieure ; tantôt le pénis offre une bifurcation dont une seule branche supporte le gland ; tantôt enfin les désirs vénériens eux-mêmes sont anéantis, comme pour ne pas éveiller des organes incapables de remplir les fonctions qui leur sont dévolues.

Qu'on me permette, à cet effet, de rapporter deux exem-

(1) *Gazette des hôpitaux*, ann. 1840, n° 117, p. 467.

ples des anomalies dont la verge peut être frappée à la suite de l'extrophie de la vessie.

J'emprunterai le premier à l'observation communiquée en 1789, par Deschamps, à l'Académie de chirurgie, et rapportée par Chopart (1) : « Un homme âgé d'environ trente ans, mort d'une fièvre putride à l'hôpital de la Charité, avait les parties de la génération tellement conformées que l'étendue de la verge, depuis la symphyse du pubis, était d'un pouce, et depuis la racine du scrotum de deux pouces. Ce corps était aplati supérieurement et convexe inférieurement. Cet aplatissement présentait une gouttière prolongée depuis la pointe du gland jusqu'à un corps rougeâtre, situé entre les os pubis, d'où l'urine s'écoulait par la paroi postérieure de la vessie. Cette gouttière était plus large à son origine, et l'on voyait dans le milieu de cette partie le verumontanum, les orifices des canaux éjaculateurs et ceux des conduits de la glande prostate. Le gland était divisé en deux parties. L'orifice des corps caverneux n'offrait rien de remarquable ; mais ces deux corps, au lieu de se confondre à la verge, étaient seulement appliqués l'un contre l'autre et ne se réunissaient que par leur extrémité antérieure à la base du gland. Cette union était telle que l'air, poussé dans un de ces corps, ne passait point dans l'autre... »

Le second exemple est encore plus remarquable que celui-ci, parce qu'avec les vices de conformation de la verge, il offre l'absence complète des désirs vénériens. Il est rapporté par Devilleneuve, en 1767, et a pour sujet un musicien de Béziers, âgé de quarante-deux ans, nommé Alexandre-Louis Fabre. Après la description de l'exstrophie de la vessie et des anomalies de l'appareil urinaire, l'auteur

(1) *Traité des maladies des voies urinaires.* Paris, 1830, t. I, p. 330.

aborde l'appareil générateur, et s'exprime ainsi : « Immédiatement sous la tumeur était une verge informe, courte, chétive, et comme fendue en dessus et tout de son long. Le gland était fort reconnaissable et sa couronne aussi. Sa couleur et sa substance spongieuse étaient dans leur état naturel ; on y voyait quelques lacunes sébacées ; ce bout de verge semblait avoir le dessus et le dessous en sens inverse ; à la partie supérieure, on voyait comme la trace de l'urètre ouvert ; ce trajet était exprimé par une espèce de bandelette longitudinale, mais n'était enduit d'aucune humeur, comme j'ai dit que l'était le velouté de la vessie. On juge bien que le gland devait être imperforé, comme il l'était en effet. Des observateurs prétendent avoir vu, dans la commissure du pénis et de la tumeur, une portion supérieure de l'urètre qui n'était pas fendue comme le reste du trajet. Il n'était pas aisé de vérifier la chose, à cause de l'obscurité et de la douleur que l'écartement des parties causait. au sujet, et du rétrécissement du réduit. Mais attendu l'inutilité dont était l'urètre, ne charriant rien, le fait ne me paraît pas important. On n'avait point sondé ce reste d'urètre ; on ne voyait qu'un petit bout antérieur des corps caverneux, comme si le reste fût caché dans le bas de l'hypogastre... Ce qu'il y a de très curieux, mais en même temps de très étonnant, c'est que (si la bouche d'Alexandre est sincère) il n'avait jamais ressenti : 1° de désirs charnels ni d'érection ; 2° pas même de chatouillement au tact, etc. (1). »

De pareilles infirmités ne sont susceptibles d'aucun traitement, car les sujets qui en sont atteints, parvinssent-ils à accomplir l'acte de la copulation, seraient pour toujours et

_____

(1) *Journal de médecine*, t. **XXVII**, p. 26.

fatalement voués à la stérilité, comme je le dirai plus loin, à cause de la difformité de l'urètre qui accompagne constamment la hernie congénitale du réservoir urinaire.

CHAPITRE II.

IMPUISSANCE IDIOPATHIQUE.

J'appelle impuissance idiopathique l'impossibilité d'exercer le coït en dehors de toute lésion apparente ou constatable des organes génitaux, en dehors de tout état pathologique d'un appareil quelconque autre que l'appareil génital, en dehors des lois physiologiques qui régissent les âges, les constitutions et les tempéraments, en dehors de l'intervention des facultés morales, en un mot, un état d'inertie de l'activité génésique que n'expliquent ni l'anatomie normale, ni l'anatomie pathologique, ni les rapports de sympathie physiologique ou morbide du sens générateur avec les autres fonctions de l'économie animale. C'est à cet état seulement que convient la dénomination de *névrose* ou de *syncope génitale*.

Cette névrose est excessivement rare.

Telle n'est pas, je le sais, l'opinion des auteurs qui m'ont précédé. Les anciens, privés des lumières de l'anatomie pathologique, ne pouvant, par conséquent, rattacher à certaines lésions locales l'inertie des organes génitaux, et n'ayant que des notions superficielles sur les rapports sympathiques des diverses parties de l'économie entre elles, rapportaient volontiers à des troubles de l'innervation ou de la force vitale, s'ils étaient de l'école de Barthez, les affections dont la cause et le siége véritables leur échappaient. Ce diagnostic, ou plutôt cette absence de diagnostic, a étendu sur le sujet qui m'occupe d'épaisses ténèbres qui sont encore loin d'être dissipées. Il n'en pouvait être autrement, puisqu'on mettait dans le même cadre, sans rappeler la confusion presque généralement admise de l'impuissance et de la stérilité, l'impuissance symptomatique du diabète et de la spermatorrhée, à côté de l'impuissance consécutive à la masturbation, aux excès de tout genre, de l'impuissance amenée sympathiquement par un état particulier de l'estomac, des facultés morales, etc, etc., et toujours, pour masquer son ignorance, on accusait de ces désordres l'innervation ou la force vitale, ces deux inconnues de la médecine, que l'on n'a pu encore parfaitement dégager.

Du chaos dans lequel était plongée l'étiologie de l'impuissance, ne pouvait sortir, on le comprend, une thérapeutique rationnelle : le hasard, entravé encore par une idée préconçue, fit tous les frais de la médication. Comme l'innervation ou la force vitale étaient accusées d'inertie, on recourut, pour les relever de leur faiblesse, aux échauffants de toutes sortes, aux excitants de toute espèce, et l'on classa sous le titre d'aphrodisiaques des agents dont la liste est inépuisable; les trois règnes de la nature furent mis à contribution : on fouilla les entrailles des animaux, on confia à l'alambic les végétaux des deux mondes, et l'on soumit les minéraux aux réactions les plus aventureuses de l'alchimie. L'esprit recule épouvanté devant tout ce qu'inventa l'imagination pour réveiller l'énergie abattue de l'innervation génitale.

On alla plus loin encore : on appela à son aide la polypharmacie, et grâce à son complaisant concours, on composa des préparations incroyables que l'on décora de titres pompeux, comme pour ajouter une vertu nouvelle à toutes celles qu'on leur prêtait avec complaisance. Le nombre des

formules aphrodisiaques que nous ont laissé nos prédécesseurs est immense ; je ne rapporterai comme type du genre
que celle que Zacutus-Lusitanus nous a conservée sous le
nom de *cachunde*, et que les grands de la terre estimaient
d'une manière toute spéciale, tant à cause de ses vertus
surprenantes que pour son prix très élevé. Ce dernier motif
ne saurait être mis en doute, quand on saura que les pierres
les plus précieuses entraient en quantité assez considérable
dans ce remède, dont voici la formule :

Terre de Cimole.	1,000 gram.
Ambre.	100 —
Musc . . . . } ãã 90 —	
Ambre gris. . . . .)	
Calambac.	300 —
Perles préparées. -	90 —
Rubis . . . . \	
Émeraudes. . . . . } ãã 120 —	
Grenat.	
Hyacinthe préparée. . . . . /	
Sandal rouge.	400 —
Sandal jaune	90 —
Mastic. . . . . \	
Jonc odoriférant	
Galanga	
Cannelle	
Aloès lavé avec le suc de roses. . . . } ãã 60 —	
Rhubarbe.	
Mirobolans belliriques.	
Mirobolans d'Inde.	
Absinthe.	
Corail rouge.	
Bol d'Arménie. . . . . /	
Ivoire calciné.	350 —

« Broyez ces ingrédients et les réduisez en poudre la plus
fine ;

» Répandez dessus des vins odoriférants, des baumes, et de l'eau distillée des fleurs de l'arbre qui porte la cannelle ;

» Faites sécher le tout à l'ombre ;

» Mêlez une quantité suffisante de sucre le plus fin ;

» Enfin réduisez le tout en une masse visqueuse et assez tenace, d'une couleur passablement rouge, avec un mucilage de gomme adragant et de gomme arabique. »

Voilà la formule de cette pâte, à laquelle les marchands donnaient des formes diverses, et qu'ils expédiaient dans toutes les parties du monde et surtout à Lisbonne.

Voici maintenant les propriétés fabuleuses de cette préparation. S'il en fallait croire Zacutus-Lusitanus, que je vais traduire servilement, on devrait reconnaître que la médecine est en voie décroissante, et que l'art de guérir n'est plus aujourd'hui qu'une affreuse mystification. « Les princes indiens et les grands de la Chine, dit Zacutus-Lusitanus, en tiennent, pendant le jour, dans leur bouche, une petite quantité, gros, par exemple, comme une lentille ; cette petite portion rend en se fondant une liqueur douce et odorante, qui descend insensiblement dans l'estomac, et donne à leur haleine une odeur si agréable que tous ceux qui les approchent en sont frappés. Ce remède mérite vraiment que les rois et les grands en fassent usage : il est bon pour la conservation de la chaleur naturelle ; il garantit le corps de la corruption ; il prévient les funestes influences de l'air empesté ; il dissipe les flatulences, et il soulage merveilleusement ceux qui sont attaqués de mélancolie. Il arrête les palpitations de cœur, guérit la cardialgie, l'apoplexie et l'épilepsie ; ranime les esprits animaux et vitaux, fortifie toutes les facultés, rétablit l'estomac, et résiste aux poisons de toute espèce. Il fait du bien au cerveau, et c'est le meilleur remède que l'on puisse employer contre l'infection de

l'haleine. Il excite à l'acte vénérien ; c'est par cette raison
que les deux sexes en font un si grand usage dans l'Inde.
En un mot, c'est un remède vraiment royal : il prolonge la
vie, il éloigne la mort ; aussi se vend-il fort cher. Ceux qui
l'emploieront ne pourront s'empêcher d'en admirer les effets
surprenants (1). »

Les modernes, grâce aux progrès de la chimie et à l'influence qu'a exercée la doctrine de Broussais, ne tombent
plus dans les écarts d'une polypharmacie ridicule ; mais
comme l'étiologie de l'impuissance ne leur est guère mieux
connue, et comme, suivant en cette voie les errements des
anciens, ils continuent à rapporter à l'affaiblissement de
l'innervation la très grande majorité des cas d'impuissance,
ils poursuivent la pensée, à l'exemple de leurs prédécesseurs, d'activer l'énergie vitale et de relever les forces
nerveuses du génésique. A cet effet, ils recourent tantôt
aux excitants généraux, tels que la vératrine, la strychnine, etc., tantôt aux excitants spéciaux, tels que le phosphore, l'électricité, les cantharides, dont l'action sur les
organes génitaux n'est que consécutive.

Cette simplification dans la médication n'amène pas des
résultats plus heureux que les préparations polypharma-
ciques des anciens ; et il en doit être ainsi, puisque la même
confusion règne dans l'étiologie, et par conséquent dans le
choix du traitement.

Cependant, quelques rayons de lumière ont pénétré les
ténèbres de cette nuit profonde ; les travaux de MM. Lallemand, Civiale (2), etc., ont dépouillé du titre de névrose

(1) *De medic. princip. hist.*, lib. I, obs. 37.
(2) *Traité pratique des maladies des organes génito-urinaires*, Paris,
1850.

certaines impuissances dont la cause manifeste est dans la lésion d'une partie de l'appareil génital ; mais leurs ouvrages,
limités par leur nature même à une seule face de la question
dont je dois embrasser l'ensemble, n'ont pu l'arracher tout
entière aux nuages où l'ignorance et l'imagination l'avaient
entraînée, et lui donner le caractère de positivisme qui distingue aujourd'hui à peu près toutes les parties de la science.

C'est le devoir que je me suis imposé en écrivant ce livre,
c'est la route que je me suis tracée en étudiant l'impuissance et la stérilité.

En suivant cette voie tout opposée à celle de mes devanciers, je n'ai pas tardé à me convaincre que la névrose génitale, dégagée de toute lésion locale et de toute sympathie,
en d'autres termes que l'impuissance idiopathique était
excessivement rare.

Cependant je l'ai bien manifestement observée, comme
je le dirai tout à l'heure, et je dois, par conséquent, lui
donner ici une place.

Mais l'impuissance idiopathique est loin de se présenter
constamment avec les mêmes caractères, et il est très essentiel, au point de vue du traitement, de déterminer d'une
manière précise les formes diverses qu'elle peut revêtir, car
ces formes sont intimement liées aux modifications que subit
l'énergie virile.

Bien que la turgescence de la verge soit sous la dépendance de la circulation et de l'innervation, je ne considérerai ici que la fonction érectile dans son ensemble, me
réservant de faire ressortir, dans la partie consacrée à la
thérapeutique, les indications plus spécialement relatives à
l'influx nerveux, et celles que réclament les troubles de la
circulation de l'appareil copulateur.

Les phénomènes de la vie ont, dans chaque individualité,

un type normal, régulier, qui n'est pas le même pour tous les hommes, et qui, combinés entre eux d'une manière harmonique, constituent l'état de santé.

En dehors du type normal est la maladie.

Mais les altérations que peuvent éprouver les phéno-mènes ou, pour mieux parler, les fonctions de l'organisme, sont de différentes sortes ; elles doivent être ramenées sous quatre chefs principaux :

1° La fonction peut être abolie ;

2° La fonction peut être simplement affaiblie, c'est-à-dire s'exercer avec moins d'énergie que dans l'état normal ;

3° La fonction peut être pervertie, c'est-à-dire ne plus obéir à ses excitants naturels ;

4° Enfin, la fonction peut être exaltée, c'est-à-dire se produire avec une intensité plus grande que dans le type régulier.

Appliquons à l'érection cette division si légitimement vraie des altérations dont toute fonction est susceptible, et nous aurons alors :

1° L'impuissance par l'abolition ou l'anéantissement de la force copulatrice ;

2° L'impuissance par la diminution de l'énergie virile ;

3° L'impuissance par la perversion de l'excitation génitale ;

4° Enfin, l'impuissance par un surcroît anormal d'excita-bilité.

Le premier genre d'impuissance n'est jamais idiopathique ; il est sous la dépendance, soit d'une cause physiologique, comme chez les vieillards, soit d'une mutilation, comme chez certains eunuques, soit d'une cause morbide, comme dans quelques affections des centres nerveux.

Je n'aurai donc pas à m'en occuper ici.

Les trois autres espèces, au contraire, fixeront séparément mon attention, parce que chacune d'elles présente une physionomie particulière et réclame une médication propre.

§ I. — Impuissance idiopathique par défaut d'énergie.

Cette espèce d'impuissance peut être congénitale ou acci-dentelle.

Quand elle est congénitale, c'est-à-dire lorsque le malade n'a pas eu d'érection, elle est presque toujours liée à un état déplorable de la constitution et à l'atrophie, ou tout au moins à un arrêt de développement de l'appareil génital, de telle sorte qu'il est très difficile de décider si, dans ce cas, l'impuissance est cause ou effet. Cependant Planque cite, d'après les éphémérides d'Allemagne, un fait d'impuissance congénitale au milieu des conditions les plus favorables au coït : « On n'aurait pas si bien réussi, dit-il, avec ce stupide impuissant dont parle *Hartmann* (1). Il était fort et robuste et avait les testicules fort gros, la verge courte, petite et flasque, mais il ne connaissait ni érection ni semence, et n'avait jamais eu de sentiment d'amour (2). »

Cette observation laconique ne peut, on le comprend, servir de base à une opinion ; d'autre part, il ne s'est jamais présenté à mon examen un impuissant de naissance sans vices de conformation ou sans maladies, et offrant tous les caractères d'une parfaite virilité ; aussi suis-je porté à croire que cette impuissance idiopathique congénitale, *si elle existe*, est excessivement rare, et qu'il faut se mettre en garde contre les exemples qu'en pourraient citer des observateurs superficiels.

Comme tous les cas d'impuissance congénitale qu'il m'a

_____

(1) *Eph. germ.*, dec. 3, an 4, obs. 85, p. 184.

(2) *Bibliothèque choisie de médecine*, t. VI, p. 239, art. IMPUISSANCE.

été permis d'observer étaient accompagnés d'une grande faiblesse dans la constitution ou d'un arrêt de développement des organes génitaux, j'ai toujours employé une thérapeutique que j'exposerai dans le chapitre suivant, auquel je renvoie le lecteur.

Mais si l'impuissance idiopathique congénitale était parfaitement constatée, j'estime qu'il faudrait mettre en usage les moyens destinés à combattre l'impuissance idiopathique accidentelle dont je vais maintenant parler.

Cette impuissance peut se produire de deux manières : ou primitivement, ou secondairement.

Primitivement, l'impuissance survient sans cause connue, sans motif plausible, au milieu de la santé la plus parfaite, des désirs les plus vifs, de la quiétude morale la plus complète ; en un mot, au milieu des conditions les plus favorables à la copulation.

Secondairement, l'impuissance se montre à la suite d'un accident qui aurait pu entraîner, et qui même a entraîné l'inertie de la verge, mais qui, disparu depuis plus ou moins longtemps, ne peut plus exercer son influence sur l'énergie virile ; je m'explique : — Pris d'une indigestion à la suite d'un repas copieux, M. X..., avoué près la cour impériale de Paris, est frappé pendant toute la nuit d'une impuissance absolue. Le lendemain, remis de leur fatigue, les organes digestifs reprennent normalement leurs fonctions sans que les organes génitaux suivent leur exemple. L'impuissance persiste pendant quinze jours environ, malgré l'éloignement de la cause qui l'avait produite, et dont l'action, fugitive d'ordinaire, n'avait pu laisser des traces dans l'appareil générateur.

Il ne faut pas confondre cette impuissance idiopathique secondaire avec l'impuissance entretenue par un sentiment de crainte ou de honte. L'homme, ainsi que je le dirai longuement lorsque j'examinerai l'empire que le moral exerce sur le génésique, l'homme dont les désirs ont une fois trouvé, par une cause quelconque, des organes rebelles, lâche généralement, qu'on me passe la locution, la bride à son imagination, qui, se faisant un tableau avec les couleurs les plus sombres, frappe le malheureux d'impuissance, selon l'expression de Virey, par la crainte d'être impuissant.

L'anaphrodisie idiopathique secondaire ne reconnaît que des causes éloignées essentiellement fugitives.

Ces causes peuvent être ou physiques ou morales.

Parmi les premières, il faut placer tout ce qui trouble vivement et rapidement l'organisme : l'indigestion, dont j'ai déjà parlé, l'ivresse *non habituelle*, le passage trop brusque du chaud au froid de tout le corps ou simplement des organes génitaux. Un médecin de Nantes en qui j'ai toute confiance m'a dit avoir donné des soins à un négociant de Bucharest, devenu impuissant à la suite d'un bain de mer pris au mois de janvier.

Les causes morales sont incontestablement celles dont l'action est ici la plus énergique : toute émotion violente, tout sentiment vif, qu'il soit sympathique ou antipathique, comme une grande joie, une terreur profonde, peuvent amener une syncope génitale. J'ai soigné un homme dont l'énergie virile s'émoussa tout à coup en apprenant qu'il avait gagné un lot de 30,000 francs dans une des nombreuses loteries qui s'établirent après la révolution de février. J'en ai connu un autre qui m'a assuré n'avoir pu obtenir une érection pendant les six mois qui suivirent l'accident du chemin de fer de la rive gauche de Versailles, dans lequel, sauvé comme par un miracle, il avait éprouvé un effroi indicible.

Aucune douleur, soit générale, soit locale, aucun trouble dans la fonction urinaire, rien ne dénote l'altération survenue dans les fonctions génératrices : la verge est molle, flasque, décolorée ; le gland pâle et ridé ; l'artère dorsale du pénis cède à la moindre pression, et ses battements sont à peine perceptibles ; le scrotum, distendu et pendant, est insensible à l'action du froid et des attouchements érotiques. Quelquefois cependant la verge et le scrotum présentent des caractères tout opposés : le gland à sa coloration normale ; le corps du pénis est dur, résistant, comme dans l'engorgement des corps caverneux, mais reste pendant, et ne s'élève pas, comme dans l'érection, contre la paroi antérieure de l'abdomen ; les bourses, sans atteindre le degré de contraction de celles d'un homme sain, ne sont pas complétement étrangères à l'influence des agents extérieurs.

Ces différences dans l'état des organes génitaux externes sont importantes à noter, car c'est sur elles que reposent certaines indications thérapeutiques dont je parlerai tout à l'heure.

La sonde, introduite dans la vessie, ne décèle rien d'anormal sur tous les points de son parcours. Quelquefois, sous l'empire d'un rêve lascif, et même par la seule influence de la chaleur du lit et de la position horizontale sur le dos, une pollution nocturne se produit, tantôt sans érection ni plaisir, tantôt avec érétisme de la verge et sensation voluptueuse. Ces pollutions sont peu fréquentes et ne se répètent qu'à des époques assez éloignées les unes des autres ; aucune perte séminale ne se manifeste durant le jour, ni à la suite des urines, ni pendant les efforts de la défécation. Dans quelques cas, sous l'empire de vifs désirs vénériens, d'attouchements lascifs, pendant l'équitation ou une promenade en voiture, le pénis semble vouloir reprendre sa force perdue,

et alors un suintement blanchâtre et gluant se montre au
méat urinaire ; les malades ne manquent jamais de prendre
ce liquide pour du sperme, et demeurent convaincus qu'ils
sont atteints de pertes séminales.

C'est avec cette opinion qu'ils se présentent au médecin.

Combien de fois n'ai-je pas eu à redresser de pareilles
erreurs, et combien l'expérience m'a appris qu'il était difficile de les détruire ! Étrange bizarrerie humaine ! L'âme
éprouve autant de difficulté à se débarrasser d'une préoccupation douloureuse qu'à renoncer aux pensées les plus douces
et les plus consolantes ! Presque toujours le moral du malade est profondément affecté ; son esprit inquiet a multiplié
et grossi les symptômes ; son imagination, nourrie et faussée
en même temps par la lecture de livres de médecine ou par
les récits des gens du monde, se perd dans un abîme de
maux dont le fond, qui est la tombe, ne lui apparaît qu'à
travers des souffrances inouïes et l'inanité de désirs qui font
tout à la fois son désespoir et sa honte.

C'est en de pareilles circonstances que des ménagements
de toutes sortes, des précautions de toute nature, sont d'une
absolue nécessité : si le médecin, après avoir fait au moral
la large part qui lui revient, et avoir dégagé l'impuissance
de tous les accidents qu'une imagination effrayée a créés
ou grossis, dispute dès l'abord au malade l'affection dont il
se croit atteint, tout est perdu ; la confiance que l'on avait
en ses lumières lui est retirée, et le malade l'accuse intérieurement de ne rien comprendre, ou tout au moins de ne
pas croire à son mal.

L'excès contraire, c'est-à-dire le rembrunissement du
tableau créé par la peur, a aussi ses dangers ; il prépare à
la thérapeutique des entraves dont il n'est pas toujours
facile de se débarrasser, s'il n'étouffe pas aussi la confiance

dans l'esprit du malade, en lui donnant l'idée ou que le médecin confond son affection avec une autre, ou que son mal est au-dessus des ressources de l'art.

La conduite la plus sage, ainsi que je l'expliquerai ailleurs, alors que je parlerai de la toute-puissance du moral sur le sens générateur, me paraît être la suivante : au début, accepter comme vrais les accidents signalés, sembler croire à l'existence du mal accusé, et s'attacher surtout et avant toute chose à faire disparaître le symptôme dont le malade se préoccupe le plus.

Pour un esprit prévenu, un résultat heureux a mille fois plus de valeur que les dissertations et les médications les plus savantes ; les charlatans le savent bien, car ils ne font jamais qu'une thérapeutique de symptômes.

Pour les cas dont il est ici question, l'impuissance est rarement l'accident dont se tourmente le plus le malade. Se croyant atteint d'une affection de la prostate ou des vésicules séminales, le malheureux considère son anaphrodisie comme la conséquence de ces affections, et n'attache réellement une importance pathologique et médicatrice qu'à ce qu'il croit la cause de tous les désordres dont il se plaint.

Le suintement du liquide blanchâtre et gluant dont je parlais tout à l'heure est, dans la majorité des cas, le signe dont le malade est le plus affecté ; quelquefois, mais plus rarement, ce sont des élancements dans le canal de l'urètre, élancements que le malade compare toujours, pour leur rapidité et leur acuité, à des coups d'épingle ; et moins fréquemment encore, car je ne l'ai observé qu'une seule fois, c'est une espèce de titillation ou de névralgie du gland.

Dans toutes ces circonstances, il est assez facile de se rendre maître des accidents qui ne sont sous la dépendance d'aucune affection organique et d'aucun trouble de la force nerveuse générale.

Dans les cas de suintement au méat urinaire du liquide blanchâtre, qui n'est autre que du fluide prostatique, on épargnera à la prostate toute excitation capable d'augmenter sa sécrétion : le commerce des femmes, les lectures érotiques, les théâtres seront proscrits ; l'équitation, les promenades en voiture, la position assise trop longtemps prolongée seront défendues ; tout excitant sera rayé du régime alimentaire, et l'on ordonnera soir et matin des ablutions d'eau froide sur le périnée et les organes génitaux.

Les élancements dans le canal de l'urètre céderont facilement à l'emploi des opiacés à l'intérieur et à l'extérieur, et à des bains chauds pris tous les jours ou tous les deux jours.

Enfin, dans les cas de titillation du gland, je me suis servi avec avantage d'une pommade composée de parties égales d'extrait d'opium et d'extrait de belladone dont je recouvrais le gland, après avoir fait pratiquer sur lui et avec la même pommade une friction de dix minutes de durée.

Après ce premier succès, le malade, dont l'esprit s'ouvre à l'espérance, appartient au médecin corps et âme. Alors, mais seulement alors, l'homme de l'art, dont les assertions s'appuient sur une base irrécusable et sont légitimées par un fait, peut essayer de combattre l'erreur du malade et lui faire partager ses convictions.

Cependant cette règle de conduite souffre de nombreuses exceptions, et il vaut souvent mieux paraître poursuivre l'affection supposée, de peur que l'imagination, se préoccupant trop de l'anaphrodisie, ne donne accès à des appréhensions qui entretiendraient l'impuissance.

Le médecin agira selon la connaissance qu'il aura acquise

de son malade; mais quelle que soit sa détermination, il doit sérieusement s'occuper des moyens les plus propres à dissiper la syncope génitale.

Ces moyens sont nombreux ; ils se proposent tous de réveiller l'action nerveuse affaiblie ou relâchée, et c'est dans leur cadre que viennent naturellement se placer les médicaments dits aphrodisiaques.

Je partagerai en trois grandes classes les ressources que la thérapeutique fournit pour combattre l'impuissance idiopathique par défaut d'énergie virile :

1° Agents médicamenteux ;

2° Agents physiques ;

3° Moyens mécaniques.

Chacun de ces modes de traitement a une action très distincte, et il est de la plus haute importance de se rendre un compte exact de sa manière d'agir. Les ténèbres qui enveloppent la thérapeutique de l'impuissance me paraissent tenir, en dehors de toute considération de diagnostic, à la confusion que l'on a faite de toute médication, en employant indistinctement et au hasard, tantôt les échauffants, tantôt les excitants généraux ou locaux, ici l'acupuncture, là l'électricité, etc.

L'expérience m'a appris qu'il n'existait pas de spécifique contre la syncope génitale ; que le traitement variait, pour ainsi dire, avec chaque individu, avec chaque idiosyncrasie, et que les agents, décorés du nom d'aphrodisiaques, ne méritaient pas cette dénomination dans la sévère acception du mot, ou qu'il fallait alors l'appliquer aux trois quarts des substances de la matière médicale.

On comprend que je ne puisse ici passer en revue cette immense nomenclature ; mais il est essentiel, comme on le verra par la suite, de se bien pénétrer du mode d'action, non-seulement de la méthode de traitement que l'on met en usage, mais encore de l'agent ou du moyen que l'on appelle à son aide.

C'est ce que je vais essayer de faire en terminant ce paragraphe.

1° *Agents médicamenteux.*

Comme leur nom l'indique, ces agents sont tous fournis par la matière médicale et appartiennent aux trois règnes de la nature.

On les doit distinguer de deux manières : 1° selon le lieu où se fait sentir leur action ; 2° selon leur mode même d'agir.

Sous le premier point de vue, je divise les médicaments dont il s'agit en deux classes : 1° ceux dont l'action s'étend sur toute l'économie ; 2° ceux dont l'influence est limitée à un appareil ou à un organe ; ces derniers se partagent en agents dont l'action est directe sur le génésique, et en agents qui agissent sur un appareil ou sur un organe spécial chargé de transmettre à l'appareil copulateur les modifications qu'il a reçues.

Sous le second rapport, dont l'importance est extrême, je distingue également les aphrodisiaques en deux classes : 1° ceux qui agissent sur le système vasculaire et les nutritions ; 2° ceux qui agissent sur l'innervation. J'appelle les premiers *excitants* et les seconds *excitateurs*.

Je classerai donc de la manière suivante les agents que fournit la matière médicale pour la thérapeutique de l'impuissance idiopathique par défaut d'énergie :

EXCITANTS : { 1° Excitants généraux.
{ 2° Excitants locaux. { 1° Excitants génésiques directs.
{ 2° Excitants locaux divers.

EXCITATEURS : { 1° Excitateurs généraux.

2° Excitateurs locaux. { 1°Excitateurs génésiques directs.

2° Excitateurs locaux divers.

Si l'on se rappelle que l'érection de la verge se produit à la suite d'une surexcitation nerveuse générale et locale, et d'un grand afflux de sang dans le tissu érectile du pénis; et que ces deux phénomènes, augmentation de l'innervation et accélération de la circulation, sont constamment sous la dépendance l'un de l'autre, on comprendra tout à la fois la légitimité et l'importance de mes divisions. En effet, qu'une impuissance idiopathique s'accompagne d'une constitution faible, d'un tempérament lymphatique, de la laxité de la fibre, de l'apathie des fonctions digestives, etc., etc., mais dans des limites pourtant compatibles avec l'exercice de la virilité, si vous recourez aux excitateurs, soit généraux, comme la strychnine, la vératrine, soit locaux, comme le phosphore, la rue odorante, vous avez dix chances contre une pour ne pas réussir. N'est-il pas vrai qu'au milieu des circonstances physiologiques que je viens d'énoncer, le système nerveux présente une susceptibilité plus grande, et que dans la majorité des cas, il la faut contenir au lieu de l'exciter? Sans doute, cette susceptibilité peut être irrégulière, elle peut faire subir aux organes génitaux des écarts qu'il est utile de combattre; mais cette indication, que je suis bien loin de nier, est en quelque sorte secondaire, et se trouve parfois remplie par celle qui se tire de l'état de la circulation; car n'oubliez jamais, en thérapeutique, cette parole si profonde du père de la médecine : « SANGUIS MODERATOR NERVORUM. »

Comme on le voit, il n'est pas indifférent d'abandonner au hasard le choix de la médication à prescrire, et c'est ici qu'à défaut de symptômes précis, nettement dessinés,

13

l'homme de l'art doit faire appel à son tact ou plutôt à son instinct médical.

Cependant je vais essayer de donner à cette partie de la thérapeutique une base moins incertaine que l'instinct, et fixer autant qu'il me sera possible les conditions physiologiques et pathologiques qui réclament telle méthode de traitement à l'exclusion de telle autre.

Mais avant d'aller plus loin, rappelons que si les organes génitaux jouissent d'une sensibilité particulière qui les met sous la dépendance de certains incitateurs, ils sont soumis aux lois de la sensibilité générale, et que bien souvent il suffit de ranimer celle-ci pour que la première rentre dans son état normal.

Cet axiome physiologique montre toute l'importance que l'on doit, avant toutes choses, attacher à l'état général du malade, c'est-à-dire à sa constitution, à son tempérament et à son état de santé ou de maladie.

De ce premier examen sortira l'indication du traitement général.

On n'a pas jusqu'à présent, ce me semble, attaché une suffisante importance à cette partie du traitement; on a trop oublié les liens qui rattachent l'appareil génital au reste de l'économie, et l'on a ainsi perdu de vue les ressources que l'on pouvait tirer de ces relations. Les exigences des malades ne sont sans doute pas étrangères à cet oubli des lois de la physiologie : les gens du monde ne comprennent pas d'ordinaire les longs détours auxquels la médecine est quelquefois condamnée, et, dans l'impatience de leurs désirs, ils n'apprécient bien que les moyens locaux ou ceux dont l'action est directe sur l'organe malade. Que le médecin sache résister à cet entraînement; son honneur et son devoir l'exigent. Il pourra bien quelquefois, à l'aide de médicaments énergiques, comme le phosphore ou les cantharides, amener une érection de la verge ; mais cette érection forcée, plus douloureuse que voluptueuse, sera passagère et fugitive comme l'action de l'agent qui l'aura produite, et le malade sera peut-être après plus inhabile encore à la copulation, sans parler des complications qui peuvent surgir de l'emploi de moyens aussi violents.

Une médication générale me paraît donc nécessaire avant l'usage des moyens locaux ou directs, ou tout au moins concurremment avec lui ; les indications en seront puisées dans les conditions physiologiques et morbides de l'économie tout entière, et devront se proposer comme but final d'activer ou de régulariser l'innervation, soit en agissant directement sur les centres nerveux, soit en opérant d'abord sur le système vasculaire et les nutritions.

Il est impossible, on le comprend, de peindre toutes les variétés des idiosyncrasies, où viennent se mêler et se fondre, tout en conservant quelquefois leur physionomie spéciale, la constitution, le tempérament, les tendances morales, l'énergie intellectuelle, les habitudes, le régime, etc., etc., et qui font de chaque homme une individualité propre que le médecin véritablement digne de ce nom doit étudier et connaître avant la prescription de toute thérapeutique. C'est la connaissance et la rapide appréciation des idiosyncrasies, de la force d'action et de réaction des divers organismes, qui constituent les grands praticiens et forment tout le secret de leurs succès.

Cet art, qui bien souvent a l'instinct médical pour guide, exige une appréciation exacte des lois qui président aux synergies physiologiques et pathologiques, et ne peut, par conséquent, être développé dans un ouvrage de la nature de celui-ci. C'est en se conformant aux principes de cet art que

le praticien trouvera l'indication, tantôt des excitants, tantôt
des excitateurs généraux, et quelquefois de l'union simultanée de ces deux ordres d'agents.

La médication directe sur les organes génitaux concor-
dera, dans la majorité des cas, avec le traitement général,
c'est-à-dire l'usage des excitants généraux sera suivi ou
accompagné de celui des excitants directs, et l'emploi des
excitateurs généraux entraînera celui des excitateurs directs.

Cependant cette règle souffre des exceptions, et l'état
local des organes génitaux peut, dans beaucoup de cas,
éclairer la thérapeutique.

Lorsque la verge sera flasque et molle, que le gland sera
pâle, décoloré et ridé, ainsi que le fourreau du pénis ; lorsque l'artère dorsale aura des battements faibles, facilement
compressibles, et que les veines dorsales et superficielles
seront affaissées et peu saillantes ; lorsqu'enfin le scrotum
distendu ne se contractera sous l'influence ni du froid, ni
des attouchements amoureux, on donnera la préférence aux
excitants directs, afin de rappeler et d'activer dans les organes générateurs la nutrition et la calorification qui semblent principalement leur faire défaut.

Ces conditions des organes copulateurs légitiment également l'emploi des excitants dont l'action se porte sur
des organes voisins de l'appareil génital ; c'est dans ces
circonstances que les cantharides peuvent être utiles : l'usage
des meloé détermine à la vessie une irritation qui, se communiquant de proche en proche, active la circulation dans
les parties qui en sont le siége, et qui, en amenant le sang
dans leur système vasculaire, y rappelle tout à la fois la chaleur et la vie.

Mais la violence de leurs effets et leur mode même d'action sur l'appareil génital exigent, dans leur emploi, la

circonspection la plus grande : sans parler ici des accidents que les cantharides déterminent dans le réservoir urinaire, je ferai remarquer qu'un usage inconsidéré de cet agent peut amener le priapisme, autre sorte d'impuissance que j'examinerai tout à l'heure, au lieu de la simple turgescence de la verge nécessaire au coït.

De plus, l'action des cantharides sur les organes génitaux est essentiellement pathologique, et il n'est pas toujours sans danger d'appeler tout à coup une irritation presque inflammatoire dans des organes affaiblis et depuis longtemps en repos ; la force de réaction peut être alors insuffisante, et l'on a à redouter des accidents très graves, tels que la gangrène ou la mortification de la verge.

Je le répète donc, la plus rigoureuse prudence présidera à l'administration des cantharides, et le sage praticien n'y aura recours qu'après l'usage infructueux ou insuffisant des excitants directs.

Lorsque la verge présentera des caractères opposés à ceux que je viens de signaler, c'est-à-dire lorsqu'elle sera dure, tendue, quoique pendante, lorsque le gland aura sa coloration normale, et que les veines bleuiront sous les téguments, les excitateurs directs réclament la préférence, car tout indique que l'innervation affaiblie ne peut plus réagir pour chasser le sang amoncelé dans le tissu vasculaire.

Ces indications, qu'on le croie bien, ne sont point le résultat d'idées spéculatives ; je les ai puisées dans des expériences entreprises à cet égard sur des hommes sains, et dans des observations pratiques qu'il m'a été permis de faire sur des malades. Elles m'auraient peut-être échappé, comme elles sont passées inaperçues pour mes devanciers, si je n'avais eu à ma disposition que les agents médicamenteux dont l'action est en effet lente et difficile à saisir au

milieu de conditions de toutes sortes essentiellement variables et très souvent changeantes.

Heureusement, les agents physiques et les moyens mécaniques, dont les uns agissent sur l'innervation et les autres
sur le système vasculaire, ont une action rapide et saisissable que j'ai su mettre à profit pour le sujet qui m'occupe. Grâce à eux, j'ai pu établir les distinctions que je
formulais tout à l'heure, car, semblables aux agents de la
matière médicale, les uns sont excitants, et les autres excitateurs.

C'est ce que nous allons voir, en effet, dans les deux
alinéa suivants.

2° *Agents physiques.*

Les agents physiques comprennent le calorique dans ses
divers degrés d'élévation ou d'abaissement (la chaleur, le
froid), l'électricité, n'importe la source d'où elle émane,
électricité statique ou de tension, électricité de contact ou
galvanisme, électricité d'induction ou électro-magnétique,
enfin le magnétisme, auxquels viennent se joindre comme
adjuvant et complément l'acupuncture.

Les uns excitants, comme le calorique, les autres excitateurs, comme l'électricité, ces divers agents exercent une
action, soit générale, soit locale, selon le lieu et le mode de
leur application.

Je vais rapidement indiquer les conditions thérapeutiques
de chacun d'eux.

CALORIQUE. — L'action du calorique sur l'organisme peut
aller depuis la plus simple excitation jusqu'à l'altération et
la destruction des parties soumises à son contact. La chirurgie met quelquefois à profit cette action destructive ;

mais pour le sujet qui nous occupe, on n'y a jamais recours. Aussi il doit bien rester entendu que dans tout le cours de cet ouvrage, à moins d'une déclaration précise, je ne parlerai jamais que d'une élévation de température compatible avec l'intégrité des tissus.

Comme je l'ai dit plus haut, le calorique exerce une action générale ou locale, selon le mode de son application.

Les formes sous lesquelles on l'administre comme excitant général sont : les boissons chaudes, l'insolation générale, l'exposition devant un foyer de chaleur, l'étuve sèche et humide, tous les procédés de bains de vapeur, le bain liquide, les bains solides, le contact du corps de l'homme ou d'autres animaux, etc.

Les moyens dont on se sert pour produire l'action locale sont : l'insolation peu concentrée par des verres lenticulaires faibles, les douches de vapeur, les bains liquides partiels, le cautère objectif instantané, l'application de briques, bouteilles, sachets, linges chauffés, etc., etc.

Je me suis assez longuement étendu plus haut sur le diagnostic thérapeutique des excitants, soit généraux, soit locaux, pour que je croie inutile de revenir sur ces considérations à l'occasion du calorique. Je dirai seulement que, dans l'impuissance idiopathique, c'est à l'action locale du calorique que j'ai principalement recours ; la forme à laquelle je donne la préférence est la douche de vapeur, quand à l'action du chaud je veux joindre l'action de la percussion, moyen assez puissant pour activer la fonction pyrétogénésique locale, sans addition de calorique non naturel ; tandis que je me contente de l'application de sachets ou de linges chauffés sur le scrotum, le périnée et la verge, quand l'irritabilité du sujet se révolte contre une médication plus énergique.

Dans quelques cas cependant où le resserrement du système vasculaire général paraît ne pas être sans influence sur l'atonie des organes génitaux, en diminuant l'activité circulatoire de toute l'économie, on pourra recourir à l'étuve sèche ou humide, ou bien encore au bain russe. Mais on aura soin de limiter à un quart d'heure ou une demi-heure au plus la durée de cette excitation générale, car cette excitation prolongée est suivie d'une faiblesse et d'un épuisement général dont les organes génitaux prennent leur part.

Froid. — Le froid, que je considère ici comme un simple abaissement de température, et qui, dans les circonstances où nous sommes placé, va rarement jusqu'à la congélation de l'eau, doit présenter des propriétés opposées à celles de la chaleur, c'est-à-dire avoir une action hyposthénisante.

C'est ce qui a lieu, en effet, pour la glace, dont la médecine et la chirurgie tirent de grands avantages dans les cas de congestion et d'inflammation.

Mais si l'on se rend un compte exact de l'action du froid précisément dans les circonstances que je viens de rappeler, on se convaincra qu'elle est surtout caractérisée par le resserrement des tissus sur lesquels elle s'exerce, resserrement qui empêche l'afflux du sang dans les parties malades et qui facilite l'écoulement de celui qui constituait soit la congestion, soit l'inflammation. Un froid moins intense doit nécessairement produire un effet moins énergique, et l'on peut ainsi ramener l'action *resserrante* du froid à une action purement tonique.

C'est en effet ce que l'expérience m'a prouvé; et bien souvent j'ai eu à me louer de l'action modérée du froid dans les cas d'atonie, de relâchement du tissu de la verge.

Le froid appliqué d'une manière générale, comme dans

les bains de mer, dans les bains de rivière, surtout en été, est une puissante ressource entre les mains du médecin, et j'aurai plus d'une fois occasion d'y revenir dans le courant de cet ouvrage.

Mais dans l'impuissance idiopathique, c'est surtout à l'application locale du froid modéré que j'ai recours. J'ordonne ordinairement, comme simple adjuvant d'une médication plus énergique, des lavages à l'eau froide sur les parties génitales, le périnée, et quelquefois les lombes, tous les matins, et j'ai eu bien souvent à me louer de cette pratique.

ÉLECTRICITÉ. — Les applications thérapeutiques de l'électricité se sont modifiées, on le comprend, avec les progrès de la physique sur cette branche de la science : avant la découverte de Galvani, l'électricité statique ou de tension était seule employée, soit sous forme de bain, soit sous forme d'étincelles (1) ; plus tard, après l'invention de la pile de Volta, on s'adressa aux courants, soit continus, soit intermittents ; et enfin, dans ces dernières années, lorsque MM. Faraday et A. de la Rive (2) eurent fait connaître les influences réciproques des courants sur les aimants et des aimants sur les courants, on recourut aux appareils consacrés à cette nouvelle forme d'électricité.

Mise ainsi en possession de trois modes différents d'électrisation : 1° électricité statique ou par tension ; 2° électricité galvanique ou par contact, et 3° électricité magnétique ou par induction, la médecine se devait d'étudier leurs

---

(1) Voyez l'ouvrage de Mauduyt, *Mémoire sur les différentes manières d'administrer l'électricité, et observations sur les effets qu'elles ont produits*, 1 vol. in-8, 1784, imprimé par ordre du roi.

(2) *Traité d'électricité théorique et appliquée*, Paris, 1854 et 1855, 2 vol in-8.

actions physiologiques et pathologiques diverses, en d'autres termes, elle devait s'assurer s'il était indifférent de puiser à l'une de ces trois sources, ou s'il fallait établir entre elles des distinctions basées sur une diversité d'action.

C'est en effet ce qu'elle n'a pas manqué de faire.

Le bain électrique positif a été généralement abandonné à cause de la nullité de ses effets, et le bain électrique négatif n'est conservé que par l'école italienne, en raison de son pouvoir hyposthénisant très vanté par Giacomini.

L'électrisation par étincelles ou par la bouteille de Leyde a seule été maintenue dans la thérapeutique, et ses effets ont été depuis longtemps distingués de ceux du galvanisme : « Bien que l'électricité que l'on obtient au moyen du frottement par la machine électrique soit de même nature que celle produite par la pile galvanique, nous devons faire remarquer cependant que la première convient mieux quand il s'agit d'exciter les muscles de la vie de relation. Le galvanisme, au contraire, est préférable lorsqu'on veut agir sur la sensibilité et sur les organes délicats ou sur les muscles de la vie organique (1). »

M. Duchenne (de Boulogne) est loin de partager l'opinion de Pallas, qui est celle de tous ses devanciers. Dans un ouvrage important, *De l'électrisation localisée*, cet auteur, après avoir reproché à l'électricité de tension de n'agir que sur les muscles superficiels, et de produire des commotions qui ne sont pas sans danger, conclut de la manière suivante : « En somme, dit-il, l'excitation musculaire par l'électricité statique doit être exclue, selon moi, de la pratique, d'autant plus qu'elle peut être remplacée par un autre agent élec-

_____

(1) Pallas, *De l'influence de l'électricité atmosphérique et terrestre sur l'organisation*, 1 vol. in-8. Paris, 1847, p. 75.

trique qui excite plus énergiquement et plus efficacement la contractilité musculaire, sans offrir aucun de ses inconvénients. »

Cependant M. Duchenne est obligé de reconnaître que l'électrisation par étincelles ou par la bouteille de Leyde n'est pas toujours aussi insignifiante qu'il le prétend, et il s'en console en avouant que « ces résultats prouvent seulement que certaines paralysies guérissent toujours sous l'influence de l'électricité, de quelque manière et sous quelque forme qu'on l'administre. » Ces résultats heureux ne sont pas aussi exceptionnels que semble le croire M. Duchenne, car le docteur Golding Bird, chargé de l'application de l'électricité à l'hôpital Guy, à Londres, qui ne se sert que de la machine à frottement, accuse des succès presque constants dans les paralysies qui ne sont pas sous la dépendance d'une affection des centres nerveux.

L'électricité par contact ou le galvanisme agit à travers les tissus, dans la plus grande profondeur, sur les muscles, sur les os même, et de plus son action peut être limitée sur un point donné. Sa puissance excitatrice ne se développe qu'avec un courant intermittent, car M. Matteucci, tirant des déductions thérapeutiques de ses vivisections, a conseillé l'emploi d'un courant continu, comme hyposthénisant du système nerveux dans le tétanos. Mais pour obtenir cette puissance excitatrice, pour lutter contre des paralysies du mouvement, celles surtout dans lesquelles la nutrition musculaire est altérée et la sensibilité diminuée, il faut recourir à des batteries très fortes, de 100 à 120 piles de Bunsen, dont l'emploi, on le comprend, pourrait ne pas être sans danger. D'ailleurs, comme le fait justement remarquer M. Duchenne, les appareils galvaniques (batteries de Cruikshank, de Bunsen, piles de Wollaston) sont difficile-

ment applicables dans la pratique, soit à cause de leur
volume, soit à cause de l'emploi des acides qu'ils nécessitent, soit à cause des gaz qui s'en dégagent. Enfin l'intensité de leurs courants est trop variable pour être soumise
à une graduation exacte et précise.

M. Duchenne, dont toutes les préférences sont acquises
à l'électricité d'induction, en fait ressortir comme il suit
les avantages : « L'électricité d'induction, dit-il, est celle
qui convient le mieux à l'excitation musculaire dans le traitement des paralysies du mouvement, dans les affections
choréiques ; on peut en effet l'appliquer à la contractilité
musculaire sans produire de douleurs, sans craindre de
surexciter le sujet, à quelque dose qu'on agisse, pourvu que
les intermittences du courant soient assez éloignées les unes
des autres.

» Il est souvent besoin d'un courant des plus intenses
dans le traitement de certaines affections musculaires, ainsi
que je l'ai déjà fait. Dans ce cas, l'électricité d'induction
est la seule applicable, parce qu'elle n'exerce pas d'action
calorifique, comme l'électricité de contact.

» Enfin les appareils d'induction peuvent, sous un petit
volume, agir sur la contractilité avec une puissance considérable ; ce qui facilite singulièrement leur application(1). »

Grâce aux courants électriques, qu'ils soient dus au galvanisme ou à l'électricité d'induction, on peut porter l'action thérapeutique de cet agent jusque dans les profondeurs
les plus reculées des organes, ce qu'il était impossible d'obtenir avec l'électricité statique. Le vérumontanum, les
conduits éjaculateurs, les vésicules séminales, tous les points
du parcours de l'urètre peuvent directement recevoir l'in-

(1) *De l'électrisation localisée et de son application à la physiologie, à
la pathologie et à la thérapeutique.* Paris, 1855, p. 25, 26.

fluence électrique et être traversés par un courant, sans que les parties voisines participent à cette excitation.

Je ferai connaître le mode opératoire, au fur et à mesure que les indications se présenteront, mais j'ai tenu ici à indiquer d'avance les ressources nouvelles que l'électricité dynamique a mises entre les mains du praticien, en variant à l'infini les modes de son application.

MAGNÉTISME. — Les expériences d'OErsted, d'Ampère et d'Arago ayant démontré l'identité des phénomènes magnétiques et des courants électriques, j'aurai peu de chose à ajouter sur la vertu thérapeutique des aimants à ce que j'ai dit des propriétés excitatrices de l'électricité, d'autant plus que des insuccès par le magnétisme me font toujours préférer, dans le traitement de l'impuissance, l'électrisation, soit statique, soit dynamique.

Les plaques aimantées ne conviennent guère que chez les sujets pusillanimes, chez les personnes excessivement irritables et dans les cas de sensibilité exagérée des organes génitaux.

C'est à ce titre que les armures aimantées du père Hell trouvent ici une place.

Ces armures sont composées, on le sait, de plusieurs pièces d'acier aimanté, percées à leurs extrémités de trous destinés aux lacets à l'aide desquels on les attache les unes aux autres, en ayant soin de les opposer pôle à pôle, c'est-à-dire que le pôle sud de l'une regarde le pôle nord de l'autre.

Dans les expériences que j'ai faites sur les organes génitaux, je me suis servi de deux ou trois plaques. L'une entourait la verge, surtout à sa base, où se trouvent les dernières fibres de l'ischio-caverneux; l'autre, placée au périnée, jusque sur la bulbe de l'urètre, embrassait le bulbo-caverneux dans toute son étendue, depuis le muscle transverse du périnée, le sphincter et le releveur de l'anus, jusqu'à la racine des corps caverneux. Enfin, dans les circonstances où je me suis servi de trois plaques, je mettais la troisième à la partie inférieure des lombes, dans la portion du sacrum correspondante au plexus sacré.

Les plaques peuvent rester en place depuis quelques jours jusqu'à un mois; mais il faut avoir soin, lorsqu'elles doivent demeurer en contact avec la peau plus de quinze jours, de les faire réaimanter avant ce temps, ou de recouvrir la face interne des armures d'une feuille d'argent ou de platine.

3° *Moyens mécaniques.*

Les moyens mécaniques sont ou excitants, ou excitateurs; ils exercent, les uns une action complétement générale; les autres une action soit générale, soit locale, selon le lieu de leur application; d'autres enfin une action purement locale.

Les moyens mécaniques généraux sont le massage;

Les moyens mécaniques généraux ou locaux sont les frictions, les douches d'air ou de vapeur;

Les moyens mécaniques purement locaux sont l'acupuncture, l'électro-puncture, la flagellation, la ventouse et le sinapisme.

Je vais rapidement passer tous ces moyens en revue, en indiquant pour chacun d'eux son action excitante ou excitatrice.

MASSAGE. — Le massage, employé comme moyen hygiénique chez tous les peuples de l'Orient et du nord de l'Europe, dont il relève les forces et l'énergie, s'administre toujours à une haute température, de 25 à 35 degrés Réaumur, soit dans une étuve sèche, soit dans une étuve humide, soit dans le bain. Comme il est toujours possible de varier la température de l'étuve et de modifier le milieu dans lequel on place le malade avant ou après le massage, on comprend que l'on peut, selon la constitution et le tempérament du sujet, ou d'après certaines circonstances individuelles, augmenter ou diminuer le degré d'excitation que l'on se propose.

« Il est difficile de croire, disent MM. Trousseau et Pidoux, qu'un pareil moyen n'ait pas une influence puissante sur l'homme malade, — aussi est-il d'expérience que dans les rhumatismes aigus non fébriles, dans les rhumatismes chroniques, dans les paralysies qui sont en voie de guérison, dans l'impuissance vénérienne, cette médication est suivie d'heureux résultats (1). »

Pourtant le massage ne peut constituer à lui seul toute la médication ; c'est un adjuvant énergique dont j'ai retiré de bons effets dans maintes circonstances, mais, je le répète, ce n'est qu'un adjuvant, ou plutôt un complément de médication, comme *dans les paralysies en voie de guérison.*

M. Sarlandière, considérant la difficulté de rencontrer dans nos pays des personnes assez habiles dans l'art du massage, et prenant égard à la fatigue qu'il cause à celui qui l'exerce, a pensé que l'on pourrait atteindre le même but par une percussion molle, plus ou moins forte, plus ou moins lente, à l'aide d'un corps non contondant et placé au bout d'un levier, afin de moins fatiguer l'opérateur. A cet effet, il a fait confectionner des battoirs élastiques dont la palette circulaire, de quatre pouces de diamètre, est adaptée à un manche de dix pouces de longueur. Les palettes, rembour-

(1) *Traité de thérapeutique et de matière médicale*, 2e édit., t. I, p. 868.

rées de crin, sont recouvertes de flanelle pour les percus-
sions à sec, et de feutre et de caoutchouc pour les percus-
sions au milieu de la vapeur aqueuse.

Ce mode de massage, dont je suis loin de contester les
avantages, et dont l'action excitatrice est nécessairement
limitée aux parties sur lesquelles elle s'exerce, a tellement
d'analogie avec la flagellation, non-seulement pour le mode
opératoire, mais encore pour les effets produits, que je renvoie à l'article *Flagellation* les considérations que je pourrais
ajouter sur le massage par percussion.

FRICTIONS. — On distingue les frictions en frictions sèches
et en frictions humides.

Les frictions sèches se pratiquent avec la paume de la
main, avec une brosse ordinaire, avec une brosse en flanelle, avec un morceau de drap, etc.

Les frictions humides s'exécutent au moyen d'une brosse
en flanelle ou d'un tampon en un tissu quelconque, imprégné
d'un agent médicamenteux, soit en poudre fine, soit en
liquide.

Les frictions sèches ou humides, qu'on les fasse tout
le long de la colonne vertébrale, ou qu'on les limite au
périnée et à la base de la verge, sont d'un puissant secours
dans des cas nombreux d'impuissance.

L'action tout à la fois excitante et excitatrice des frictions
peut être singulièrement augmentée par la présence d'un
agent médicamenteux excitant ou excitateur qui, grâce aux
modifications subies par la peau et par les bouches les plus
superficielles des vaisseaux absorbants, pénètre avec plus de
facilité dans l'organisme, et porte ses propriétés d'abord
sur le point qui lui donne accès, et plus tard dans l'économie tout entière.

DOUCHES. — J'ai déjà parlé des douches de vapeur, je ne

reviendrai pas ici sur ce que j'en ai dit précédemment. J'indiquerai comme étant d'un grand secours, dans les cas de laxité et de mollesse des tissus, les douches sèches, c'est-à-dire les douches d'air chaud. A cet effet, et à défaut d'appareil plus compliqué, on peut se servir d'une seringue qui fait l'office d'une pompe aspirante ; dans la majorité des cas, il suffit de faire chauffer le corps de l'instrument avant d'y introduire l'air par le refoulement en haut du piston, et d'administrer la douche quelques minutes après ; dans les cas où une élévation plus grande de température est nécessaire, on fait d'abord pénétrer l'air dans l'intérieur de la seringue, et, après avoir hermétiquement fermé l'ouverture de la canule, pour prévenir la sortie de l'air qui se dilate sous l'influence de la chaleur, on chauffe la seringue, ou au bain-marie, ou à un foyer plus ardent.

Les douches d'air chaud se dirigent, soit sur les organes génitaux, sur le périnée ou les lombes, comme excitateur local, soit sur la colonne vertébrale et à l'occiput, comme excitateur général.

On peut remplacer l'air par la fumée résultant de la calcination d'un agent médicamenteux. Dans quelques cas, de simples fumigations suffisent ; mais alors on doit toujours se proposer d'agir localement sur les organes génitaux. Le malade est assis sur une chaise percée, les reins entourés d'une couverture qui, embrassant le siège dans ses plis, tombe jusqu'à terre. Un réchaud est placé sous la chaise, et l'on projette de temps en temps sur la braise qu'il contient le médicament en poudre dont on veut faire usage.

Dans les cas, au contraire, où l'action mécanique de la douche doit être ajoutée à l'action physique de la chaleur et à l'action médicamenteuse de l'agent, on recueille cette fumée dans une vessie ou dans un flacon à tube, et on la fait passer dans la seringue préalablement chauffée. Pour simplifier ce mécanisme et abréger la durée des opérations, j'ai fait confectionner un appareil peu embarrassant et facile à manœuvrer. A la base d'une seringue ordinaire, à côté de l'embout où s'adapte la canule, est percée une ouverture munie d'une soupape s'ouvrant de bas en haut ou de dehors en dedans; à cette ouverture est adaptée un tube communiquant avec une cloche de métal destinée à recevoir les fumées dégagées par la calcination du médicament. En bouchant le bout de la canule et en faisant manœuvrer le piston, la fumée est attirée dans la seringue, et en est chassée ensuite, lorsqu'on pousse le piston, par la voie de la canule que l'on a soin de déboucher; la soupape, qui se ferme par la pression exercée sur le fluide contenu dans la seringue, empêche ce fluide de rentrer dans le tube, et par suite dans la cloche.

Cet appareil, très simple, je le répète, a l'avantage de conserver à la fumée une température suffisante pour produire l'excitation que l'on recherche, et, dans plus d'une circonstance, j'en ai retiré des avantages incontestables.

ACUPUNCTURE. ÉLECTRO-PUNCTURE. — « Il est bien évident, disent MM. Trousseau et Pidoux, que l'aiguille enfoncée dans les fibres musculaires de la vie animale ou de la vie organique, agit en excitant leur contraction, et ce phénomène tout expérimental peut se passer sous nos yeux; à ce titre, l'acupuncture doit évidemment se ranger parmi les moyens excitateurs (1). »

De tous les travaux qui ont été publiés sur l'acupuncture, aucun n'est relatif à l'emploi de ce moyen contre l'impuis-

(1) *Traité de thérapeutique et de matière médicale,* 2ᵉ édit., t. I, p. 851.

sance ; on l'a préconisé avec raison dans le rhumatisme, la sciatique, les névralgies, etc. ; et les essais que j'ai tentés dans l'anaphrodisie m'ont expliqué le silence des auteurs sur ce point. A moins que l'impuissance ne soit accompagnée d'un vice rhumatismal, l'acupuncture m'a toujours paru un moyen douteux et d'un effet peu durable. Une ou deux fois au plus, sur vingt expériences, je suis parvenu à réveiller *momentanément* et *légèrement* la sensibilité, et j'ai constamment échoué dans les autres cas.

Mais il n'en est pas de même de l'électro-puncture ; c'est une ressource heureuse et énergique pour conduire profondément l'électricité qui, ainsi que nous l'avons vu, agit superficiellement lorsqu'elle est appliquée par les moyens ordinaires. Mais en raison même de la pénétration du fluide dans les tissus les plus cachés, l'opération exige certaines précautions qu'il est utile d'observer. Si c'est à l'électricité statique que l'on a recours, une seule aiguille peut suffire : on l'implante tantôt dans les muscles du périnée, tantôt dans les fibres supérieures du bulbo-caverneux, et l'on peut même, après avoir traversé l'ischio-caverneux, aller jusqu'aux branches des corps caverneux. On met alors l'aiguille en communication avec un des conducteurs de la machine électrique, ou avec l'armature extérieure de la bouteille de Leyde médiocrement chargée, et l'on tire quelques étincelles. L'opération ne doit pas durer plus d'un quart d'heure, et le nombre des étincelles sera toujours proportionné à la sensibilité locale ou générale du sujet.

Les courants galvaniques peuvent s'établir avec une seule aiguille : celle-ci est alors mise en communication avec le pôle positif de la pile, tandis que le pôle négatif est en contact avec une autre partie du corps ; mais le plus ordinairement on se sert de deux aiguilles dont les têtes, percées d'une ouverture, reçoivent les conducteurs de la pile. Le lieu où les aiguilles sont placées est très variable : le périnée, la base de la verge, le scrotum, les corps-caverneux eux-mêmes, peuvent recevoir les aiguilles, et le choix en est déterminé par les indications particulières que présentent les sujets.

Mais dans tous les cas, il faut avoir soin de ne donner d'abord que de légères secousses, et de n'augmenter l'intensité et la durée des courants que si la partie est profondément insensible et si le malade les supporte avec facilité. En règle générale, l'électricité, que ce soit l'électricité statique ou galvanique, unie à l'acupuncture, exige que les secousses soient d'autant plus énergiques et d'autant plus souvent répétées, que l'impuissance est plus ancienne, que la circulation capillaire est moins active, et que les tissus sur lesquels on opère sont doués d'une moindre sensibilité.

FLAGELLATION. URTICATION.— « Je connais, dit Pic de la Mirandole, et il existe encore un homme dont le tempérament amoureux et les excès n'ont peut-être jamais eu d'exemple : il ne peut caresser une femme, malgré la violence de ses désirs, s'il n'est auparavant fustigé. En vain sa raison lui fait regarder comme un crime ce raffinement de volupté, sa fureur pour ce cruel plaisir est telle qu'il encourage lui-même, et accuse de mollesse et de lâcheté celui qui le fouette, lorsque la fatigue ou la pitié lui font ralentir ses efforts. Le patient n'est au comble de ses plaisirs qu'en voyant ruisseler le sang dont une grêle affreuse de coups a couvert les membres innocents du libertin le plus effréné. Ce malheureux réclame ordinairement pour ce service, avec les plus instantes supplications, la main de la femme avilie dont il veut jouir, lui donne lui-même les verges qu'il a fait tremper dès la veille dans le vinaigre, et lui demande à

genoux la faveur insigne d'être ainsi déchiré. Plus elle
frappe avec violence, plus elle acquiert de droits à son amour
et à sa reconnaissance, en lui rendant des feux qu'il n'avait
plus, jusqu'à ce que le dernier période de la souffrance et
l'épuisement total de ses forces lui fassent goûter la plénitude de la volupté en égale proportion. Trouvez un seul
homme pour qui le comble de la douleur et cette espèce de
torture doivent être celui du plaisir, et si d'ailleurs il n'est
pas entièrement corrompu, lorsque de sang-froid il connaîtra
sa maladie, il rougira de ses excès et les détestera (1). »

La flagellation, employée comme moyen d'éveiller le
sens vénérien, nous a été transmise par les anciens; presque
tous les auteurs grecs et romains en font mention, ainsi
que des fêtes instituées en l'honneur de Priape, pendant
lesquelles les hommes et les femmes se battaient mutuelle-
ment de verges, pour mieux s'exciter à l'amour. Tamerlan,
celui-là même qui se faisait appeler le *Fils de Dieu*, fut
père de cent enfants, et ne parvint, dit-on, à cette innombrable progéniture qu'avec l'aide de la flagellation. L'abbé
Terrasson, l'auteur du *Voyage de Séthos*, qui, au dire de
Voltaire, prenait un goût particulier à se faire administrer
le fouet par les courtisanes, s'attira une épigramme fort
connue dont je ne rappellerai que le dernier vers : *Frap-
pez fort, il a fait Séthos*. J.-J. Rousseau a décrit l'effet
qu'il ressentit, étant enfant, à la suite de la correction que
lui administra mademoiselle Lambercier : « Assez longtemps,
dit-il, elle s'en tint à la menace, et cette menace d'un châtiment tout nouveau pour moi me semblait très effrayante;
mais, après l'exécution, je la trouvai moins terrible à

_____

(1) *OEuvres complètes*, Bologne, 1495, 1 vol. in-folio. — *Contra
astrologos*, lib. III, cap. xxvii.

l'épreuve que l'attente ne l'avait été ; et ce qu'il y a de plus bizarre, c'est que ce châtiment m'affectionna davantage encore à celle qui me l'avait imposé. Il fallait même toute la vérité de cette affection et toute ma douceur naturelle pour m'empêcher de chercher le retour du même traitement en le méritant ; car j'avais trouvé dans la douleur, dans la honte même, un mélange de sensualité qui m'avait laissé plus de désirs que de crainte de l'éprouver derechef par la même main (1). » A une seconde correction, mademoiselle Lambercier s'étant aperçue, *à quelque signe*, de l'espèce de sensualité qu'éprouvait Jean-Jacques, comprit que le châtiment n'atteignait pas le but qu'elle se proposait, et y renonça.

Plusieurs ouvrages ont été consacrés à la flagellation, et parmi les principaux on pourra consulter ceux de J.-H. Meibomius (2), de Dollet (3), et de l'abbé Boileau (4).

J'avais été moi-même plusieurs fois témoin de l'efficacité d'un pareil moyen ; mais ses effets, essentiellement passagers, me l'avaient toujours fait regarder comme la suprême espérance de ceux qui n'en ont plus, et je l'avais mis au rang des étranges auxiliaires de la débauche dont notre ministère ne doit jamais être le complice.

Cependant, en songeant que les pratiques de notre art sont légitimées par l'esprit qui les dicte et l'intention qui les dirige, je me demandais si la luxure seule devait profiter

(1) *Confessions*, liv. I.

(2) *De flagrorum usu in re medicâ et venereâ et lumborum renumque officio.* Texte latin et traduction, 1 vol. in-32, 1795. Paris, chez Mercier.

(3) *Traité du fouet et de ses effets sur le physique de l'amour ou aphrodisiaque externe*, par D..., médecin. 1 vol. in-32, 1788. Paris, sans nom de libraire.

(4) *Histoire des flagellans*, par l'abbé Boileau, traduit du latin. 1 vol. in-12. Amsterdam, 1701.

des bénéfices de cette excitation, et si la médecine n'avait pas le droit, comme Molière, de prendre son bien partout où elle le trouvait. Sans doute la science doit se détourner de ces vieillards débauchés et de ces libertins usés avant l'âge qui lui demandent un moment d'énergie factice, pour s'enivrer dans une dernière orgie et pour outrager la nature dans une volupté contrainte et pleine de dangers ; mais il ne lui est pas permis de dédaigner une ressource, par cela seul que le libertinage l'a acceptée et consacrée ; la science est comme le feu, elle purifie tout ce qu'elle touche.

Je pensai donc à utiliser la flagellation, non comme la pratiquent les courtisanes, mais par un procédé et dans une intention que pussent avouer la morale la plus sévère et la dignité de notre profession.

Je repoussais d'abord l'idée d'une excitation énergique et passagère, et je fus ensuite conduit à modifier les instruments meurtriers dont on fait ordinairement usage. Dans ma pensée, la flagellation devait agir, non par la violence de son application, mais par son usage modéré et souvent répété. De même que l'ingestion d'une grande quantité d'alcool trouble les facultés morales et détruit l'organisme, une dose plus faible du même liquide prise tous les jours excite doucement l'intelligence et fortifie l'économie. A cet effet, une ou deux fois par jour au plus, je fais pratiquer pendant cinq ou dix minutes une flagellation plus ou moins anodine, selon les sujets, sur les lombes et sur les fesses ; je m'arrête ordinairement lorsque la peau devient rouge, et je ne pousse jamais l'opération jusqu'au saignement des parties frappées.

Les lanières et les cordes nouées présentent de tels inconvénients, que depuis fort longtemps on les a remplacées par des verges que quelques-uns trempent dans du vinaigre

avant de s'en servir, comme le faisait la personne dont
parle Pic de la Mirandole. Mais les verges, outre qu'elles
sont exposées à se casser, produisent, à cause de leur inégalité de grosseur, une excitation peu uniforme, et déterminent conséquemment des ecchymoses ou des blessures qui
fatiguent beaucoup le malade.

Pour parer autant que possible à ces désavantages, j'ai
fait construire un balai métallique qui, par la diversité des
éléments qui le composent, dégage une certaine quantité
d'électricité dont l'action ne peut être ici que très salutaire.
Au bout d'un manche à marteau ordinaire, j'ai fait placer
une virole de cuivre dans laquelle viennent s'implanter des
fils de cuivre, de laiton, de fer, de platine, etc., au nombre
de 80 à 100 et d'une longueur de 40 à 50 centimètres. Ces
fils flexibles, et pourtant rigides, se mêlent et se choquent
dans leur extrémité libre pendant l'opération, et en raison
même de leur flexibilité, présentent toujours aux parties
frappées une surface égale et uniforme.

La flagellation ainsi pratiquée, c'est-à-dire avec une
grande modération, tous les jours et à l'aide d'un balai
métallique, modifie progressivement et d'une manière heureuse la sensibilité de la peau, et la stimulation progressive
qu'elle y détermine se communique aux organes génitaux
et en modifie favorablement aussi l'excitabilité.

Les motifs qui m'ont fait tout à l'heure proscrire la flagellation telle que l'entendent les libertins et les courtisanes, me font également repousser l'urtication, qui n'est
qu'une variété de flagellation violente dont on augmente
la force par les aiguillons des orties. Le médecin ne doit
point disputer aux lupanars une pareille ressource, qui ne
produit qu'un effet passager, et qui est plutôt du domaine
de la débauche que de celui de la thérapeutique.

VENTOUSE. — J'ai déjà parlé de ce moyen très vanté par Mondat. On se propose, à l'aide d'un cylindre armé d'une pompe aspirante, d'attirer le sang dans les corps caverneux et de déterminer mécaniquement une érection. Ce moyen, qui ne réussit pas toujours, pourrait ne pas être sans danger si l'on agissait brusquement et avec violence; il ne faut arriver que progressivement à un vide complet, et la durée et le nombre des séances seront proportionnées à la force élastique des tissus; de plus, on s'abstiendra de l'emploi d'un semblable moyen chez les malades irritables et dont la sensibilité générale ou locale est facilement mise en jeu; on ne devra guère y recourir que pour les sujets lymphatiques, pour ceux dont la circulation est paresseuse et chez lesquels le système vasculaire est en quelque sorte frappé d'atonie. Il suit de là que l'usage seul de la ventouse est complétement impuissant à produire une érection durable, et qu'une médication générale excitante en doit seconder et soutenir les effets.

SINAPISME. — Le but que l'on se propose avec le cylindre à pompe aspirante m'a donné l'idée d'arriver au même résultat en m'appuyant, non sur les lois de la mécanique, mais sur les lois vitales, et j'ai pensé qu'il était quelquefois préférable d'augmenter l'afflux du sang dans les corps caverneux et le gland par une modification pathologique des tissus, modification qui n'offre aucun inconvénient puisqu'on est toujours maître d'en graduer l'intensité. A cet effet, je fais préparer un cataplasme composé de farine de graine de lin et de farine de moutarde, dans des proportions différentes selon l'action que l'on veut produire, et j'en enveloppe toute la verge, qui reste ainsi dans cette espèce de fourreau plus ou moins longtemps, de dix minutes à un quart d'heure d'ordinaire.

Ce moyen, que je suis étonné de n'avoir vu indiqué nulle part (1), m'a rendu parfois de signalés services, et a heureusement remplacé l'instrument mécanique dont je parlais tout à l'heure.

L'application sur la verge d'un sinapisme, même adouci par la présence de la farine de graine de lin, n'est pas toujours sans douleur, et le coït, exercé sous l'empire d'un semblable excitant, pourrait être plutôt un supplice qu'une volupté; pour calmer cette souffrance, qui quelquefois ne se fait pas sentir ou qui est passagère, j'ordonne de pratiquer sur le pénis des lotions avec l'eau fraîche, et cette simple précaution permet souvent au malade une copulation sans douleur.

Le cataplasme sinapisé est un moyen énergique, et qui, par conséquent, réclame de la prudence et de la circonspection. En agissant en aveugle, on s'expose au pénitis ou inflammation de la verge, et même à la gangrène de cet organe. Il faut, en règle générale, enlever le cataplasme dès que le malade accuse ce qu'il appelle des picotements; presque toujours, un effet suffisant est alors produit, et l'on ne doit faire une nouvelle application que le lendemain ou même plusieurs jours après la première. Le nombre total de ces applications ne saurait être déterminé à l'avance, mais il sera subordonné aux effets obtenus et à l'état d'irritation de la verge.

Bien évidemment la médication générale ne sera point négligée, et l'on y apportera d'autant plus de soins que le malade sera moins sensible à l'action du sinapisme.

(1) Il est vrai que Gesner et Chaptal vantent la moutarde comme aphrodisiaque, mais ils l'employaient sous forme de bains. — Voyez l'article IMPUISSANCE du *Dictionnaire des sciences médicales*, t. XXIV, p. 192.

§ II. — Impuissance idiopathique par perversion d'énergie.

Cette espèce d'impuissance est moins rare que l'on ne pense, et si elle n'a pas trouvé place dans le cadre des auteurs qui m'ont précédé, c'est qu'elle a été confondue avec l'impuissance produite par la crainte ou toute autre cause morale. Cependant, en y regardant de près, on ne tarde pas à reconnaître entre elles une telle différence, que l'on s'étonne de la confusion dans laquelle sont tombés les nosographes.

Sans doute, chez quelques individus, un premier échec de ce genre peut en amener un second, mais dans ce cas on reconnaîtra toujours l'influence du moral à une érection plus faible et moins franche que dans les circonstances ordinaires.

L'impuissance idiopathique par perversion d'énergie est une de celles qui affectent le plus profondément l'âme du malade, parce qu'au sentiment de honte qu'éprouvent tous ces infortunés, se joint l'amère déception produite par la perte de douces espérances que l'érection fait concevoir; cette déception est d'autant plus cruelle que l'individu se sent plein de force et de virilité. Et en effet, en dehors du coït, des érections ont lieu, et d'autant plus fréquentes et énergiques que l'esprit du malade est constamment fixé sur l'état de ses organes sexuels, et que les évacuations spermatiques ne sont pas en rapport avec l'excitation qui emplit constamment les vésicules séminales ; de plus, des pollutions nocturnes avec érection et plaisir, amenées par des rêves lascifs, sont pour l'infortuné une preuve de sa puissance, si déjà, par la masturbation, il ne s'est convaincu de l'intégrité de ses organes.

Il y a divers degrés dans cet état bizarre : tantôt l'érection est complétement rebelle à ses excitants naturels ; tantôt après s'être produite plus ou moins parfaitement, elle tombe à la porte même du sanctuaire féminin, après quelques instants à peine de durée ; tantôt, au contraire, elle se soutient assez longtemps dans le vagin même, et disparaît, comme chez ces présomptueux qui veulent montrer coup sur coup une vigueur qu'ils n'ont pas, au moment même où ils croient toucher au but; dans tous les cas, l'éjaculation n'a pas lieu; et l'homme est frustré du plaisir qu'il se promettait. Un malade à qui j'ai donné des soins, pour ne pas perdre le fruit de son érection, et peut-être plus encore pour sauvegarder son honneur, m'avoua que sous prétexte d'attouchements préparatoires au coït, il se faisait masturber par sa maîtresse, et obtenait ainsi une éjaculation impossible pendant l'accouplement, et qui le dispensait *honorablement* d'un acte qu'il se savait inhabile à accomplir.

Cette aberration étrange du sens génital, à laquelle il est quelquefois difficile d'assigner une cause, a son siége tantôt dans le *consensus* moral, tantôt dans l'appareil génital lui-même, et tantôt dans l'un et l'autre à la fois.

C'est que dans l'état physiologique, la fonction génitale ne s'accomplit qu'à la condition de la mise en jeu de l'excitabilité morale qui d'abord donne naissance aux désirs vénériens, produit ensuite l'érection de la verge, première manifestation de l'excitabilité physique, la soutient, est accrue par elle, et concourt pour une bonne part à amener l'éjaculation. Il se passe donc un mouvement réflexe entre l'excitabilité morale et l'excitabilité physique, dont le point de départ est dans la première, sollicitée *normalement* par des impressions ou des pensées relatives à l'autre sexe.

Telles sont les conditions d'excitabilité pour l'exercice du coït physiologique.

Mais ces conditions peuvent être altérées, non par l'absence de l'excitabilité ou morale ou physique, ce qui constitue une forme d'impuissance que j'ai déjà examinée, mais par la vicieuse direction de cette même excitabilité; en d'autres termes, le *consensus* ou le sens génital peuvent simultanément, ou chacun de son côté, se montrer rebelles à leurs excitants naturels et ne répondre qu'à des sollicitations anormales.

C'est ce que j'appelle l'impuissance par perversion.

Cette perversion est complète ou incomplète.

Dans le premier cas, l'excitabilité morale, et, par une conséquence fatale, l'excitabilité physique, restent sourdes à tout ce qui les éveille et les surexcite dans l'état physiologique.

La perversion est incomplète lorsqu'après un commencement d'excitation interne et d'érection, celles-ci ne se peuvent soutenir malgré la persistance de l'action excitatrice, et s'affaissent avant l'entière consommation de l'acte.

Je dois examiner à part chacune de ces deux formes de l'impuissance qui m'occupe ici.

PERVERSION COMPLÈTE. — Si la médecine n'était pas une science d'observation, et si elle reposait exclusivement sur des idées spéculatives, on devrait admettre, comme pouvant exister séparément et d'une manière distincte, une perversion complète de l'excitabilité morale et une perversion complète de l'excitabilité physique; car d'un côté nous voyons, sous l'empire d'un amour violent, les organes ne pas répondre à l'ardeur des désirs, et d'autre part la verge entrer en érection pendant la nuit et le sommeil, sans rêves lascifs, par la seule influence de la chaleur du lit, de la position, de la plénitude de la vessie, etc.

Sans doute, l'excitabilité morale et l'excitabilité physique peuvent ne pas toujours marcher d'accord dans certaines circonstances pathologiques ou irrégulières de l'une d'elles, comme dans les exemples que je viens de citer; mais dans le type normal de l'excitation, la perversion de l'excitabilité morale entraîne toujours l'inertie des organes pour le coït, et la perversion de l'excitabilité physique ne peut se produire avec l'intégrité de l'excitabilité morale.

J'explique ma pensée par un exemple.

Voici deux hommes: l'un éprouve la plus profonde indifférence, je dirai même de l'aversion pour le sexe; l'autre, au contraire, sent les désirs vénériens s'éveiller sous l'empire des excitants naturels, la vue, les attouchements d'une femme, l'espérance ou le souvenir des voluptés, etc., etc. Qu'arrivera-t-il chez ces deux hommes dont l'excitabilité morale est pervertie dans l'un et normale dans l'autre ? Le premier, soyez-en convaincu, ne pourra, quoi qu'il fasse, éveiller, par les moyens naturels, l'excitabilité physique; la perversion de son excitabilité morale le frappe d'impuissance auprès de la femme; le second, au contraire, s'il n'a pas d'autre cause d'anaphrodisie, ne rencontrera pas des organes rebelles à ses désirs, parce que, je le répète, la perversion de l'excitabilité physique est entièrement sous la dépendance de la perversion de l'excitabilité morale.

La masturbation, l'amour contrarié, l'attention trop vivement préoccupée, les excès de travaux intellectuels, le genre même de ceux-ci, sont les causes les plus ordinaires de cet état bizarre. Alibert rapporte un fait excessivement curieux de cette espèce, et je le dois reproduire ici pour montrer tout à la fois l'étrangeté de la cause qui lui donna

naissance et l'entretenait, et la facilité avec laquelle la médecine parvint à triompher de cette aberration morale.

« Un jeune homme, dit Alibert, élevé dans une pension,
contracta dans son enfance l'habitude de l'onanisme. Le
livre que Tissot a écrit sur ce sujet ayant été mis entre ses
mains l'effraya sans le corriger entièrement. Cette lecture
le porta néanmoins à plus de modération, et il ne se livra
à la triste volupté de la masturbation qu'à de longs intervalles et lorsqu'il y était excité par des désirs très violents.
Cette attention fit que son tempérament n'en fut point du
tout altéré ; il demeura robuste, et ses facultés morales
conservèrent toute leur énergie. Mais l'affreuse habitude
qu'il avait contractée empêcha de se développer en lui le
moindre germe du penchant qui attire un sexe vers l'autre.
Il était parvenu à trente ans, et ses sens n'avaient jamais
été émus par la vue d'une femme ; ils n'étaient vivement
provoqués que par de vaines images ou des fantômes que
lui créait son imagination déréglée. Il avait de bonne heure
étudié le dessin, et il s'en était toujours occupé avec ardeur.
La beauté des formes de l'homme, dans ce beau idéal des
peintres, que la nature n'a jamais réalisé, le frappa et finit
par lui inspirer une émotion extraordinaire, une passion
vague et bizarre, dont il disait lui-même ne pouvoir se
rendre compte et sur laquelle il répugnait à s'appesantir.
Il est nécessaire, néanmoins, d'avertir que cette passion
n'avait aucun rapport avec les goûts des sodomistes, et
qu'elle ne pouvait être provoquée par l'aspect d'aucun
homme vivant. Telle était la situation aussi étrange qu'ac-
cablante dans laquelle se trouvait cet individu, lorsqu'il
réclama mes conseils. Il n'offrait alors, je le répète, à l'extérieur aucun symptôme physique d'impuissance. Il était
sain et bien constitué, et n'avait point été, à cet égard,

maltraité par la nature ; mais il avait tellement interverti l'usage de ses dons, qu'il ne connaissait plus les moyens de les ramener à leur véritable but. Le malade, d'ailleurs, connaissait et sentait vivement son état : « Il n'est aucun » effort, m'écrivait-il, que je ne fusse prêt à faire pour sortir » de mon ignominieuse situation, pour arracher de ma pen- » sée les infâmes images qui viennent l'assaillir malgré moi ; » elles m'ont privé jusqu'ici des jouissances légitimes que » procure l'union des deux sexes, et de la faculté dont » jouissent les plus vils animaux, de reproduire leur espèce. » Je me meurs de chagrin et de honte. »

» Pour ce qui me concerne, poursuit Alibert, je ne vis dans cette maladie qu'une perversion de l'appétit vénérien, et je pensai que l'indication la plus urgente était de replacer dans son vrai type la nature dérayée. En effet, l'individu était très robuste à l'époque où il me consultait. Depuis longtemps il ne s'était livré qu'avec une extrême réserve aux plaisirs solitaires, surtout depuis la lecture de l'ona- nisme de Tissot ; d'ailleurs, comme je l'ai déjà dit, la beauté des formes idéales de l'homme excitait en lui des sensations voluptueuses à l'approche desquelles les organes de la géné- ration s'érigeaient et éjaculaient, ce qui devait faire présumer un état réel d'énergie dans les forces radicales de son éco- nomie. Il n'y avait donc ni destruction, ni altération essen- tielle dans la sensibilité physique, mais plutôt fausse direc- tion de cette faculté de l'organisme : voici en conséquence le traitement que je proposai. J'ai déjà dit que l'individu dont il s'agit aimait passionnément le dessin, et qu'il s'ap- pliquait à ce genre d'occupation avec cette ardeur dévorante qui distingue les grands peintres et qui est le plus sûr ga- rant du succès ; j'exigeai de lui qu'il fît une étude appro- fondie des formes du sexe féminin pour les reproduire par son talent. Il lui en coûta sans doute pour rompre la chaîne de ses habitudes, et de renoncer à l'Apollon du Belvéder pour la Vénus de Médicis. Mais peu à peu la nature, plus forte que tous les penchants factices, reprit ses droits. Dès qu'il fut parvenu à préférer des bras faibles, mais gracieux, à des bras musculeux et redoutables, dès qu'il se plut à contempler l'élégance des formes et la mollesse des contours, alors sa guérison commença à s'opérer. Après s'être fait un modèle imaginaire, il le chercha dans le monde physique. Il fallut du temps, de la persévérance ; mais il se rétablit entièrement (1). »

L'exemple que je viens de rapporter, d'après Alibert, est sans contredit un des plus remarquables que je connaisse en ce genre ; il me dispense de tout développement et prouve que le traitement de l'impuissance par perversion complète du génésique doit être surtout un traitement moral, car, je le répète, l'excitabilité physique n'est jamais malade dans ce cas, ou du moins elle n'est pervertie que secondairement à la perversion de l'excitabilité morale.

Mais il n'en est pas de même dans la perversion incomplète que je vais maintenant examiner.

PERVERSION INCOMPLÈTE. — Dans cette espèce d'impuissance, il se produit toujours un commencement d'excitation physique et d'érection qui ne se soutiennent pas jusqu'à l'entier accomplissement du coït, c'est-à-dire jusqu'à l'éjaculation.

Les motifs de cet état appartiennent tantôt au domaine du moral et tantôt au domaine du physique.

Dans le premier cas, l'excitation interne se produit, comme à l'ordinaire, sous l'influence de ses causes physio-

(1) *Nouveaux éléments de thérapeutique et de matière médicale*, 2ᵉ édit., t. II, p. 556 et suiv.

logiques, mais s'affaisse bientôt, malgré la persistance de
l'action de la cause elle-même, et alors, si l'imagination n'a
pas assez d'empire pour venir au secours des excitants dont
l'influence est émoussée, l'appétit vénérien s'apaise, et avec
lui disparaît l'érection qu'il avait un instant produite.

Le pouvoir de l'imagination est si réel dans les cas où
les agents directs de l'excitabilité morale ont perdu leur
empire, que beaucoup d'hommes ne peuvent achever un coït
commencé qu'en se transportant par la pensée auprès d'une
autre personne, et qu'en transformant les formes de la
femme qu'ils tiennent dans leurs bras en des charmes imaginaires ou entrevus dans un songe.

Aussi faut-il tenir compte de cette double circonstance :
faiblesse de l'excitabilité morale et allourdissement de l'imagination érotique, si je puis ainsi dire.

La cause la plus commune de cet état est, sans contredit,
l'application exclusive et trop longtemps soutenue d'une
faculté de l'esprit ; on dirait que toute l'excitation se
porte sur cette faculté, à l'exclusion des autres ; ainsi les
savants, les poëtes, les grands artistes, dont toute l'activité
cérébrale se concentre sur un objet, sont nécessairement
disposés à cette espèce d'impuissance ; les sentiments de
l'âme, quelle qu'en soit la nature, trop vivement tendus vers
un point, peuvent également absorber à leur profit une
partie de l'excitation génésiaque. J'ai vu un malade qui,
pendant plus de six mois, ne put accomplir le coït, malgré
des érections et des pollutions nocturnes fréquentes, parce
qu'il était dominé par le chagrin que lui causait la perte
d'un enfant chéri.

J'exposerai plus longuement, dans une autre partie de
cet ouvrage, l'influence de l'âme sur le génésique ; mais j'ai
dû ici indiquer, au moins en passant, son action, afin que l'on

en tienne compte dans le diagnostic et la thérapeutique de l'impuissance qui m'occupe en ce moment.

Un symptôme très important à noter, et qui constitue le seul signe différentiel de la perversion de l'excitabilité *morale* et de la perversion de l'excitabilité *physique* dont je vais parler, c'est que, dans le premier cas, la chute de l'érection peut se produire pendant la masturbation, tandis que dans le second, elle n'a jamais lieu qu'à l'occasion du coït.

. Je reviendrai tout à l'heure sur ce phénomène intéressant, dont l'explication ne saurait être comprise qu'après quelques considérations sur les causes prédisposantes de la perversion de l'excitabilité physique, dont je vais de suite m'occuper.

Le tempérament lymphatique et la prédominance du tissu adipeux sont une prédisposition à cette espèce d'impuissance; de plus, une sécrétion abondante de mucosité chez la femme pendant le coït est une circonstance qui favorise aussi la manifestation de ce phénomène morbide ; une disposition contraire, c'est-à-dire la sécheresse extrême de la muqueuse vaginale peut également la produire, ainsi que cela est arrivé plusieurs fois à un confrère qui me l'a confié. Mais dans la majorité des cas, la verge s'affaisse au milieu du liquide qui remplit le vagin et qui s'en échappe, et qui exerce sur elle une action débilitante analogue à celle d'un bain d'eau chaude.

Cependant cette circonstance, quoique essentiellement propre à déterminer l'impuissance dont je parle, n'est pas une condition indispensable à sa production; sous ce rapport, il est difficile de fournir une donnée certaine ; mais il est des dispositions de tempérament et de constitution, comme je le disais plus haut, dont il faut tenir compte, ainsi que de certains états morbides, tels que le varicocèle, par exemple.

Assez généralement, même dans l'état complet de santé, la verge en érection, chez les individus lymphatiques ou chargés d'embonpoint, n'a pas cette roideur qui, chez les personnes nerveuses ou sanguines, la fait comparer à une barre de fer; elle a je ne sais quoi de flasque qui s'harmonise avec la mollesse des autres tissus, et qui dénote le calme et la lenteur des désirs vénériens qui caractérisent ce tempérament.

D'un autre côté, et comme nouvelle conséquence du peu d'énergie virile, l'érection est lente à se produire, et pour la déterminer, il faut des attouchements prolongés et de toutes sortes.

On comprend sans peine que si de semblables prédispositions sont un peu exagérées, une érection obtenue avec tant d'artifices ne se soutienne pas et cède facilement à la moindre fatigue et à la plus petite cause débilitante.

C'est ce qui arrive en effet.

Soit que le système nerveux ait été surexcité au delà des limites imposées par une constitution phlegmatique, soit, au contraire, que cette excitation n'ait pu atteindre une énergie suffisante, toujours est-il que l'influx nerveux cesse bientôt d'animer la verge, par suite de la lassitude qu'occasionnent les efforts tentés pour amener la turgescence du membre, et que le sang, n'étant plus retenu dans les corps caverneux, rentre dans la circulation générale; et cela est si vrai que l'érection se soutient tant que les mêmes moyens d'excitation continuent à agir, et qu'elle tombe, au contraire, pendant la suspension ou le changement des excitants; c'est ce qui explique pourquoi, dans l'onanisme, où le mode d'excitation est continu, l'érection du pénis ne disparaît d'ordinaire qu'après l'éjaculation du sperme, tandis que, dans le rapprochement des sexes, la turgescence de la verge s'affaisse en passant de l'excitation des attouchements ou des manœuvres lascives à l'excitation vaginale.

On doit maintenant comprendre le symptôme différentiel que j'établissais plus haut entre l'impuissance produite par la perversion de l'excitabilité *morale* et l'impuissance amenée par la perversion de l'excitabilité *physique*, à savoir : que, dans le premier cas, la chute de l'érection peut arriver entre les doigts du masturbateur, tandis que dans le second elle n'a jamais lieu qu'à l'occasion du coït.

Comme on le voit, ce signe est très important à noter, et bien souvent il a lui seul éclairé mon diagnostic. Je me rappelle un jeune malade dont le succès dans l'onanisme faisait le supplice, car, me disait-il, si j'étais complétement impuissant et incurable, j'en prendrais mon parti et me créerais des compensations ; mais loin de là, j'entre en érection, j'éjacule dans le silence de la masturbation, et ne suis privé que de la volupté du coït, que les plaisirs solitaires me font encore plus vivement désirer.

Qu'elle soit produite par la perversion de l'excitabilité morale, ou qu'elle soit le résultat de la perversion de l'excitabilité physique, l'impuissance qui fait le sujet de ce paragraphe est rarement au-dessus des ressources de l'art, et, si très souvent elle n'était pas compliquée et entretenue par un sentiment de crainte, par l'appréhension d'un échec, elle n'opposerait pas, surtout l'impuissance par perversion de l'excitabilité physique, de grands obstacles à la thérapeutique.

Il faut donc, avant toute chose, rassurer le moral du malade ; ici le rôle du médecin est facile à remplir : on s'attachera à convaincre l'infortuné qu'il n'est point atteint d'impuissance, et on lui en fournira la preuve en lui rappelant les érections dont il est capable et l'éjaculation qu'il produit par l'onanisme. L'impuissant, lui dira-t-on, et ç'est là le symptôme radical de sa maladie, est inhabile à l'érection et à l'émission voluptueuse du sperme; si l'érection se produit, n'importe dans quelle circonstance, si l'éjaculation séminale la suit, n'importe par quel procédé, l'impuissance n'existe pas; il peut y avoir des défaillances, des erreurs de la force virile, mais ces erreurs et ces défaillances sont loin d'être l'anéantissement et la mort de cette force.

Ce thème, adroitement développé, produit presque constamment un grand effet sur l'esprit du malade ; il est à la portée des intelligences les moins cultivées et leur semble toujours d'une logique irréprochable.

Mais lorsque ce raisonnement n'a pas amené la conviction que je poursuis, je recours à un artifice qui manque rarement son but : je détermine une excitation génitale passagère, mais assez énergique cependant pour permettre le coït, et je reviens alors, avec beaucoup plus de chances de succès, au raisonnement de tout à l'heure, c'est-à-dire à la comparaison des erreurs de la force virile et de l'impuissance absolue.

Le phosphore et les cantharides sont *ordinairement* les agents dont je me sers pour produire l'excitation passagère dont j'ai besoin ; je dis *ordinairement*, parce qu'il est des circonstances où ces deux substances sont essentiellement nuisibles. Dans ces cas, il faut régler ses prescriptions, soit sur l'état général, soit sur l'état local des organes; mais, lorsque rien n'en contre-indique l'emploi, j'ordonne au malade la potion suivante, dont il prend une cuillerée à bouche d'heure en heure, trois ou quatre heures avant le coït.

Éther phosphoré.	450 centigr.
Teinture de cantharides	15 goutt.
Teinture de vanille.	30 —
Teinture de coccinelle	50 —

Extrait de noix vomique . . . . 0,15 centigr.
Sirop simple. . . . . q. s.
Eau distillée. . . . . 325 gram.

Et une heure avant le coït, je fais pratiquer des frictions sur le périnée et à la base de la verge avec la préparation suivante :

Teinture de myrrhe . . . . 6 gram.
Teinture de cantharides . . . . 8 —
Éther phosphoré. . . . . 4 —
Huile volatile de sabine. . . . . . ⎞
Huile volatile de rue. . . . . . . ⎬ aa. 4 goutt.
Huile volatile de romarin. . . . . ⎠
Eau vulnéraire. . . . . 30 gram.

Ces deux préparations, qui m'ont rendu de très grands services toutes les fois qu'il s'est agi de déterminer une érection passagère (et les circonstances qui réclament cette indication ne se bornent pas au cas dont il s'agit ici, comme on le verra dans la suite de cet ouvrage), ces deux préparations, dis-je, peuvent et doivent être modifiées selon une foule de particularités individuelles qu'il est impossible de rapporter, et dont le médecin est seul juge.

D'ailleurs, que l'on se borne à faire appel à la raison du malade, ou que l'on ait recours à l'artifice de l'érection passagère, peu importe ; la chose capitale est d'agir sur le moral de l'infortuné, et d'éloigner de son âme tout sentiment de crainte, toute appréhension de ne pas réussir.

Ce premier but étant atteint, la médication de l'impuissance sera différente, selon que celle-ci aura son principe dans le moral ou son siége dans les organes génitaux.

Sous le premier point de vue, il sera important de reconnaître si l'excitation génésiaque est détournée au profit

d'une faculté ou d'un sentiment autres que la faculté génésique, ou si l'imagination érotique, comme je le disais plus
haut, est languissante et allourdie.

Dans le premier cas, on s'attachera à rétablir l'équilibre
d'action entre les facultés intellectuelles et morales ; on
arrachera le savant à ses méditations, le poëte à ses rêves,
l'artiste à ses idéalités ; on éloignera du cœur les joies trop
exclusives ou les douleurs trop poignantes.

Ces résultats ne sont pas faciles à atteindre ; on a souvent
à lutter contre la volonté des malades, contre leurs habitudes, contre leurs goûts, contre les nécessités de leur
position, etc., etc.; ce sont là des obstacles qu'il n'est
pas toujours donné de vaincre, et dont la présence, en per-
pétuant la cause du mal, est à coup sûr un empêchement
presque absolu à toute bonne thérapeutique.

C'est à la raison du malade que le médecin devra surtout
s'adresser ; il déroulera devant lui le tableau des influences
réciproques de la faculté copulatrice et des facultés intellectuelles et morales, et, pour aider l'infortuné à résister
à ses habitudes, à ses goûts ou à ses sentiments, il lui
prescrira des distractions de toutes sortes : les voyages, les
spectacles, les bals, les concerts, des travaux manuels ou
des occupations intellectuelles différents de ses travaux et
de ses occupations ordinaires.

Souvent ces indications purement morales suffisent au
traitement ; mais quelquefois la médication exige davantage
et doit porter sur l'organe incitateur même de la faculté
génésiaque.

Cet organe, malgré quelques dénégations que j'aurai
occasion d'examiner plus loin, est bien réellement le cervelet, et c'est sur lui qu'il est nécessaire d'agir.

Dans les cas ordinaires, c'est-à-dire quand il n'est pas

nécessaire de produire un effet énergique et rapide, on peut se contenter de lotions d'eau froide sur l'occiput, répétées deux ou trois fois par jour ; l'eau froide pourra être remplacée avec quelque avantage par une décoction de plantes aromatiques ; je me sers communément de thym, de romarin, de sauge et de fenouil, que je fais bouillir ensemble et dont je laisse lentement refroidir le produit en macération.

Si ces moyens, continués pendant quelque temps, n'amènent aucun résultat, je fais administrer, d'abord tous les deux jours, puis chaque jour, trois ou quatre douches, soit de vapeurs aromatiques, soit d'air chaud, sur la partie postérieure et inférieure du crâne.

Enfin si l'impuissance persiste, j'applique à la nuque un large vésicatoire sur lequel je dépose chaque jour quelques milligrammes de strychnine ou de brucine.

Habituellement, il ne faut pas prolonger trop longtemps cette dernière médication ; après cinq ou six jours de son emploi, on ferme le vésicatoire, sauf à y revenir plus tard, et l'on reprend soit les lotions froides ou aromatisées, soit les douches.

Il est quelquefois nécessaire de persévérer quelque temps dans l'usage alternatif de ces moyens, surtout si l'impuissance tient à la faiblesse du consensus, c'est-à-dire au peu d'énergie de la faculté génésiaque.

Si ce sont les organes génitaux qui sont indociles à l'excitation vénérienne, en d'autres termes, si l'impuissance dont je m'occupe a sa source dans la perversion de l'excitabilité physique, la médication doit exclusivement porter sur l'appareil génital lui-même.

Cette médication a deux faces, si je puis ainsi dire : l'une hygiénique ou prophylactique, et l'autre réellement active.

La médication prophylactique, en dehors du régime

tonique approprié, est très simple : elle consiste à faire
pratiquer sur les parties inférieures du tronc, et deux fois
par jour, des lavages froids à grande eau, soit simple, soit
additionnée de quelques gouttes d'acétate de plomb (extrait de
Saturne), soit aromatisée avec l'eau de Cologne ou tout autre
liquide odorant. Je me suis toujours loué de cette pratique,
et je le déclare ici d'une manière générale et comme axiome
hygiénique du sujet qui m'occupe, l'habitude de pratiquer,
chaque matin en se levant, des lotions froides sur les organes
génitaux et le périnée, est un excellent moyen, non-seulement de prolonger l'existence de la faculté génératrice,
mais encore de prévenir ses défaillances et la mollesse des
érections.

La thérapeutique active doit être ordonnée en vue d'un
coït prochain : une ou deux heures avant l'acte, on prescrira
au malade une friction de dix minutes au moins sur le périnée et à la base de la verge avec une préparation excitante, semblable à celle dont j'ai tout à l'heure donné la
formule ; puis, comme excitant génésique, sans parler des
baisers et des attouchements lascifs, on dirigera sur les parties
génitales des fumigations aromatiques. A cet effet, le malade, assis sur une chaise percée ou sur le bord d'un fauteuil,
la ceinture serrée par une couverture qui enveloppe le
bassin et les membres inférieurs dépouillés de leurs vêtements, un brasier est placé immédiatement au-dessous des
organes génitaux, destiné à réduire en fumée la poudre des
agents que l'on projette sur lui. Le calorique qui se dégage
du brasier, et les vapeurs chaudes et excitantes qui vont
frapper les tissus de l'appareil générateur portent dans
celui-ci une excitation assez grande pour affronter l'épreuve
du coït, si les conditions qui l'ont produite, c'est-à-dire la
chaleur, est fidèlement conservée. Pour cela faire, lorsque

le malade jugera l'érection et l'orgasme vénérien suffisants, il devra, loin de se débarrasser de la couverture qui le protége, la serrer, au contraire, autour de son corps et exécuter la copulation dans un lit chauffé à l'avance.

Une certaine hâte doit être apportée, surtout dans les premiers temps, à l'exécution du coït, car en différant de le pratiquer, on retomberait dans les oppositions d'excitations que le traitement a précisément pour but de faire disparaître.

Cependant, à mesure que l'on avance dans la médication, cette condition devient de moins en moins rigoureuse, et sa non-observance, suivie de succès, est un heureux symptôme de guérison.

La thérapeutique active de l'impuissance par perversion de l'excitabilité physique n'est certainement pas bornée à ce seul moyen ; elle comporte quelquefois l'emploi de l'électricité, du galvanisme, de tous les excitateurs locaux ; elle réclame aussi, dans quelques circonstances, l'usage, tant externe qu'interne, des agents médicamenteux ; mais comme j'ai longuement parlé plus haut de toutes ces ressources, je crois inutile d'y revenir ici, d'autant mieux que l'emploi de ces divers agents ou de ces divers moyens est indiqué plutôt par des considérations idiosyncrasiques que par des symptômes spéciaux ; c'est donc au praticien à juger de l'opportunité des uns à l'exclusion des autres, et non à l'écrivain qui, semblable au législateur, ne peut ni ne doit prévoir tous les cas.

§ III. — Impuissance idiopathique par excès d'énergie.

Depui que l'auteur de l'article SATYRIASIS du *Dictionnaire des sciences médicales*, a établi les signes différentiels du priapisme, du satyriasis et de l'érotomanie, on est généralement d'accord pour classer et nommer de la manière suivante les accidents génésiques causés par excès d'énergie : *priapisme*, érection sans désirs vénériens ; *érotomanie*, désirs amoureux sans érection ; enfin *saty-riasis*, érections continuelles, désirs immodérés du coït et délire érotique.

Cependant ce cadre n'est pas complet, et l'on est étonné de ne pas y voir figurer une maladie que j'ai observée plusieurs fois, et dont l'existence, empêchant le coït tel que je l'ai caractérisé, c'est-à-dire érection de la verge, accouplement des sexes, plaisir et éjaculation chez l'homme du liquide spermatique, constitue une espèce d'impuissance qui doit, de toute nécessité, trouver ici sa place.

Cette maladie se traduit surtout par l'impossibilité de l'éjaculation séminale, non comme dans le priapisme, mais avec des érections normales et des désirs vénériens ordinaires.

Je donne le nom d'*aspermatisme* à cette sorte d'anaphrodisie.

Au premier abord, on s'étonnera de voir entrer cette infirmité dans le cadre de l'impuissance, alors que sa place paraît être naturellement marquée dans celui de la stérilité.

Sans doute, si je ne m'étais appuyé que sur des déductions théoriques, j'aurais suivi cette voie et je n'aurais pas reculé les limites déjà si étendues de l'anaphrodisie ; mais les faits que j'ai soigneusement interrogés et étudiés m'ont imposé la marche que j'adopte, et j'espère prouver tout à l'heure que cette marche est en effet la seule vraie et la seule scientifique.

L'impuissance idiopathique par excès d'énergie se présentera donc à nous sous les quatre formes suivantes :

1° Érection sans désirs vénériens (*priapisme*) ;

2° Désirs vénériens sans érection (*érotomanie*) ;

3° Désirs vénériens et érection sans éjaculation (*aspermatisme*) ;

4° Désirs vénériens, érection et éjaculation avec délire érotique (*satyriasis*).

Ces quatre états pathologiques ont chacun un groupe de symptômes qui lui est propre, mais tous offrent un caractère commun qui les rattache à l'impuissance, c'est l'absence du plaisir. La volupté est une condition essentielle de la copulation ; c'est la récompense de notre obéissance à la loi de la propagation de l'espèce, et son défaut est une dérogation complète aux prescriptions de la nature. Bien plus, en ne considérant que la fin prochaine du coït, c'est-à-dire en faisant un moment abstraction du but sublime caché sous les délices du rapprochement sexuel, le plaisir n'est-il pas cette fin prochaine, et celui qui ne pourra l'atteindre, soit par l'éloignement des désirs vénériens, comme dans le priapisme, soit par défaut d'éjaculation, comme dans l'aspermatisme, soit par surexcitation physique et morale, comme dans le satyriasis, s'estimera-t-il moins impuissant que celui dont la verge ne peut entrer en érection ? Les uns et les autres sont bien réellement impuissants, car l'impuissance, je ne saurais trop le répéter, n'est autre chose que l'absence d'une ou de plusieurs des conditions nécessaires à un coït normal, et le plaisir, nul n'oserait le contester, constitue une de ces conditions au même titre que l'érection de la verge ou que l'éjaculation du sperme.

Je vais donc passer en revue ces quatre états pathologiques, en faisant surtout ressortir pour chacun d'eux les caractères qui le font rentrer dans le cadre de l'impuissance.

1° PRIAPISME. — L'érection de la verge, dans le priapisme, peut être comparée aux mouvements qu'exécutaient les membres de la grenouille dans l'expérience de Galvani ; c'est un corps sans âme, que l'on me passe l'expression, obéissant à une cause anormale et étrangère. L'âme, en effet, représentée dans l'acte de la copulation par l'amour et les désirs, est absente, et l'excitation qui la remplace, par cela même qu'elle ne rentre pas dans les vues de la nature, s'accompagne de douleurs et donne quelquefois naissance à des accidents graves et même mortels.

Les causes de cette surexcitation sont fort diverses : tantôt on les trouve dans l'emploi de certains agents, comme les cantharides ; tantôt on les explique par l'existence de certains états pathologiques dont le priapisme est alors un symptôme ou une complication, comme la blennorrhagie, le calcul vésical, les maladies herpétiques, l'hypochondrie, l'épilepsie, le tétanos, etc. ; tantôt elles se rencontrent dans l'usage d'aliments irritants, de boissons alcooliques ; tantôt elles découlent de certaines habitudes, comme le coucher sur le dos et dans un lit trop chaud, ou enfin de certains accidents, comme une chute sur le rectum, etc., sans parler, comme étranger à mon sujet, du priapisme si connu des pendus.

Quelquefois le priapisme ne reconnaît aucune de ces causes et constitue alors une maladie essentielle ; dans ce cas, des conditions le favorisent, et parmi elles je citerai : le tempérament sanguin, avec prédominance du système hépatique ; l'âge adulte et même la vieillesse ; les saisons et les climats chauds, quoique Zacutus Lusitanus rapporte l'exemple d'un priapisme occasionné par un froid extrême ; les excitants génésiaques de toutes sortes, tels que spectacles licencieux, lectures obscènes, danses voluptueuses, tableaux lascifs, etc., sans que l'excitation produite soit satisfaite.

Mais de toutes les causes déterminantes ou occasionnelles du priapisme, nulle n'est aussi fréquente et aussi active que l'usage des cantharides à l'intérieur et même leur emploi à l'extérieur.

Au point de vue de l'impuissance, le priapisme offre deux symptômes saillants à noter, ainsi qu'une de ses terminaisons possibles. Les deux symptômes sont : 1° l'absence de désirs vénériens; 2° l'existence de douleurs plus ou moins vives; et la terminaison est la gangrène, et par suite la perte de la verge.

A son début, et quand il n'a pas encore atteint un certain degré d'acuité, le priapisme n'est ordinairement pas douloureux ; il fatigue tout au plus le malade et cède le plus souvent à l'action de quelques lotions froides.

Mais lorsque l'affection devient plus intense, soit que cette intensité arrive par degrés, soit qu'elle se montre tout à coup, des symptômes d'excitation générale et d'excitation locale se manifestent; une sorte de mouvement fébrile se fait sentir; la soif s'allume, la tête devient douloureuse et le délire même peut surgir; une anxiété pénible fatigue le malade qui cherche en vain le repos et le sommeil.

Du côté des organes génitaux, la tension de la verge se communique au pubis et au périnée, qui participent souvent à la gangrène qui attaque le membre viril. Quelquefois une éjaculation spermatique se produit, mais cette déplétion, loin de calmer le priapisme, irrite davantage encore la muqueuse de l'urètre dont la sensibilité est extrême; il n'est pas rare alors d'observer une hémorrhagie urétrale. Tout le monde connaît le fait, rapporté par Cabanis, de cet étudiant en médecine qui, dans un violent accès de jalousie, fut pris pendant plusieurs heures d'un priapisme très douloureux, pendant lequel se produisaient tour à tour des émissions de semence et des pertes de sang presque pur.

Dans d'autres circonstances, les contractions de l'urètre sont si violentes que, non-seulement le sperme ne peut se frayer une issue, mais que les urines elles-mêmes sont complétement arrêtées. On ne saurait, on le comprend, songer au cathétérisme, car la présence d'une sonde augmenterait les accidents au lieu de les calmer; d'ailleurs le cathétérisme est inutile dans beaucoup de cas : à ce degré de priapisme, la sécrétion urinaire est très souvent suspendue; mais lorsqu'elle persiste et que l'émission de son produit peut se faire, l'urine est rouge, boueuse, et laisse au fond du vase un sédiment très abondant.

Un état aussi grave ne peut se prolonger longtemps sans danger, surtout si la cause du priapisme se trouve dans l'usage des cantharides; presque toujours alors la maladie se complique d'une cystite ou d'une entérite très souvent mortelles; même en l'absence de pareilles circonstances, le priapisme peut se terminer par la mort.

Quelquefois la perte de l'organe génital seul est la conséquence de cet état pathologique, et, dans ce cas, le priapisme est le point de départ d'une impuissance absolue et contre laquelle la médecine est entièrement désarmée.

Il est donc de la plus haute importance de prévenir de semblables résultats et de s'opposer par tous les moyens possibles, soit à la mort du malade, soit à la perte de son organe copulateur.

Quand le priapisme arrive graduellement, c'est-à-dire quand les érections deviennent peu à peu plus fréquentes, et cèdent, soit à un changement de température, soit à des lotions froides, on n'a le plus souvent besoin que d'un régime alimentaire approprié, dont les aliments doux, les légumes herbacés et le lait feront la base, ainsi que les boissons rafraîchissantes ou acidules, prises à une basse température. Le lit du malade ne sera ni trop mou ni trop chaud, et le patient aura soin de ne pas coucher sur le dos; à cet effet, on a donné le conseil de couvrir le ventre avec une serviette dont on nouerait les bouts sur le rachis; on comprend que la serviette peut être remplacée par une pelote dure, par un tampon, un morceau de bois, en un mot par tout corps saillant qui blessera le malade dès qu'il essaiera de prendre la position qu'il doit éviter.

Les bains généraux ou les bains de siége à une température de 16, 18 et 20 degrés, l'air pur de la campagne, les distractions en plein air, l'éloignement des excitants vénériens seront prescrits comme hygiène.

La thérapeutique, dans ces cas peu graves, se réduira à quelques émulsions ou juleps camphrés et à des lavements froids ou émollients, ou dans la composition desquels entrera une faible dose de camphre dissous dans un jaune d'œuf. On retirera des avantages marqués de l'usage du lupulin (*partie active du houblon*) dont on a, dans ces derniers temps, constaté l'action spécialement sédative sur les organes génitaux (1) à la dose progressive de 1 à 10 grammes en nature, en teinture et surtout en saccharure. Les opiacés et la ciguë pourront être essayés, mais avec modération dans leur emploi et leur dose, dans la crainte d'augmenter les accidents qu'il s'agit de combattre.

Quand le priapisme se présente avec des caractères plus graves, c'est-à-dire lorsque les érections sont persistantes, douloureuses, et qu'il y a menace de gangrène, il ne faut pas hésiter à pratiquer une saignée, si la constitution du malade le permet, ou à appliquer des sangsues aux lombes.

(1) *Bulletin général de thérapeutique*, 1854, t. XLVII, p. 161.

Le malade sera tenu longtemps dans un bain, et l'on placera sur les organes génitaux des cataplasmes émollients arrosés de laudanum. Dans un cas grave de priapisme, où les accidents les plus terribles étaient à craindre, après avoir vainement employé les saignées, les bains, les préparations camphrées et narcotiques, les lavements émollients et antispasmodiques, je me décidai à pratiquer des mouchetures sur les corps caverneux de la verge ; la déplétion sanguine qui en résulta amena un ramollissement de l'organe et prévint ainsi la gangrène, qui, sans cette circonstance heureuse, eût peut-être été hâtée par les mouchetures mêmes. Je suis loin d'ériger cette opération en principe, mais je crois qu'on en doit user comme ressource extrême, lorsque tous les autres moyens ont échoué et lorsqu'il n'existe encore aucun symptôme de sphacèle.

D'ailleurs le traitement du priapisme sera toujours subordonné à la cause qui l'a produit. Zacutus Lusitanus raconte l'histoire d'un vice-roi des Indes qui, n'ayant pu se débarrasser d'un priapisme qui le tourmentait depuis longtemps, fit usage d'une eau distillée de clous de girofle, préparation essentiellement excitante que ce médecin conseille de remplacer par une eau de fleurs de cannelle des Indes, autre préparation non moins excitante que la première. Il est probable que le priapisme du vice-roi des Indes avait pour cause une faiblesse générale, et il est certain que la thérapeutique ordonnée par Zacutus Lusitanus serait funeste à un adulte dans toute la force de l'âge.

Enfin, si le priapisme tient à une affection dartreuse, s'il reconnaît pour cause un calcul dans la vessie, l'usage des cantharides, etc., on s'attachera à détruire cette cause par les moyens que la médecine et la chirurgie mettent à la disposition du praticien, et dont je n'ai pas à m'occuper ici.

2° ÉROTOMANIE. — L'érotomanie est une névrose de l'intelligence bien plus que des organes génitaux; c'est une perversion de l'imagination poursuivant un objet réel et quelquefois imaginaire; c'est ce qu'on appelle communément l'amour platonique. Rarement le génésique participe à l'exaltation des facultés intellectuelles de l'érotomaniaque, mais rarement aussi son énergie est amoindrie et éteinte. Un de mes amis, condisciple à l'école de médecine, tomba à vingt ans dans une folie amoureuse parfaitement caractérisée : les incitations génitales étaient nulles près de la personne aimée, et toujours, quand je lui demandais ce qu'il ferait de son amante couchée avec lui, il me répondait avec exaltation : Je l'adorerais !

Cette insensibilité génitale ne se produisait qu'à l'occasion de l'objet de son amour, car le malade jouissait de toutes ses facultés viriles, fort énergiques, je vous assure, quand il se trouvait avec une autre femme.

L'érotomanie n'est donc en réalité qu'une impuissance essentiellement relative; elle est bien plutôt du domaine des aliénistes qu'un sujet de cet ouvrage (1); d'ailleurs j'aurai à revenir sur l'influence que l'imagination exerce sur les fonctions copulatrices, et je dirai alors les caractères et le traitement de cette bizarre maladie.

3° ASPERMATISME. — L'aspermatisme est caractérisé par l'impossibilité de l'éjaculation avec une érection normale, contrairement au priapisme, et sans perversion ni exaltation des facultés morales, contrairement à l'érotomanie.

Je dois, ainsi que je m'y suis engagé plus haut, légitimer la place que je donne ici à ce nouveau genre d'impuissance, car si l'émission de la semence n'est pas la source de la

_____

(1) Voyez Esquirol, *Des maladies mentales*. Paris, 1838, t. II; p. 32 et suiv. — Marc, *De la folie*. Paris, 1840, t. II, p. 182 et suiv.

volupté amoureuse, l'aspermatisme doit être mis parmi les causes de la stérilité et non de l'impuissance.

Je vais d'abord rapporter l'observation qui, la première, éveilla dans mon esprit les considérations physiologiques qui me font rattacher la jouissance vénérienne à l'éjaculation de la liqueur séminale.

Un jeune homme de vingt ans, d'une santé parfaite et d'un tempérament sanguin, se présente un jour à ma consultation et me raconte les faits suivants : « J'entre facilement en érection, me dit-il ; mes désirs vénériens sont d'autant plus vifs que je n'ai *jamais éprouvé les jouissances de l'amour;* l'intromission de la verge dans les organes de la femme se fait sans difficulté et sans douleur; mais cette intromission obtenue, je ne puis, quelque effort que je fasse, ressentir la volupté dont mes amis m'ont parlé ; après un temps plus ou moins long de tentatives infructueuses, pendant lesquelles j'appelle à mon aide toutes les ressources de mon imagination et toute mon énergie amoureuse, je ploie sous la fatigue, et ma verge, participant à cet abattement de tout mon être, s'affaisse et devient molle sans qu'il m'ait été possible d'obtenir l'éjaculation. »

Dans l'interrogatoire que je fis subir au malade d'après cette première donnée, je recueillis les renseignements suivants : l'éjaculation ne s'était jamais produite à l'état de veille, soit par la masturbation, soit par le coït; mais elle avait lieu quelquefois pendant le sommeil, tantôt sous l'influence de rêves lascifs, tantôt sans cause connue; et, ce que ces circonstances étranges présentent de remarquable, c'est que si le malade venait, par un motif ou par un autre, à s'éveiller pendant l'éjaculation, celle-ci s'interrompait instantanément, de telle sorte que le malheureux n'avait pas même une idée confuse du plaisir vénérien.

Ce qu'il éprouvait aux approches de la femme était un sentiment de bien-être, une excitation générale qui n'était pas sans charmes, il est vrai, mais qui n'était pas la jouissance génésique; tous les hommes aussi éprouvent ce bien-être et cette excitation générale, et s'ils les considèrent comme les doux préludes du plaisir, ils ne les estiment pas comme le plaisir lui-même, et nul ne croirait avoir goûté les voluptés de l'amour, si ces voluptés se réduisaient à ce bien-être et à cette excitation préparatoire.

Cependant, quelques physiologistes, abusant de la langue et de la logique, ont avancé que l'éjaculation séminale n'était pas le plaisir, mais le *signal de la fin du plaisir;* et à cet effet ils citent l'exemple des enfants masturbateurs qui éprouvent du plaisir sans éjaculation. La définition et l'exemple qui l'appuie sont aussi mauvais l'un que l'autre : la définition est aussi irréprochable que si l'on disait de la vie qu'elle est le signal de la mort; quant à l'exemple, il est fort douteux que l'enfant, dans l'onanisme, éprouve le même plaisir que l'homme pendant l'éjaculation, et il est probable que la volupté du premier se réduit à une excitation générale et locale qui n'est ni sans charmes ni sans attraits.

Non, l'éjaculation spermatique n'est pas plus le signal de la fin du plaisir que la vie n'est le signal de la mort. Sans doute, en n'ayant égard qu'aux destinées de ce monde, toute chose, par cela même qu'elle est, doit avoir un terme, de telle sorte que son existence est la preuve même et le signal de sa destruction. Mais ce caractère, inhérent à toute réalité, ne peut servir à aucune de signe distinctif, pas plus à l'éjaculation qu'à l'érection, qui, à ce point de vue, pourrait être définie le signal de la fin de l'orgasme vénérien ; ce qui serait absurde.

L'éjaculation, lorsqu'elle s'accomplit dans les conditions

normales, dans les conditions voulues par la nature, c'est-
à-dire par saccades, pendant l'érection de la verge et après
une excitation amoureuse suffisante, n'est peut-être pas le
plaisir unique de la copulation, mais elle en constitue, du
moins, l'expression la plus haute et la plus vive. Par conséquent, le défaut de l'émission spermatique, en rendant le coït
incomplet, crée un genre d'impuissance dont on n'avait jusqu'ici tenu aucun compte, et pour la désignation duquel je
me suis vu forcé d'employer le mot nouveau d'*aspermatisme*.

Cependant, des faits à peu près analogues à celui que j'ai
mentionné plus haut sont consignés dans la science. Une observation fort curieuse de ce genre est rapportée par Cockburn (1) : « Un noble vénitien, dit ce dernier auteur, épousa,
à l'âge où l'amour favorise un homme avec complaisance,
une jeune demoiselle très aimable, avec laquelle il se comporta assez vigoureusement ; mais l'essentiel manquait à son
bonheur : tout annonçait dans ses transports le moment de
l'extase, et le plaisir qu'il croyait goûter s'échappait. L'illusion lui était plus favorable que la réalité, puisque les songes
qui succédaient à ses efforts impuissants le réveillaient par des
sensations délicieuses, dont les suites n'étaient pas équivoques sur sa capacité. Cet époux malheureux, rassuré sur son
état, voulait-il prouver efficacement sa puissance et réaliser
ses plaisirs ? Il en procurait sans pouvoir les partager ; en un
mot, l'érection la plus forte n'était pas accompagnée de ce
jaillissement précieux qui fait connaître toute l'étendue de
la volupté. On fit inutilement plusieurs remèdes pour procurer des plaisirs à un homme qui méritait de les connaître
et que son amour consumait depuis assez longtemps. On

_____

(1) *Essais et observations de médecine d'Édimbourg.* Paris, 1740,
t. I, p. 394. — De Lignac, *De l'homme et de la femme*, t. I, p. 242
et suiv.

pria enfin les ambassadeurs, que la république de Venise entretient dans les différentes cours de l'Europe, de vouloir bien consulter les plus fameux médecins des lieux où ils faisaient leur résidence, sur la cause de cette incommodité, aussi bien que sur les moyens dont il fallait se servir pour y remédier. J'attribuai cette impuissance, dit le docteur Cockburn, à la trop grande vigueur de l'érection, qui bouchait le conduit de l'urètre avec tant de force (1) qu'elle ne pouvait être surmontée par les moyens qui obligent la semence à sortir des vésicules séminales; au lieu que cette pression étant moins forte dans les songes, l'évacuation se fait avec plus de liberté. »

La *Gazette de santé*, dans son n° 52, rapporte une observation à peu près semblable, d'après Schevetel; enfin Planque fait mention d'un homme de trente - huit ans, qui se plaignait d'être impuissant, parce que la semence ne pouvait point sortir, quoiqu'il fût souvent en érection. Il passa ainsi une année à se tourmenter, et la nature se fit un chemin à la région épigastrique du côté droit. Là semence passait par trois petits trous, quand cet homme exprimait cette partie; mais il mourut peu après de consomption (2). »

Je ne m'arrête pas, on le comprend, à cette prétendue fistule séminale; l'erreur est trop grossière pour mériter d'être discutée.

Comme on le voit, les faits analogues à celui qui s'est offert à mon observation et que j'ai rapporté, sans être très

---

(1) Cette explication n'est plus admissible, car on sait au contraire aujourd'hui que l'érection dilate le canal de l'urètre. Il serait plus rationnel d'attribuer cette impossibilité d'éjaculation aux contractions spasmodiques des conduits éjaculateurs. .

(2) *Bibliothèque choisie de médecine*, t. VI, art. IMPUISSANCE.

communs dans les annales de la science, étaient suffisants
cependant pour attirer l'attention des praticiens, et l'on
s'étonne que l'on ait jusqu'ici confondu ce genre d'impuissance avec celui que justifie le priapisme ou que caractérise
la non-érection de la verge.

Presque toujours, l'aspermatisme tient à un état spasmodique des conduits éjaculateurs ou de l'urètre; et cette
cause doit être acceptée comme la seule vraie dans les cas
où, comme chez mon malade et chez le Vénitien dont parle
Cockburn, des pollutions ont lieu pendant le sommeil;
cette circonstance, qui jeta une si vive lumière dans l'esprit
du médecin écossais, ne doit jamais être perdue de vue par
le praticien.

L'absence de l'éjaculation peut également tenir à l'oblitération des conduits éjaculateurs, que cette oblitération
soit native ou le résultat d'un état morbide. Dans ce cas,
aucune émission de sperme n'a lieu, ni pendant le sommeil
ni pendant la veille, ainsi que je le dirai plus loin, quand
je parlerai de cette cause de stérilité.

L'oblitération des conduits éjaculateurs est une affection
rare; elle est ordinairement produite par la matière tuberculeuse ou cancéreuse dont le dépôt peut être limité à ces
conduits, mais qui, le plus souvent, se rencontre aussi dans
les vésicules séminales et les canaux déférents. Comme on
doit le comprendre, ces altérations constituent des infirmités presque toujours au-dessus des ressources de l'art.

Mais il n'en est pas de même de l'état spasmodique des
conduits éjaculateurs et de l'urètre; abandonnée à elle-
même, cette névrose pourrait disparaître avec l'âge, c'est-
à-dire avec la diminution des désirs et de l'orgasme vénérien; mais il est peu de malades qui consentent à attendre
une pareille terminaison, et tous, on le comprend sans

peine, réclament impérieusement le secours de la médecine.

Quand le sujet est jeune et vigoureux et qu'il n'existe pas chez lui de contre-indications, il faut commencer le traitement par une émission sanguine avec la lancette, ou tout au moins par des sangsues au périnée. La saignée, quand elle est possible, doit être préférée, comme agissant mieux sur l'ensemble de l'innervation, et parce qu'elle laisse libre une place sur laquelle on a à agir, soit par des frictions ou des onctions, soit par des vésicatoires volants, ainsi que je vais le dire.

Après cette émission sanguine, on essaiera tour à tour, au commencement, les narcotiques et les antispasmodiques, tant à l'intérieur qu'à l'extérieur.

A l'intérieur, j'ai retiré, dans le cas que j'ai cité, des avantages réels des pilules suivantes : ·

Assa fœtida . . . . ·. · .·⎫
Castoréum. . . . .⎭ aä.   1 gram.

Extrait gommeux d'opium . . . .⎫
Extrait de ciguë. . . . .⎭ aä. 0,50 centigr.

Conserve de roses . . . . q. s.

On fait avec cette préparation de 15 à 20 pilules, et le malade en prend quatre par jour.

A l'extérieur, des frictions sur le périnée et les lombes avec les opiacés, la ciguë, la belladone, seront prescrites avec succès.

Les mêmes agents et les antispasmodiques, l'assa fœtida surtout, pourront être ordonnés en lavement.

Les bains généraux et les bains de siége devront jouer un grand rôle dans la thérapeutique de l'aspermatisme; leur température variera selon les indications spéciales, depuis 1 degré jusqu'à 30.

Chez les sujets lymphatiques, irritables, les bains de

mer offriront des ressources inespérées, et dans bien des cas ils seront le seul remède au mal.

Ces moyens, secondés par un régime convenable et approprié au tempérament et à la constitution du malade, suffisent d'ordinaire pour triompher de la maladie ; il faut quelquefois en prolonger assez longtemps l'usage et les associer à quelques précautions hygiéniques relatives au coucher, comme, par exemple, la proscription d'un lit trop chaud et trop mou, et d'un sommeil ou d'une paresse trop prolongés.

Enfin, dans les cas où les progrès vers la guérison ne seraient ni assez rapides ni assez sensibles, on pourrait les hâter en employant les opiacés, par la méthode endermique. C'est ce que je fis avec un plein succès sur le malade dont j'ai parlé au début de cet article ; j'appliquai sur le périnée un vésicatoire *non cantharidé*, que je saupoudrai pendant trois jours, matin et soir, avec 4 milligrammes de chlorhydrate de morphine.

4° SATYRIASIS. — Je me dois contenter ici de mentionner le satyriasis, car ce serait étrangement abuser des ressources de la classification, si dans un livre consacré à l'impuissance, je décrivais le type de la luxure et l'idéal de la lubricité.

Sans doute, on conçoit que le satyriasis puisse devenir une cause d'impuissance et que les exploits amoureux qu'il suscite soient suivis de tristes revers ; mais alors sa place est marquée dans un autre cadre : dans celui où il sera question de l'impuissance consécutive. D'ailleurs, le satyriasis, excessivement rare, surtout dans les pays froids et les régions tempérées, est moins une cause d'impuissance que de mort, ainsi que le prouvent les quelques observations que la science possède. Je suis donc autorisé à ne pas faire entrer dans les limites de cet ouvrage une affection que tant de motifs en éloignent.

CHAPITRE III.

IMPUISSANCE SYMPTOMATIQUE.

S'il me fallait rapporter toutes les maladies qui s'accompagnent de la suspension des fonctions génitales, il me faudrait passer en revue le cadre presque tout entier de la pathologie; il n'est pas en effet une affection aiguë qui ne suspende ou les désirs vénériens ou la puissance érectile.

Mais qu'a à faire l'impuissance dans une fièvre typhoïde, dans une pneumonie, dans une fracture, etc., etc.? Ne serait-ce pas tomber dans une exagération ridicule que d'étudier un pareil symptôme parmi ceux qui compromettent si gravement la vie du malade, et de penser à la propagation de l'espèce, alors qu'il s'agit de conserver le propagateur lui-même?

Évidemment une pareille prétention ne peut entrer ni dans mon esprit ni dans le cadre de ce livre.

L'impuissance, en tant que symptôme, suppose l'exercice de la vie de relation et exclut toute menace de mort prochaine; tantôt elle coïncidera avec une maladie véritable, et en sera un des principaux caractères, comme par exemple dans le diabète, les pertes séminales, etc., etc.; tantôt au contraire elle ne marchera avec aucune altération locale ou générale, et sera simplement alors l'attribut d'un état physiologique, comme l'âge, la constitution, etc., etc.

Le cercle que j'ai à parcourir dans ce chapitre se trouve donc naturellement partagé en deux parties bien distinctes :

1° Impuissance symptomatique de certains états physiologiques;

2° Impuissance symptomatique de certains états patholo-

giques dont la chronicité et la longue durée ne suspendent
pas la vie de relation du malade.

C'est dans cet ordre que j'examinerai le sujet de ce
chapitre.

1° IMPUISSANCE SYMPTOMATIQUE DE CERTAINS ÉTATS PHYSIOLOGIQUES.

§ I. — Ages.

Je ne puis faire ici que de l'hygiène, de l'hygiène spéciale, si l'on veut, mais rien que de l'hygiène, car il n'est
permis à personne, au médecin moins qu'à tout autre, de
transgresser les lois de la nature et d'établir des préceptes
en dehors de la volonté qui régit notre organisation et
règle les phases de notre vie.

L'exercice de la fonction génitale, ai-je dit dans les
considérations physiologiques placées en tête de cet ouvrage, n'a lieu qu'à l'époque de la plus grande activité
organique, après l'entier développement de l'individu et
avant sa décadence. Les deux phases extrêmes de la vie
humaine sont donc marquées par le repos des organes de
la génération.

Il est impossible de déterminer d'une manière générale
les âges précis auxquels la puissance génitale apparaît et
s'éteint; il est, sous ce rapport, des prédispositions tenant
aux causes les plus diverses, telles que le climat, le tempérament, l'état de maladie ou de santé, l'éducation, les habitudes, etc., etc., prédispositions qui font de chaque individu
une espèce d'être à part, et par l'influence desquelles les
organes génitaux ont en quelque sorte leurs lois propres
d'évolution et de dépérissement.

Si la fonction génératrice n'était dominée que par des
causes générales, indépendantes de nous, comme le climat,
la constitution et *jusqu'à un certain point* le tempéra-

ment, etc., on pourrait préciser d'une manière assez exacte les époques diverses du cercle qu'elle parcourt ; malheureusement il n'en est point ainsi, et les modifications les plus profondes que subit son action lui viennent de circonstances changeantes et variables comme chaque individu.

On a dit depuis longtemps qu'il n'existait pas deux êtres humains parfaitement semblables ; cette proposition, dont je n'ai pas à discuter la vérité d'une manière générale, est inattaquable, appliquée au sujet qui nous occupe. Sous ce rapport, chacun est son modèle, chacun reste lui, et, plus qu'en toute autre circonstance, on doit recommander ici le *connais-toi toi-même* du philosophe grec.

Aussi, adolescents et vieillards, vous que poussent vers des voluptés défendues et par conséquent pleines de dangers et d'amertume, soit de vagues aspirations vers des délices encore inconnues, soit le souvenir ou le regret de la perte d'un bien pour toujours irréparable, ne regardez jamais autour de vous, ne mettez pas votre ambition à suivre les traces de votre voisin : la mesure de vos forces est en vous et non ailleurs.

Certes les exemples de précocité et de longévité amoureuses ne manquent pas : sous ce rapport, et pour ne parler ici que de notre sexe, saint Jérôme assure qu'un enfant de dix ans fit goûter les plaisirs amoureux à une nourrice avec laquelle il couchait et qu'il finit par la rendre enceinte ; Planque rapporte l'histoire de deux enfants qui, à l'âge de quatre ans, avaient les organes génitaux si développés qu'ils pouvaient accomplir l'acte vénérien (1). L'ancien *Journal de médecine* renferme plusieurs observations de ce genre, et entre autres celle qui lui fut communiquée par Fagès de Cazelles, et dans laquelle il est dit qu'au mois de juillet 1753,

(1) *Bibliothèque choisie de médecine*, t. I, art. ACCROISSEMENT.

il naquit à Cahors un enfant que l'on put croire en pleine puberté dès l'âge de quatre ans. Les organes de la génération avaient le volume et *exactement* la forme extérieure qu'ils présentent chez un homme de trente ans *bien conformé ;* il montrait en même temps un penchant bien décidé pour le sexe, et il aimait, selon les expressions de l'auteur, à se trouver avec les filles *nubiles*, auprès desquelles il manifestait les désirs les plus passionnés. M. le docteur Ruelle (de Cambrai) a observé un fait de puberté non moins précoce sur un petit garçon de trois ans et quatre mois (1).

Les exemples de vieillards dont les forces génitales se conservèrent jusque dans un âge avancé sont encore plus nombreux que ceux d'enfants à virilité précoce. Massinissa, roi de Numidie, engendra Methynnate, au dire de Valère Maxime, après 86 ans ; Wadislas, roi de Pologne, eut deux garçons à l'âge de 90 ans ; enfin tout le monde connaît l'histoire du célèbre Anglais Thomas Parr, qui, à l'âge de cent ans, faisait partager à sa femme, qui en fit l'aveu, toutes les voluptés de la couche conjugale.

Sans doute, les exemples que je viens de rapporter et dont j'aurais pu sans peine augmenter le nombre, constituent des exceptions qu'il est bien rarement permis d'imiter, et prouvent qu'en cette matière il n'y a qu'une différence de plus ou de moins.

Et cela est si vrai que l'on rencontre tous les jours des hommes dans toute la force de l'âge, de 30 à 35 ans, par exemple, plus vieux, plus décrépits, au point de vue de la fonction copulatrice, que certains vieillards de 65 à 70 ans ; et, parce que celui-ci montrera encore quelque valeur conjugale, le premier devra-t-il tourmenter ses organes fatigués ou usés avant l'âge ? Non, bien évidemment non, et la science,

(1) *Bulletin de l'Académie de médecine.* Paris, 1843, t. VIII, p. 622.

d'accord ici avec la sagesse, lui prescrira de régler l'exercice de la fonction copulatrice d'après les forces qui lui restent et les désirs qui l'animent.

Jeunes et vieux imprudents, qui voulez courir après des voluptés qui vous fuient, ne demandez ni au libertinage, ni à la médecine une énergie factice et toujours funeste; chaque âge a ses plaisirs, le vôtre ne doit point connaître ceux de l'amour; vous que sollicitent les charmes d'un monde encore inconnu, résistez à ces tentations étranges et nouvelles, et sachez être enfants; la vie s'offrira à vous avec tous ses sourires, et les organes que vous aurez ménagés vous procureront plus tard des voluptés complètes et sans amertume; et vous dont l'imagination a dû se réfugier dans la mémoire, éloignez de votre esprit les souvenirs trop doux et les regrets trop amers; sachez être vieux (1); La Rochefoucault avance que la maxime est difficile à suivre; mais pour adoucir et faciliter votre obéissance à cette loi fatale de notre être, songez que la récompense de votre sacrifice est la conservation et la prolongation de la vie, ce bien suprême, ce don magnifique de Dieu.

On a prétendu, en s'appuyant sur l'exemple du roi David, qu'il était possible de redonner au vieillard les forces perdues en le faisant coucher avec des adultes sains et bien portants de l'un ou de l'autre sexe, et surtout du sexe féminin. A cet effet, Boerhaave raconte qu'un vieux bourgmestre d'Amsterdam, étant tombé dans un épuisement profond, coucha, d'après ses conseils, entre deux jeunes filles, belles et d'une bonne santé, et en retira un si grand avantage que, après quelque temps de ce traitement, la grossesse d'une des deux femmes l'avertit de suspendre la médication, afin de ne pas voir le remède devenir à son

(1) Reveillé-Parise, *Traité de la vieillesse*. Paris, 1853.

tour cause de la maladie. Le roi David, pour avoir été moins prudent, paya de sa vie l'usage trop répété du remède, quoique son historien ne l'accuse pas d'être sorti des bornes de la bienséance avec la belle Abisag.

Est-il besoin de rappeler les arguments avec lesquels les anciens auteurs soutenaient une pareille médication? La vie exhalée d'un côté et absorbée de l'autre! Quelle étrange fontaine de Jouvence! C'est la fable du vampire élevée à la hauteur de la science. N'est-il pas plus rationnel d'admettre que l'historien du roi David, voulant cacher les désordres de la vieillesse de celui que l'on appelait grand et saint entre tous, inventa cette explication physiologique que l'ignorance accepta d'abord et que la tradition consacra ensuite, sans que le *servum pecus* qui la recevait en héritage ait pris la peine d'en pénétrer le sens véritable. Abisag n'était pas autre chose pour le roi David qu'un médicament aphrodisiaque; les deux jeunes filles dont parle Boerhaave répondaient à la même indication auprès du vieux bourgmestre d'Amsterdam.

Vieillards, fuyez cet aphrodisiaque comme les autres; son action est peut-être plus terrible encore que celle du phosphore ou du geng-seng; n'étreignez pas dans vos bras, sous prétexte d'une absorption imaginaire, de jeunes filles saines et belles, car, plus actif que la robe de Déjanire, leur feu consumerait bientôt vos chairs et tarirait les sources de la vie.

§ II. — Constitution, tempérament.

Je n'entends parler ici ni des constitutions *pathologiques*, si je puis ainsi dire, ni des accidents *inoffensifs* qu'entraînent parfois certains tempéraments, comme l'obésité par exemple, qui survient à la suite du tempérament lymphatique; —

les unes et les autres trouveront ailleurs leur place ; — je ne dois, pour le moment, considérer que les constitutions et les tempéraments compatibles avec l'état de santé.

Qu'on me permette, en passant, de m'inscrire en faux contre les physiologistes qui ont fait de la santé un état type, auquel ils ont assigné des attributs immuables et des caractères imaginaires. Non, la santé n'est pas un état absolu ; on la trouve sous les formes les plus diverses, et c'est à son occasion que l'on peut sûrement dire que les apparences sont trompeuses. Un de mes amis, que sa constitution frêle et délicate avait tenu éloigné du régime des colléges, et que ses parents entouraient de soins incessants et constamment dirigés par la meilleure hygiène, quitte enfin à dix-huit ans la maison paternelle pour aller faire ses études de droit dans une ville voisine. Les recommandations, comme on le pense bien, ne lui manquèrent pas, et la sollicitude maternelle épuisa les conseils que lui suggérèrent l'amour, la raison et la science, pour conserver une existence que le moindre souffle semblait devoir briser. Le jeune homme, qui voyait luire pour la première fois, comme il me l'écrivait, *une étoile de liberté au ciel de son lit*, en fut si ébloui, que sa mémoire perdit le souvenir des craintes et des recommandations de sa mère. Il se jeta, avec toute l'ardeur d'un néophyte, dans une vie de débauche et d'orgie. Ses nuits, quand elles n'étaient pas consacrées au jeu, se passaient dans des excès de femmes ; les bouillons, les potages, le chocolat, la côtelette, tout le régime si ponctuellement suivi pendant de longues années dans la maison paternelle, furent abandonnés et remplacés par des repas dignes de Sardanapale ou de Gamache, et que les vins de toutes sortes arrosaient de leurs flots écumants.

Pendant trois ans, ces excès de jeu, de femmes et de table

auxquels eût peut-être succombé l'homme doué de l'état type de santé, n'eurent aucune fâcheuse influence sur celui dont l'existence semblait être un prodige de l'art médical et de l'amour d'une mère ; depuis quinze ans, au milieu des agitations, des tourments et des plaisirs de la vie, la santé du jeune homme n'a subi aucune atteinte, malgré les apparences toujours trompeuses de sa constitution.

Reconnaissons donc que la santé est un état essentiellement variable, autant dans ses manifestations que dans ses conditions d'existence. Parce qu'un homme aura une moindre vitalité et présentera un développement moins considérable des instruments de la vie que le type ordinaire de ses semblables, devra-t-on en conclure que là n'existe pas la santé ? Évidemment non. La santé, je le répète, n'est point un être abstrait, absolu ; c'est un résultat, c'est le fruit du jeu normal et régulier des organes ; que cette action se produise avec une activité plus ou moins grande, la conséquence n'en sera pas modifiée. Quand un convoi de chemin de fer, qu'on me permette cette comparaison, est lancé sur une voie, que la vitesse soit grande ou petite, le convoi n'en suit pas moins la même direction ; il peut y avoir une différence de vitesse, mais la marche est toujours normale. Il en est de même de la santé : que la force vitale soit énergique ou languissante, pourvu que les organes ne soient point altérés, le résultat sera analogue, il n'y aura qu'une différence de plus ou de moins.

Ces considérations purement physiologiques ne sont pas aussi étrangères à mon sujet qu'elles semblent le paraître ; car si la santé est compatible avec toutes les nuances de l'organisation harmonique, l'impuissance, état essentiellement pathologique, ne peut coexister avec aucune constitution

et aucun tempérament tels que j'ai déclaré les devoir considérer dans ce paragraphe.

. C'est ce que l'expérience prouve en effet.

Aussi je ne crains pas de poser en principe que, en dehors
de tout état maladif, il n'existe aucune constitution et aucun
tempérament capables de produire l'impuissance chez
l'homme.

Qu'on n'accuse pas cette proposition d'être trop absolue,
elle est l'expression exacte de la vérité ; si elle est contraire
à ce que l'on trouve généralement dans les auteurs, je suis
convaincu que ceux-ci sont tombés dans l'erreur pour n'avoir
pas suffisamment séparé ce qui était santé et ce qui était
maladie. Ne serait-ce pas tomber dans une confusion étrange
que de prétendre, par exemple, que l'hystérie, l'épilepsie, etc., sont des attributs d'une constitution délicate ou
d'un tempérament nerveux? Sans doute une constitution
semblable et un tempérament pareil peuvent être des causes
prédisposantes de ces affections, mais à coup sûr l'hystérie et
l'épilepsie sont des états pathologiques parfaitement distincts et indépendants de toute constitution et de tout tempérament.

L'impuissance est dans le même cas : c'est une maladie
et non un attribut ; et en cette qualité, elle reconnaît des
causes déterminantes, occasionnelles et prédisposantes.

Parmi ces dernières, une constitution faible et un tempérament lymphatique occupent le premier rang, et l'on conçoit qu'il n'en peut être différemment, si l'on considère que
c'est au milieu de ces conditions organiques que la vitalité
est la moins grande et les forces plastiques les moins énergiques.

Dè plus, et comme conséquence forcée de ces prémisses. sous l'empire de pareilles circonstances, les désirs

vénériens sont paresseux et la puissance virile languissante.

De tous les faits nombreux de ce genre que j'ai vus, je ne citerai que l'observation d'un avoué de première instance du tribunal de la Seine, qui, jouissant d'une santé parfaite, malgré un tempérament lymphatique *type*, ne s'abandonne aux rapprochements sexuels que tous les deux ou trois mois, avec une érection lente et difficile à se produire. Loin de se plaindre de cette apathie du sens génital, il s'en réjouit, au contraire, et se loue de ne pas subir le joug de passions qui l'entraveraient dans ses affaires et ses plaisirs de prédilection.

Évidemment cet homme, malgré la faiblesse de ses désirs et la difficulté de ses érections, n'est pas impuissant; seulement la fonction génitale participe de la langueur qui frappe toutes les autres fonctions, et cette harmonie qui, sans nul doute, est le palladium de sa santé, serait à coup sûr rompue par des désirs vénériens plus vifs et une énergie génitale plus forte.

Pour conserver cette harmonie, si nécessaire au maintien de la santé, il faut bien se garder d'activer une fonction au détriment des autres; aussi, dans les cas de cette nature, le médecin prudent et sage ne doit point céder aux sollicitations du malade qui, ne se préoccupant que de la faiblesse des organes génitaux, demande une médication excitante et purement locale.

Répondre à ce vœu imprudent serait non-seulement faire de la médecine pitoyable, mais encore s'exposer à jeter le trouble dans un organisme sain.

La modification à produire doit porter sur l'économie tout entière, et tenez pour assuré que l'activité génitale croîtra en proportion directe de l'énergie de la force plastique.

C'est ici que l'on obtiendra un véritable triomphe avec

une hygiène bien ordonnée et secondée par les ferrugineux comme médicament. Un régime alimentaire fortifiant et tonique jouera nécessairement un grand rôle à côté des exercices corporels en plein air et au soleil.

Les organes génitaux n'exigent pas ordinairement des soins spéciaux; ils participent, comme les autres organes, au surcroît de vitalité que le traitement amène, et ce n'est que dans des cas assez rares qu'il est nécessaire d'agir directement sur eux. Dans les circonstances où il est utile d'éveiller et de surexciter le génésique endormi, en dehors du régime et du traitement fortifiants, il faut se garder de recourir à des excitants internes, afin de ne pas déterminer dans les premières voies une inflammation ou même un état d'irritation qui, en annihilant l'action digestive de l'estomac et des intestins, rendrait illusoires et impossibles les principales bases de la médication.

Ce sont les moyens externes et les moyens moraux que le praticien sage appellera à son aide.

Parmi les premiers, il aura à choisir entre les onctions, les fomentations et les frictions pratiquées sur le périnée, les lombes et la base de la verge, avec les substances aromatiques, ou avec les agents dont l'action est excitante. La flagellation, exercée avec modération et comme je l'ai indiqué ailleurs, offrira une ressource précieuse, en appelant vers les régions du bassin un afflux plus considérable de sang. L'électricité, le magnétisme et l'acupuncture, sans être formellement contre-indiqués, seront d'un bien faible secours, car leur action, ainsi que je l'ai dit autre part, est essentiellement excitatrice.

Les moyens moraux doivent, dans cette médication directe, occuper une place importante. Les romans, les bals, les spectacles, les tableaux lascifs, tout ce qui parle à l'imagination, tout ce qui éveille les désirs, tout ce qui s'adresse au sens vénérien, devra être mis à contribution ; la société des femmes, de celles surtout dont les mœurs permettent certaines privautés et certaines libertés de langage, sera conseillée, dans les limites, bien entendu, de la décence et de l'honneur. Cette dernière condition est tout autant une maxime de morale qu'un précepte de médecine, car l'excès dans l'emploi de ces moyens moraux, loin de produire la salutaire excitation que l'on recherche, amène souvent, surtout chez les malades de cette espèce, le dégoût et l'aversion pour les pratiques amoureuses. Le médecin ne saurait donc être trop circonspect dans cette partie de la médication, et, avant de l'ordonner, il devra mesurer, en quelque sorte, l'énergie et la tendance des facultés intellectuelles de son malade.

2° IMPUISSANCE SYMPTOMATIQUE D'UN ÉTAT PATHOLOGIQUE.

§ I. — De la nutrition.

Comme en beaucoup de circonstances, dans la nutrition, au point de vue spécial qui nous occupe, les extrêmes se touchent. L'obésité et le marasme, en prenant ces mots comme expressions de la différence en plus ou en moins de l'assimilation sur la déperdition, quoique présentant des caractères fort opposés, peuvent cependant tous les deux amener l'impuissance.

En raison de ce point de contact de leur histoire, ces deux affections trouvent à côté l'une de l'autre une place dans ce chapitre ; mais, eu égard à la dissemblance de leur physionomie, elles demandent à être séparées et à être étudiées isolément.

C'est ce que je vais faire en conservant, pour bien préciser ma pensée, les mots obésité et marasme.

Obésité. — Quand on songe au tissu graisseux dont les eunuques sont chargés, et à l'embonpoint qu'acquièrent les individus dont le génésique est paresseux ou s'est éteint avant l'âge, on se demande s'il ne conviendrait pas mieux de considérer l'obésité comme un signe de l'impuissance, au lieu d'en faire un état pathologique dont l'anaphrodisie est un symptôme.

Sans doute, cette manière de voir est tout aussi vraie que celle que j'ai adoptée, et toutes les deux s'expliquent par les lois qui régissent les sympathies. Qu'on me permette d'éclairer ma pensée par un exemple commun, et par cela même connu de tous.

A la suite d'une indigestion ou d'une mauvaise disposition de l'estomac, il n'est pas rare de voir survenir un violent mal de tête, une migraine intense; de même un violent mal de tête, une migraine intense déterminent souvent des nausées, des vomissements, une véritable indigestion. N'est-il pas évident que, conséquemment aux relations intimes qui unissent le cerveau et l'estomac, les maladies de l'un sont tour à tour causes et effets des maladies de l'autre ?

Ces sortes de sympathies, dont la physiologie tient grand compte, et que j'aurai moi-même à examiner dans une autre partie de cet ouvrage, ne sont pas limitées aux organes et aux fonctions normales de l'économie; elles s'étendent à divers états pathologiques, et ce qui se passe entre l'obésité et l'impuissance en est une preuve certaine.

Ces deux affections, en effet, peuvent être tour à tour cause et effet l'une de l'autre; et il n'est pas plus rare de voir un obèse impuissant qu'un impuissant pourvu d'un embonpoint considérable.

Ici je ne dois m'occuper de l'obésité qu'en tant qu'elle produit l'anaphrodisie.

L'obésité, il faut bien le reconnaître, n'est pas toujours le résultat d'une nutrition vicieuse; elle est quelquefois due à une prédisposition particulière, à une idiosyncrasie spéciale : dans ce cas, elle est presque constamment accompagnée d'une impuissance, sinon complète, au moins d'une indifférence pour les plaisirs vénériens et d'une paresse des organes génitaux qui touchent de bien près à l'impuissance. Chez les individus atteints de polysarcie naturelle, la verge et les testicules contrastent étrangement, par leur petitesse, avec les formes énormes de toutes les autres parties du corps; ils sont cachés et perdus dans un monceau de graisse, et leur présence est à peine signalée par quelques poils rares et clair-semés.

Dans l'obésité accidentelle, c'est-à-dire dans celle qui apparaît à l'âge moyen, à la suite d'une alimentation copieuse et succulente, d'une vie molle, sans fatigues physiques et sans préoccupations morales, les organes génitaux conservent ordinairement le volume qu'ils présentaient avant l'embonpoint, mais le développement énorme des parties voisines , avec lesquelles on les compare naturellement, les fait paraître plus petits ; quelquefois, il est vrai, les testicules, obéissant à la loi physiologique qui proportionne le volume d'un organe à l'exercice de sa fonction, s'atrophient et rendent alors réelle la diminution des parties génitales externes.

Mais que cette atrophie soit vraie ou fausse, le coït est assez souvent rendu impraticable par le développement considérable de l'abdomen; c'est un obstacle mécanique dont l'homme triomphe quelquefois par la position qu'il prend et qu'il donne à la femme, mais qu'il lui est, quelquefois aussi, impossible de surmonter.

La morale et les bienséances semblent se révolter contre

de pareilles prescriptions médicales, et il me faut, pour les justifier, m'appuyer sur l'autorité de de Lignac : « On peut, dit-il, pour faciliter les époux, permettre la situation qui leur est la plus commode. La religion ne s'y oppose pas, lorsque le but où tendent ces efforts est la multiplication de l'espèce. Il est plus contraire à la sainteté des dogmes de la religion de jouir des plaisirs stériles que de chercher à les rendre féconds par les moyens qu'indiquent la nature et l'instinct à tous les animaux. Je n'entends pas conseiller aux époux ces postures inventées par la débauche et le libertinage le plus effréné, capables de causer la stérilité, bien loin d'y remédier..... Que ces attitudes trompeuses, qui semblent offrir l'image de la volupté aux cœurs corrompus et flétris, restent dans les lieux où l'amour n'a jamais pénétré sans horreur, dans ces lieux où le plaisir est un monstre auquel on sacrifie avec les transports de la fureur ! L'hymen, plus attentif à donner de l'énergie à la volupté qu'à multiplier les sacrifices qui l'appellent, bannit de ses mystères tout ce qui peut effaroucher la pudeur et la décence ; car il en est une, quoi que en disent les cyniques. Toute posture qui tend à écarter de la jouissance les fruits qu'on a lieu d'en espérer, est contraire aux lois naturelles; et toutes celles qui aplanissent les obstacles qui s'opposent à la conception doivent être admises dans les cas qui les exigent (1). »

Cependant, pour que l'obésité constitue un empêchement absolu au coït, il faut qu'elle ait atteint des proportions considérables, car l'esprit, poussé par le démon de la volupté, a des ressources infinies, et, sous ce rapport, l'homme n'est

_____

(1) *De l'homme et de la femme considérés physiquement dans l'état de mariage*, 1777, t. I, p. 292 et 293.

pas inférieur aux autres êtres de la création, dont le poëte
a dit :

> Et dans les doux instants de leurs folles ardeurs,
> Les bêtes ne sont pas si bêtes que l'on pense.

Malheureusement l'obstacle mécanique n'est pas la plus
grande difficulté à vaincre ; l'obésité détermine une débilité
génitale plus ou moins prononcée, et qui peut même aller
jusqu'à l'impuissance complète. Les organes copulateurs
ne sont pas seuls à subir cette influence : l'enthousiasme
vénérien s'affaiblit, les désirs s'éteignent, et l'homme parvenu à cet état n'a plus d'autres passions que celles de la
table, et ne rêve d'autre bonheur que celui d'une vie sans
agitation, dans la plus parfaite quiétude de l'âme et du corps.

Quelquefois, et ce sont les cas les moins communs,
l'aiguillon intérieur ne s'est émoussé qu'incomplétement,
et alors l'organe, devenu paresseux, répond faiblement et
même ne répond pas du tout à la voix de l'imagination.
C'est le cas de ces sybarites qui, voulant avoir toutes les
délices à la fois, appellent à leur table somptueuse des
femmes sémillantes d'esprit et de beauté, et dont les demi-
toilettes, les poses lascives et les propos badins, évoquent
une ombre, un pâle fantôme de volupté d'amour.

La durée et la gravité de l'espèce d'impuissance que
j'examine ici sont entièrement sous la dépendance de l'obésité qui la produit : si l'obésité tient à une idiosyncrasie, à
une prédisposition native, l'impuissance sera à peu près,
comme cette sorte d'obésité, incurable. Seulement, si l'anaphrodisie n'est qu'incomplète, c'est-à-dire si les désirs vénériens ne sont que paresseux et l'érection de la verge et
l'éjaculation du sperme lents à se produire, on s'adressera
avec avantage à la médication excitante tant interne qu'ex-

terne, tant générale que locale. L'exercice, la fatigue corporelle même, l'insolation, les bains de mer, ceux d'eaux
minérales contenant en dissolution le fer ou ses composés,
lutteront tout à la fois contre l'obésité et l'impuissance; les
excitants généraux, dont la liste est fort longue, mais parmi
lesquels je citerai la cannelle, le fenouil, le galanga, le ginseng, la maniguette, la vanille, etc., se partageront, avec
les excitants spéciaux des organes génitaux, tels que l'acide
formique, le phosphore, etc., les bases du traitement. On
ne négligera point les toniques qui, administrés à propos,
rendront des services signalés : les lotions et les ablutions
d'eau froide, soit seule, soit chargée de principes aromatiques, seront pratiquées sur le périnée et les organes copulateurs; j'ai quelquefois retiré des avantages d'une décoction de
garance prise à la dose d'un petit verre deux fois par jour.

Quand l'obésité est accidentelle, le traitement de l'impuissance se confond avec le traitement de l'obésité elle-même.
Celui-ci est aussi variable que les causes qui peuvent donner
naissance à la maladie principale; mais on peut dire d'une
manière générale, que l'on doit surtout s'attacher à faciliter et à augmenter les excrétions; pour atteindre ce
but, la manière de vivre et le régime diététique joueront un grand rôle. On raconte qu'un Hollandais, séduit par la nouvelle de la guérison radicale d'un obèse,
obtenue au moyen d'une opération par le chirurgien Rotho-
net, qui, pour le dire en passant, avait fait ce miracle en
enlevant huit livres d'épiploon dans le débridement d'une
hernie ventrale, ce Hollandais, dis-je, se rendit à Paris
pour se soumettre à la même opération ; heureusement pour
lui, un seigneur de sa connaissance se chargea de sa cure
et le fit enfermer à la Bastille, d'où, après deux mois passés
au régime du pain et de l'eau, le Hollandais sortit trop

complétement guéri, à ce qu'il paraît, car il lui fallut suivre un nouveau régime pour réparer la maigreur extrême à laquelle il était réduit.

Quoique la durée et la persistance de l'anaphrodisie soient réglées sur celles de l'obésité, et que dans la plupart des cas, il ne soit pas nécessaire de diriger contre l'impuissance un traitement spécial, il est utile néanmoins de ne pas entièrement abandonner à la nature le soin de réveiller les désirs vénériens et de rappeler la vigueur perdue dans les organes copulateurs; il la faut seconder dans ce but louable, et pour cela faire, on se conformera aux conseils que j'ai donnés plus haut à l'occasion de l'impuissance amenée par l'obésité native, et on recourra aux excitants moraux dont j'ai parlés dans le paragraphe relatif aux tempéraments.

AMAIGRISSEMENT. — Les causes de l'amaigrissement sont encore plus nombreuses que celles de l'obésité; mais quelle que soit la nature de ces causes, l'amaigrissement qui en résulte est toujours caractérisé par une perturbation dans les facultés assimilatrices et réparatrices, perturbation qui amène progressivement, mais continuellement, une déperdition de substance.

C'est à ce titre que l'amaigrissement trouve ici sa place : mais, par cela même que je ne l'accueille qu'en vertu d'un de ses caractères les plus généraux, je ne dois présenter sur lui que des considérations générales, car j'aurai à l'examiner plus d'une fois et d'une manière plus spéciale sous les noms de *marasme, consomption*, etc., quand il se trouvera lié à certains états pathologiques, tels que le diabète, la spermatorrhée, etc, qui solliciteront particulièrement mon attention.

Le marasme, qui est le dernier degré de l'amaigrissement, n'exerce pas toujours, abstraction faite de la cause qui le produit, la même influence sur les organes génitaux : tandis que le marasme du *tabes dorsalis* s'accompagne d'une impuissance à peu près complète, la consomption de la phthisie pulmonaire, au contraire, se montre communément avec des désirs vénériens intenses et la faculté de les satisfaire.

On cherche vainement l'explication de ces faits étranges, et le système nerveux, que la science aux abois a l'habitude d'appeler à son aide, est incapable, quelque théorie que l'on adopte, de nous rendre suffisamment raison de ce phénomène.

Cependant, ne donnons pas à ce fait un caractère de généralité, et sachons renfermer dans les limites de l'exception l'influence excitatrice exercée sur le sens génital par la consomption tuberculeuse : la règle, acceptée par la théorie et reconnue par l'expérience, veut que le marasme, par cela même qu'il attaque les sources de la vie dans les fonctions plastiques de l'économie, frappe de débilité et de mort toutes les parties de l'organisme, sans même en excepter les facultés les plus nobles de notre être, les facultés de l'âme et celles de l'esprit.

En dehors d'une de ces exceptions étranges dont la nature garde le secret comme pour nous rappeler sans cesse l'infériorité de notre intelligence et la vanité de notre ambition, on comprendrait difficilement comment, au milieu du trouble profond, de la désorganisation générale dont toute l'économie est frappée par le marasme, on comprendrait difficilement, dis-je, comment une seule fonction, la plus délicate, la plus capricieuse de toutes, resterait intacte et complète. Ce problème heureusement n'a point été posé à l'investigation de la science, et les faits, en tenant toujours compte de l'exception, nous avertissent que le sens génital et l'appareil copulateur participent au dépé-

rissement général, et suivent dans leur marche descendante
toutes les autres fonctions de l'organisme.

Avec la flétrissure de la verge et l'atrophie des testicules, les désirs vénériens s'éteignent et l'imagination
s'affaiblit. Vainement vous tenterez le malade par les images
les plus lascives, par les discours les plus badins; comme
ceux dont parle l'Écriture, il a des yeux pour ne pas voir,
et des oreilles pour ne pas entendre; si l'âge lui permet des
souvenirs, sa mémoire oublieuse ne lui retrace plus le
tableau des voluptés passées, et son imagination décolorée
ne rêve plus de ce monde si plein d'extases et de délices.
A moitié descendu dans la tombe, peut-il donner à autrui
la vie qui lui échappe? les forces qui lui restent, ne les
doit-il pas consacrer à sa conservation propre? La nature,
plus prévoyante que nous, l'a voulu ainsi, et le marasme,
en glaçant notre imagination, nous montre sa sollicitude
même au milieu des maux dont elle nous accable.

Le marasme est ordinairement incurable, et la médecine
n'est pas appelée à combattre l'impuissance qui l'accompagne.

Mais l'amaigrissement n'arrivera pas toujours à cette
limite extrême, et alors l'art peut intervenir avec des
chances de succès.

Avant toute chose, il faut rechercher la cause de l'amaigrissement et la combattre. Le nombre des causes qui
peuvent amener cet état est, je le répète, fort considérable; je n'ai pas ici à en faire l'énumération, que l'on trouvera dans les ouvrages généraux de pathologie; mais, je
le redis encore, le traitement de l'impuissance ne devra
venir qu'après l'éloignement de la cause, et se confondra
en beaucoup de points avec celui de l'amaigrissement. Ces
rapports se rencontreront dans le régime qui, après la mé-

dication spécialement relative à la cause première du mal, est un des points les plus importants dans la thérapeutique de cette sorte d'impuissance.

Les substances que les anciens appelaient *analeptiques* joueront ici un grand rôle : parmi celles-ci, les unes sont nourrissantes et les autres toniques et stimulantes; c'est par les premières qu'il faut ordinairement commencer. On prescrira les bouillons de coq, de vieille perdrix, de chapon, de poule, légèrement aromatisés avec la cannelle; le chocolat, le riz, le salep, le sagou, préparés au jus de bœuf; le mouton et la volaille rôtis; quelquefois, selon l'état ou les dispositions de l'estomac, on se trouvera bien de l'usage du lait pur ou coupé avec le lichen d'Islande, car le meilleur analeptique n'est pas celui qui contient le plus de parties nutritives, mais bien celui qui est le plus facilement assimilable.

Il est nécessaire que ce régime diététique soit secondé par l'habitation à la campagne, la quiétude complète de l'âme, un exercice modéré, les promenades à cheval, et par un sommeil long et tranquille.

Lorsque, sous l'empire d'une semblable hygiène, les chairs auront repris tout à la fois plus de volume et plus de ton, lorsque les forces générales auront retrouvé quelque énergie, il conviendra de passer aux toniques et aux stimulants généraux et locaux.

Le régime alimentaire sera à peu près le même que celui que je viens d'indiquer; seulement, on donnera la préférence aux viandes noires et rôties, comme bœuf, gibier, etc.; les truffes et les légumes frais en feront également partie, ainsi que les vins généreux, surtout ceux du Midi.

Quant à la médication proprement dite, les agents que l'on peut appeler à son aide sont très nombreux, depuis l'élixir de Garus jusqu'au fer et au phosphore. Mais il faut se garder de précipiter sa marche et d'arriver trop tôt aux agents les plus énergiques. Il importe, avant tout, de ménager les voies digestives dont l'inflammation ramènerait tout à la fois l'abattement général et l'atonie des organes génitaux ; le médecin réglera donc sa conduite d'après l'état des premières voies, et agira avec toute la circonspection que la science lui impose en pareil cas.

Quant à l'impuissance, elle n'exige pas un traitement spécial. La débilité des organes de la génération étant liée intimement à la débilité générale, ou plutôt la première n'étant pas autre chose qu'une manifestation de la seconde, disparaîtra avec celle-ci.

Cependant il est quelquefois utile d'agir simultanément sur les organes génitaux, afin de hâter leur retour sous les lois de la vitalité normale. On donnera la préférence aux agents dont l'application est externe, puisque j'ai déjà dit que dans la médication générale et interne pouvaient entrer tous les stimulants tant généraux que spéciaux. Les frictions sèches ou toniques et aromatiques; pratiquées sur les lombes, les lotions froides avec les décoctions de quinquina ou de cascarille sur le périnée et les organes copulateurs; les embrocations sur les mêmes parties avec l'huile cantharidée ou l'éther phosphoré, sont, avec les bains de mer, les bains de rivière et ceux d'eaux minérales tenant en dissolution le soufre ou le fer, les moyens dont on retirera le plus d'avantages.

§ II. — De la circulation.

C'est ici le cadre de ces maladies diverses, connues sous le nom générique de *fièvres*, et dont les dénominations spéciales ont varié avec chaque nosologiste; mais qu'on les appelle, avec les anciens, fièvre muqueuse, fièvre bilieuse, fièvre maligne, fièvre putride, etc., ou qu'on les désigne avec les modernes sous le nom commun de fièvre typhoïde, leur étude, au point de vue spécial de l'impuissance, ne saurait entrer dans mon sujet.

L'homme, comme d'ailleurs tous les êtres organisés, n'a, aux yeux de la nature, d'autre mission en recevant la vie que celle de perpétuer son espèce; mais cette mission n'est réalisable que tout autant que l'individu n'est pas menacé dans son existence propre, et qu'il peut communiquer la vie à autrui sans que la sienne soit *prochainement* en danger.

Cette condition ne se rencontre pas dans l'état pathologique connu sous le nom de *fièvre*.

Aussi pas plus qu'ailleurs, la nature, sous ce rapport, ne s'est montrée marâtre envers nous.

Dans toutes les maladies aiguës, quelle qu'en soit d'ailleurs la cause, l'inaction et le silence ont été imposés aux organes et au sens vénériens. Comme dans un pays envahi par l'ennemi et dont tous les corps d'armée abandonnent leurs retranchements et leurs garnisons pour se porter sur le point menacé, on dirait que les forces vitales délaissent les appareils où leur action peut sans péril être momentanément suspendue, afin d'opposer une résistance plus énergique au mal qui se présente.

Aussi l'impuissance, dans ces états pathologiques, est-elle un de ces symptômes qu'il serait dangereux de combattre; et il n'est venu à l'esprit de personne, que je sache, de songer à sauvegarder la vie de propagation pendant le coma d'un fièvre typhoïde ou les accès d'une fièvre intermittente pernicieuse.

Je ne m'arrêterai donc pas davantage à une impuissance fatale et salutaire, je pourrai même dire naturelle, mais non physiologique, et j'aborderai la seule maladie de la circulation, qui, sans menacer *immédiatement* la vie de l'individu, offre quelquefois l'impuissance comme un de ses symptômes. Cette maladie est la chlorose.

CHLOROSE. — Il n'est plus aujourd'hui personne qui soutienne, avec Hoffmann, que la chlorose est une maladie spéciale aux femmes; les observations publiées par Copeland (1), Roche (2), Désormaux (3) et Tanquerel des Planches (4), J. Uzac (5), confirmées tous les jours par des observations nouvelles, ne laissent aucun doute sur la réalité de cette affection chez les hommes.

Je ne viens pas grossir le nombre des faits confirmatifs de cette opinion ; je veux seulement réparer un oubli qui s'est glissé dans l'histoire de la chlorose de l'homme, et que la connaissance que nous avons de celle de la femme aurait dû cependant prévenir.

Je veux parler de l'état de l'orgasme vénérien.

Est-il besoin de rappeler que la chlorose a toujours, chez les personnes du sexe, un retentissement plus ou moins profond sur les fonctions de l'appareil génital, à ce point que quelques auteurs, prenant l'exception pour la règle, mais voulant consacrer par une désignation spéciale l'influence exercée par la maladie sur la fonction génératrice, l'appellent *fièvre amoureuse, fièvre d'amour?*

Ces circonstances, qui m'avaient depuis longtemps frappé, me firent soupçonner la même influence chez l'homme, et mes investigations, dirigées vers ce but, ne tardèrent pas à me convaincre de la réalité de ma supposition.

(1) *Dict. of Pract. med.*, t. I, p. 87.
(2) *Nouveaux éléments de pathologie*, Paris, 1844, t. II, p. 389.
(3) *Répertoire général des sciences médicales*, art. CHLOROSE.
(4) *Presse médicale*, n° 54, juillet 1837, p. 425.
(5) *De la chlorose chez l'homme*, Paris, 1853.

Un des faits les plus saillants qui s'offrirent à moi fut le suivant:

Un jeune homme de vingt-cinq ans, maigre, pâle, aux mouvements et à la parole lents, aux cheveux châtain-clair, originaire de Pologne, et alors instituteur dans une maison particulière, se présente à ma consultation comme atteint d'impuissance.

Il accuse depuis longtemps des troubles du côté des voies digestives, et ces troubles ont pris une telle intensité que toute digestion est devenue presque impossible; la constipation est permanente, mais il n'existe de douleurs ni au ventre ni à l'estomac.

Les fonctions de l'innervation sont encore plus affectées: la sensibilité physique est devenue tellement exquise que le moindre changement de température, que le plus petit bruit, le plus léger frottement l'affectent d'une manière pénible; la sensibilité morale n'est pas plus sauvegardée, car le malade ne peut lire sans pleurer et sans être profondément ému, je ne dis pas un roman, mais les nouvelles diverses enregistrées par les journaux; le sommeil est nul et l'opium est impuissant à le rappeler.

Au milieu de ces désordres, les facultés intellectuelles ne sont pas restées intactes, et le malade est atteint d'une hypochondrie profonde qui le pousse incessamment vers le suicide.

A ce cortége si connu des symptômes de la chlorose, auquel il faut ajouter la décolorationd e la peau et la flaccidité des chairs, il manquait un signe dont la présence n'est pas d'une absolue nécessité pour caractériser l'affection, mais dont je devais tenir compte dans mon diagnostic.

Je veux parler du bruit de souffle signalé dans quelques artères, et surtout dans les carotides.

Hors ce signe, rien ne manquait au tableau ordinaire de la chlorose.

Les organes génitaux ne présentaient extérieurement rien de particulier. La verge et les testicules avaient leur volume ordinaire, et la peau du scrotum se contractait encore sous l'impression du froid ou de la main.

Les désirs vénériens étaient absents, et les plaisirs de l'amour inspiraient même, je ne dirai pas du dégoût, mais une indifférence bien proche de la répulsion.

Les érections étaient nulles, quelle que fût la nature des excitations appelées à les provoquer. A des intervalles assez éloignés, et sans influence de rêves lascifs ou de pensées amoureuses, des éjaculations se produisaient pendant la nuit, tantôt à l'état de veille, tantôt pendant le sommeil, occasionnant une certaine volupté, mais laissant après elles une lassitude générale dont le malade se ressentait plusieurs jours de suite.

Tous ces accidents du côté de l'appareil génital étaient contemporains de ceux qui m'avaient été signalés du côté des voies digestives et de l'innervation. Avant leur arrivée, la fonction génitale s'accomplissait, sinon avec énergie, du moins avec régularité et sans inspirer aucune crainte.

En présence de tous ces faits, je ne pus douter que j'avais affaire à une impuissance symptomatique de la chlorose.

Le traitement devait être la pierre de touche de ce diagnostic.

Il le fut en effet, et ne me laissa aucun doute sur la vérité de mon jugement : le quinquina d'abord, à cause de l'état du tube digestif, et les ferrugineux ensuite, associés au régime approprié à la chlorose et à l'habitation de la campagne, curent raison, dans moins de huit mois, de tous les phénomènes morbides, tant physiques que moraux.

Les organes génitaux ne furent l'objet d'aucune thérapeutique spéciale ; sous l'influence du traitement général de la chlorose, ils reprirent peu à peu leur énergie perdue, et les désirs vénériens reparurent au fur et à mesure que la mélancolie et les idées de suicide s'affaiblissaient.

Depuis deux ans à peu près, la guérison ne s'est pas démentie, et le malade, que je vois de temps en temps, jouit de l'intégrité parfaite de toutes ses fonctions.

Deux autres faits analogues d'impuissance, mais avec des caractères moins tranchés du côté des fonctions générales, également traités et guéris par les ferrugineux et le régime tonique, prouvent que la chlorose chez l'homme exerce sur les organes génitaux, comme chez la femme, une influence bien marquée, et que cette influence est identique dans les deux sexes, non-seulement sur les désirs vénériens qu'elle glace, mais encore sur les organes génitaux qu'elle frappe, chez l'un d'impuissance et chez l'autre de frigidité. Comment se fait-il donc que jusqu'à présent les rapports qui unissent l'impuissance et la chlorose dans notre sexe aient été passés sous silence, et que les désordres de la fonction génitale chez la femme n'aient pas provoqué l'examen de la même fonction chez l'homme ? Le peu de fréquence de la chlorose chez ce dernier, et les opinions diverses que l'on a émises sur la nature de la maladie sont peut-être la cause de cet oubli des observateurs.

Je ne sais si la chlorose syphilitique décrite par M. Ricord peut, comme la chlorose ordinaire, s'accompagner d'impuissance. Je n'ai pas eu occasion d'observer cette variété de la maladie.

Quoi qu'il en soit, l'histoire de l'impuissance dont il est ici question se confond tellement avec celle de la chlorose, que l'étiologie, le pronostic et le traitement de l'une sont identiquement les mêmes que l'étiologie, le pronostic et le traitement de l'autre.

§ III. De l'innervation.

Les altérations de l'innervation se partagent en deux grandes classes : 1° celles qui sont liées à une lésion matérielle des organes, et qui ont, si je puis ainsi dire, une anatomie pathologique ; 2° celles qui ne laissent après elles aucune trace dans les organes, et que l'on désigne généralement sous le nom de *névroses*.

Les altérations organiques du système nerveux qui jettent le trouble dans l'innervation génitale, sensibilité et motilité, peuvent exister, soit dans les centres nerveux, cerveau et moelle épinière, soit sur le trajet des nerfs conducteurs, soit sur les nerfs eux-mêmes de l'appareil copulateur.

(Je renverrai cette dernière catégorie au chapitre consacré aux maladies des organes génitaux, ainsi que je l'ai déjà fait à l'occasion de la nutrition et de la circulation, afin de pouvoir embrasser, dans un seul coup d'œil, le tableau complet des maladies locales qui entraînent l'impuissance.)

A côté des troubles de l'innervation, qui se traduisent et s'expliquent par des altérations matérielles des organes, il en est d'autres sur lesquels ne jette aucun jour l'examen nécroscopique, et dont quelques-uns ont une influence bien manifeste sur le sens génital.

Je veux parler des névroses.

Les névroses se partagent en deux grandes classes, selon qu'elles affectent plus spécialement ou l'innervation organique ou l'innervation intellectuelle, si je puis ainsi dire.

Ainsi, en récapitulant toutes les divisions que je viens d'admettre, j'aurai à examiner :

1° Les troubles de l'innervation avec altérations anatomiques, qui comprendront, selon le siége de ces altérations :

a. Maladies des centres nerveux ;

b. Maladies des nerfs intermédiaires des centres nerveux et de l'appareil génital lui-même.

2° Les troubles de l'innervation sans altérations anatomiques, qui comprendront :

a. Les névroses organiques ;

b. Les névroses intellectuelles.

C'est dans cet ordre que je vais envisager ce cadre si vaste.

1° Troubles de l'innervation avec altérations anatomiques.

a. Maladies des centres nerveux. — Pour répondre à toutes les données de ce programme, il faudrait passer en revue la pathologie entière du cerveau, de la moelle et de leurs enveloppes, car il n'est pas une seule des affections de ces organes qui ne puisse agir et qui n'agisse en effet sur le sens et l'appareil de la génération.

Mais si, comme je l'ai fait pour la circulation, j'éloigne de mon cadre les maladies qui, par leur acuité et leur rapidité, menacent prochainement la vie de l'individu, et parmi lesquelles se trouvent la grande famille des phlegmasies, les hémorrhagies, etc., il ne reste plus que quelques affections dont les unes, comme l'hydrocéphale chronique, le ramollissement du cerveau, etc., appartiennent d'ordinaire à des âges où l'appareil vénérien n'a pas encore commencé ou a déjà fini son rôle, et dont les autres, comme le cancer, les tubercules, les hydatides du cerveau ou de la moelle, et les altérations diverses des méninges cérébrales ou rachi-

diennes, n'offrent partout dans leur histoire que des contradictions et des doutes.

Cependant on peut dire d'une manière générale, en
s'appuyant sur les lois mêmes de l'innervation, que toutes
les maladies des centres nerveux, quelle qu'en soit d'ailleurs
la nature, ont un retentissement quelconque sur la fonction génitale, soit en abolissant ou pervertissant l'intelligence, et par suite les désirs vénériens, soit en agissant
directement *d'une manière ou d'une autre* sur les organes
génitaux eux-mêmes, car cette action est loin d'être toujours débilitante, puisque M. Serres a noté l'érection du
pénis six fois sur onze cas d'hémorrhagie cérébelleuse.

Mais si le cadre de cet ouvrage ne me permet pas d'aborder la description de chacune de ces maladies, je dois les
signaler à l'attention du médecin comme un point de départ
très fréquent de l'impuissance.

Evidemment, je ne parle pas ici de ces affections aiguës,
la méningite, l'apoplexie, la cérébrite, la myélite, etc.,
qui arrachent celui qu'elles frappent à ses attributs, à ses
besoins, à ses facultés, en un mot à sa mission sur cette
terre; mais de ces maladies à marche lente et quelquefois
tortueuse qui, tout en apportant à l'organisme un germe de
mort, respectent longtemps encore les sources de la vie:
parmi elles sont les tumeurs de toute nature, exostose intra-
crânienne ou intravertébrale, productions morbides, dégénérescences, etc., etc., en un mot toutes les affections qui
amènent une altération lente et progressive des centres
nerveux.

La possibilité d'une de ces affections dont le début est
bien souvent insidieux, devra toujours être présente à l'esprit du médecin et avoir sa place dans l'étiologie de l'impuissance; il suffit que l'attention soit éveillée sur ce point, car

aussitôt des symptômes tels que fourmillements dans les membres inférieurs, fatigue rapide, constipation, etc., dont le malade ne tient encore aucun compte, tant ils sont légers et fugitifs, prennent, aux yeux du médecin averti, une importance et une gravité faciles à comprendre. Que de malheureux eussent été sans doute conservés, si les premiers signes de leur mal avaient pu être appréciés à leur juste valeur! Je le répète donc, car je ne saurais trop insister sur ce point, toutes les fois que l'origine d'une impuissance sera difficile à saisir, que sa source, comme il n'arrive que trop souvent, se perdra dans des méandres inextricables, qu'on interroge avec soin l'innervation générale, et qu'on ne l'abandonne qu'après avoir minutieusement exploré l'intelligence, la sensibilité et la motilité.

Que l'organe copulateur, par suite d'une affection des centres nerveux, soit frappé d'asthénie ou de paralysie, le résultat est le même, l'érection est impossible (1); que l'altération porte sur la sensibilité ou sur la motilité, le traitement de l'impuissance n'en subit aucune modification, ou plutôt ce traitement est nul, toute l'attention du médecin et toutes les ressources de l'art devant s'adresser à la maladie mère, à l'affection des centres nerveux, source de tous les désordres.

Il n'en est pas ainsi lorsque, l'affection des centres nerveux ayant disparu, l'impuissance persiste. Il est alors nécessaire de recourir à un traitement spécial que j'exposerai dans le chapitre suivant, alors qu'il sera question de l'impuissance consécutive.

b. *Maladies des nerfs intermédiaires des centres ner-*

(1) Voyez le mécanisme de l'érection dans les considérations physiologiques placées en tête de cet ouvrage, page 28.

veux et de l'appareil copulateur. —Les maladies des nerfs
intermédiaires qui peuvent amener la paralysie de la verge
sont de deux sortes : 1° celles dont la cause est appréciable
et saisissable, comme la compression, la dégénérescence, la
section du nerf; 2° celles dont la cause est entièrement
vitale.

La paralysie symptomatique des affections du premier
groupe est facile à comprendre, elle porte en quelque sorte
son explication avec elle. Mais il n'en est pas de même de
la paralysie sans lésion anatomique, sans excuse mécanique,
si je puis ainsi dire, dont il n'est cependant pas possible de
contester l'existence, car on sait que l'hystérie peut amener
la paralysie de quelques muscles seulement; que dans certaines intoxications saturnines, le nerf radial est frappé d'im-
mobilité, et que des faits de paralysies de la vessie et du
rectum ont été recueillis, sans qu'il ait été possible de les
rattacher à une lésion matérielle quelconque.

C'est là une espèce de névrose que, pour la logique de
mes divisions, j'ai dû considérer à part, mais qui, dans
l'application de la science, se confond avec la névrose génitale elle-même, tant au point de vue de la séméiotique que
sous le rapport du traitement.

Je renvoie donc le lecteur au chapitre que j'ai consacré
précédemment à l'impuissance idiopathique, et je reviens
ici aux affections des nerfs intermédiaires, avec lésions anatomiques et produisant la paralysie de l'organe copulateur.

Ces affections présentent toutes un caractère commun :
celui d'empêcher la libre circulation du fluide nerveux, en
d'autres termes, et pour ne pas tomber dans les abstractions
métaphysiques, elles sont constituées par un arrêt de communication sur un des points du trajet des nerfs entre les
centres nerveux et l'appareil génital.

L'obstacle qui intercepte ainsi la communication peut être de diverse nature : tantôt c'est un organe voisin du nerf, déplacé ou hypertrophié; tantôt c'est une tumeur développée dans le voisinage du nerf ou dans le névrilème lui-même; tantôt c'est une dégénérescence du nerf; tantôt enfin c'est la section même du filet nerveux.

Si l'on réfléchit à la position qu'occupe dans le bassin le plexus sacré d'où émanent les nerfs principaux qui vont animer l'organe copulateur, on comprendra la difficulté, je dirai même l'impossibilité de constater sur le vivant, et d'une manière directe, les lésions que je viens de signaler.

Les symptômes pathogéniques sont des guides moins incertains, mais ils ne sont pas tellement distincts des signes que présentent les affections des centres nerveux qu'on leur doive accorder une pleine confiance. N'est-il pas vrai, en effet, que l'hémiplégie, que la paralysie générale n'accompagnent pas toujours les lésions du cerveau et de la moelle, et que, de leur côté, ces lésions se traduisent quelquefois aussi par de simples paralysies partielles? S'il en est ainsi, et la science nous en pourrait fournir de nombreux exemples, comment distinguer les paralysies partielles dues aux lésions des centres, des paralysies partielles déterminées par les lésions des nerfs intermédiaires?

Notre art, il faut le reconnaître, laisse beaucoup à désirer sous ce rapport, et notre ignorance est ici d'autant plus regrettable que, en l'absence d'un diagnostic certain, on peut adresser à la moelle, par exemple, une médication dont elle n'a que faire.

Au point de vue tout spécial de l'impuissance, l'absence d'un diagnostic différentiel certain est également une chose fâcheuse, car le traitement de la paralysie génitale se confondant avec celui de la maladie qui la produit, peut s'égarer dans des indications contraires ou, tout au moins, douteuses.

2° *Troubles de l'innervation sans lésions anatomiques.*

a. Névroses organiques. — Sans parler des névroses de l'intelligence sur lesquelles tout le monde est à peu près d'accord, de nombreuses classifications ont été proposées pour les névroses organiques. Je ne dois point ici discuter la valeur de tous ces travaux, et, sans prendre parti pour aucun d'eux, j'estime qu'en considérant le rôle bien distinct que jouent la sensibilité et la motilité dans la vie de relation et dans la vie de nutrition, on peut établir, en ne tenant aucun compte des névroses symptomatiques et sympathiques, quatre grandes classes qui seront :

1° *Névroses de la sensibilité de la vie de relation :* ou elles sont spéciales aux sens, comme la berlue, la diplopie, etc., pour la vue; le tintouin, la paracousie, etc., pour l'ouïe, etc.; ou elles sont générales, comme toutes les névralgies.

2° *Névroses de la motilité de la vie de relation :* l'épilepsie, l'éclampsie, la catalepsie, les convulsions essentielles, le tétanos, la chorée et la paralysie.

3° *Névroses de la sensibilité de la vie de nutrition :* la gastralgie, la cardialgie, l'hystéralgie et en général toutes les viscéralgies.

4° *Névroses de la motilité de la vie de nutrition :* aphonie, spasme du larynx, coqueluche, asthme, angine de poitrine, palpitation, syncope, spasme œsophagien, vomissements nerveux et diarrhée.

Ce n'est pas un vain amour des classifications qui m'a

conduit à faire l'énumération que l'on vient de lire; j'ai voulu, dans l'intention d'économiser l'espace et le temps, que l'on saisit dans un seul coup d'œil l'ensemble des névroses organiques, afin qu'on s'assurât combien peu l'impuissance a de relations avec elles.

Sans doute les secousses, surtout quand elles sont souvent répétées, imprimées au système nerveux par l'épilepsie, la catalepsie, l'hystérie, etc., peuvent amener, après un temps plus ou moins long, un affaiblissement général dont l'innervation génitale aura sa part, ainsi qu'il arrive quelquefois pour l'ouïe, la vue, le goût, etc., etc.; mais alors l'impuissance (1) n'est plus symptomatique ; elle est le résultat plus ou moins éloigné d'un état morbide qui bien souvent même a cessé d'exister, et, dans ce cas, je la dois distraire de ce chapitre et en réserver l'étude pour celui que je consacre à l'impuissance consécutive.

b. *Névroses de l'intelligence ou vésanies.* — Les principes les plus simples de la physiologie indiquent d'avance les rapports intimes qui doivent exister et qui existent réellement entre les troubles de la fonction génératrice et les désordres de l'intelligence. Seulement, quand on pénètre dans l'étude de ces troubles et de ces désordres, et que l'on remonte aux causes des vésanies, l'esprit s'arrête devant des doutes qu'il n'est pas toujours facile d'éclaircir.

Je m'explique :

Est-il toujours possible de déterminer si l'impuissance,

_____

(1) Le mot impuissance n'est pas rigoureusement l'expression dont je devrais me servir ici, car les troubles de l'innervation génitale, à la suite des névroses dont je parle, peuvent se traduire par un état tout opposé à l'impuissance, ainsi que le signale Esquirol à l'occasion de l'épilepsie (*Des maladies mentales*, t. I, p. 283). — C'est seulement

quand elle existe concurremment avec une névrose de l'intelligence, est un symptôme de cette névrose?

Je ne le crois pas, et c'est ici que commencent les hésitations de l'esprit.

Il est incontestable qu'un certain nombre des causes des vésanies peuvent également produire l'impuissance; telles sont, par exemple, les passions tristes, les préoccupations fixes de l'âme, les troubles de la digestion, les excès de toute nature, etc.

Il est également hors de toute discussion que certains symptômes de vésanie peuvent, par leur présence seule, jeter l'organe copulateur dans l'anaphrodisie, comme cet hypochondriaque dont parle M. Belhomme, qui, se croyant impuissant, l'était en réalité.

Par conséquent étant donnée une névrose de l'intelligence, la manie, la nostalgie, l'hypochondrie, par exemple, trois hypothèses se présentent :

1° Ou l'impuissance est liée à la névrose et en est un symptôme ;

2° Ou l'impuissance est une affection intercurrente à la névrose ;

3° Ou l'impuissance est un épiphénomène de la névrose.

Est-il possible d'établir entre ces trois origines de l'impuissance un diagnostic différentiel qui, tout à la fois, satisfasse l'esprit et mette sur la voie des indications pratiques?

Je crois la solution de ce problème possible, mais non facile.

Deux circonstances doivent surtout attirer l'attention : 1° les causes de la vésanie, 2° la nature objective des désordres de l'intelligence.

pour ne pas abandonner mon terrain et ne pas empiéter sur celui des névroses, que je me suis servi du mot impuissance.

Sous le premier point de vue et en y comprenant toutes les formes de vésanie, depuis la simple illusion des sens jusqu'à la folie la mieux caractérisée, les causes se partagent en morales et en physiques, les premières bien plus fréquentes que les secondes. Selon M. Parchappe (1), les dix causes les plus fréquentes de l'aliénation mentale se classeraient de la manière suivante pour les hommes : 1° abus de boissons alcooliques, 2° revers de fortune, 3° perte d'une personne aimée, 4° frayeur, 5° idiotisme, 6° chagrins domestiques, 7° colère, 8° dévotion exaltée, 9° amour contrarié, 10° inquiétude à propos d'argent.

Parmi ces dix causes d'aliénation mentale, il en est certainement six qui peuvent à leur tour produire l'impuissance, ce sont : les abus de boissons, la perte d'une personne aimée, la frayeur, les chagrins domestiques, la dévotion exaltée et l'amour contrarié.

Au point de vue du pronostic, ces diverses causes n'ont pas une importance égale : tandis que l'abus de boissons peut frapper les organes génitaux d'une impuissance incurable, la perte d'une personne aimée, la frayeur, les chagrins domestiques et l'amour contrarié ne produisent qu'une aphrodisie passagère et même relative, et la dévotion exaltée et la colère une impuissance intermittente, coïncidant avec les moments d'extase ou de contemplation et les accès de la colère.

Ces circonstances sont essentielles à noter pour le diagnostic, car, à l'exception des causes qui peuvent amener une impuissance absolue, si, après un temps plus ou moins

_____

(1) *De la prédominance des causes morales dans la génération de la folie.* Mémoire inséré dans les *Annales médico-psychologiques*, tome XI, p. 358.

long, l'inertie des organes génitaux persiste concurremment avec la vésanie, on devra nécessairement supposer une autre cause à cette persistance de l'anaphrodisie.

Cependant cette proposition ne doit pas être prise dans un sens trop absolu, car l'impuissance peut paraître et disparaître plusieurs fois pendant l'existence de la névrose intellectuelle, et la cause de ces intermittences être toujours celle de la vésanie.

J'explique ma pensée par un exemple.

Un homme de lettres avait épousé, quelques mois avant la révolution de février, une jeune personne qu'il aimait passionnément; jusqu'à l'avénement de la république, le nouveau ménage ne connut aucun chagrin, car le mari, grâce à un travail fructueux et abondant, pouvait satisfaire les goûts et même les caprices de sa femme. La révolution de février brisa tout ce bonheur; en tarissant les sources du travail du mari, elle apporta dans le ménage d'abord la gêne et ensuite la misère. La jeune femme n'eut le courage ni de supporter ce revers de fortune, ni d'accepter des espérances en un avenir meilleur. Un jour, elle quitta la maison conjugale, et l'on apprit qu'elle vivait à Londres au milieu du luxe et de l'opulence que lui fournissait un généreux amant.

L'époux abandonné fut si affecté de cette découverte qu'il tomba dans une misanthropie profonde et fut en même temps frappé d'impuissance.

Voici à quelle occasion il vint réclamer mes soins.

Une jeune veuve, par conséquent maîtresse de ses actions et juge de sa conduite, était, de tous les amis de l'homme de lettres, restée à peu près seule fidèle à son revers de fortune et à son malheur domestique. Les consolations qu'elle avait apportées au jeune ménage lorsque la gêne et la misère avaient successivement envahi son intérieur, devinrent plus pressantes et plus affectueuses lorsqu'un plus grand chagrin frappa le mari délaissé.

Celui-ci, soit par un effet de son imagination malade, soit que les attentions de la veuve dépassassent réellement les bornes d'une simple amitié, vit un sentiment et des sollicitations d'amour dans les prévenances dont il était l'objet.

Il s'assura que, si ses suppositions étaient exagérées pour le présent, il pouvait du moins former les espérances les plus douces, car la pitié, dans le cœur de la femme, est déjà une nuance de l'amour.

Malheureusement, le souvenir de la fugitive était sans cesse présent à son esprit, et toutes les fois qu'il lui eût été permis de prouver à son amie qu'il avait oublié l'infidèle, ce souvenir jetait le trouble en son âme et glaçait ses organes.

C'est dans cet état qu'il se présenta à moi.

En véritable hypochondriaque qu'il était, il me raconta dans leurs moindres détails toutes les circonstances de sa vie : les joies de son mariage, les tortures de son abandon et les douceurs de l'amitié de la jeune veuve. Un double sentiment le poussait vers la possession de celle-ci : un sentiment de reconnaissance et un sentiment de vengeance ; malheureusement, il lui était impossible de prouver autrement que par des paroles, la gratitude dont son cœur était rempli pour son amie, et le mépris dont il se croyait animé contre sa femme. Malgré lui, le souvenir, tantôt agréable, tantôt mauvais de cette dernière, l'obsédait sans cesse, remplissait son esprit des idées les plus tristes, et étouffait tous les désirs de son imagination et tous les efforts de sa volonté.

Bien évidemment, dans ce cas, l'impuissance et l'hypochondrie avaient la même cause ; mais c'était là leur seul point de contact. Après cette origine commune, les deux affections devenaient si parfaitement distinctes, que l'une pouvait disparaître et l'autre persister : tels deux cours d'eau partis de la même source, dont un, après quelques sinuosités, se perd au milieu du sable de sa route, et dont l'autre poursuit sa marche jusqu'à la rivière prochaine.

Le raisonnement, les distractions, un voyage à la mer et le retour au travail, secondés par une hygiène convenable, rendirent au malade ses facultés viriles sans le débarrasser des tristes préoccupations qui l'obsédaient. Bientôt même l'orgasme vénérien devint assez impérieux pour faire craindre que tous ses désirs ne fussent pas l'expression d'un état normal et régulier.

Cependant cet orgasme était quelquefois terrassé, et l'impuissance rendait alors illusoires les apprêts à de nouvelles voluptés. Cette inertie, me disait le malade, se produit tantôt à la vue d'un objet qui fut cher à ma femme, et tantôt au simple souvenir des caresses que j'échangeais avec elle ; aussi, pour prévenir le retour de ce souvenir, avait-il soin de ne jamais coucher avec sa maîtresse dans la chambre et surtout dans le lit qu'il avait partagés avec la fugitive.

Cette impuissance n'était que passagère ; elle s'évanouissait avec l'émotion produite par l'impression ou le souvenir, et n'avait, comme au début, qu'un point de contact avec l'hypochondrie.

Dans cet exemple, comme dans quelques autres que je pourrais rapporter, la cause de l'impuissance et sa distinction de la vésanie ne pouvaient être appréciées que par la durée même de l'anaphrodisie.

Mais il n'en est pas ainsi dans tous les cas, et je vais indiquer ceux où l'impuissance se prolonge autant et quelquefois même plus que la vésanie.

Dans le mémoire que j'ai déjà cité, M. Parchappe établit

que, chez les hommes, sur cent aliénations mentales, on en peut attribuer trente aux excès intellectuels et sensuels ; or, comme je le dirai plus tard, les excès, quelle que soit leur nature, étant des causes fréquentes d'anaphrodisie opiniâtre, peuvent tout à la fois produire l'impuissance et la vésanie.

Il est des cas où il est facile d'attribuer à la première sa cause véritable : ce sont ceux dans lesquels la luxure constitue pour ainsi dire un caractère pathognomonique de la seconde. J'ai connu un homme qui, adonné à l'ivrognerie la plus crapuleuse, vit tout à la fois diminuer ses facultés intellectuelles jusqu'à l'idiotie, et ses forces viriles jusqu'à l'impuissance. Bien évidemment l'ivrognerie était l'unique cause de cette dernière affection, puisque tous les aliénistes ont noté la luxure comme un des caractères distinctifs des idiots.

Dans d'autres circonstances, c'est la nature même des excès qui met sur la voie des causes de l'impuissance : ainsi les excès de masturbation et de coït, lorsqu'ils affaiblissent les facultés intellectuelles, surexcitent au contraire les organes génitaux. « Ce qui mérite d'être remarqué chez les masturbateurs qui tombent dans l'idiotie, dit M. Deslandes, c'est que, tandis que les sens externes et l'intelligence diminuent, la sensibilité génitale ne fait que s'accroître. Toutes les facultés semblent s'être confondues en une seule, dont les proportions deviennent d'autant plus grandes que les autres se rapetissent davantage (1). » Par conséquent, si, sans aller jusqu'à l'idiotie, limite extrême de l'affaiblissement intellectuel, un homme livré à la masturbation ou aux excès du coït était tout à la fois atteint d'hypochondrie et d'impuissance, il ne faudrait pas se hâter d'attribuer l'anaphrodisie aux excès vénériens, qui cependant la produisent souvent, ainsi que je le dirai plus loin, mais s'assurer si elle ne serait

(1) De l'onanisme et des autres abus vénériens, p 135.

pas plutôt amenée et entretenue par la vésanie elle-même, puisque les abus de l'organe copulateur augmentent parfois l'orgasme de celui-ci au lieu de l'abattre. S'il en était ainsi, l'impuissance ne serait plus une affection distincte de la névrose, elle en serait un symptôme ou même simplement un épiphénomène.

Par ce qui précède, on doit maintenant comprendre combien l'étiologie de l'impuissance est quelquefois ardue ; et encore je me suis volontairement placé dans un cercle que le praticien ne trace pas toujours avec facilité. Un malade, par exemple, se présente à lui ; il accuse une inertie complète des organes génitaux, et, par les détails qu'il donne, par les regrets qu'il éprouve, par les craintes qu'il manifeste, enfin par les longueurs et les tristesses dont il surcharge son récit, il ne permet aucun doute sur l'état de son intelligence : il est profondément hypochondriaque.

Mais l'hypochondrie produit tantôt l'impuissance et tantôt est amenée par elle. — Première difficulté que les antécédents du malade aplanissent quelquefois, mais qu'ils ne lèvent pas toujours.

Admettons que les souvenirs du malade soient fidèles, et que l'hypochondrie ait précédé l'impuissance.

Celle-ci a-t-elle bien réellement sa source dans l'hypochondrie, ou ne reconnaît-elle pas une autre cause ?

Seconde difficulté, dont la solution exige toute la science, tout le tact et tout le jugement du médecin.

Aucune lésion locale ou éloignée, aucune prédisposition d'âge ou de tempérament, rien enfin ne fait pressentir que l'impuissance est liée à un tout autre état morbide que la vésanie.

Mais quelle est la nature de ce lien ? N'y a-t-il entre les deux affections qu'un simple rapport de causalité, ou bien

l'une est-elle directement ou même secondairement produite par l'autre?

Que de difficultés! que de causes d'erreur! et cependant,
parce que la symptomatologie de l'impuissance est, dans la
majorité des cas, d'une simplicité désespérante, on rencontre
des auteurs, recommandables d'ailleurs, qui, dans la crainte
de sembler occuper leur esprit de choses trop faciles et trop
élémentaires, consacrent à peine quelques phrases dédai-
gneuses à l'histoire de l'anaphrodisie. Cette retenue, je dirai
presque ce mutisme, est, pour tous ceux qui ont abordé ce
sujet, une preuve d'ignorance, car il n'est peut-être pas dans
la science une affection dont l'étiologie et le traitement aient
été moins étudiés et soient, par conséquent, moins connus.

§ IV. — D'une intoxication.

Qu'on me permette d'employer ici le mot *intoxication*
dans son sens le plus large, dans son acception la plus
générale, et d'entendre par cette expression l'introduction
dans l'organisme d'un agent morbide, virus ou poison,
capable de produire les accidents les plus graves et même
la mort, mais à la condition de ne les produire que lentement et pour ainsi dire à la longue.

Cette dernière circonstance distingue l'intoxication de
l'empoisonnement. Celui-ci, en effet, est caractérisé par la
rapidité de l'action de l'agent morbide, et, lorsqu'il n'entraîne pas promptement la mort, il laisse quelquefois après
lui des altérations dont j'aurai à m'occuper de quelques-
unes, alors que j'examinerai l'impuissance consécutive.

En cette place, mon attention ne doit être acquise qu'à
l'*impuissance-symptôme*.

A l'occasion du mot virus, que j'ai écrit plus haut, je
n'entrerai pas dans une discussion stérile ici, sur l'existence,

la nature, les propriétés, etc., des virus: je prends, je le répète, le mot intoxication dans son acception la plus large, soit que l'agent morbide tombe sous nos sens, comme l'arsenic, le plomb, etc.; soit qu'il déjoue toute analyse, comme le virus syphilitique; soit qu'il pénètre dans l'économie par la respiration, par les premières ou les secondes voies, etc.

Ces courtes lignes d'explication m'ont paru nécessaires pour légitimer la présence, dans le même cadre, de quelques affections qu'on n'est pas accoutumé à rencontrer côte à côte dans les ouvrages de pathologie: cette nouveauté d'ailleurs est plus apparente que réelle, et, si c'était ici le lieu, je montrerais que la route où je m'engage a déjà été parcourue par de hardis et savants explorateurs; mais il me suffit de faire mes réserves, afin de prévenir tout reproche et toute critique.

1° *Intoxication syphilitique.*

L'action que le virus syphilitique exerce sur la fonction génitale, tantôt est limitée aux organes génitaux, et tantôt ne retentit sur eux qu'après avoir pénétré l'organisme tout entier.

Il ne peut être ici question de l'action purement locale qui m'occupera dans l'un des paragraphes suivants, et je ne dois m'arrêter qu'à l'imprégnation générale de l'économie.

L'intoxication syphilitique se manifeste sous des formes diverses dont la majeure partie a une importance à peu près nulle au point de vue qui m'occupe. Si l'on excepte, en effet, les exostoses intracrâniennes qui, par la compression qu'elles exercent sur le cerveau, troublent les facultés intellectuelles, amènent des paralysies soit générales, soit partielles, et, par suite, l'impuissance; si l'on excepte encore, avec les accidents limités aux organes génitaux et

dont j'ai remis à plus loin l'examen, la chlorose, dont parle
M. Ricord, et la cachexie, dont je vais m'occuper, nous
n'avons que faire de tous les accidents secondaires et ter-
tiaires adoptés par les syphiliographes.

Les faits de cachexie syphilitique ne sont pas rares,
mais il en est bien peu qui attaquent profondément la fonction copulatrice ; quelquefois, il est vrai, le sperme semble
perdre ses propriétés fécondantes, mais le sens génital est
respecté dans ses désirs et dans son énergie.

Cependant il est des cas où la faculté copulatrice participe elle-même à l'altération générale, et je ne sais pas, sous
ce rapport, d'exemple plus frappant que celui que M. Bourguignon, alors interne des hôpitaux, communiqua à l'Académie de médecine, le 12 juillet 1842.

Cette observation, excessivement curieuse, mérite de
trouver place ici ; qu'on me permette de la transcrire en
entier et dans toute son intégrité :

« Le nommé Prince (Charles), graveur, âgé de trente
ans, est couché à l'hôpital des Vénériens, dans la salle 8,
lit 4, service de M. Puche.

» A vingt ans, en 1830, après trois jours d'un coït
suspect, douleurs dans le canal de l'urètre, plus vives dans
l'excrétion des urines. Quatre jours après l'apparition de ces
douleurs, une ulcération se montre au méat urinaire, et
plusieurs autres, quelques jours après, à la base du gland. —
Entrée à l'hôpital des vénériens. Traitement : injections d'un
liquide caustique dans le canal de l'urètre, suivies d'un bain
de siége pendant quinze jours, jusqu'à cessation des douleurs ; charpie sèche sur les ulcères ; frictions mercurielles
sur la partie interne des cuisses pendant vingt jours ; la
salivation les fait supprimer ; cicatrisation et sortie de l'hôpital après deux mois de séjour.

» En 1832, urétrite (Prince est entré au service, il va au Val-de-Grâce) : traitement émollient, puis antiblennorrhagique. — Guérison.

» En 1833, ulcère de l'impasse du prépuce. Traitement : onguent mercuriel, bains locaux avec solution d'acétate de plomb. — Guérison en quatre jours ; mais une marche forcée amène une adénite volumineuse. — Entrée à l'hôpital. Traitement : ponction du bubon ; liqueur de Wan-Swieten à la dose d'une cuillerée à bouche pendant vingt-quatre heures, jusqu'à salivation ; frictions mercurielles sur les cuisses quelques jours après. — Guérison. — Durée du traitement : soixante-trois jours.

» A la fin de 1833, mal à la gorge. Traitement : gargarismes acidulés, tisane de Feltz, cautérisation de la gorge avec un pinceau trempé dans un acide. — Guérison après trois semaines de traitement.

» En 1835, après deux ans d'une santé parfaite (Prince est en garnison à Alger), nouvelle infection ; les ulcères siégent sur le corps du gland. Le malade les conserve trois semaines sans songer à les guérir. — Entrée à l'hôpital. Traitement : bains locaux, charpie avec onguent mercuriel ; prompte cicatrisation des ulcères. — Mais pendant le traitement, éruption de boutons sur le cuir chevelu ; des croûtes leur succèdent. Huit jours de frictions mercurielles, après avoir au préalable rasé la tête, en font justice.

» En 1836, réapparition de l'éruption pustuleuse ; d'abord bornée à la tête, elle gagne bientôt le tronc et les membres. — Entrée à l'hôpital. Traitement : frictions mercurielles de la tête aux pieds, pendant dix-huit jours ; tisane de salseparcille, pilules de 1 à 8 (le malade ne sait pas dire quelle était leur nature et pendant combien de temps il les a prises). — Guérison.

» En 1838, céphalalgie des plus vives, d'une activité extrême la nuit.—Entrée à l'hôpital du Dey. Traitement : vésicatoire à la nuque, vésicatoire monstre sur toute la tête ; leur effet est nul, et déjà commence pendant ce traitement l'étonnante transformation qui doit s'opérer chez Prince.

» Il était bien développé, vigoureux ; sa barbe était noire, longue et bien fournie, et cependant, au bout d'un mois, ses formes athlétiques ont disparu, ses membres sont chétifs et grêles ; sa barbe s'en est allée poil à poil ; ses favoris, ses moustaches ne laissent plus trace de leur existence. Le principe morbifique porte encore plus profondément son action destructive : Prince voit ses organes génitaux menacès d'une atrophie presque complète. Il en est des poils du pubis comme de ceux de sa face ; ils tombent tous, sans exception. Sa verge, d'une dimension autrefois ordinaire, perd surtout de son volume, et ses bourses, jadis grosses et pendantes, sont petites et fortement revenues sur elles-mêmes. Ce travail atrophique dure ainsi plusieurs mois, sans que la céphalalgie perde de son intensité ; elle ne cède qu'à l'application d'un moxa derrière l'oreille droite, au sixième mois environ.

» Délivré de ses douleurs céphaliques, Prince reprend des forces, et obtient son congé définitif à la fin de 1839 ; il revient à Paris, où sa santé s'améliore encore. Mais son étrange caractère, sa répulsion pour les plaisirs de son âge, contrastent d'une manière frappante avec ses antécédents. Chacun s'en étonne et le lui fait remarquer ; il le voit, il le comprend, veut prendre sur lui de se faire l'homme d'autrefois, et ses efforts ne lui font que mieux sentir son impuissance.

» Chose étrange ! quoique la convalescence et l'embonpoint se maintiennent, l'atrophie des organes génitaux n'en marche pas moins activement. Inquiet sur les suites de cette diminution progressive de ses organes sexuels, Prince se décide à faire l'épreuve de ses moyens, à constater ce qui lui reste de ses vertus prolifiques. Il se rend dans une maison publique, y rencontre une ancienne connaissance qu'il choisit de préférence, comme il le faisait dans des temps meilleurs. Mais aujourd'hui c'est pour un tout autre motif : il a besoin de sa discrétion, peut-être de sa complaisance. En effet sa nature lui fait complétement défaut; une masturbation prolongée a pu seulement lui procurer une légère sensation voluptueuse sans la moindre éjaculation.

» Quelques mois se passent ainsi sans apporter de changement à son état; mais au commencement de 1840, une tumeur lacrymale se montre à gauche; de vives douleurs, plus intenses la nuit, se font sentir au niveau des os propres du nez; enfin il rejette, au milieu du mucus nasal, des débris osseux, noirs, infects, sortant par la narine droite. — Tisane de Feltz; guérison. — Durée du séjour à l'hôpital : deux mois.

» En octobre, même année 1840, la céphalalgie reparaît plus intense qu'elle n'a jamais été; la tumeur lacrymale se montre de nouveau; des exostoses se sont développées sur le front à droite et à gauche, ainsi que sur les os propres du nez, et sont le siége de douleurs lancinantes. — Entrée du malade à l'hôpital; traitement : sangsues sur la tumeur lacrymale, tisane sudorifique, iodure de potassium (110 gr. dans l'espace de six semaines). Le malade sort notablement soulagé de ses douleurs; les exostoses se sont affaissées.

» En 1841, après dix mois d'une santé passable, les exostoses déjà existantes reviennent à leur premier volume; elles sont aussi douloureuses qu'autrefois. — Entrée à l'hôpital. Au dire du malade, M. Cullerier aurait fait remarquer aux élèves un ramollissement du frontal ; les doigts, en comprimant le front au niveau des exostoses, faisaient céder la table externe. Traitement : friction sd'onguent mercuriel sur le front, pilules de Vallet. Les accidents sont palliés pour huit mois, et c'est le 26 janvier 1842 qu'il entre à l'hôpital des Vénériens pour la cinquième fois, et toujours pour ses exostoses, et de plus pour des douleurs ostéocopes générales, plus prononcées la nuit. C'est alors que le malade s'est présenté à notre observation. — Disons un mot de son état général, en passant en revue les différents organes et leurs fonctions ; cet examen est digne d'intérêt.

» Prince est d'une taille moyenne ; il est bien développé ; il était, dit-il, vigoureusement constitué ; nous pouvons le croire : il était autrefois garçon de pharmacie à l'hôpital, et les infirmiers qui l'ont connu alors certifient qu'il était un fort *gaillard*. Quel changement aujourd'hui dans toute sa personne ! Ses traits portent l'empreinte d'une vieillesse précoce ; ils ont une douce expression où perce l'insouciance ; son regard est craintif, sa démarche chancelante ; ses mouvements lents et mesurés : il y a de la femme dans son allure. C'est qu'en effet il en a pris toutes les formes : la peau est d'une parfaite blancheur, douce au toucher ; un léger duvet la recouvre à peine dans les régions où le système pileux était fort développé autrefois. Un tissu cellulaire abondant donne à tout son corps de gracieux contours ; les extrémités supérieures et inférieures ont acquis des formes inconnues à notre sexe. La main, surtout chez un individu occupé plus d'une fois à de rudes travaux, a subi une transformation surprenante ; l'artiste la trouverait irréprochable : à ne voir que le doigt, l'anatomiste nierait le sexe. Les organes génitaux sont aussi ceux d'un enfant de cinq ans : leur blancheur, leur forme, leur volume, tout le ferait croire. Le toucher perçoit deux apparences de testicules de la grosseur d'une petite noisette. La verge a peut-être proportionnellement éprouvé une atrophie moins considérable ; le canal de l'urètre a conservé en largeur les dimensions de celui de l'homme adulte ; le méat urinaire de Prince est même plus large que chez beaucoup d'autres malades couchés dans la même salle que lui.

» Du reste, le moral s'est montré esclave du physique : en perdant les organes, il a perdu les fonctions. Son tempérament est le type du lymphatique ; son caractère est fort doux, son intelligence obtuse, et la mémoire, fort bonne autrefois, est toujours très infidèle. Les fonctions organiques n'offrent rien de particulier, seulement les liqueurs le mettent dans une excitation nerveuse remarquable. Deux verres de vin blanc, pris à différentes époques, lui ont donné des attaques épileptiformes. — Dans notre examen nous n'avons point oublié les organes de la voix : sa corrélation avec les organes génitaux nous le rappelait suffisamment ; mais la voix n'est que légèrement modifiée.

» Tel était l'état de Prince en janvier dernier. Aujourd'hui sa constitution s'est améliorée ; il semble se régénérer sous l'influence du traitement qu'il a suivi et que nous noterons en quelques mots. M. Puche lui fait prendre son sirop antisyphilitique composé, dont voici la formule :

Iodhydrargyrate neutre de potassium.	1 gram.
Iode pur	1 —
Proto-iodure de potassium	100 —
Eau distillée	398 —

pour 500 parties. — Dose du sirop de 25 à 100 grammes.

» Jusqu'à ce jour le malade en aurait pris au total environ 600 grammes. C'est en subordonnant le traitement aux symptômes, c'est en veillant surtout à l'alimentation du malade, que M. Puche est parvenu à arrêter les progrès effrayants de cet étiolement général. Aujourd'hui Prince est plus dispos, il se sent plus fort, il semble remonter peu à peu les degrés qu'il a descendus ; toutes ses douleurs ont disparu. Les fosses nasales sont le seul point en souffrance, et, là encore, la nature prend le dessus. En effet, la nécrose élimine de temps en temps de petites esquilles, et le malade s'en trouve mieux. Notons cependant que l'apophyse montante de l'os maxillaire supérieur droit a presque entièrement disparu par suite de ces éliminations.

» Le léger duvet qui recouvrait les régions autrefois abondamment pourvues de barbe devient plus touffu ; il noircit ; cela se voit surtout aux moustaches. Les organes génitaux eux-mêmes reviennent de leur inertie. Le mois dernier, Prince a eu deux érections ; ce sont les seules qu'il ait éprouvées depuis le jour de ses fameux exploits ; en un mot, notre malade marche incontestablement vers la conquête de la première nature.

» Nous n'avons rien dit de la chute des cheveux : le rasoir l'ayant plus d'une fois artificiellement produite, cet accident perdrait par ce fait beaucoup de sa valeur (1). »

Après cette intéressante communication, M. Bourguignon présenta à l'Académie le malade qui en était l'objet, et il fut facile de se convaincre de l'exactitude du récit que nous venons de rapporter.

Il n'entre pas dans mon sujet d'exposer les ressources qu'offre la thérapeutique contre la syphilis ; mais je dois noter, sans m'y appesantir, que le traitement de l'impuissance produite par le virus vénérien doit se confondre,

---

(1) *Bulletin de l'Académie de médecine*, Paris, 1842, t. VII, p. 974.

comme dans l'observation précédente, avec la médication antisyphilitique elle-même.

2° *Intoxication saturnine.*

L'intoxication saturnine ne se produit que par suite de l'*absorption*, par les *membranes muqueuses*, de préparations de plomb sous *forme moléculaire*. « Le plomb, dit Orfila, n'est point vénéneux tant qu'il est *en masse ou en poudre grossière*, et qu'il ne se transforme pas dans le canal digestif en oxyde ou en sel (1). »

L'intoxication saturnine que l'on appelle *maladie de plomb* revêt des formes caractérisées par des symptômes particuliers à chacune d'elles; ces formes sont : la *colique*, l'*arthralgie*, la *paralysie*, l'*anesthésie* et l'*encéphalopathie saturnine.*

Qu'on ne s'attende pas à trouver ici la description de tous ces accidents ; contenu dans les limites de cet ouvrage, je ne dois qu'exposer l'état des organes génitaux pendant l'intoxication saturnine.

A cet effet, M. Tanquerel des Planches, qui a porté sur la maladie de plomb une attention toute spéciale, va nous faire le tableau des désordres qui se passent dans les organes de la génération : « Nous avons déjà parlé, dit-il, des douleurs qui attaquent quelquefois les organes génitaux. Les testicules, le cordon spermatique, la verge, l'utérus, le vagin et les seins, peuvent en être le siége. Ces douleurs font éprouver une sensation de tiraillement, de dilacération et de constriction.

» Le plus souvent, la douleur occupe les deux testicules à la fois ; très rarement, un seul d'entre eux se trouve affecté. Mais plusieurs fois nous avons observé que l'un était plus

(1) *Traité de toxicologie*, 5e édit., t. I, p. 822.

douloureux que l'autre. Le plus ordinairement, lorsque la douleur est forte, il y a en même temps rétraction de ces organes vers l'aine au moment de ces exacerbations. Si le gauche se trouve seul endolori, il vient occuper une position plus rapprochée de l'anneau que celui du côté droit, ce qui est l'inverse de la disposition normale. La compression diminue assez souvent la douleur; aussi plusieurs malades serrent avec les mains leurs testicules ou les soutiennent; presque toujours la suspension produit en effet le même résultat. Quelquefois aussi le scrotum se ride au moment des accès de douleurs, et se relâche pendant la rémission. Je n'ai jamais observé de rougeur ou de tuméfaction des testicules devenus douloureux.

» Dans sept cas, nous avons constaté que la douleur siégeait à la base de la verge ; toute l'étendue de cet organe était douloureuse chez vingt-quatre malades. Nous avons déjà parlé de la rétraction du pénis; lorsqu'il se trouve retiré sur lui-même, il est comme caché dans la peau du scrotum, quand celui-ci n'est pas contracté. *Les désirs vénériens paraissent anéantis, et nous n'avons* JAMAIS *observé d'érection ni d'évacuation de sperme* pendant les plus violents accès de douleur, même lorsque les testicules étaient fortement tirés vers l'anneau inguinal.

» Plusieurs fois il nous a semblé que la douleur occupait le trajet du cordon spermatique, et qu'elle remontait vers l'aine (1). »

L'impuissance que signale M. Tanquerel des Planches peut se montrer avec toutes les formes de l'intoxication saturnine. J'ai connu un malheureux atteint d'arthralgie, par suite de l'usage d'une bière qui avait fermenté dans des vases de plomb, et qui, pendant tout le temps que dura son intoxi-

(1) *Traité des maladies de plomb*, t. I, p. 222.

cation, même alors qu'il était en convalescence, fut incapable
d'exercer le coït. Un de nos confrères, qui me l'a rapporté
lui-même, éprouva la même impossibilité pendant un temps
assez long qu'il subit l'influence saturnine.

Il est nécessaire de rappeler ici les professions qui exposent à l'intoxication dont je parle, car dans quelques circonstances, alors que les accidents toxiques sont peu prononcés, elles peuvent mettre sur la voie de la cause de
l'impuissance.

Ces professions sont :

Ouvriers cérusiers, ouvriers des fabriques de minium, des
fabriques de litharge, peintres en bâtiments, peintres d'attributs, de voitures, doreurs sur bois, vernisseurs de métaux,
fabricants de papiers peints, broyeurs de couleurs, fabricants de cartes d'Allemagne, ceinturonniers, potiers, faïen-
ciers, verriers, ouvriers des mines de plomb, affineurs,
plombiers, fondeurs de cuivre, fondeurs de bronze, fondeurs
de caractères d'imprimerie, imprimeurs, fabricants de plomb
de chasse, lapidaires, tailleurs de cristaux, ouvriers des manufactures de glaces, ouvriers des fabriques de nitrate, de
chromate, d'acétate de plomb.

Quand l'absorption du plomb sera la cause de l'impuissance, celle-ci n'exigera pas d'autre traitement que celui de
l'intoxication saturnine dont je ne dois point m'occuper ici,
et pour laquelle je renvoie le lecteur aux traités spéciaux
sur la matière.

3° *Intoxications antimoniale et arsenicale.*

Dans son *Traité de toxicologie*, en parlant de l'action
des vapeurs antimoniales, Orfila s'exprime ainsi : « M. Lohmerer a vu quatre individus qui étaient fréquemment

exposés à des émanations antimoniales dans un établissement où l'on préparait en grand du tartre stibié, du beurre et du verre antimoniés, où l'on fondait de la poudre d'Algaroth, et où il se dégageait surtout des vapeurs d'acide antimonieux, d'acide antimonique et de chlorure d'antimoine. Il a observé les symptômes suivants : douleurs de tête, difficulté de respirer, point de côté et douleur pongitive dans le dos ; râle muqueux et sifflement dans la poitrine, expectoration difficile de quelques grumeaux tenaces ; insomnie, sueurs abondantes et abattement général ; anorexie, diarrhée, dysurie avec écoulement de mucosités causant un sentiment de brûlure dans l'urètre ; *flaccidité de la verge, dégoût du coït, impuissance complète ;* pustules sur différentes parties du corps, mais principalement sur les cuisses et sur le scrotum ; *douleurs dans les testicules, atrophie de ces organes ainsi que du pénis.* » (*Journal de chimie médicale,* année 1840, page 629.)

Mais Orfila ajoute :

« Il n'est pas douteux que l'action prolongée de ces vapeurs ne puisse amener la mort ; mais il n'est pas encore démontré que les accidents dont il vient d'être fait mention ne soient dus, en partie du moins, aux vapeurs *arsenicales* que fournissent la plupart des antimoines du commerce, lorsqu'ils sont chauffés ou traités par quelques agents énergiques (1). »

D'après M. Lohmerer, l'intoxication antimoniale, et, par suite, l'impuissance qu'elle produit, doivent être combattues par les antiphlogistiques, le lait, et plus tard par l'opium, le tannin, et surtout le quinquina à l'intérieur et en lotion.

(1) *Traité de toxicologie,* t. I, p. 650 et 651.

4° *Intoxication iodique.*

Comme tous les agents actifs de la matière médicale, l'iode a été loué et attaqué outre mesure. Parmi les reproches qu'on lui a adressés, les accidents du côté du système nerveux et la fonte des glandes, par conséquent celle des testicules, sont les plus graves, et, comme ses partisans ne pouvaient nier ces faits, ils ont prétendu que ces accidents étaient excessivement rares, et que « c'est à peine si un médecin, dans le cours d'une longue pratique, a l'occasion d'observer un ou deux faits de ce genre (1). »

Je ne sais jusqu'à quel point on peut et l'on doit partager la confiance des partisans de l'iode, car il m'a été donné, dans l'espace de moins de dix-huit mois, d'observer quatre cas d'impuissance, avec atrophie plus ou moins considérable des testicules, survenant pendant ou immédiatement après le traitement de la phthisie pulmonaire par la méthode de M. Chartroule, c'est-à-dire par l'absorption des vapeurs d'iode.

Chez l'un de ces quatre malades, malgré l'impossibilité de l'érection de la verge, les désirs vénériens étaient conservés et les testicules avaient leur volume à peu près normal. Chez les trois autres, qui offraient une bien évidente atrophie des testicules, l'indifférence pour le coït était assez marquée pour ne leur pas faire regretter les voluptés perdues, et ils ne venaient réclamer mes soins que pour satisfaire soit le devoir conjugal, soit le désir d'avoir un enfant.

---

(1) *Traité de thérapeutique et de matière médicale,* par MM. Trousseau et Pidoux, 2ᵉ édit., t. 1, p. 265.

D'autres composés d'iode, sans avoir une action aussi délétère que celle des vapeurs de cette substance, n'en agissent pas moins sur les organes génitaux. Un de mes amis qui, à la suite d'accidents syphilitiques assez graves, avait pris l'habitude d'user, au printemps et en automne, de l'iodure de potassium à dose dépurative, m'a avoué que, pendant tout le temps qu'il faisait usage de ce médicament, il était moins porté vers les plaisirs de l'amour et perdait sensiblement de son énergie virile.

Au moment où j'écris ces lignes, un de mes malades, dans toute la force de l'âge, à qui je fais prendre du proto-iodure de mercure contre des accidents secondaires de la syphilis, m'a accusé une certaine défaillance dans sa virilité et une froideur pour les plaisirs vénériens, qui ont porté le trouble dans son imagination.

Dans les deux cas que je viens de citer, il est impossible d'attribuer à la syphilis les accidents qu'éprouve le sens génital, car il n'existe ni cachexie vénérienne ni désordre local qui les puissent expliquer.

Quand l'action de l'iode se traduit simplement par une diminution dans les forces génitales, sans atrophie des testicules, il suffit ordinairement de suspendre l'emploi du médicament pour voir revenir les choses à leur état normal.

Quand les testicules sont entièrement atrophiés, la médecine doit déclarer son incompétence; elle ne peut refaire des organes perdus.

Mais il est rare que l'intoxication iodique atteigne ces limites extrêmes du côté des organes génitaux, avant d'avoir produit des désordres graves du côté de quelque organe important à la vie, de telle sorte que l'on a presque toujours affaire à une atrophie incomplète des glandes spermatiques, quand un malade réclame des soins contre son impuissance.

Dans ce cas, un régime analeptique, le séjour à la campagne et l'exercice au grand air, sont de toute nécessité, et font la base de la médication. Plus tard, et si aucun trouble n'existe du côté du tube digestif, les martiaux et le quinquina peuvent rendre des services; mais, je le répète, il faut, avant toute chose, s'attacher à un régime reconfortant, et ne recourir que plus tard aux agents médicamenteux proprement dits.

5° *Intoxication par le camphre.*

L'action sédative du camphre est aujourd'hui assez généralement admise pour qu'il ne soit pas nécessaire de l'établir par de nouvelles expériences. Mais, et c'est ce qui me fera très peu arrêter à cette action, les effets sont passagers et la sédation produite se dissipe facilement.

Cependant l'usage longtemps continué du camphre, surtout sous forme moléculaire, peut amener une faiblesse dans l'énergie sexuelle qui, si elle n'est pas l'impuissance complète, trouble assez l'esprit des malades pour les faire recourir à la médecine. J'ai eu occasion d'observer plusieurs faits de ce genre à l'époque où il était de mode de tenir dans sa bouche un tuyau de plume renfermant un morceau de camphre, et que M. Raspail, son inventeur, avait nommé *cigarette de camphre.*

L'effet anaphrodisiaque de ce petit appareil était entièrement physique; les désirs vénériens subsistaient dans toute leur énergie, l'organe seul faisait défaut, quoique l'action sédative du camphre, ainsi que le montrent les expériences et les faits d'empoisonnement, paraisse s'exercer aussi bien sur les centres nerveux que sur les ramifications de ce système.

D'ailleurs, dans les cas dont je parle et qui offraient une

intoxication lente et produite par des doses infinitésimales, je n'ai jamais eu à noter le délire, la stupeur ou tout autre désordre du cerveau et de la moelle épinière; quelquefois une céphalalgie légère accompagnait l'inertie de la verge; mais, je le répète, dans la majorité des cas, l'altération de la virilité paraissait entièrement locale et sans relations avec un trouble général quelconque.

Cependant, malgré toutes ces probabilités de localisation, je n'ai jamais négligé d'exercer une action stimulante sur la colonne vertébrale, et je me suis toujours loué des frictions sur cette partie avec l'alcool ou une substance aromatique. Si la sédation était assez intense, il serait utile de recourir à la flagellation, ou mieux encore à l'urtication.

Quant au traitement essentiellement local, j'estime que, sauf les contre-indications bien manifestes, il doit se borner à l'usage de l'électricité. Le bain électrique est ici préférable, et l'on soutire les étincelles du périnée, du scrotum et de la verge dans toute sa longueur. Quelques séances suffisent d'ordinaire, et cette médication manque rarement de produire son effet, quand au préalable on a soustrait le malade à l'influence toxique du camphre.

6° *Intoxication par le haschich.*

Les auteurs qui ont écrit sur le haschich, MM. Aubert-Roche (1), Moreau (de Tours) (2), de Courtive (3), n'ont point étudié les effets de cette substance au point de vue qui nous occupe. Séduits par les phénomènes psychiques

(1) *De la peste et du typhus d'Orient.*
(2) *Du haschich et de l'aliénation mentale.*
(3) *Haschich, Etude historique, chimique et physiologique.* Thèse soutenue à l'école de pharmacie de Paris, 1847.

dont ils étaient les témoins ou qu'ils éprouvaient eux-mêmes, ils ont concentré leur attention sur les troubles des facultés intellectuelles, et ont dédaigné de consigner dans leurs observations les changements apportés par le haschich dans les fonctions génitales.

Et cependant l'action du *Cannabis indica* sur le sens de la génération est bien remarquable, car les délices qu'il produit, les extases où il plonge, n'ont rien de charnel, je vous assure. Les visions pleines de femmes au costume léger, et même nues, aux danses lascives, aux regards provocateurs, n'éveillent aucun désir et n'excitent aucune sensualité; tout est idéal, tout est spiritualisé.

Ce silence de l'appétit vénérien, cette déchéance du pouvoir de l'imagination, me surprirent aussi profondément que les phénomènes psychiques, et je résolus de porter mes investigations sur un point jusqu'ici laissé dans l'ombre.

C'est sur moi-même que j'expérimentais, car je n'avais point oublié ces paroles très justes de M. Moreau (de Tours): « L'observation, en pareil cas, lorsqu'elle s'exerce sur d'autres que nous-mêmes, n'atteint que des apparences qui n'apprennent absolument rien, ou peuvent faire tomber dans les plus grossières erreurs. L'expérience personnelle est ici le *criterium* de la vérité. Je conteste à quiconque le droit de parler des effets du haschich, s'il ne parle en son nom propre, et s'il n'a été à même de les apprécier par un usage suffisamment répété (1). »

Avant de commencer le récit de mes expériences, je proteste de nouveau contre toute pensée malhonnête que l'on voudrait me prêter; je fais de la science, et la science est,

(1) *Loc. cit.*, p. 4.

comme l'art, chaste et pudique dans sa nudité; je dis avec le poëte :

> Nuda recede Venus, non est tuus iste libellus.
> Disce verecundo sanctius ore loqui.

Mes premières expériences sur le haschich datent de 1848. Les diverses préparations de cannabis indica dont je fis usage me furent fournies par mon confrère le docteur Foucart, qui les tenait lui-même de M. Louradour, pharmacien.

Ainsi que je le disais plus haut, l'action du cannabis indica sur le sens vénérien me frappa dès ma première fantasia, et, comme elle se reproduisait exactement la même à chaque ivresse, je résolus de diriger spécialement mon observation sur ce point.

A cet effet, je me haschichais avec une femme dont les mœurs faciles ne pouvaient apporter d'obstacles à l'expérience.

Après la période d'hilarité qui fut pour ma compagne une période de larmes et de terreurs, je m'étudiai à tourner mon esprit vers des idées lascives. L'imagination ne répondit point à ma volonté; j'eus alors recours aux baisers, aux attouchements, en un mot aux excitants physiques.

Sollicité tour à tour par les visions tout idéales dues au haschich, et par la volonté de fer dont j'étais animé, j'étais dans un trouble extrême, et il me sembla enfin, après des efforts inouïs, que l'érection du membre viril s'était produite.

Je voulus alors me livrer au coït.

Mais au moment où je croyais atteindre le but, un obstacle infranchissable s'opposa à l'intromission de la verge, et mes forces s'usèrent à le vaincre; brisé de fatigue et couvert de sueur, je dus renoncer à accomplir cette œuvre immense;

l'organe copulateur participant lui-même à l'abattement de tout l'organisme.

Je recommençai mes attaques un nombre infini de fois, et toujours je dus céder à l'obstacle dont je parlais tout à l'heure, et qui, selon toute probabilité, n'était autre chose que la flaccidité de la verge.

Toutes ces tentatives infructueuses avaient réellement abattu mes forces. — Je me mis au lit avec la compagne de mes tristes exploits. — Dès ce moment, les souvenirs me font défaut, et il est pour moi certain que je m'endormis d'un sommeil presque léthargique.

Le lendemain au réveil je me sentis brisé et étourdi comme si je m'étais livré toute la nuit à des excès exagérés de coït. J'interrogeai ma compagne, elle ne s'était même pas douté de mon voisinage. J'examinai les draps et je ne constatai aucune tache de sperme. D'où venait donc cet anéantissement qu'aucune perte n'expliquait ?

J'ai répété la même expérience deux fois et à des intervalles assez éloignés, et toujours j'ai noté l'absence des désirs vénériens, la flaccidité de la verge et la rétention du sperme.

Cet état du sens génital ne se prolonge pas d'ordinaire au delà de l'ivresse amenée par le haschich ; cependant une langueur se fait quelquefois sentir pendant un ou deux jours, mais elle se dissipe d'elle-même, à moins que l'on ne fasse un usage abusif de ce narcotique, auquel cas l'impuissance peut advenir.

Cette circonstance est rare dans nos pays ; on ne la rencontre guère que chez les peuples d'Afrique et d'Asie qui font du haschich leur boisson favorite et journalière. C'est une des mille causes qui rendent les Orientaux le plus promptement et le plus longtemps impuissants ; car le plus efficace et peut-être l'unique remède au mal, est de discontinuer l'usage du haschich, ce que ces peuples efféminés ne veulent ni ne peuvent faire.

§ V. — D'une affection de l'appareil génito-urinaire.

Il eût été plus logique d'examiner séparément les maladies des organes urinaires et celles des organes génitaux; mais si l'on réfléchit que ces deux appareils ont les rapports les plus intimes de voisinage, on conviendra qu'il était difficile de les séparer dans un examen pathologique; cette nécessité de les comprendre dans le même cadre ressortira bien manifestement à l'occasion des maladies de la prostate et du canal de l'urètre.

J'aurai donc à passer en revue, sous le rapport de l'impuissance :

1° Les maladies des reins, des bassinets et des uretères;

2° Les maladies de la vessie;

3° Les maladies du col de la vessie et de la prostate;

4° Les maladies des vésicules séminales et des conduits éjaculateurs;

5° Les maladies du canal de l'urètre;

6° Les maladies de la verge;

7° Les maladies du cordon spermatique et des testicules.

1° Maladies des reins, des bassinets et des uretères.

Diabète. — Quoique la nature du diabète ne soit pas connue et qu'il soit loin d'être démontré qu'elle est une affection des reins, j'ai dû me conformer à l'usage et la ranger parmi les maladies de l'appareil urinaire, en raison même des symptômes les plus importants dont cet appareil est le siége.

A côté des désordres dont la sécrétion rénale offre le spectacle, les fonctions génératrices subissent des altérations qui légitiment la place que je donne ici au diabète.

« Les fonctions génératrices, dit M. Valleix à l'article Glucosurie, sont profondément troublées. Les érections n'ont plus lieu ; il n'y a plus de désirs vénériens ; parfois même, si l'on en croit quelques auteurs, le testicule s'atrophie et le scrotum devient flasque. Suivant M. Elliotson, cet état s'observe seulement neuf fois sur dix ; mais il eût été nécessaire de dire si les malades avaient été interrogés à ce sujet à toutes les époques de leur maladie ; car cette altération des fonctions génératrices, qui a été remarquée par tous les observateurs, ne survient que graduellement, et l'on conçoit très bien qu'à une époque rapprochée du début, elle peut être très faible et peu appréciable. Le même auteur a noté que la sécrétion du sperme cessait de se faire (1). »

Je vais essayer de suppléer au silence dont se plaint M. Valleix.

Le diabète, outre les symptômes relatifs au produit urinaire, présente comme phénomène général et constant une diminution notable, et même la suppression entière de toutes les sécrétions, à ce point qu'il semble que le système urinaire attire en quelque sorte à lui seul la plus grande partie des humeurs qui devraient avoir une direction différente. Ainsi la perspiration cutanée est suspendue et la peau présente une surface écailleuse, sèche et aride ; la sécrétion des larmes, celle de la salive, éprouvent une diminution notable, et Dupuytren et Thenard ont même observé que d'anciens ulcères aux jambes discontinuaient de suppurer et se séchaient spontanément.

(1) Guide du médecin praticien, 2ᵉ édit., t. III, p. 549.

Bien évidemment, la sécrétion spermatique n'est pas seule épargnée au milieu des troubles qui atteignent toutes les autres sécrétions, et l'observation de M. Elliotson sur la cessation de la fonction testiculaire est parfaitement exacte.

La sécrétion du sperme, sauf dans quelques rares exceptions, est, comme nous le verrons plus loin, une des conditions de la virilité; par conséquent, cette sécrétion venant à diminuer d'une manière notable et même à cesser complétement, la puissance virile doit décroître et même s'anéantir entièrement.

Entre ces deux faits, c'est-à-dire la virilité et la sécrétion spermatique, il existe une telle corrélation que l'on peut juger de l'énergie de l'une par la nature de l'autre. Un sperme abondant, normal et bien lié est toujours l'indice d'une grande force copulatrice; je ne dis pas une *éjaculation abondante*, qu'on le remarque bien, parce qu'au produit de l'éjaculation se trouvent mêlés des fluides bien différents du sperme.

Il s'agit donc de savoir, pour marquer le commencement de la décadence virile, quand la sécrétion spermatique diminue d'une manière assez notable ou cesse de se faire.

Évidemment, le moment précis de cette diminution ou de cette suspension ne peut être noté; mais tout porte à croire qu'elle suit la marche des autres sécrétions, ainsi qu'il paraît résulter de la remarquable observation, communiquée à l'Académie de médecine par MM. Mialhe et Contour (1), et avec laquelle concordent la plupart des faits que j'ai moi-même observés. Chez le malade de ces deux auteurs, l'anéantissement de la force virile n'avait pas attendu, pour se produire, l'amaigrissement et le marasme; l'impuissance

(1) *Bulletin de l'Académie de médecine*, juillet 1844, t. IX, p. 977.

s'était montrée quelques mois à peine après la diminution
des sécrétions, et comme rien ne décelait la continuation de
la sécrétion spermatique, il est permis d'admettre que les
testicules avaient suivi l'exemple des glandes lacrymales,
salivaires, etc., etc., et que cette inaction avait enchaîné
l'exercice de la virilité.

Plusieurs observations recueillies par moi-même, comme
je le disais plus haut, m'autorisent à croire que les choses
se passent réellement ainsi, c'est-à-dire que ce n'est point
à la faiblesse générale qu'il faut rapporter l'impuissance des
diabétiques, puisque cette impuissance se montre bien avant
le marasme, mais plutôt à la suppression de la sécrétion
testiculaire dont l'existence, concordant avec l'anéantissement ou la très grande diminution des autres sécrétions,
est attestée par l'absence des désirs vénériens, des pollutions, etc., etc.

D'après ces données, et en admettant avec tous les auteurs
trois périodes dans le diabète, le début de l'anaphrodisie doit
être placé dans la seconde période, la première étant remplie par le développement de la cause qui produit la suspension de la virilité. — C'est ce que l'observation prouve
en effet.

Mais comme le diabète n'a rien de fixe dans sa marche,
que sa durée varie de quelques mois à plusieurs années,
chaque période met, à parcourir ses phases, un temps qu'il
est imposible de déterminer, on ne peut donc préciser d'une
manière absolue l'époque de l'apparition de l'impuissance
à partir du début de la maladie ; mais on peut dire que l'anaphrodisie apparaîtra d'autant plus tardivement que la marche
des phénomènes morbides sera plus lente et les sécrétions
moins taries, et qu'elle se montrera d'autant plus tôt que
l'évolution de la première période aura été plus rapide.

La durée de l'impuissance diabétique est entièrement subordonnée à la persistance de la maladie principale ; c'est avouer qu'aucun traitement spécial n'est ici nécessaire. Dans l'observation rapportée par MM. Mialhe et Contour, le traitement par les alcalins que ces auteurs préconisent contre la glucosurie suffit, au bout d'un mois et demi environ, à triompher tout à la fois du diabète et de l'impuissance. Quel que soit donc le mode de traitement que l'on adopte, celui de Rollo, celui de M. Bouchardat (1), celui de M. Mialhe, etc., on ne s'adressera jamais spécialement aux organes de la génération, et, plus qu'ailleurs peut-être, on se gardera de faire une médecine de symptômes.

2° Maladies de la vessie.

Depuis quelques années, mais surtout depuis les travaux de M. Civiale (2), on a apporté une distinction nécessaire entre les affections du col de la vessie et celles du corps de cet organe. Cette séparation m'est, plus qu'à tout autre, indispensable. Si l'on réfléchit qu'au col de la vessie se trouvent réunis la prostate, l'orifice du canal de l'urètre et l'ouverture des canaux éjaculateurs, on comprendra le retentissement que doivent avoir sur les fonctions génitales les maladies de cette portion de l'appareil urinaire ; tandis que le corps de la vessie, relégué dans la cavité pelvienne, sans communication directe avec les organes spermatiques, et n'ayant avec les vésicules séminales que des rapports de juxtaposition, ne peut exercer par ses états morbides une influence directement spéciale sur les fonctions reproduc-

---

(1) *Du diabète sucré, ou glucosurie, son traitement hygiénique,* Paris, 1851, in-4.

(2) *Traité pratique des maladies des organes génito-urinaires.*

trices. Seulement, les altérations dont le réservoir urinaire peut être atteint sont rarement limitées au corps de l'organe ; elles envahissent assez souvent le col et retentissent ainsi secondairement sur les voies génitales.

Il en est de même d'un calcul dans la vessie qui sollicite le malade à exercer des tractions sur la verge. Ces tractions ont quelquefois pour résultat une hypertrophie molle et flasque tantôt du prépuce et tantôt du pénis tout entier ; de telle sorte que les rapports d'harmonie entre l'organe mâle et l'organe de la femme peuvent être rompus, et cette disproportion amener une impuissance relative. Tous les auteurs qui ont écrit sur la présence de la pierre dans la vessie ont noté l'hypertrophie de la verge chez les calculeux, et je reproduirai tout à l'heure ce que M. Civiale a dit sur ce sujet.

Mais il est un état anormal de la vessie que je dois signaler ici, parce qu'il est le seul capable d'amener l'impuissance.

Je veux parler du cystocèle inguinal.

La hernie inguinale de la vessie s'oppose de deux manières à l'accomplissement du coït : 1° par la tumeur qu'elle forme au pubis ; 2° par la rétraction de la verge.

S'il n'existait que le premier empêchement à la copulation, on pourrait dire que l'impuissance ne serait pas continue, puisque l'évacuation de l'urine, en affaissant les parois vésicales herniées, fait disparaître la tumeur.

Mais la rétraction de la verge est un obstacle qui est lié à l'existence même du cystocèle, et qu'il n'est pas possible, par conséquent, de faire disparaître à volonté.

On conçoit, en effet, que le corps de la vessie, entraîné au dehors du canal inguinal, exerce des tractions sur les parties qui lui sont attenantes, et attire son col, et, par suite, le canal de l'urètre, en haut et en dedans. La longueur du pénis est donc diminuée dans des proportions assez sensibles, et cette diminution est encore aggravée par la tumeur du cystocèle lui-même. La verge, chez les personnes atteintes de cette infirmité, cachée sous l'arcade du pubis, apparaît comme un tubercule au milieu des tissus et des poils qui l'environnent, et ne peut, même par l'érection, dépasser les éminences qui la dominent, surtout quand le cystocèle est compliqué, ainsi qu'il arrive fréquemment, d'une hernie intestinale ou épiploïque.

Bien évidemment, cet obstacle mécanique se produit principalement dans le cystocèle complet, c'est-à-dire lorsque les parois antérieure et postérieure de la vessie se trouvent simultanément engagées dans l'anneau, et, à plus forte raison, dans le cystocèle double, dont il n'existe qu'une seule observation, je crois, rapportée par Verdier (1).

La réduction de la hernie est, on le comprend, le seul remède à l'impuissance que ce déplacement occasionne, et je renvoie pour le mode opératoire aux ouvrages spéciaux sur la matière.

3° Maladies du col de la vessie, de la prostate et des conduits éjaculateurs.

En dehors de l'obstacle que les altérations de la prostate apportent à la sortie régulière du sperme, et qui sera l'objet d'un examen approfondi, alors que je rechercherai les causes de la stérilité, les affections profondes du col de la vessie et de la prostate déterminent un développement considérable de la verge qui, à lui seul, peut constituer une impuissance relative.

Cette hypertrophie, qui se montre aussi chez les calculeux à la suite des tractions que ceux-ci exercent sur leur

(1) *Mémoires de l'Académie de chirurgie*, t. II, p. 32.

verge, et chez les individus atteints de rétrécissements de l'urètre, par une action purement sympathique, m'occupera tout à l'heure d'une manière toute spéciale.

Les conduits éjaculateurs logés dans l'épaisseur de la prostate restent rarement étrangers aux altérations de cet organe; les vésicules séminales jouissent, quoique moins souvent cependant que les conduits éjaculateurs, de ce triste privilége, de telle sorte que l'étude de toutes ces affections doit se trouver dans le même cadre et ne former qu'un seul tableau.

Mais en réfléchissant aux conséquences qu'elles entraînent, on ne tarde pas à s'apercevoir que, tout en déterminant l'impuissance dans la large acception que nous avons donnée à ce mot, ces affections, telles, par exemple, que l'hypertrophie de la prostate et surtout du verumontanum, la spermatorrhée, etc., se traduisent principalement, tantôt par un obstacle à l'excrétion normale du sperme, et tantôt par une altération dans la nature de ce liquide, circonstances qui ont pour résultat immédiat et certain la stérilité.

Je crois donc plus rationnel et plus utile tout à la fois de renvoyer l'histoire de ces maladies à la partie de cet ouvrage consacrée à la stérilité chez l'homme, me réservant dores et déjà de compléter alors la portion du cadre de l'impuissance que je néglige de remplir ici.

4° Maladies des vésicules séminales.

Les maladies des vésicules séminales capables d'entraîner l'impuissance ont pour caractère commun la sortie involontaire de la liqueur séminale, ce qui les a fait classer sous le titre unique de *spermatorrhée*.

Les causes de la spermatorrhée sont multiples et diverses,

mais parmi elles les excès vénériens jouent incontestablement un rôle considérable. Or comme j'ai à m'étendre longuement sur l'influence fâcheuse que ces excès ont sur la faculté copulatrice, je renvoie l'étude de la spermatorrhée, en tant que source de l'impuissance, au paragraphe relatif à l'action des abus des organes génitaux, afin d'embrasser dans leur ensemble les résultats néfastes de cette cause si commune d'anaphrodisie.

5° Maladies de l'urètre.

Toutes les maladies qui affectent spécialement l'urètre diminuent plus ou moins le calibre de ce canal, de telle sorte que, ramenées au point de vue qui nous occupe, elles rentrent toutes par quelques points importants de leur histoire dans la famille des rétrécissements.

Ceux-ci constituent une cause fréquente de stérilité chez l'homme en mettant obstacle à la libre sortie du sperme, et leur étude, comme celle des affections de la prostate, des vésicules séminales et des conduits éjaculateurs, trouvera sa place dans la seconde partie de cet ouvrage.

Cependant ils ne sont pas sans exercer une influence fâcheuse sur la fonction copulatrice, et comme cette influence est entièrement distincte de celle qu'ils ont sur le cours de la semence, je vais l'exposer ici pour n'avoir plus à y revenir plus tard.

Les rétrécissements du canal de l'urètre agissent sur la fonction copulatrice en altérant, soit les conditions anatomiques de la verge, soit les conditions physiologiques de l'érection.

Sous le premier rapport, la tuméfaction du prépuce est un accident que l'on rencontre assez fréquemment, et qui

n'a rien de commun avec la tuméfaction produite par l'infiltration de l'urine. La plupart des auteurs qui ont écrit
sur les rétrécissements de l'urètre prennent soin d'avertir
de l'erreur dans laquelle on serait tombé, s'il en faut croire
Ch. Bell, et M. Civiale fait ainsi ressortir toute l'importance
de cette distinction : « Au commencement de 1844, dit-il, il
s'est présenté dans le service des calculeux deux malades
affectés de rétrécissement et de grandes difficultés d'uriner,
qui avaient l'extrémité de la verge très dure et très volumineuse. Chez l'un d'eux l'induration occupait le gland et
le prépuce, dans l'étendue de treize lignes environ ; elle
était la conséquence d'un rétrécissement fort long et très
ancien, que je fus obligé d'inciser profondément, à plusieurs
reprises. Chez l'autre, le gonflement énorme du prépuce,
avec induration extrême, se rattachait à une véritable infiltration d'urine et à des fistules (1). »

La cause de cette tuméfaction n'est pas connue ; c'est un
effet sympathique du rétrécissement.

Le prépuce n'est pas toujours seul à éprouver cette hypertrophie : la verge tout entière peut augmenter de volume,
et cet accroissement du pénis, qu'il faut bien distinguer de
ceux que produisent l'onanisme ou les tractions exercées par
le malade dans le cas d'un calcul vésical, est tout aussi
inexplicable que la tuméfaction du prépuce. Écoutons encore sur ce sujet un des hommes les plus compétents en
fait de maladies de l'urètre : « On trouve, dit M. Civiale,
quelques malades chez lesquels le pénis prend un développement extraordinaire. Presque toujours alors il y a des
lésions profondes, soit de la prostate, soit de la vessie. On

---

(1) *Traité pratique sur les maladies des organes génito-urinaires*,
2ᵉ édit., Paris, 1850, 1ʳᵉ partie, p. 141.

se rend difficilement raison de cette influence, mais elle existe ; j'ai eu occasion de l'observer chez un certain nombre de malades, et Charles Bell en a fait le sujet d'une de ses belles planches sur les affections des organes génitaux. Il faut bien distinguer cet état de celui qui a pu être déterminé par la masturbation ou par les tractions que la plupart des calculeux ont coutume d'exercer sur leur verge. Ce développement anormal du pénis m'a paru se lier essentiellement aux efforts prolongés et longtemps continués que les malades exécutent pour chasser l'urine de leur vessie. Ce qui vient à l'appui de cette opinion, c'est qu'on observe le même phénomène chez certains calculeux qui se sont livrés pendant longtemps à des efforts analogues, dont la prostate et la vessie n'offrent aucune trace de lésions profondes, et qui n'ont pas contracté l'habitude de se tirailler la verge. D'ailleurs il n'y a pas seulement développement du pénis ici, car cet organe est en même temps empâté, dur et rigide; tandis que la seule influence des tractions et des tiraillements se borne généralement, du moins chez les vieillards, à l'allonger, en le laissant mou et flasque (1). »

Cette altération dans les conditions anatomiques de la verge constitue un obstacle purement mécanique à la copulation, et s'il n'en existait pas d'autre, on en pourrait facilement triompher par le moyen de quelques mouchetures.

Mais les rétrécissements de l'urètre agissent aussi sur les conditions physiologiques de l'érection, et compliquent d'une manière fâcheuse l'impuissance qu'ils déterminent. « Parmi ceux des autres effets locaux des rétrécissements de l'urètre, dit M. Civiale, qui méritent aussi de fixer l'attention des praticiens, parce qu'ils fournissent de précieuses

(1) Loc. cit., p. 141.

notions pour l'établissement du diagnostic et l'appréciation
des progrès de la maladie, se placent en première ligne les
désordres qu'on observe dans les fonctions de la génération.
Les érections ont rarement lieu comme chez l'homme en
parfaite santé, soit que le pénis ne puisse plus se redresser,
à cause de la rigidité du canal, soit que le sang ne parvienne
point en suffisante quantité dans les corps caverneux(1). »
M. Reybard n'est pas moins explicite que M. Civiale :
« Contrairement à ce que nous avons vu plus haut, dit-il, les
coarctations urétrales peuvent devenir une cause d'impuissance génératrice par la difficulté ou l'impossibilité de l'érection (2). »

Toute médication spéciale est ici contre-indiquée ; on ne
doit s'attacher à combattre que le rétrécissement de l'urètre,
car la guérison de ce dernier amènera celle de l'impuissance.

6° Maladies de la verge.

Les maladies qui ont la verge pour siége et l'impuissance
pour symptôme sont aussi nombreuses que variées ; mais
toutes n'entraînent pas le même genre d'impuissance : les
unes altèrent le plaisir, que j'ai dit être une des conditions
du coït normal ; les autres, en augmentant ou en diminuant
le volume du pénis, détruisent les rapports d'harmonie nécessaires entre les organes des deux sexes ; d'autres enfin
s'opposent à l'érection même du membre viril.

Cette division toute physiologique m'a paru tout à la fois
plus rationnelle et plus intéressante que celle qui aurait pour
base l'anatomie pathologique, car, ainsi qu'on le verra tout

(1) Loc. cit., p. 167.
(2) Traité pratique des rétrécissements de l'urètre, p. 170.

à l'heure, de ces maladies si diverses, celles-ci attaquent la verge tout entière, et celles-là n'affectent qu'une ou plusieurs de ses parties.

A. *Impuissance par altération du plaisir.*

Dans ce groupe viennent se ranger toutes les phlegmasies simples ou spécifiques, avec ou sans ulcérations, dont le pénis ou quelqu'une de ses parties peut être le siége : le phimosis et le paraphimosis accidentels, la balanite, la balano-postite, le chancre, la cristalline ou *herpes prœputialis*, l'inflammation simple ou œdémateuse du fourreau de la verge, et que M. Moulinié appelle *pénitis* (1), l'inflammation érysipélateuse, gangréneuse, etc., du pénis, etc., sont de ce nombre. Il suffit de cette simple énumération pour caractériser ce groupe de maladies et pour faire comprendre combien peu nous devons nous y arrêter, tant elles rentrent dans le domaine de la pathologie générale.

B. *Impuissance par altération du volume de la verge.*

Il en est de ce groupe comme du premier; il comprend la grande classe des dégénérescences, dont s'occupent tous les ouvrages de chirurgie : dégénérescences cartilagineuses, osseuses, carcinomateuses, squirrheuses, cancéreuses, dont la plupart exigent l'amputation totale ou partielle de l'organe. Je n'ai donc pas à m'en inquiéter dans ce livre tout spécial, d'autant mieux que la guérison de ces affections, c'est-à-dire l'amputation de la verge, détermine précisément l'infirmité dont je suis chargé d'exposer les moyens curatifs.

---

(1) *Maladies des organes génitaux et urinaires*, t. I, p. 79.

Ce serait donc sortir de mon cadre que de m'y arrêter plus longtemps.

C. *Impuissance par défaut d'érection.*

Pour comprendre les maladies, fort rares d'ailleurs, qui font le sujet de ce paragraphe, il faut se rappeler le mécanisme de l'érection que j'ai longuement exposé dans les considérations physiologiques placées en tête de cet ouvrage (1), et que je vais résumer ici en deux mots.

Le sang rouge est apporté à la verge par l'artère honteuse qui, avant de se diviser en dorsale et profonde du pénis, fournit les artères bulbeuses, les artères bulbo-urétrales, lesquelles constituent, avec les rameaux principaux des deux dorsales, tout l'appareil artériel de ce que Kobelt appelle l'organe passif, c'est-à-dire le gland, le corps spongieux de l'urètre et le bulbe.

Les vaisseaux afférents du pénis sont très nombreux : à part quelques gros troncs veineux, placés sur les côtés de la veine dorsale, qui se dirigent sous l'arcarde pubienne et qui se jettent derrière celle-ci dans les plexus prostatique et vésical, la majeure partie de ces vaisseaux aboutit, à des hauteurs différentes et par des anastomoses qui embrassent les corps caverneux, dans la veine dorsale de la verge.

Enfin l'appareil copulateur est complété par deux muscles, le bulbo-caverneux et l'ischio-caverneux, dont les fonctions consistent à s'opposer à la sortie du sang pénien, en comprimant, par leurs contractions, la veine dorsale et les piliers de la verge.

Tous ces organes constituent un appareil hydraulique

(1) Voyez la page 28.

dont le jeu régulier, sous l'influence des désirs vénériens et de l'innervation, amène et soutient la turgescence du pénis. Une altération quelconque dans l'une de ces parties troublera donc le jeu de tout l'appareil, comme il arrive pour les rouages d'une montre ou les engrenages d'une machine. Il faut par conséquent rechercher les affections dont peuvent être frappés les systèmes musculaire et circulatoire de la verge.

Les muscles bulbo-caverneux et ischio-caverneux sont, comme tous les muscles de l'économie, exposés à la paralysie et à l'anesthésie. Ces états morbides sont quelquefois indépendants de toute maladie des centres nerveux, mais le plus généralement ils sont amenés par une affection de la moelle épinière.

Dans le premier cas, ces états morbides rentrent dans ce que j'ai appelé l'impuissance idiopathique, qui fait le sujet du second chapitre de cet ouvrage ; dans le second cas, ils appartiennent à l'impuissance symptomatique des maladies de l'innervation qui nous a précédemment occupé.

Je ne puis donc que renvoyer le lecteur à ces deux parties du livre.

Les affections du système circulatoire du pénis sont excessivement rares, et sous ce rapport l'anatomie pathologique est d'une pauvreté désespérante. Cependant Scarpa, je crois, dit avoir constaté une fois l'anévrysme de l'artère dorsale de la verge, et ce fait, quoique unique peut-être dans la science, jette une vive lumière sur certaines circonstances inexplicables sans son secours.

Si l'on considère la ténuité et la délicatesse des vaisseaux artériels et veineux dans lesquels circule le sang si nécessaire à l'excitation et à l'érection de la verge, on conviendra que nos moyens d'investigation doivent être souvent trop grossiers pour nous faire apprécier toutes les lésions dont ces organes sont susceptibles, et qu'il doit se produire, par exemple, des dilatations ou des ruptures de ces vaisseaux sans qu'il nous soit possible de les apprécier comme nous le faisons sur les gros troncs veineux et artériels.

Je ne me dissimule pas que je ne puis étayer cette manière de voir sur quelque pièce d'anatomie pathologique, et que cette opinion est déduite à-priori du fait rapporté par Scarpa.

Mais si l'on réfléchit à l'action si souvent salutaire des astringents et des toniques locaux dans des cas de faiblesse et même d'impuissance complète, on conviendra qu'il n'est pas entièrement déraisonnable d'admettre, soit la résolution de quelque caillot sanguin, soit le resserrement, et par conséquent l'énergie imprimée aux parois des vaisseaux.

Les altérations de la circulation locale de la verge me paraissent encore démontrées par l'aspect que présente le pénis des impuissants par suite d'excès de coït ou d'abus d'onanisme. Ces malheureux ont presque tous une verge plus dure et plus résistante que dans les autres cas d'anaphrodisie : on dirait que le sang, amassé dans l'organe, s'est coagulé dans les vaisseaux et ne circule plus. C'est qu'en effet, les tuniques de ces vaisseaux, trop souvent distendues par le coït ou la masturbation, perdent peu à peu leur élasticité et leur contractilité, et finissent par laisser stagner le sang dans leur cavité doublée de volume.

Cette explication est si vraie, en faisant une large part à la fatigue éprouvée par l'innervation, que dans l'impuissance propre aux débauchés et aux masturbateurs, l'eau froide ou la glace même sont, de toutes les applications locales, celles qui réussissent le mieux.

Il ne me paraît donc pas entièrement contraire à la vérité

scientifique d'admettre que dans certaines impuissances, la cause du mal est tout entière, soit dans une lésion de l'appareil circulatoire de la verge, soit dans une altération de cette circulation.

Cette opinion m'est peut-être moins personnelle qu'on ne pourrait le croire. On lit, en effet, dans Fodéré les lignes suivantes : « Des vices locaux dans les vaisseaux, dans les nerfs ou dans les muscles de l'organe, empêchent parfois que les cellules des corps caverneux ne se remplissent de la quantité de sang nécessaire pour l'érection, ce qui produit une atonie approchant de la paralysie. Chaptal et Gesner ont guéri de pareilles atonies du membre viril, qui duraient depuis trois ans, par des immersions répétées dans une décoction de semence de moutarde. Weikard a eu le même succès avec le musc donné intérieurement à un homme presque octogénaire. D'autres médecins, en employant des bains froids et le fer, ont réussi sur des sujets que trop de jouissances ou la masturbation avaient réduits à l'impuissance. Mahon a obtenu guérison en faisant baigner la partie dans un mélange de liqueurs minérales d'Hoffmann et d'eau, et en l'enveloppant ensuite de linges imbibés du même mélange (1). »

Ainsi que je le disais plus haut, il est très souvent impossible de constater matériellement, soit la lésion anatomique, soit l'obstacle à la marche du fluide sanguin ; il faut alors recourir à la méthode d'exclusion dont la certitude n'est malheureusement pas absolue ici, puisque le praticien se trouvera toujours en face, en dernière analyse, de l'impuissance idiopathique.

Il reste alors le *criterium* fourni par la thérapeutique. Malheureusement ce *criterium* n'est pas d'une valeur

_____
(1) *Traité de médecine légale et d'hygiène publique*, t. I, p. 382.

incontestable, parce que les astringents et les toniques n'ont pas une action tellement spéciale qu'ils ne réussissent que dans ces circonstances, et que même, ces circonstances existant réellement, les médications astringentes et toniques ne puissent pas échouer quelquefois.

En tout état de choses, cette ignorance, je pourrais même dire cette absence d'un diagnostic certain, est moins à regretter qu'on ne pense ; car, pour que le scalpel de l'école anatomique, aidé du microscope, s'il l'eût fallu, n'ait pas enrichi la science d'observations analogues à celles de Scarpa, il faut que les dilatations ou les ruptures des vaisseaux de la verge soient assez rares, ou même trop facilement réparables pour laisser des traces après la mort de l'individu.

7° *Maladies du cordon spermatique et des testicules.*

Les maladies du cordon spermatique et celles qui affectent les testicules ont entre elles de telles connexions, que je crois devoir les réunir dans un même paragraphe, d'autant mieux que, me proposant plus tard de les mettre dans leur véritable jour, c'est-à-dire de les considérer comme causes de stérilité, je ne veux les aborder ici que dans leurs résultats par rapport à l'impuissance ; en d'autres termes, je n'ai l'intention de discuter que la question suivante dont l'intérêt n'échappera à personne :

La stérilité est-elle une cause d'impuissance ?

Il est évident que je ne vais pas anticiper ici sur l'histoire de la stérilité, qui m'occupera dans une autre partie de cet ouvrage, et que, sans rechercher les causes nombreuses qui chez l'homme annihilent la faculté procréatrice ; je limite la question en ces termes : La présence du sperme est-elle nécessaire pour l'accomplissement du coït? ou bien encore : Les désirs vénériens, l'érection de la verge et le plaisir, compagnons ordinaires de la copulation, se peuvent-ils produire non-seulement avec une sécrétion morbide du sperme, mais encore en dehors de toute sécrétion de ce liquide?

La solution de ce problème n'est pas seulement intéressante aux points de vue de la pathologie et du mariage; elle acquiert une importance très grande en médecine légale dans les questions d'adultère et de viol.

A côté de ce problème, il en est un autre d'un intérêt tout aussi majeur, qui complète l'ensemble de la question et que j'aborderai également quand l'heure sera venue: c'est de savoir si l'impuissance est une cause de stérilité.

Pour le moment, je dois me borner à la première proposition que j'ai formulée dans les termes les plus généraux.

Quand on étudie l'histoire des eunuques et des castrats, on est obligé d'établir une distinction fondamentale au point de vue qui nous occupe, à savoir : si l'absence des organes spermatiques est congénitale ou accidentelle, et, dans ce dernier cas, à quelle époque de la vie a eu lieu l'extirpation ou l'atrophie des testicules.

Quand l'absence des glandes spermatiques est le résultat d'un vice de conformation, l'impuissance en est une conséquence fatale; non-seulement la verge est incapable d'érection, mais encore l'infortuné atteint de cette infirmité n'a jamais de désirs et ignore toujours les charmes d'un sexe sur un autre (1).

Il n'est pas nécessaire, pour que la virilité se produise, que

(1) Je ne préjuge point ici la réalité de l'absence congénitale des glandes spermatiques. Voyez plus loin, pour la solution de ce point controversé d'anatomie, le chapitre consacré aux anomalies du testicule

les testicules occupent leur place ordinaire dans le scrotum :
les cryptorchides, ou ceux dont les didymes sont restés dans
l'abdomen, jouissent de tous les attributs *copulateurs* d'un
homme bien conformé. Je dis les attributs copulateurs,
parce que je montrerai ailleurs que cet arrêt des testicules
au-dessus de l'anneau inguinal peut, dans quelques circonstances, être une cause de stérilité.

Mais, pour en revenir à notre sujet, lorsque les testicules
ne se trouveront ni dans les bourses, ni dans l'abdomen,
et que cette absence sera une de ces erreurs irréparables
dont la nature nous donne trop souvent, hélas! le spectacle,
l'impuissance sera complète, radicale et au-dessus de toutes
les ressources de l'art.

On dirait que l'organe sécréteur du sperme contient le
souffle qui doit donner la vie au sens génital, qu'il renferme
un principe vital, un ενορμον spécial à ce sens, et qu'il le
lui communique seulement à l'époque de la puberté.

Et cela est si vrai, que la castration ou l'atrophie accidentelle des testicules après cet âge n'entraînent pas fatalement une impuissance radicale. Sans doute, les désirs vénériens et la force virile n'ont pas, toutes choses égales
d'ailleurs, l'énergie qu'ils présentent chez un homme non
mutilé, et si l'eunuque ou le castrat ne peuvent accomplir
des exploits comparables à ceux de ce Catalan dont une
reine d'Aragon fut obligée, par ordonnance, de régle-
menter les victoires (1), ils sont encore capables, non-
seulement d'éprouver des transports, mais encore de les
faire partager à la femme. Les dames romaines n'ignoraient
point cette particularité, et, désireuses de jouir du *concu-*

_____

(1) On lira avec plaisir le récit de ce jugement dans Montaigne :
Essais, liv. III, chap. v.

bitus sine Lucinâ (1), elles la mettaient à profit, comme nous l'apprend Juvénal :

> Sunt quas eunuchi imbelles, ac mollia semper
> Oscula delectent, ac desperatio barbæ ;
> Et quod abortivo non est opus... (2).

Ainsi, arrivant après l'établissement de la puberté, l'absence des testicules, et par conséquent de la sécrétion spermatique, c'est-à-dire la stérilité essentielle, fondamentale, certaine, n'est pas fatalement une cause d'impuissance. Que l'absence de cette sécrétion soit déterminée par l'extirpation de l'organe, par sa dégénérescence, par sa compression, par l'oblitération des vaisseaux séminaux ou par quelque autre cause que ce soit, l'influence qu'en ressent la faculté copulatrice est toujours la même. Qui ne sait en effet que les individus porteurs d'un sarcocèle double, d'un varicocèle volumineux, dont les facultés fécondantes sont éteintes, conservent cependant la possibilité d'exercer

---

(1) En 1750, parut à Londres, sous le nom d'Abraham Johnson, un mémoire en forme de lettre adressée à la Société royale de Londres, et ayant pour titre : *Lucina sine concubitu.* — Peu de temps après, Richard Roe publia, en réponse au mémoire de Johnson, une dissertation ayant pour titre : *Concubitus sine Lucinâ*, dans laquelle l'auteur se flattait d'apprendre à l'humanité un secret bien plus avantageux que celui de faire des enfants sans congrès, *Lucina sine concubitu*, et qui n'était autre chose que le coït sans la fécondation, *concubitus sine Lucinâ*, ou le *plaisir sans peine.* — C'est cette expression, heureusement choisie, qui m'a servi à peindre les intentions des dames romaines lorsqu'elles introduisaient des castrats dans leur couche.

(2) Sat. VI, vers 364. Voici la traduction de ces vers, par Méchin :

> Pour d'autres, un eunuque a d'autant plus d'attraits,
> Que, s'il offre à leurs sens des plaisirs imparfaits,
> Ses baisers sont plus doux ; de leurs feux adultères
> Leurs flancs ne pourront point révéler les mystères.

le coït? Sans doute la faculté copulatrice, et avec elle les désirs vénériens, n'ont plus ni la même énergie ni la même fréquence de besoins; ils diminuent d'intensité, cela est vrai, et la suppression de la sécrétion séminale n'a généralement sur eux qu'une influence de plus ou de moins.

L'altération du sperme, qu'elle qu'en soit d'ailleurs sa nature, a une action encore moins marquée que sa suppression sur l'organe copulateur. Il faut ici ne pas confondre avec ce que j'entends par altération du sperme certaines affections des organes qui altèrent en effet la semence, comme les abcès des testicules ou des vésicules séminales, le cancer de la prostate, etc., etc. J'ai examiné des spermes qui ne contenaient aucune trace d'animalcules, et je puis assurer que les individus qui me l'avaient fourni étaient loin de se plaindre d'impuissance. D'autres fois le sperme est si fluide, qu'on le prendrait volontiers pour le produit de la sécrétion prostatique, et pourtant la faculté copulatrice n'en est point diminuée. On pourrait multiplier les exemples dans lesquels l'altération du sperme n'a en rien affaibli la force virile des individus qui la présentaient, et l'on comprendrait difficilement qu'il n'en fût pas ainsi, alors que l'ablation des testicules n'entraîne pas fatalement la mort de tout l'appareil génital.

Je rappellerai ces considérations lorsque j'examinerai l'influence de l'impuissance sur la stérilité, et je rapprocherai les conséquences auxquelles je suis arrivé ici de celles que me fournira alors l'examen du second problème.

CHAPITRE IV.

IMPUISSANCE CONSÉCUTIVE.

J'ai, dans le chapitre précédent, passé en revue les états divers, physiologiques ou pathologiques, qui s'accompagnent de l'altération d'une ou de plusieurs des conditions que nous avons reconnues nécessaires pour constituer chez l'homme le coït normal ; je vais maintenant m'occuper des circonstances qui, disparues depuis un temps plus ou moins long, laissent, comme trace de leur passage dans l'organisme, l'inaptitude à l'acte copulateur.

Parmi ces circonstances, les unes, purement et entièrement physiques, ne sont pas autre chose que les états pathologiques, la maladie proprement dite ; les autres, au contraire, soumises à notre libre arbitre, ont eu besoin pour se produire, de l'incitation interne que l'on appelle la volonté.

C'est dans cette division que je comprendrai toute la matière de ce chapitre.

§ I. — Impuissance consécutive à un état organo-pathologique.

Les états pathologiques qui laissent après eux l'impuissance sont excessivement nombreux ; la majorité de ceux qui la comptent au nombre de leurs symptômes peut être rangée dans cette catégorie, car les altérations locales, soit de l'innervation, soit des tissus, sont souvent assez profondes pour survivre à la cause qui les avait produites. Ce fait, d'un ordre de pathologie générale, se montre tous les jours, par exemple, dans les affections comateuses, dont la paralysie ou l'anesthésie persistent en tout ou en partie après la disparition de l'apoplexie ou de l'accident cérébral qui les avaient au nombre de leurs symptômes.

Je me suis ailleurs suffisamment occupé des affections qui s'accompagnent d'impuissance, pour qu'il me soit permis de ne plus y revenir ici ; je dirai seulement d'une manière générale que la suspension de la fonction copulatrice peut persister, dans les cas où la maladie n'avait pas son siége sur l'appareil génital lui-même, toutes les fois que l'innervation ou les forces plastiques de l'organisme ont été profondément troublées, comme, par exemple, dans à peu près toutes les affections des centres nerveux, dans les maladies débilitantes et dans les convalescences longues et pénibles.

Quelquefois ces mêmes affections, sans avoir produit l'impuissance, et même après avoir occasionné un état tout à fait contraire, lèguent au malade ce triste accident. J'ai observé un fait de ce genre, et il en existe plusieurs exemples dans la science ; ce fait a rapport à une apoplexie du cervelet qui, pendant tout le temps qu'elle dura, produisit une espèce de priapisme, et laissa, après sa guérison, une impuissance complète qui ne se dissipa qu'après plusieurs mois d'une médication localement excitatrice.

Les pertes trop abondantes de sang, d'urine, de matières fécales, etc., agissent comme les maladies débilitantes, et doivent être rangées dans le cadre de celles qui portent atteinte aux forces plastiques.

En résumé, les maladies générales auxquelles l'impuissance consécutive peut être rapportée se divisent en deux grandes classes : 1° celles dont l'action délétère s'est exercée sur l'innervation ; 2° celles dont l'influence s'est principalement fait sentir sur la vie de nutrition.

Dans le premier cas, l'impuissance a surtout pour caractère l'impossibilité de l'érection ; presque toujours les désirs vénériens subsistent, l'organe seul fait défaut.

Dans le second cas, au contraire, la flaccidité de la verge s'accompagne presque constamment d'indifférence pour le sexe ; l'apathie morale est au niveau de la faiblesse génitale, et le malade, privé de désirs, n'obéit qu'à sa raison en voulant ressaisir des jouissances vers lesquelles rien ne le pousse.

Aussi la médication, est-il besoin de le dire, différera complétement dans l'un ou l'autre cas : excitatrice lorsque l'impuissance sera consécutive à une affection des centres nerveux, elle sera fortifiante d'abord et excitante ensuite lorsque l'anaphrodisie succédera à des altérations des forces plastiques.

J'ai dit ailleurs (1) les ressources qu'offre chacune de ces médications ; je n'y reviendrai pas ici, et j'aborde la partie la plus intéressante de ce paragraphe, c'est-à-dire celle qui se rapporte aux maladies dont l'appareil génital est le siége.

En première ligne, et pour ne rien omettre, je dois signaler les accidents traumatiques et la gangrène qui ont emporté l'organe copulateur, ainsi que les affections diverses qui ont déterminé l'amputation de la verge. — Insister sur ces circonstances serait tomber dans les facéties de M. de la Palisse. — Cependant on s'est demandé si le congrès était encore possible alors qu'il ne restait plus au-devant du pubis qu'un morceau de verge. — La question est fort intéressante, je l'avoue, au point de vue de la médecine légale et de la fécondation, mais elle me paraît compléte- ment résolue par rapport au coït tel que je l'ai défini.

_____

(1) Voyez les pages 192 et suivantes.

En effet, le gland étant le siége du plaisir spécial, *suí gene-ris*, que procure l'excitation vénérienne, il est bien évident qu'en l'absence de cet organe, la sensation spéciale dont je parle ne se produira pas, et que le congrès ne pourra déterminer qu'une manifestation de la sensibilité générale. Aussi, en admettant que l'érection du morceau restant de la verge soit suffisante pour permettre un rapprochement sexuel, le coït sera incomplet et l'impuissance réelle par défaut de véritable volupté.

D'ailleurs, lorsqu'il est admis que les corps caverneux d'un pénis accidentellement raccourci se peuvent gorger de sang comme dans une érection normale, la question du coït perd beaucoup de son importance, à cause de toute absence de thérapeutique, et il ne reste véritablement d'intéressant que la question de fécondation, tant au point de vue de la médecine légale que par rapport à l'ordre social.

Ce n'est point ici le lieu d'aborder ce problème, que je renvoie à une autre partie de cet ouvrage.

Je fais la même réserve pour les maladies du testicule, du cordon spermatique, des vésicules séminales et de la prostate, qui seront mieux placées dans le cadre réservé à la stérilité, et je ne m'occuperai ici que de quelques affections de la verge dont les suites peuvent entraîner l'inaptitude à la copulation.

Le phimosis se présente en première ligne, quoique la difficulté du coït qui lui succède doive être rapportée moins à la maladie elle-même qu'au mode opératoire qui a amené sa guérison.

Écoutons sur ce point J.-L. Petit, qui, discutant les avantages qu'offre l'incision unique et supérieure du prépuce sur la double incision latérale, dit, avec cette grande raison qui l'a si haut placé dans l'estime des chirurgiens : « Outre les avantages que procure l'incision qui partage le prépuce en deux parties égales, on peut ajouter que l'incision ou les incisions latérales sont difformes et nuisent aux fonctions de la verge ; l'incision latérale découvre le gland d'un côté seulement, pendant que la partie du gland opposée est entièrement cachée, sans qu'on puisse la découvrir, surtout lorsqu'il y a gonflement et inflammation ; car alors le prépuce ne peut plier, soit par son épaisseur, soit par sa dureté. Après la guérison, la difformité qui reste nuit à la génération, en ce que le prépuce se trouve tout d'un côté et forme un paquet de peau qui rend l'introduction de la verge difficile et même douloureuse ; mais la difformité est encore plus grande lorsqu'on coupe des deux côtés, parce qu'il reste un lambeau entre les deux coupures, qui fait à peu près le même effet que dans le cas précédent (1). »

Ces sages et judicieuses observations n'ont pas peu contribué à faire abandonner l'incision ou les incisions latérales dans l'opération du phimosis ; mais si le mode opératoire que proscrit J.-L. Petit avait été employé, et si les lambeaux médians présentaient l'incommodité dont il est question, il ne faudrait pas hésiter, ainsi que le propose le chirurgien que je cite, à faire l'amputation de ces lambeaux.

Avant de quitter le domaine de la médecine opératoire, je dois signaler toutes les opérations pratiquées sur la verge comme capables de déterminer, à la suite des cicatrices, une courbure de cet organe qui rende impossible ou tout au moins très difficile son intromission dans la cavité vaginale.

Soit que l'opération n'intéresse que le fourreau de la verge, comme dans les cas où l'on veut artificiellement former un prépuce dans le paraphimosis naturel ; soit qu'elle

(1) *OEuvres complètes*, p. 698.

atteigne le corps spongieux de l'urètre ou les corps caverneux, le résultat est identique ; des adhérences s'établissent,
dans le premier cas, entre les parties des téguments incisés,
de sorte que la peau, retenue par ces adhérences, résiste
sur ces points au développement de la verge et l'incline fatalement de ce côté ; dans le second cas, les adhérences ont
lieu entre les cellules des corps spongieux de l'urètre ou
des corps caverneux, et la courbure est déterminée par
l'impossibilité qu'éprouve le sang de pénétrer ces adhérences, pendant qu'il remplit toutes les autres parties de
l'organe copulateur.

Les mêmes effets se produisent aussi dans les états pathologiques qui amènent des solutions de continuité dans les
tissus de l'appareil génital, comme, par exemple, dans les
cas de brûlure ou de gangrène qui enlèvent quelques portions du scrotum ou de la peau de la verge.

Cet accident, c'est-à-dire la courbure de la verge, dû
à une cicatrice vicieuse ou à des adhérences des cellules du
tissu érectile, serait sans nul doute prévenu, s'il était possible de maintenir l'érection du pénis pendant tout le traitement de la maladie ; malheureusement cet état ne saurait
être obtenu pendant un si long temps, même d'une manière
artificielle, d'autant mieux qu'un priapisme, venant compliquer les accidents inflammatoires dont s'accompagnent toujours les circonstances dont il est ici question, pourrait
occasionner des accidents plus graves que la maladie principale et que l'infirmité dont elle est quelquefois suivie.

Celle-ci est assez rarement au-dessus des ressources de
l'art ; mais il est à craindre de voir échouer toute thérapeutique lorsque les adhérences seront anciennes, ou lorsque
des érections vigoureuses ne succéderont pas à la cicatrisation.

Dans les circonstances opposées, c'est-à-dire lorsque les adhérences sont récentes et que le sang afflue avec abondance dans les corps caverneux, il suffit, la plupart du temps, de seconder simplement la nature. Les fondants, tels que les iodures, le mercure et la ciguë, appliqués localement, rendent de très grands services, si, en même temps, je le répète, les érections de la verge se soutiennent régulières et énergiques.

Cette dernière condition est si importante qu'elle a été soigneusement notée par J.-L. Petit : « J'ai remarqué, dit-il, en parlant des adhérences qui se forment entre les cellules du corps spongieux de l'urètre et des corps caverneux pendant l'inflammation blennorrhagique, j'ai remarqué que ces tumeurs se fondent ordinairement pendant le traitement, soit d'une chaude-pisse cordée ou de toute autre inflammation de la verge ; mais qu'elles subsistent toujours à ceux qui perdent l'érection et qui ne la recouvrent point pendant le traitement ou immédiatement après (1). »

Ces lignes de J.-L. Petit nous apprennent qu'à côté des accidents traumatiques ou des opérations pratiquées sur la verge qui font le sujet de ce paragraphe, on doit placer les inflammations urétrales ou du pénis tout entier, quelle que soit d'ailleurs la nature de ces phlegmasies. On ne peut nier qu'il n'y ait là en effet une cause bien réelle d'adhérence entre les cellules du tissu érectile ; j'ai eu occasion d'observer plusieurs fois les tumeurs qui en résultent, mais toutes celles que j'ai vues n'étaient pas assez volumineuses pour entraîner une courbure de la verge ; je me rappelle, entre autres faits, celui d'un commissaire-priseur chez qui toute blennorrhagie (et il en avait souvent) était annoncée

(1) Loc. cit., p. 716.

par la présence au corps spongieux de l'urètre, d'une de ces petites tumeurs qui disparaissait à la suite du traitement antiblennorrhagique, sans jamais avoir inquiété le malade.

Cependant on comprend que la courbure de la verge puisse être amenée par l'inflammation de l'urètre et du pénis, c'est-à-dire par les adhérences que ces états déterminent; l'observation de J.-L. Petit reste tout entière, et dans ce cas les indications thérapeutiques sont conformes à celles que j'ai indiquées plus haut, à l'occasion des courbures de la verge succédant à des opérations ou à des accidents traumatiques sur cet organe.

§ II. — Impuissance consécutive à un état pathogénique.

Les circonstances morbifiques dont il va être question ne sauraient être confondues avec ce qu'en pathologie géné-rale on appelle causes prédisposantes, déterminantes ou occasionnelles : toujours placées sous la dépendance de la volonté, et ne faisant sentir leur action anaphrodisiaque qu'après un temps plus ou moins long, elles ne comprennent ni les tempéraments, ni les constitutions qui sont du domaine des causes prédisposantes; ni l'âge, ni les affections morbides, tant générales que locales, qui rentrent dans le cadre des causes déterminantes; ni la crainte, ni les superstitions, ni les sentiments antipathiques, qui sont essentiellement des causes occasionnelles.

Toujours dépendantes de la volonté, les circonstances qui font le sujet de ce paragraphe se distinguent par ce caractère des états morbides dont je viens de parler, qui, eux, ne ressortent pas de la conscience, comme, par exemple, les maladies du cerveau et de la moelle épinière, les affections de l'appareil génital, etc., etc.

Mais ce caractère, excellent sans doute pour déterminer leur physionomie, ne suffit pas pour les faire mettre parmi les causes de l'impuissance ; il faut, pour qu'elles aient cette influence, que leur action se répète souvent et pendant un laps de temps plus ou moins long ; en d'autres termes, il faut qu'il y ait *excès* dans l'exercice de la fonction mise en jeu par ces circonstances, *abus* de l'organe, et par conséquent *abus* de la circonstance morbifique elle-même.

Les mots excès et abus ne doivent point être pris dans un sens absolu ; la durée et la fréquence de l'acte qui constituent ces états, sont liées à tant de circonstances diverses, physiologiques et pathologiques, que ce qui est excès pour l'un est simplement usage pour l'autre. L'âge, le tempérament, la constitution, les habitudes, l'état de santé ou de maladie, etc., jouent nécessairement un grand rôle dans l'histoire des excès et des abus, et quoique les circonstances morbifiques dont je parle se rangent parmi les causes les plus fréquentes et les mieux connues de l'impuissance, il faut dans l'étiologie de cette dernière, pour ne pas tomber dans des erreurs regrettables, tenir grand compte de toutes ces influences et ne pas adopter sans examen la conviction des malades, surtout de ceux qui ont des prétentions médicales ou qui lisent les livres relatifs à notre art

A. *Abus d'agents débilitants ou anesthésiques.*

Les substances dont l'usage abusif peut entraîner l'impuissance seraient, s'il en fallait croire les anciens, aussi nombreuses que variées. Peu d'auteurs se sont tenus dans la réserve qu'observe Venette sur ce point, et il est peut-être utile de rappeler ici rapidement quelques-uns de ces agents dont la réputation fut anciennement très grande.

En première ligne se place le *vitex* ou *agnus castus*, avec les branches et les feuilles duquel les dames d'Athènes, selon Dioscoride (1) se dressaient des lits pendant les fêtes consacrées à Cérès. Arnaud de Villeneuve va même plus loin que son devancier, et il prétend que pour apaiser les aiguillons de la chair, il suffit de porter un couteau dont le manche serait fait avec le bois de cet arbrisseau. C'est sur la foi de ces témoignages que l'agnus castus était employé dans les monastères, à l'anéantissement des désirs contraires à la chasteté de ces saints lieux.

Le nénuphar doit sa réputation à Pline, qui assure « que ceux qui en prendront pendant douze jours, se trouveront incapables de contribuer à la propagation de l'espèce; et que si l'on en use l'espace de quarante jours, on ne sentira plus les aiguillons de l'amour (2). »

La laitue, dont on a tant vanté les vertus anaphrodisiaques, doit tout l'honneur dont elle a joui à un charmant épisode de la fable. Vénus, d'après le récit des poëtes, voulant oublier ses amours adultères, ensevelit Adonis sous une feuille de laitue; et garda, dès lors, grâce à cette plante, une chasteté peu compatible avec ses goûts et ses habitudes.

Le café, que ses propriétés excitantes auraient dû mettre à l'abri de tout reproche d'anaphrodisie, a été vivement attaqué dans une thèse restée célèbre et soutenue en 1695, à la Faculté de médecine de Paris, et a été accusé de rendre *les hommes et les femmes inhabiles à la génération*. Stenzel, venu ensuite, compte aussi l'impuissance parmi les maladies qu'entraîne l'usage immodéré du café, et, à cette occasion,

(1) *Commentaire* de Matthiole, *sur le* Ier *livre de Dioscoride*, ch. cxvi
(2) *Histoire du monde*, liv. XXV, chap. vii.

il raconte une histoire qui, malgré son authenticité apo-
cryphe, mérite d'être connue : « L'usage modéré du café,
dit-il, loin d'affaiblir la force de ceux qui sont d'un tempérament vif et robuste, et qui ont les parties de la génération
en bon état, sert au contraire à les exciter à l'amour. Il
produit des effets contraires dans les personnes faibles qui
abondent en phlegme, qui ont beaucoup de particules ter-
restres superflues, et dont les organes de la génération sont
languissants. De ce nombre était Mahmud Kasnin, roi de
Perse, qui était grand preneur de café et qui se trouva hors
d'état de s'acquitter du devoir conjugal. Sa femme attribua
son impuissance à l'usage immodéré qu'il faisait du café ;
et elle en était tellement persuadée, que voyant un jour de
sa fenêtre un cheval qu'on allait châtrer, elle dit à ceux qui
le menaient qu'ils pouvaient se dispenser de faire souffrir à
cet animal une opération aussi cruelle, puisqu'en lui donnant
seulement du café, on pourrait le rendre aussi énervé que
le roi (1). »

Le nitrate de potasse a été également accusé de produire
l'anaphrodisie, et l'usage qui s'en répandit en Angleterre
lorsque Bacon l'eut mis en faveur, attira au chancelier les
malédictions des dames : « Le nitre, dit l'auteur anonyme
des *Anecdotes de médecine*, est un sel dont l'usage ne
dispose pas à l'amour. C'est un puissant remède dans les
cas où il faut s'opposer à une disposition inflammatoire du
sang. Le chancelier Bacon avait conçu pour cette substance
saline une sorte d'affection. Il fit tous ses efforts pour en
accréditer l'usage : il engagea tous les médecins d'Angleterre
à concourir à son dessein. Le nitre devint à la mode. Sur
la parole d'un aussi grand homme, on le prodigua dans

(1) *Toxicologia*, lib. I, *Coffœa*.

presque toutes les maladies. On le prenait même dans la meilleure santé, comme un préservatif; mais les femmes proscrivirent bientôt ce remède. Elles trouvèrent que leurs maris étaient moins portés à satisfaire leurs désirs depuis qu'ils en usaient. Elles s'en prirent au chancelier qui l'avait répandu. Quelques-unes, apparemment plus sensuelles que raisonnables, allèrent même jusqu'à crier à la sorcellerie, au maléfice, etc., etc. (1). »

Je n'en finirais pas, si je voulais rapporter toutes les substances que la crédulité ou l'ignorance ont accusé, soit d'anéantir les désirs, soit d'abattre l'énergie virile. J'estime qu'il n'y a pas plus d'anaphrodisiaques que d'aphrodisiaques vraiment dignes de ce nom. Le sens génital est, comme tous les autres sens, soumis aux lois de la sensibilité générale, et, à ces conditions, accessible aux moyens ordinaires de la thérapeutique. Quant à sa sensibilité spéciale, qui le distingue et le constitue ce qu'il est, ayons le courage de reconnaître notre ignorance, qui n'a peut être pas toute la gravité que l'on serait tenté de lui attribuer de prime abord. Dans l'amaurose, dans la surdité, s'occupe-t-on de la sensibilité spéciale qui constitue la vision ou l'ouïe? Évidemment non; les moyens thérapeutiques les plus certains et les plus usités contre ces affections ne sont pas des spécifiques; ils sont tous tirés du cadre de la thérapeutique générale.

Mais par cela même que je conteste l'existence de substances anaphrodisiaques proprement dites, j'admets l'action débilitante de certains agents sur les organes génitaux; tels sont ceux qui dans la matière médicale portent les noms de *narcotiques*, *stupéfiants*, etc.

Il est incontestable, en effet, que l'usage longtemps

(1) *Anecdotes de médecine*, 2ᵉ partie, anecd. CXXXII, p. 28.

prolongé de l'opium, du datura, de la jusquiame, etc., ne puisse amener l'impuis ance ; les Orientaux, qui font abus des préparations o¡iacées et du chanvre indien sous le nom de haschich, leur doivent attribuer autant, sinon plus, qu'aux excès vénériens, la débilité précoce qui les frappe.

A côté des stupéfiants proprement dits, viennent se placer tous les agents qui exercent une action sédative sur le système nerveux, et qui, par conséquent, est analogue à celles des narcotiques. Fodéré mentionne sous ce rapport le fait suivant : « L'asphyxie par la respiration de gaz impropres à cette fonction, dit-il, cause quelquefois une impuissance temporaire par suite de l'impression sédative que ces gaz produisent sur le système sensitif, et qui assimile leurs propriétés à celles de l'opium, de la jusquiame, etc. J'ai traité un homme, âgé d'environ quarante ans, qui, ayant échappé à un état apoplectique occasionné par la vapeur de charbon, resta tellement impuissant pendant six mois, qu'il était absolument insensible à toutes les caresses que sa femme, qu'il aimait jusqu'à la jalousie, mettait en usage pour l'exciter. Il reprit complétement ensuite son état naturel (1). »

L'impuissance produite par l'abus des narcotiques ou des agents dont l'action est analogue à celle des stupéfiants, respecte d'ordinaire les désirs vénériens, et n'est caractérisée que par l'impossibilité de l'érection. Le système nerveux est seul atteint, c'est sur lui seul qu'il faut agir.

Mais ici une difficulté se présente : convient-il de s'adresser aux masses encéphalique et spinale, ou ne faut-il porter sa thérapeutique que sur l'appareil génital même ? Quelques expériences que j'ai faites, et quelques observations que j'ai recueillies, m'ont convaincu que, dans la ma-

_____

(1) *Traité de médecine légale*, etc., Paris, 1813, t. I, p. 382.

jorité des cas, il fallait s'abstenir de tout excitateur général, surtout des moyens internes, tels que la brucine, la
strychnine, la noix vomique, etc., etc.

Au contraire, l'électricité, limitée aux organes génitaux, et peut-être la flagellation, me paraissent, dans les
cas dont il s'agit, d'une efficacité bien supérieure à toute
autre médication. On ne dédaignera pas les frictions sèches
ou excitantes tout le long du rachis, car elles sont presque
toujours des adjuvants utiles de la flagellation.

Il est inutile de marquer que toute thérapeutique serait
vaine, si l'usage des substances qui ont amené l'impuissance, n'était pas complétement suspendu. C'est une condition *sine quâ non* de réussite, et toute médication doit
commencer par là.

Il est une autre classe d'agents, dont l'action, toute différente de celle des narcotiques, peut cependant aussi produire l'impuissance.

Ce sont les *fondants*.

Tout le monde sait l'influence exercée sur les glandes
par le mercure, l'iode, le brome, l'or, l'argent, etc., influence qui peut aller jusqu'à l'atrophie de ces organes. J'ai
interrogé un très grand nombre de syphilitiques soumis,
soit aux mercuriaux, soit aux préparations d'iode, et presque
tous m'ont avoué un affaiblissement de l'organe sexuel,
après une durée plus ou moins longue de leur traitement.
De plus, j'ai été consulté plusieurs fois pour impuissance
complète et absolue chez des phthisiques rendus à la santé
par l'inhalation souvent répétée des vapeurs d'iode (1).

Aucun doute ne saurait s'élever sur la réalité de l'action
anaphrodisiaque des fondants, d'autant mieux que l'ana-

(1) Voir la page 306.

phrodisie se trahit quelquefois par l'atrophie même des testicules. Cette dernière altération n'est pas constante ou du moins n'est pas toujours appréciable, soit que l'on n'ait pu tenir compte de l'état antérieur du testicule, soit que l'épaississement ou l'infiltration de quelque tunique redonne à l'organe le volume qu'il a perdu, soit par tout autre motif.

Cependant, avouons-le, pour que le genre d'impuissance dont il s'agit se produise avec une certaine gravité, il est nécessaire que l'usage des fondants ait été continué long-temps, comme, par exemple, dans le traitement de la phthisie pulmonaire par la méthode de MM. Piorry ou Chartroule. C'est ainsi que certaines professions exposent ceux qui les exercent à perdre leur virilité, comme on peut s'en con-vaincre chez les ouvriers qui manient le mercure et ses prépa-rations. J'ai examiné un certain nombre de miroitiers et de doreurs sur métaux, et, chez presque tous, j'ai constaté des testicules moins volumineux que chez les autres hommes.

Dans cette sorte d'impuissance, les malades sont peu sollicités par les désirs vénériens. Ils montrent de l'indiffé-rence pour les plaisirs sexuels, et quand ils veulent s'y abandonner, ils trouvent presque toujours un organe indo-cile et peu actif.

Quand ces dispositions morales et physiques atteignent certaines limites, il est à craindre que les organes testiculaires aient éprouvé une altération profonde et se soient atrophiés, auquel cas les ressources de la médecine sont complétement nulles.

Mais il est rare, je le répète, que l'usage des fondants ait pu être poussé assez loin pour déterminer une pareille im-puissance, sans avoir au préalable occasionné des désordres assez graves qui en font suspendre l'emploi. Aussi, dans la

plupart des cas, on n'a affaire qu'à un simple affaiblissement du sens génital, et alors un bon régime analeptique
et l'air de la campagne suffisent avec le temps pour ramener
toute l'énergie virile.

B. *Abus de l'appareil musculaire.*

On peut comparer les effets des exercices musculaires
immodérés à ceux des sécrétions trop abondantes ; ils se
traduisent, comme dit M. Londe (1), par l'épuisement du
système nerveux cérébral et rachidien, par l'épuisement des
organes de relation et des viscères, le trouble des digestions,
soit que ce trouble se manifeste sous l'influence d'une alimentation stimulante ingérée après une grande fatigue, soit
qu'il résulte de l'inertie de l'estomac, dont les plans musculeux ne se contractent plus qu'imparfaitement, bien que
la membrane muqueuse se trouve dans un état tout à fait
normal.

L'épuisement, qui, par la fatigue, se produit dans l'innervation, et l'état atonique de l'estomac, rendent parfaitement compte de l'impuissance qui succède aux excès de
marche, de course, etc., mais cette impuissance est essentiellement passagère, et le repos et le sommeil, en répa-
rant les pertes de l'influx nerveux, ramènent l'énergie dans
l'appareil générateur.

Cependant, si les excès de l'exercice musculaire se prolongent d'une manière continue, de façon que l'épuisement nerveux ne se répare qu'imparfaitement, il peut
arriver que les organes reproducteurs soient affectés de ce
manque d'équilibre et participent plus ou moins à la cadu-
cité précoce qui frappe tout l'organisme.

(1) *Gymnastique médicale*, Paris, 1821.

Pourtant il faut reconnaître qu'une semblable impuissance est excessivement rare, et que l'action des excès des exercices actifs se porte plutôt sur le *consensus* moral que sur l'appareil génital lui-même. La fatigue corporelle allanguit l'esprit et émousse les passions ; la force vitale, consacrée tout entière à réparer les pertes éprouvées, semble n'avoir plus assez d'énergie pour seconder l'imagination dans ses rêves amoureux et ses images lascives. Près d'un homme épuisé par la marche ou tout autre exercice, la femme étale en vain les séductions de ses caresses et de sa beauté ; ses charmes ne reprendront tout leur empire que lorsqu'un repos et un sommeil réparateur auront redonné à l'imagination la vigueur qui engendre les désirs.

Presque toujours le régime alimentaire doit venir au secours de cette première condition de succès, et alors on donne la préférence aux aliments dont la digestion est facile et les sucs nutritifs. L'état de l'estomac, on le comprend, détermine la nature de ce régime, car, nul ne l'ignore, une substance est d'autant mieux assimilée qu'elle est plus facilement digérable. On ne peut donc, sous ce rapport, tracer une règle *à priori*.

C. *Abus de l'appareil digestif.*

S'il est un ensemble d'organes qui entretienne avec toutes les autres parties de l'économie des relations intimes et constantes, c'est à coup sûr l'appareil qui sert à la nutrition et partant à la conservation de l'individu ; aussi les excès dont la nutrition peut être l'objet, qu'ils soient en deçà ou au delà du type normal, exercent-ils une influence manifeste sur toutes les fonctions tant organiques qu'animales.

La fonction génitale, en dehors même des sympathies spéciales qu'elle entretient avec les fonctions digestives, et que je ferai mieux ressortir ailleurs, devait plus que toute autre peut-être se placer sous la dépendance de cet appareil, puisque son énergie et sa finalité sont proportionnelles, sauf quelques cas pathologiques exceptionnels, à la force de développement, qui se règle elle-même sur l'état de la nutrition.

Cet état, en dehors du type normal, s'offre, comme je le disais plus haut, sous deux formes entièrement opposées, c'est-à-dire avec excès en moins, ou avec excès en plus, et dont l'influence est, dans les deux cas, également funeste sur le sens génital. C'est donc à ce double point de vue que nous devons considérer les excès de la nutrition qui s'appellent, d'une part, tempérance, jeûne, macération, et, d'autre part, intempérance ou goinfrerie, quand il ne s'agit que des aliments, et ivrognerie, quand il s'agit de liqueurs spiritueuses.

1° *Excès de tempérance.* — L'histoire de toutes les religions, qui firent de la chasteté une vertu glorifiée dans leurs dogmes, nous a conservé le nom de pieux solitaires, qui, par des jeûnes et des macérations de toutes sortes, parvenaient à dompter l'aiguillon de la chair et à triompher dans les luttes que leur fanatisme engageait contre la nature. C'est ainsi que les saint Antoine et les saint Jérôme purent résister aux séduisants fantômes qui les venaient tenter pendant leur sommeil, et que tant de fervents cénobites rapportèrent à Dieu une virginité qu'ils avaient promis de respecter.

Sine Cerere et Baccho friget Venus est un vieil adage dont la vérité ne saurait être mise en doute ; mais il y a loin de la modération des ardeurs amoureuses causée par la tempérance à l'étouffement des désirs vénériens et à l'impuissance de l'organe copulateur amenés par les excès de jeûne et de macération.

La tempérance, unie surtout à la continence, loin de porter atteinte à l'énergie virile, lui donne, au contraire, une force nouvelle, et pour qu'elle produise les désordres génésiques dont nous parlons, il faut qu'elle soit portée à l'extrême, et qu'elle détermine cet état d'affaiblissement général que j'ai précédemment étudié sous le nom de consomption.

Je ne reviendrai pas ici sur ce point, d'autant mieux que les exemples d'anaphrodisie par excès de tempérance sont des mythes dans nos sociétés modernes, et qu'il est plus utile de nous étendre sur les infirmités causées par les excès d'intempérance dont tous les jours, hélas ! nous avons le triste spectacle.

2° *Excès d'intempérance.* — Quoique l'intempérance affecte spécialement le sens du goût (1), elle présente deux physionomies tellement tranchées, selon qu'elle dérive des excès de nourriture ou des excès de boisson, qu'il est indispensable de l'étudier séparément sous chacune de ces deux faces. Nous aurons donc à examiner l'intempérance par excès d'aliments et l'intempérance par excès de boisson.

1° *Intempérance par excès d'aliments.* — Les excès

---

(1) Quelques auteurs, Virey entre autres, dans l'article INTEMPÉRANCE du *Dictionnaire des sciences médicales*, comprennent sous le nom d'*intempérance* les excès du sens du goût et ceux du sens génital. Cette confusion est regrettable, parce que le même mot ne peut et ne doit servir à exprimer des faits si éloignés les uns des autres. Les moralistes, en désignant sous les noms de *continence* et d'*incontinence* les excès du sens génital, me paraissent plus logiques et me forcent ainsi à me ranger à leur opinion.

d'aliments, considérés au point de vue de l'impuissance, ont un triple mode d'action :

1° Ils amènent l'obésité, qui, ainsi que nous l'avons vu, constitue quelquefois un obstacle mécanique à la copulation.

2° Ils absorbent, au profit d'une seule passion, tous les stimulants de la vie morale.

3° Enfin, ils enlèvent à l'appareil génital tout ou partie de l'énergie vitale.

L'obésité m'a longuement occupé dans une autre partie de cet ouvrage (1), je n'y reviendrai pas ici.

Je ne m'arrêterai qu'aux deux autres modes d'action des excès de table, que l'on peut réunir dans le même cadre, parce qu'ils découlent de la même loi physiologique.

Cette loi est la suivante :

Tout organe ou tout appareil d'organes fonctionnant avec excès, a besoin d'un surcroît d'activité qu'il enlève aux autres organes, et plus spécialement à ceux qui entretiennent avec lui des rapports sympathiques, ou qui, déjà affaiblis, ont moins de force pour lui résister.

J'ai déjà dit, et j'exposerai plus longuement tout à l'heure, que les organes qui ont avec l'appareil génital les relations les plus intimes sont l'estomac et le cerveau, en tant que ce dernier organe est considéré comme le siége des facultés intellectuelles.

Je n'ai donc à m'occuper ici, d'une part, que des rapports de sympathie qui unissent l'estomac et les facultés morales d'où naissent les désirs vénériens, et d'un autre côté de l'influence qu'exerce l'organe digestif sur l'appareil de la copulation.

Sous le premier rapport, les excès de table, répétés d'une

(1) Voyez la page 263.

manière continue, agissent de deux manières sur l'organe
de la pensée : tantôt en lui enlevant et en appelant vers
l'estomac une grande quantité d'influx nerveux, afin de
débarrasser les voies digestives des aliments qui les sur-
chargent ; et tantôt en déterminant dans la masse cérébrale
de petites congestions qui, souvent renouvelées, finissent par
porter un trouble profond dans les fonctions de l'encéphale.
Les grandes idées et les nobles passions sont incompatibles
avec les plaisirs exagérés de la table. Les *gastrolâtres*, pour
me servir de l'heureuse expression de Rabelais, arrivent à
la longue à perdre le sentiment de leur personnalité et à
se dépouiller de tous les nobles attributs qui distinguent
l'homme de la brute. Voyez dans quel profond avilissement
tombent les Romains, lorsque abandonnant les vertus an-
tiques, ils s'assèyent aux tables somptueuses de leurs empe-
reurs. Vainement l'amour les sollicite, la beauté les appelle ; leurs pensées, leurs désirs, leurs passions, sont
ailleurs et poursuivent un autre but ! Semblables au Grec
Philoxène, qui ne formait plus que le vœu d'avoir un
gosier long comme l'oie, afin de mieux savourer les mets,
les gastrolâtres concentrent dans un seul de leurs organes
toutes leurs sensations, toutes leurs voluptés, tous leurs
plaisirs, et si quelquefois leur imagination engourdie
éclaire leur pensée d'un faible et fugitif éclair, ils s'en servent, non pour ressaisir un lambeau de leur individualité
perdue, mais pour se replonger avec une nouvelle ardeur
dans leur crapuleuse débauche, en rêvant, comme disait
d'Aigrefeuille, une *Académie de la gueule*.

La diminution et quelquefois même l'étouffement des
désirs vénériens, amenés par les excès de table, ne sont certainement pas sans influence sur l'énergie de l'organe copulateur lui-même ; ils suffiraient à eux seuls pour rendre

compte de l'impuissance qui succède à ces abus, si d'autres circonstances, que les plus simples notions de la physiologie nous enseignent, ne concouraient aussi à produire l'ana-phrodisie.

Tout le monde sait qu'après un copieux repas, surtout si l'on a fait usage de liqueurs spiritueuses, les forces géni-tales sont loin de répondre à l'ardeur des désirs ; ceux-ci sont le résultat de l'exaltation de l'imagination, née sous l'empire de l'excitation des voies digestives, et sont des amorces trompeuses sur lesquelles l'homme prudent se garde de fonder de trop grandes espérances.

Nul n'ignore que pendant le travail de l'estomac, toutes les fonctions animales, c'est-à-dire toutes les fonctions de relation semblent s'anéantir et abandonner leur vitalité à l'organe digestif, qui, lui, a besoin d'un surcroît de forces pour se débarrasser des aliments qui le remplissent. L'homme qui digère ne pense plus, se meut difficilement, et ne jouit pour ainsi dire que d'une sensibilité obtuse ; en un mot, le roi de la création descend au niveau de la brute.

Ces excès, longtemps continués, en enlevant journelle-ment une partie de leurs forces aux organes génitaux, les appauvrissent suffisamment pour les empêcher de remplir convenablement leurs fonctions.

La gastronomie poussée à l'excès agit donc de deux ma-nières différentes sur le sens génésique ; en d'autres termes, elle porte atteinte à deux conditions du coït : 1° aux désirs vénériens, 2° à l'érection de la verge.

C'est donc par conséquent sur ce double terrain que devra marcher la thérapeutique.

Mais avant de rien entreprendre, il est d'une absolue nécessité qu'une vie régulière et frugale ait succédé aux excès qui ont donné naissance à l'impuissance ; la fonction digestive sera ramenée à un type normal, et pour cela faire, le régime alimentaire sera réglé sur l'état sain ou morbide des voies digestives.

Cette condition remplie suffit, dans beaucoup de cas, pour réveiller tout à la fois les désirs vénériens et l'énergie de la verge ; il ne faut plus que savoir attendre et persister dans la sage et prudente hygiène qui constitue la médication.

Quelquefois cependant ces prescriptions sont insuffisantes, et alors il faut que la thérapeutique intervienne d'une manière plus active.

Pour rappeler les désirs éloignés, on recourra aux excitants moraux de toutes sortes : les conversations et les livres badins, les tableaux, les gravures et les marbres représentant des scènes d'amour, les spectacles grivois, les théâtres, les bals, les concerts, seront tour à tour mis en usage, et leur emploi judicieusement réglé sur les goûts du malade. Cette dernière circonstance est plus importante qu'on ne peut le croire, car la médication atteint un but diamétralement opposé à celui que l'on poursuit, si elle froisse un sentiment ou un instinct quelconque. J'ai vu l'exhibition que l'on faisait il y a quelques années, à Paris, de femmes complétement nues, sous le nom de *tableaux vivants*, non-seulement inspirer une profonde répulsion pour ces femmes, dont la beauté des formes était cependant manifeste, mais encore produire une véritable anaphrodisie que perpétuait le souvenir de ce spectacle. J'ai également connu un malade qui, malgré son vif désir de lire le roman de *Justine*, de M. de Sade, n'a jamais pu surmonter le dégoût qu'il éprouvait dès les premières lignes de cet ouvrage.

Il faut donc, sous peine de manquer complétement son but, apporter une certaine circonspection dans le choix des excitants moraux, et ne se décider qu'après avoir minutieusement consulté les goûts, les habitudes et les tendances morales du malade.

En même temps que les désirs vénériens seront ainsi sollicités, on s'occupera à rappeler dans l'organe copulateur la virilité qui l'a fui, et l'on tirera les indications de cette thérapeutique du mode de production, du mécanisme, si je puis ainsi dire, du mal qu'il s'agit de combattre.

L'impossibilité de l'érection est due, on se le rappelle, à la soustraction d'une partie de la vitalité qui anime les organes génitaux ; le traitement doit donc se proposer de rendre à ces organes la vitalité perdue.

Tous les moyens capables d'attirer le sang vers les parties inférieures du tronc, et conséquemment dans l'appareil copulateur, seront mis en usage, car une circulation active et luxuriante porte avec elle la vie et l'énergie. C'est ici que la thérapeutique de Chaptal et de Gesner, dont j'ai déjà parlé (1), trouve une indication formelle, et que les immersions répétées de la verge dans une décoction de semence de moutarde, employées avec succès par ces praticiens, amènent les résultats les plus heureux ; on peut même, ainsi que je l'ai fait plusieurs fois, substituer à ces lotions, dont l'action n'est pas assez rapide, de véritables sinapismes appliqués sur le périnée, et même sur la verge ; il suffit de produire une simple rubéfaction, et l'on renouvelle tous les jours l'emploi de ces cataplasmes de moutarde.

Le même effet est également obtenu par la chaleur, soit sèche, soit humide, et sous ce rapport on aura garde de se priver des bénéfices des bains chauds. Les bains froids, surtout au début de la médication, sont essentiellement contre-indiqués, à moins que quelque circonstance spéciale n'en réclame l'usage.

(1) Voyez les pages 218 et 329.

La flagellation, l'urtication, le massage et les frictions sèches sur les lombes font également partie de l'arsenal thérapeutique où le praticien devra puiser.

Tous ces moyens ne seront point employés simultanément; on les appellera tour à tour à son aide au fur et à mesure que l'un d'eux échouera. Il est aussi telle disposition individuelle qui peut décider le choix du médecin, et il faut laisser à la sagacité de celui-ci les soins que cette décision comporte.

2° *Excès de boissons.* — Les boissons se partagent en deux grandes classes : 1° les boissons fermentées; 2° les boissons non fermentées.

Les premières se subdivisent à leur tour en boissons fermentées simples et en boissons fermentées distillées; et les secondes en boissons aqueuses rafraîchissantes et en boissons aqueuses stimulantes.

Au point de vue spécial qui nous occupe, les boissons non fermentées ne sauraient m'arrêter longtemps, car si l'on comprend que les boissons aqueuses, prises en très grande abondance, soient capables de débiliter l'organisme au point de produire l'impuissance, on conçoit difficilement les motifs qui pourraient amener de tels excès; le temps de l'inquisition et des pénitences exemplaires est bien loin de nous, et ce serait poursuivre un fantôme que de rechercher l'anaphrodisie par abus de l'eau introduite, bien entendu, dans les voies digestives.

Mais il n'en est pas de même pour les boissons alcooliques, au nombre desquelles je comprendrai toutes les boissons fermentées simples ou distillées, parce que leur action sur le goût et sur les facultés intellectuelles sollicite l'homme à en faire un usage trop souvent abusif.

L'alcool introduit dans l'estomac agit d'abord d'une manière irritante sur la muqueuse de ce viscère, et secondairement d'une manière excitante sur le système nerveux encéphalique ; en conséquence et eu égards aux sympathies que j'ai déjà signalées comme reliant entre eux le cerveau, instrument de la vie morale, l'organe digestif et le sens génital, on doit comprendre la double influence exercée sur celui-ci par les excès de boissons alcooliques.

« Ceux qui boivent beaucoup de vin, mesmement tout » pur, dit Plutarque, sont lâches à l'acte de la génération, et » ne sèment rien qui vaille, ni qui soit de bonne trempe pour » bien engendrer ; ains sont leurs conjonctions avecque les » femmes, vaines et imparfaites (1). » Cette observation est bien plus vraie que celle de Pline, qui prétend que le vin *rend gentil compagnon à l'endroit des dames*. L'enquête ordonnée à Londres en 1720, sur les causes de la diminution considérable que l'on avait constatée dans le nombre des naissances, et de laquelle il résulta que l'ivrognerie en était la cause principale, vient à l'appui de l'opinion de Plutarque, alors même que la science ne lui donnerait pas entièrement raison.

Et en effet, les excitations successives et souvent répétées que laissent après eux les excès alcooliques (2), finissent par émousser la sensibilité générale, de telle sorte que le sens génital se perd tout à la fois par l'abolition des désirs et par l'anéantissement de l'organe sensitif lui-même. L'ivrogne de profession n'a plus de goût que pour son vice, et le penchant qui l'entraîne le pousse à une brutalité dont la source n'est ni dans son cœur ni dans son imagination, ces deux foyers du sens génésiaque.

(1) Traduction d'Amyot.
(2) Voyez Ch. Rœsch, *De l'abus des boissons spiritueuses*. Paris, 1839, page 72.

Quelle que soit la boisson fermentée dont l'ivrogne fasse abus, que l'alcool soit à l'état de presque pureté, comme dans l'eau-de-vie et le trois-six ; qu'il soit mélangé à des substances plus ou moins astringentes, comme dans le vin; qu'il soit mêlé, au contraire, à des substances débilitantes, comme dans la bière, les résultats définitifs sont les mêmes. La physionomie des ivrognes peut différer, ainsi que le montrent les buveurs de vin et de bière, mais les conséquences, sous le rapport qui nous occupe, sont parfaitement identiques : tous perdent, avec le sentiment de leur dignité, le stimulant moral qui pousse un sexe vers l'autre, et en même temps la sensibilité physique sans laquelle nos organes restent sourds aux impressions extérieures.

Deux indications se présentent donc à la thérapeutique de l'impuissance par excès de boissons alcooliques : 1° rappeler les désirs mis en fuite ; 2° ranimer la sensibilité locale engourdie.

Il est bien évident qu'avant d'entreprendre la médication spéciale au sens génital, il faut que le malade ait renoncé à ses habitudes de buveur, et qu'un traitement approprié et que je n'ai pas mission d'exposer ici ait heureusement combattu les accidents généraux que l'ivrognerie détermine, tels que paralysie, démence, amaigrissement, cachexie, etc.

Quelquefois le retour à la sobriété et le traitement des accidents généraux suffisent pour ramener l'exercice normal des facultés génitales; ce résultat s'obtient surtout chez les malades dont l'intempérance n'a pas eu une longue durée, et dont la transformation s'est opérée au milieu de l'air pur et vivifiant de la campagne.

Cependant, malgré ces conditions favorables, l'impuissance survit quelquefois à toutes les autres conséquences de l'ivrognerie, et il est alors nécessaire de réveiller, comme chez les buveurs de profession, les désirs vénériens et la force virile engourdis.

Pour remplir la première indication, on recourra aux excitants moraux dont j'ai déjà parlé plusieurs fois, et l'on observera dans leur mise en pratique les conditions que j'ai indiquées comme indispensables à leur succès (1).

Quant à l'inertie de l'organe génital lui-même, il faut, pour la pouvoir combattre heureusement, se rendre compte des modifications pathologiques qui l'ont produite. S'il m'était permis de détourner un mot de sa signification précise, je dirais que, dans le cas dont il s'agit, l'affection est une *phlegmasie nerveuse chronique* déterminée, comme beaucoup de phlegmasies chroniques, par une succession plus ou moins rapide de stimulations.

Par conséquent, toute nouvelle stimulation, quelle que soit sa nature, est formellement contre-indiquée.

Mais si l'on réfléchit que les stimulations alcooliques se sont presque exclusivement fait sentir dans les centres nerveux, et surtout au cerveau, et que l'affaiblissement des extrémités a pu être amené par la privation de l'influx nerveux, dont le centre faisait une dépense trop grande par suite des stimulations dont il était le siége, on comprendra qu'il ne faut tenir dans une proscription absolue que les excitateurs généraux.

Et en effet la strychnine, la brucine, la noix vomique, etc., n'ont aucune action dans les circonstances qui nous occupent, quand elles n'aggravent pas les accidents qu'il s'agit de combattre.

Les excitateurs locaux, tels que l'électricité et l'acupuncture, ont une action plus certaine que les excitateurs géné-

(1) Voyez la page 357.

raux, mais il ne faudrait pas croire qu'ils réussissent d'une manière constante ; je les ai vus échouer assez souvent.

La médication qui a paru me donner les résultats les plus satisfaisants est la médication par le calorique, appliquée localement, soit sous forme de bains, soit sous forme de fumigations simples ou aromatiques. Pour obtenir ce dernier effet, le malade est assis sur une chaise percée, au-dessus d'un réchaud contenant quelques charbons enflammés sur lesquels on verse la poudre des aromates dont on veut faire usage. Ce mode d'excitation, dont j'ai déjà parlé ailleurs (1), doit être rappelé toutes les fois que l'occasion s'en présente, car il rend d'éminents services dans le traitement de diverses formes d'impuissance.

Quelle que soit la médication que l'on ait appelé à son aide, et quelque assurée que paraisse la guérison obtenue, on ne devra jamais oublier que de tous les accidents produits par l'ivrognerie, l'affaiblissement génital est peut-être celui dont la récidive est la plus constante au moindre retour vers la vicieuse habitude. J'ai donné des soins à un somme-lier de restaurant qui, à chaque excès de liqueurs alcoo-liques qu'il commettait, perdait toute énergie virile, et qui ne la recouvrait qu'avec la sobriété et après une ou deux fumigations aromatiques. Je le répète donc, la guérison n'est durable qu'au prix de la tempérance, et le médecin ménager de son honneur ne s'exposera pas aux chances d'une médication presque à coup sûr inutile, si le malade, en réclamant ses soins, ne fait qu'un *serment d'ivrogne*.

D. *Abus de l'organe intellectuel.*

« On a observé, dit de Lignac, que les mariages des

(1) Voyez la page 209.

gens de lettres n'étaient pas ceux qui rapportaient le plus à l'État : « J'ai lu dans une fable inconnue aux anciens, a dit Dufresny, qu'Apollon s'étant marié un jour, l'Hippocrène tarit le lendemain. Un génie marié est un génie stérile. En effet, continue Dufresny, les productions de l'homme sont bornées; il faut opter, de laisser à la postérité ou des ouvrages d'esprit ou des enfants (1). » (*Amusements sérieux et comiques*, amusem. 11ᵉ).

La fable imaginée par Dufresny confirme l'allégorie des anciens, qui, pour exprimer l'éloignement des lettrés pour les plaisirs de l'amour, ont représenté comme vierges Apollon et les neuf Muses, ses sœurs.

La Fontaine, fort compétent en ces sortes de matières, dit que :

Un muletier, à ce jeu, vaut trois rois.

L'observation médicale est ici entièrement conforme à l'opinion des poëtes, et s'il est vrai que les travaux de l'intelligence, poursuivis dans une mesure raisonnable et au milieu d'heureuses conditions hygiéniques, soient pour l'organe cérébral un bienfaisant stimulus dont l'influence se fait sentir jusqu'aux dernières ramifications du système nerveux, il n'est pas moins certain que les excès dans les travaux de l'esprit amènent, en dehors d'une foule d'actions qui peuvent plus ou moins retentir sur le sens génital, une débilité nerveuse générale, à laquelle les fonctions génératrices ne sauraient se soustraire.

Parmi les causes qui président aux maladies des gens de lettres, Tissot en mentionne deux principales qui doivent également m'arrêter un instant; ce sont : 1° la contention de l'esprit; 2° l'inaction du corps.

_____

(1) *De l'homme et de la femme*, etc., t. II, p. 47.

La contention d'esprit a deux modes d'action parfaitement distincts, et s'adresse tantôt à la partie morale et tantôt à la partie physique du sens génital.

Dans le premier cas, la contention d'esprit a pour résultat de détourner l'imagination du but que l'amour se propose, comme dans l'exemple suivant cité par l'auteur de l'article IMPUISSANCE du *Dictionnaire des sciences médicales* : « Peyrilhe rapportait dans ses cours l'observation suivante : Un mathématicien, profondément occupé de certains problèmes qu'il ne pouvait résoudre, s'oubliait près de son épouse chaque fois qu'il allait partager ses feux avec elle, c'est-à-dire que son imagination le reportant sur ses problèmes pendant l'acte, il lui était alors impossible d'éjaculer. Sa femme vint consulter ce médecin habile qui lui conseilla de produire chez son mari une ivresse joyeuse, et de saisir ce moment comme étant le plus propre à recevoir ses caresses. L'avis de M. Peyrilhe, rigoureusement observé, vint combler l'espoir des deux époux ; en un mot, le mari, arraché à ses profondes méditations, rentra dans tous ses droits. » (Maur, *thèse*, Paris, 1805.)

Quoique l'auteur de cette observation soit d'une sobriété de détails désespérante, on ne saurait admettre que l'impossibilité de l'éjaculation dont il parle fût analogue à cet état que j'ai appelé aspermatisme ; il est à croire, au contraire, qu'elle était due à la flaccidité de la verge, qui se produisait au moment où l'imagination cessait de présider à l'acte copulateur. Cet effet est très commun, et il est peu d'hommes qui ne l'aient éprouvé, quel que fût le motif qui détournât l'esprit de l'opération amoureuse près d'être entreprise. L'impuissance qui en résulte, quoique très réelle, est essentiellement passagère, et l'imagination, ramenée sur le théâtre de l'amour, peut incontinent reprendre ses droits et faire oublier son moment d'absence.

Mais les choses ne se passent pas toujours ainsi, et les préoccupations intellectuelles peuvent à ce point absorber l'esprit que l'imagination soit sans images et le consensus sans désirs. Newton et W. Pitt moururent vierges; Kant haïssait les femmes; Bacon remarque qu'aucun grand homme de l'antiquité ne fut très adonné aux plaisirs sexuels ; et les anciens, cachant les plus grandes vérités sous les plus ingénieuses allégories, avaient donné à Minerve, la déesse de la science, le surnom de femme sans *mamelles*, et ils la garantissaient des traits de l'Amour avec la tête de Méduse.

Cette influence de la contention d'esprit sur les désirs vénériens est connue de tout le monde, et beaucoup d'hommes, au milieu des circonstances de toutes sortes qui, dans les grandes villes surtout, les sollicitent à la débauche, ne doivent faire honneur de leur continence qu'aux préoccupations fiévreuses qui remplissent leur existence.

Au point de vue purement physique, les excès de travaux intellectuels exercent sur l'organisme une action débilitante constatée par tout le monde : « Le travail du cabinet, dit Rousseau, rend les hommes délicats, affaiblit leur tempérament, et l'âme garde difficilement sa vigueur quand le corps a perdu la sienne. L'étude use la machine, épuise les esprits, détruit les forces, énerve le courage, rend pusillanime, incapable de résister également à la peine et aux passions (1). » Ramazzini n'est pas moins explicite : « L'union de l'âme et du corps, dit-il, est telle qu'ils partagent réciproquement le bien et le mal qui leur arrive ; l'esprit est incapable de s'occuper quand le corps est fatigué

(1) *Préface de Narcisse*, œuvres diverses, t. I, p. 172.

par les exercices excessifs, et une application trop soutenue
à l'étude détruit le corps en dissipant les esprits animaux
qui sont nécessaires à sa réparation (1). » Tissot, si compétent en pareille matière, explique, comme il suit, l'action
du travail intellectuel sur le dépérissement de l'organisme :
« Pour comprendre, dit-il, ces influences du travail de l'esprit sur la santé du corps, il suffit de se rappeler : 1° un fait
que j'ai déjà indiqué, et que le sentiment apprend à toute
personne qui pense et qui s'observe penser, c'est que le
cerveau est occupé pendant que l'on pense; 2° que toute
partie du corps qui est occupée se fatigue, et que si le travail dure trop longtemps, ses fonctions se dérangent;
3° que tous les nerfs partent du cerveau, et de cette partie
précisément du cerveau qui est l'organe de la pensée et
qu'on appelle le *sensorium commune ;* 4° que les nerfs sont
l'une des parties principales de la machine humaine, qu'il
n'y a aucune fonction à laquelle ils ne soient nécessaires, et
que, dès que leur action est dérangée, toute l'économie
animale s'en ressent.

» D'après ces principes simples, chacun sentira que quand
le cerveau est épuisé par l'action de l'âme, il faut nécessairement que les nerfs souffrent et que leur dérangement
entraîne celui de la santé, et détruise enfin le tempérament sans qu'aucune autre cause étrangère y ait part (2). »

Il est donc incontestable que sous l'influence des excès
du travail intellectuel, outre l'éloignement des désirs vénériens, la force virile s'affaiblit elle-même, et cela en vertu
de la loi physiologique générale si bien indiquée par Tissot.

Mais, outre ces deux caractères qui sont communs à

(1) *Opera omnia,* p. 648.

(2) *De la santé des gens de lettres.* Nouvelle édition augmentée de
notes, par F.-G. Boisseau. Paris, 1826, page 24.

plusieurs autres espèces d'anaphrodisie, l'impuissance des hommes de cabinet s'accompagne, pour le moral, d'une hypochondrie, et, pour le physique, d'accidents du côté du système génito-urinaire, auxquels ne sont peut-être pas étrangères l'inaction et la position assise que les ouvriers de la pensée gardent trop longtemps.

L'inaction amène, en effet, des troubles dans les digestions qui réagissent sympathiquement sur l'organe cérébral; et la position assise livre aux congestions sanguines les organes contenus dans le bassin, par suite de l'obstacle matériel qu'elle oppose à la libre circulation dans les parties inférieures et du repos lui-même de cette partie; aussi a-t-on toujours mis au nombre des maladies des lettrés, la gastrite et la gastralgie, l'hypochondrie, la gravelle, le calcul vésical, les engorgements de la prostate, etc., etc., affections qui ont toutes, comme on le sait, une influence fâcheuse sur l'énergie virile.

Au moment où j'écris ces lignes, je donne mes soins à un jeune homme de Bruxelles, âgé de vingt-sept ans, d'un tempérament bilioso-sanguin, dont l'impuissance s'accompagne d'accès assez fréquents de gastralgie, d'une hypochondrie profonde poussée jusqu'à des idées de mort, et de douleurs sourdes du côté du col vésical suivies assez fréquemment d'une perte blanche que le malade confond avec des pertes séminales, et qui n'est que le résultat d'une sécrétion plus abondante de la prostate. Ce jeune homme a quitté, il y a dix-huit mois, le service militaire pour se livrer à des études métaphysiques; comme il obéissait, m'a-t-il dit, à une vocation irrésistible, il a sacrifié, avec toute l'ardeur d'un néophyte désireux d'apprendre, sa vie active et son sommeil réparateur à la lecture des ouvrages de Leibnitz, Descartes, Malebranche, Spinosa, etc., etc.

Après six mois d'un changement aussi radical dans les habitudes et le mode d'existence, des douleurs vagues d'abord, mais ensuite plus prononcées, se firent sentir du côté de la prostate, et leur plus grande acuité, qui correspondait toujours à une augmentation des excès du travail intellectuel, était tout à la fois le signal d'une sécrétion plus abondante de mucus prostatique, et d'une impossibilité d'érection, malgré l'aiguillon de désirs vénériens très réels. Bientôt des accidents nerveux apparurent du côté de l'estomac et furent promptement suivis d'un amaigrissement général, d'une teinte terreuse de la peau et d'un changement complet dans le caractère gai et les idées riantes du malade.

Fidèle au précepte de Tissot et à celui de tous les auteurs qui ont écrit sur la santé des gens de lettres, j'arrachai le malheureux à ses livres et à ses philosophes favoris; j'exigeai le retour à la vie active d'autrefois, j'imposai les exercices corporels en plein air et surtout à la campagne, et je prescrivis un régime analeptique secondé par l'eau de Spa. Sous l'influence de cette simple hygiène, une saison d'été suffit au malade pour renaître au monde, à ses espérances et à ses plaisirs; malheureusement l'hiver, en le chassant de la campagne, l'a ramené à Paris, où il a retrouvé ses livres, qu'il a cru pouvoir reprendre sans crainte d'une rechute; mais cette confiance ne s'est point justifiée, et dans le courant de mars, c'est-à-dire trois mois après la reprise de ses études, le malade vint de nouveau réclamer mes soins et m'accusa les mêmes accidents que ci-dessus, mais à un degré moindre.

Avant de me venir voir, et sur le conseil d'un confrère, il avait essayé de faire usage du citrate de fer, et avait éprouvé de l'emploi de ce médicament une aggravation dans l'état

24

nerveux du canal alimentaire. Le bismuth et les opiacés firent raison de cette surexcitation, et les moyens hygiéniques précédemment employés paraissent jusqu'à présent devoir produire des résultats aussi heureux que la première fois.

A défaut de cette observation, l'expérience et la raison commandent de n'entreprendre aucune médication, si au préalable on n'a enlevé le malade à ses livres, à ses méditations, en un mot à la cause même de son mal. Cette condition indispensable est, il en faut convenir, la plus difficile de toutes à réaliser. Tissot, dont le témoignage est d'un grand poids en pareille matière, ne cache pas ses craintes à cet égard : « La première difficulté, dit-il, qu'on a à vaincre avec les gens de lettres, quand il s'agit de leur santé, c'est de les faire convenir de leurs torts ; ils sont comme les amants qui s'emportent quand on ose leur dire que l'objet de leur passion a des défauts ; d'ailleurs, ils ont presque tous cette espèce de fixité dans les idées que donne l'étude, et qui, augmentée par cette bonne opinion de soi-même, dont la science enivre trop souvent ceux qui la possèdent, fait qu'il n'est point aisé de leur persuader que leur conduite leur est nuisible : avertissez, raisonnez, priez, grondez, c'est souvent peine perdue. Ils se font illusion à eux-mêmes de mille façons différentes : l'un compte sur la vigueur de son tempérament, l'autre sur la force de l'habitude ; celui-ci espère échapper à la punition, parce qu'il n'a pas encore été puni ; celui-là s'autorise d'exemples étrangers qui ne prouvent rien pour lui ; tous opposent au médecin une obstination qu'ils prennent pour une fermeté dont ils s'applaudissent, et dont ils deviennent les victimes ; bien loin de redouter le danger à venir, ils ne veulent quelquefois pas même sentir le mal présent, ou plutôt, le plus grand des maux pour eux, c'est la privation du travail, ils ne comptent pour rien les autres moyennant qu'ils se soustraient à celui-là (1). »

Lorsque la raison a triomphé de cette obstination fâcheuse et aplani cette première difficulté, il suffit, dans la majorité des cas, de suivre la conduite que j'ai tenue dans l'observation citée plus haut; les forces se rétablissent à mesure que les digestions deviennent meilleures, et l'énergie physique s'accroît de tout ce que ne dépense plus l'élément moral.

Cependant il est des circonstances où la nature seule ne suffit pas à cette réparation, et qui nécessitent l'intervention de l'art. Alors les ferrugineux, quand ils sont supportés, et le quinquina sont deux spécifiques dont on peut attendre merveille, surtout si l'on a soin de les associer aux bains froids, et, quand rien ne s'y oppose, aux excitants, tels que la cannelle, le girofle, le galanga, etc., etc.

Quelquefois, mais plus rarement encore, il faut agir sur les centres nerveux eux-mêmes, soit par des médicaments internes, comme la noix vomique; soit par des moyens externes, comme l'électricité.

Mais, je le répète, la médication par excellence, celle dont on doit attendre le plus de succès, est le repos de l'esprit, l'exercice corporel en plein air, un régime analeptique, tonique, fortifiant et quelquefois excitant.

E. *Abus de l'appareil génital.*

Le sens génital, comme tous les appareils de l'économie animale, est appelé à remplir une mission, à laquelle, sauf

(1) *Loc. cit.*, p. 136.

quelques cas exceptionnels, nous ne pouvons nous soustraire. C'est en vain que l'homme essaie de se révolter
contre l'empire de cette loi ; la nature, plus forte, brise la
résistance de sa volonté, ou lui impose des maux infinis
comme châtiment de sa désobéissance. Buffon raconte les
souffrances d'un curé de la Réole, victime de la chasteté, et
dont l'histoire trop connue ne saurait ici trouver place.

Dans l'intérêt de l'harmonie physiologique, qui n'est pas
autre chose que l'énergie relative de toutes les fonctions,
la nature a établi pour chacune d'elles un type normal,
différent, il est vrai, selon les individualités, mais basé sur
l'ensemble de toutes les fonctions, et en deçà et au delà duquel apparaît le désordre, la maladie.

La fonction génitale ne fait pas exception à cette règle
immuable, et son abstention ou son exercice immodéré,
que l'on désigne sous les noms de continence et d'incontinence, entraînent à leurs suites des désordres nombreux,
dont je ne dois ici considérer que ceux dont l'action néfaste s'exerce sur la puissance virile.

1° *Excès de continence.* — Les excès de continence, et
même la continence absolue, n'ont pas chez tous les hommes
la même influence sur le sens vénérien : chez les uns,
cette continence irrite les désirs, tandis qu'elle les abat
chez les autres. C'est affaire de tempérament et de constitution. Chez les individus d'un tempérament énergique,
chez ceux dont l'imagination a des élans irrésistibles, les
désirs vénériens ont une puissance étrange qui s'alimente de
rêves incessants dans le silence de la solitude, et qui trouve,
dans les combats mêmes que la raison livre à la folle du logis,
comme dit Montaigne, des excitants nouveaux à l'œuvre de
la chair. L'histoire de toutes les religions nous montre de
ces martyrs de leur foi, et, dans l'Iliade chrétienne, saint

Jérôme est resté comme le type des tristes victimes de la
continence et de la chasteté.

Cependant les constitutions les plus vigoureuses ne sont
pas toujours une garantie contre les atteintes anaphrodisiaques de la continence ; Galien avait déjà remarqué que
les chanteurs et les athlètes, qui, de son temps, se vouaient
à la chasteté pour conserver leurs forces, avaient les parties
génitales *exilia et rugosa* comme les vieillards. « Un de
mes amis, dit-il, étant venu me consulter à l'occasion d'un
priapisme, suite d'une continence prolongée, s'étonna de
ce qu'un athlète se trouvait placé, par la même cause, dans
une circonstance tout opposée. *Miror, inquit, quod huic*
(athletam indicans) ob continentiam rugosus, collapsusque
penis evaserit : mihi vero ex quo continentiam servare
studui, evenerit contrarium. Galien ajoute que ceux, au
contraire, qui, dans leur jeunesse, s'étaient abandonnés sans
réserve aux jouissances de l'amour, avaient les parties génitales extrêmement développées (1). »

Le médecin de Pergame ne fait qu'affirmer une loi physiologique dont la vérité n'est contestée par personne, et
qui fixe l'intime corrélation existant entre le développement
d'un organe et l'exercice de sa fonction. Cette loi, dont un
exemple frappant est le défaut de symétrie parfaite entre les
deux parties latérales du corps par suite du plus grand
usage d'un côté que de l'autre, peut se traduire de la manière suivante : Plus un organe ou un appareil d'organes
fonctionne, plus il possède une nutrition active, et plus, par
conséquent, il s'accroît en volume et en énergie ; *vice*
versâ, moins un organe ou un appareil d'organes fonctionne,
et moins il jouit d'une nutrition abondante, et plus, par

_____

(1) *Dictionnaire des sciences médicales*, art. CHASTETÉ.

conséquent, il est exposé au dépérissement et à l'atrophie.

Si cette loi physiologique n'est pas un mensonge, on comprend que l'on en puisse faire l'application à l'appareil génital, et que, chez les individus dont l'imagination paralysée n'éveille pas le feu sacré des désirs dont la présence supplée, jusqu'à un certain point, l'exercice de la fonction en entretenant dans les organes l'excitation et la vie, on comprend, dis-je, que chez ces individus lâches de corps et d'esprit, l'appareil génital, par suite du repos forcé auquel il est condamné, éprouve une sorte d'arrêt de développement, et reste, comme chez les enfants, à l'état embryonnaire.

J'ai raconté ailleurs (1) un exemple de petitesse extrême de la verge, à laquelle je parvins cependant à donner un volume convenable par le seul exercice de la fonction copulatrice, grâce à la persistance chez le malade des désirs vénériens. Mais cette circonstance heureuse ne se rencontre pas toujours, et il est assez ordinaire que dans l'espèce d'impuissance qui m'occupe, on ait à réveiller tout à la fois l'activité génésique du moral et la force annihilée de l'organe copulateur.

Je ne reviendrai pas ici sur les moyens d'excitation morale que j'ai longuement exposés dans un autre chapitre de cet ouvrage ; mais je ferai remarquer que si la continence est le résultat, non de la volonté, mais de l'apathie du tempérament, il faudra de toute nécessité recourir, en même temps, à une médication fortifiante dans laquelle le fer et le quinquina à l'intérieur, et les bains froids dans l'eau courante, et surtout dans la mer, occuperont une large place.

_____

(1) Voyez la page 160.

Quant à la médication locale, à celle qui aura plus spécialement pour objet de relever les forces viriles affaiblies,
je n'en sais pas de meilleure que l'exercice même de la
fonction.

Cependant, pour arriver à la possibilité de cet exercice,
à la réalisation du premier coït, on se trouvera bien de recourir à l'intérieur et en frictions, concurremment avec la
médication générale par les ferrugineux et les toniques, aux
agents que les anciens désignaient plus spécialement sous le
nom d'aphrodisiaques : le phosphore, l'acide formique,
l'aristoloche, l'armoise, la garance, la myrrhe, la rue, la
sabine, le safran, etc.; on pourra, dans quelques circonstances, mettre à profit la stimulation que quelques agents
exercent sur les organes urinaires, tels que les cantharides,
les acétates de chaux, de potasse et de soude, l'alkékenge,
le câprier, la racine de fenouil, etc., etc.

Mais il ne faut pas se faire illusion et placer trop d'espérances sur une médication dont les effets sont souvent douteux et toujours lents à se produire ; car chez les natures
apathiques, qu'on ne l'oublie pas, la continence prolongée
a souvent déterminé un arrêt de développement de l'appareil
génital, auquel il n'est pas toujours facile de remédier, surtout quand l'imagination du malade ne seconde pas la médication ou que le sujet a atteint déjà un certain âge.

2° *Excès d'incontinence. Excès vénériens.* — Les excès
vénériens sont de toutes les causes physiques d'anaphrodisie la plus fréquente, sinon la plus terrible. L'impuissance
qu'ils déterminent n'est quelquefois que passagère, mais
dans quelques autres circonstances au contraire, elle persiste plus ou moins longtemps, et peut même devenir définitive si les organes testiculaires sont épuisés et flétris.

Je vais examiner les conditions diverses de chacun de ces

états ; mais il me paraît utile, avant d'entrer en matière, de vider une question, à laquelle les gens du monde et beaucoup de médecins attachent un certain intérêt : je veux parler de la différence des résultats amenés par les excès de coït et par les excès de masturbation.

S'il en fallait croire à peu près tous les auteurs qui ont écrit sur l'onanisme, les excès de ce vice seraient beaucoup plus funestes que les excès de coït ; les raisons qu'ils font valoir en faveur de cette opinion ne me paraissent ni réelles ni fondées, et l'on peut même dire que, toutes choses égales d'ailleurs, la copulation détermine une excitation générale, un ébranlement dans tout le système nerveux que la masturbation ne saurait produire dans le silence de son isolement.

Il est incontestable que l'on rencontre un plus grand nombre de victimes de l'onanisme que du coït, mais cette différence en faveur de la masturbation tient à plusieurs causes :

1° Parce que la masturbation est le plus fréquemment exercée à un âge où les organes génitaux n'ont point encore acquis leur développement complet, et que, par conséquent, ils n'ont à opposer à la fatigue qu'on leur impose qu'une très faible force de résistance ; tandis que le coït est ordinairement l'apanage de l'homme arrivé, sinon à une évolution parfaite, du moins à un degré suffisant d'énergie ;

2° Parce que les excès d'onanisme sont plus facilement exécutables que les excès du coït, en ce que pour les premiers une volonté seule suffit, alors que pour les seconds il faut l'accord de deux volontés et la réunion de certaines circonstances dont le masturbateur parvient facilement à s'affranchir ; ainsi, le masturbateur n'a pas toujours besoin de la solitude pour satisfaire ses vicieux penchants ; on en a vu

qui contentaient leurs habitudes sous les yeux de leurs
maîtres ou de leurs parents, soit en croisant leurs jambes
et en balançant leurs corps, soit avec la main placée dans la
poche de leur pantalon, soit en frottant l'organe voluptueux
contre un coussin, un meuble, etc., etc. ; le coït, au contraire, exigeant l'isolement le plus absolu, a bien moins que
l'onanisme d'occasions de se satisfaire, sans parler de l'accord parfait qui doit exister entre l'homme et la femme.

C'est surtout à ces deux circonstances, et non à une différence d'action du coït et de la masturbation, qu'il faut
rapporter les résultats notés par les auteurs ; pour moi, je
suis parfaitement convaincu qu'au milieu de conditions
égales, les excès d'onanisme et les excès de copulation amènent des effets identiques, soit sur l'économie tout entière,
soit seulement sur l'appareil de la génération.

D'ailleurs, plus qu'en toute autre occurrence, l'appréciation de ces effets ne peut être établie d'une manière absolue,
et telle incontinence qui sera excès pour l'un, sera pour
l'autre le simple exercice de la fonction. Les tempéraments,
l'état de santé ou de maladie et les passions jouent ici un
très grand rôle, et sollicitent toute l'attention du médecin.

Je me suis déjà suffisamment expliqué ailleurs (1) sur la
valeur de chacune de ces circonstances, pour qu'il soit inutile d'y revenir ici.

En cette place, je dois admettre que l'acte vénérien a été
accompli d'une manière abusive, c'est-à-dire en dehors des
limites posées à l'individu ou par les forces de son organisme, ou par l'existence d'une maladie, ou par l'état de son
âme, etc., et que ces excès ont amené l'impuissance.

L'impuissance produite par une pareille cause est rarement indépendante de tout autre phénomène morbide :

(1) Voyez les pages 132 et suivantes.

tantôt elle est liée à un affaiblissement général de l'économie, et tantôt elle est accompagnée de lésions anatomiques
locales dont elle paraît n'être qu'une conséquence.

La première, presque toujours passagère, est rarement
au-dessus des ressources de l'art; la seconde, au contraire,
résiste davantage aux moyens thérapeutiques, et peut même,
dans quelques cas, les défier complétement.

Je vais examiner à part ces deux formes d'anaphrodisie,
car leur distinction, au point de vue du traitement, est de
la plus haute importance.

a. *Impuissance par excès vénériens sans lésions anatomiques locales.* — Il ne peut être question ici, on le comprend, de cette impuissance qui suit une ou plusieurs nuits
de débauche; l'impossibilité du coït n'est point alors une
maladie qui réclame les secours de la médecine; c'est pour
le physique une fatigue que le repos fait disparaître, et pour
le moral une satiété que la continence dissipe; la sécrétion
spermatique, à l'âge surtout où elle est le plus active, a
bientôt réparé les pertes auxquelles ces excès ont condamné l'organisme, et l'individu ne tarde pas à rentrer dans
toute la plénitude de ses droits.

Cependant ce retour à la vie sexuelle se fait quelquefois
vainement attendre, et le malheureux dont l'espoir est déçu
tombe alors dans un découragement qui peut à lui seul
amener l'impuissance.

Dans ces cas, moins rares qu'on ne croit, l'impossibilité
du coït ne se trahit par aucun autre symptôme que par la
non-érection de la verge : les désirs n'ont pas fui, et l'émaciation et le dépérissement dont je parlerai tout à l'heure
n'existent pas. Le médecin n'a pour éclairer sa religion que
les seuls aveux du malade, dont la véracité d'ordinaire ne
saurait être mise en doute.

Cet état, par lui-même, n'a aucune gravité, et disparaît assez facilement par le repos de l'organe et l'emploi de quelques moyens excitateurs chez les malades dont l'esprit est resté inaccessible à la crainte ; mais il peut se prolonger plus ou moins longtemps chez ceux dont le moral est troublé par les appréhensions d'une impuissance complète.

Plus qu'en toute autre circonstance, les gens du monde dont la verge entre difficilement en érection après des excès vénériens, s'abandonnent à des terreurs imaginaires et se croient atteints de toutes les infirmités dont quelques auteurs, et Tissot entre autres, leur ont fait un si lugubre tableau. Le médecin ne doit point partager de semblables appréhensions, il les doit attaquer en face et les combattre avec toute l'autorité que lui donne la science. S'il caresse les terreurs de son malade, celui-ci, soyez-en convaincu, se croira bientôt la victime de toutes sortes de fléaux ; son imagination troublée lui fera voir des flocons blanchâtres dans ses urines ; elle lui fera prendre pour une perte séminale le mucus prostatique qui vient humecter le méat urinaire sous l'empire d'une excitation amoureuse ; elle lui créera mille fantômes plus absurdes les uns que les autres et qu'il est quelquefois très difficile de dissiper. Je me rappelle un de ces malheureux qui se croyait atteint d'un sarcocèle, parce que, me disait-il, les abus qu'il avait faits de ses organes génitaux avaient amené dans les testicules, par suite du travail forcé de la sécrétion spermatique, une inflammation chronique qui avait bien pu dégénérer en cancer.

Il faut en pareille occurrence, je le répète, que le médecin ne s'abandonne à aucune faiblesse, à aucune condescendance ; il ne doit point, comme dans quelques occasions que j'ai eu soin de spécifier, user de ruse ; la ruse est ici funeste, parce qu'elle fortifie la croyance du malade en des lésions profondes et presque inaccessibles aux ressources de l'art.

D'ailleurs, quand son effroi ne lui a pas créé des images trop sombres, le malade ne tarde pas à revenir de son erreur, et la confiance la plus entière rentre en son âme au plus petit retour de la force virile.

Pour obtenir ce résultat, la première condition est de soustraire le sens génital aux excitations amoureuses ; tout ce qui peut éveiller les désirs vénériens, moralement ou physiquement, sera éloigné, et l'on respectera avec un soin égal la quiétude de l'âme et le repos des organes.

Concurremment avec ce calme général, et comme pour forcer la nature à en sortir elle-même sans le secours d'excitants venus du dehors, une nourriture fortifiante, analeptique, sera employée, et l'on se trouvera bien de l'usage des gelées de viande ou de volailles aromatisées avec des épices, du chocolat à la vanille, du sagou, du salep assaisonnés avec le vin, la cannelle, la muscade, les clous de girofle, etc, des rôties au sucre ou au vin, etc., etc. Des promenades à la campagne, surtout à cheval ou en voiture, compléteront cette hygiène, qui suffit, dans la majorité des cas, pour rendre au malade toute sa vigueur première.

Cependant, si ces moyens étaient insuffisants, et qu'il fallût recourir à une médication plus active, on commencerait par administrer, en guise de tisane, une décoction de bois de quinquina, à la dose d'un verre par jour, pris en deux ou trois fois.

Enfin, s'il était nécessaire d'agir d'une manière plus énergique encore, on pourrait avoir recours à l'acide formique, au phosphore et même aux cantharides, soit à l'intérieur, soit en frictions sur le périnée et la base de la verge. Mais, je le répète, cette impuissance sans altération

générale, sans lésions anatomiques, et produite seulement
par quelques excès vénériens, est essentiellement passagère
et réclame rarement une médication active.

Il n'en est pas ainsi de celle qui, découlant de la même
source, s'accompagne du dépérissement de l'organisme
et semble être une conséquence fatale de l'anéantissement
qui frappe toutes les fonctions ; c'est qu'en effet l'impuissance, dans ce cas, est autant le résultat de l'affaiblissement
général que de la fatigue des organes génitaux, et l'on peut
dire que si son point de départ est dans les excès vénériens, elle est entretenue et singulièrement aggravée par
l'état déplorable de l'économie tout entière.

Par suite de l'insuffisance de nutrition dépendant, soit
d'un état morbide de l'estomac ou des vaisseaux absorbants, soit d'un alanguissement de la force vitale elle-même,
le sang s'appauvrit, et dans beaucoup de circonstances tous
les phénomènes de la chlorose se montrent; ceux dont le
système nerveux est le siège offrent parfois une acuité et une
persistance qui font le désespoir du malade, et il en doit
être nécessairement ainsi, puisque le coït, dont les excès
sont la cause première de tous ces désordres, porte sur ce
système une action profonde et en quelque sorte spéciale.

Mais cette action, ainsi que celle de l'appauvrissement
général, se limitent assez souvent aux fonctions organiques
du système nerveux, et laissent dans leur intégrité les facultés intellectuelles et affectives. Aussi n'est-il pas rare de
voir persister les attributs de l'esprit chez ceux-là même
qu'une trop fréquente satisfaction des désirs vénériens a
conduits au marasme et à l'impuissance.

D'autres fois, les facultés intellectuelles et affectives ont
été entraînées dans le naufrage des fonctions organiques, et
seuls les désirs érotiques surnagent au milieu des débris

amoncelés autour d'eux. La position du malheureux ainsi
frappé est bizarre : la mémoire est toujours plus ou moins
profondément altérée ; l'âme, châtrée de tout sentiment,
languit dans l'indifférence, et l'organe sexuel, atteint dans
sa force, ne peut plus réagir contre les excitations qui le
sollicitent ; aussi, dans cette absence des plus nobles attributs de l'homme, les désirs vénériens ont quelque chose
de bestial qui, s'ils pouvaient être contentés, ravaleraient
celui qui les manifeste au niveau de la brute à l'époque
du rut. L'irritabilité dans laquelle se trouve le système nerveux aiguillonne ces désirs et change en véritable torture
l'impossibilité de les satisfaire. J'ai vu plusieurs de ces
malheureux condamnés à fuir le monde, à s'éloigner de la
société des femmes et à rechercher une solitude où ils pussent tout à leur aise maudire leur fatale destinée. L'un
d'eux, entre autres, qui m'aurait convaincu, si je n'avais
eu déjà cette certitude, de l'existence de l'hystérie chez
l'homme, portait des regards de convoitise sur toutes les
femmes, laides ou jolies, qu'il rencontrait, et il lui était
impossible de fixer dans ses souvenirs l'image de l'une
d'elles. J'allai avec lui aux Tuileries un jour où la mode
fait de ce jardin public un lieu de réunion pour les femmes
élégantes de Paris, et, pendant une heure à peu près que
nous y restâmes, il éprouva des désirs constamment nouveaux : il lui semblait toujours voir pour la première fois
les personnes devant lesquelles nous avions passé à plusieurs
reprises et sur lesquelles j'avais attiré son attention dès
notre entrée dans le jardin. L'émotion ne se prolongeait
jamais au delà de la sensation ; l'impression produite par une
femme s'effaçait presque instantanément par la vue d'une
autre femme, et sa mémoire perdait le souvenir de celle-ci
à la rencontre d'une nouvelle. Cette mobilité d'impressions

faisait le désespoir du malade et le força enfin à se retirer à une campagne qu'il possédait dans le département de l'Oise, et dont la solitude, en lui permettant l'observation rigoureuse d'un traitement, le rendit bientôt au monde de Paris, auquel l'attachaient sa fortune et sa position sociale.

Dans d'autres circonstances enfin, les désirs vénériens ont subi la destinée de la force virile, et comme elle se sont noyés dans les excès de la luxure et du coït. L'homme n'est plus alors que l'ombre de lui-même ; automate animé par un reste de vitalité, il n'ouvre ni son esprit, ni son âme, ni ses sens à ce que la nature a de plus sympathique, à ce que la femme a de plus séduisant. C'est à lui que peuvent s'appliquer, sans parabole, ces paroles de l'Écriture : *Oculos habet et non vidit, aures habet et non audiit,* etc.

Quels que soient les phénomènes qui, du côté du moral, accompagnent les actions vitales résultant d'excès vénériens, la première et la plus importante indication à remplir est la réparation des pertes éprouvées par l'économie ; ce résultat n'est pas toujours facile à atteindre, surtout au début de la médication, parce que l'excessive irritabilité de l'estomac ne permet pas de recourir à une alimentation franchement analeptique. Il faut ordinairement commencer par un régime lacté et n'arriver que progressivement à une nourriture tout à la fois plus substantielle et plus excitante.

Tissot recommande de faire prendre au malade du lait froid coupé avec l'eau de Spa : « Un grand avantage, dit-il, des eaux de Spa et du quinquina, c'est que leur usage fait passer le lait. M. de la Mettrie nous a conservé une belle observation de M. Boerhaave. *Ce duc aimable,* je traduis mot à mot, *s'était mis hors du mariage, je l'ai remis dedans par l'usage des eaux de Spa avec le lait. (Ama-*

bilis ille dux se posuerat extra matrimonium; ego illum reposui intra (1). » (Supplément à l'ouvrage du *Pénélope*, ch. I, liv. **XXXV**.)

C'est dans les circonstances qui nous occupent que les anciens auteurs recommandaient de faire coucher le malade avec une personne saine et à vitalité exubérante, et de le nourrir avec du lait de femme. J'ai, dans un autre chapitre (2), suffisamment fait ressortir l'inanité de ce premier moyen, et le danger et l'immoralité du second, pour qu'il soit inutile d'y revenir ici.

La médecine, grâce au ciel! possède assez de ressources pour ne pas regretter de semblables expédients, et elle a, dans le quinquina, les toniques et les ferrugineux, des armes puissantes, si elle sait les manier avec prudence et avec fermeté. « Un homme, dit de Lignac, s'était tellement épuisé avec une courtisane, qu'il était incapable d'aucun acte de virilité; son estomac était aussi extrêmement affaibli, et le manque de nutrition et de sommeil l'avait réduit à une grande maigreur. Voici la méthode qu'employa M. Tissot pour procéder à la curation de cette impuissance : A six heures du matin, le malade prenait six onces (180 grammes) de décoction de quinquina, à laquelle on ajoutait une cuillerée de vin de Canarie; une heure après, il prenait dix onces de lait de chèvre qu'on venait de tirer, auquel on ajoutait un peu de sucre et une once d'eau de fleur d'oranger. Il dînait d'un poulet rôti, froid, de pain et d'un verre d'excellent vin de Bourgogne avec autant d'eau. A six heures du soir, il prenait une seconde dose de quinquina; à six heures et demie, il entrait dans un bain froid, dans lequel il restait dix minutes, et au sortir duquel il en-

(1) *Onanisme*, art. III, sect. x, p. 202, 3e édit. Lauzanne, 1765.
(2) Voyez la page 255.

trait dans son lit. A huit heures, il reprenait la même quantité de lait; il se levait depuis neuf heures jusqu'à dix. Tel fut l'effet de ces remèdes, dit M. Tissot, qu'au bout de huit jours, il me cria avec beaucoup de joie, quand j'entrai dans sa chambre, qu'il avait recouvré *le signe extérieur de la virilité*, pour me servir de l'expression de M. de Buffon. Au bout d'un mois, il avait presque entièrement repris ses anciennes forces (1). »

Grâce aux progrès que la chimie a fait faire à la pharmacie, la médecine dispose aujourd'hui de préparations ferrugineuses facilement supportables et qui sont bien plus singulièrement actives que le quinquina ou le vin de Canarie. Cependant je me suis toujours loué d'avoir commencé la médication en mettant pendant quinze jours le malade à la décoction de quinquina et au mélange du lait froid et de l'eau de Spa. Cette dernière peut sans inconvénient être remplacée par tout autre eau ferrugineuse, comme celle de Forges ou de Passy, par exemple.

Mais dès que l'estomac peut supporter des préparations de fer plus actives, il faut se hâter de les faire prendre au malade; les pilules de Vallet, celles de Blaud et le lactate de fer de Gelis et Conté m'ont, dans de semblables circonstances, rendu des services qui me les font considérer comme indispensables dans la thérapeutique des affections que j'examine.

L'alimentation, tout à la fois nourrissante et légèrement excitante, facilitée par un exercice modéré et pris à la campagne, devra seconder l'action du quinquina et du fer.

Ces moyens, joints à la privation totale des plaisirs vénériens, suffisent, dans la majorité des cas, pour réparer

_____

(1) *De l'homme et de la femme*, etc., t. I, p. 306.

les désordres généraux et locaux produits par les excès de
l'amour. Mais l'impuissance est de tous les accidents le dernier à disparaître ; comme dans l'évolution physiologique, le
sens génital n'entre en exercice qu'après l'acquisition d'une
suffisante énergie par toutes les autres parties de l'économie. Les bains froids de rivière et surtout de mer, les lotions froides sur les lombes, le périnée et l'appareil génital,
hâteront singulièrement le reveil de celui-ci ; quelquefois,
mais bien rarement, quand la réparation générale a été suffisante, il est nécessaire de recourir à des excitants locaux
plus énergiques : les frictions sèches ou aromatiques, le
massage, et, au besoin, la flagellation, pourront rendre
quelques services ; plus rarement encore, on aura recours
aux cantharides, dont l'action sur la vessie serait ici plus
nuisible qu'utile.

Les agents ou moyens excitateurs ne seront mis en usage
qu'avec la plus grande circonspection ; ils ne seraient pas
sans une influence fâcheuse sur un système qui a été le
théâtre de désordres quelquefois très graves.

Quant à la médication morale excitante, qu'il faut appeler
à son aide quand le retour des désirs vénériens se fait trop
longtemps attendre, je l'ai suffisamment exposée dans plusieurs parties de cet ouvrage, pour qu'il soit fastidieux d'y
revenir ici.

b. *Impuissance par excès vénériens avec lésions anatomiques locales*. — Je n'ai point à décrire toutes les lésions
anatomiques qu'impriment à l'appareil génital les excès vénériens ; parmi ces lésions, les unes n'ont aucune influence sur
l'énergie virile, et les autres affectent plutôt la fécondité que
la puissance, et n'agissent que secondairement sur cette dernière, après avoir altéré les fonctions des testicules, comme,
par exemple, le cancer de ces organes ou le varicocèle.

Les premières, étrangères à mon sujet, ne doivent point trouver ici de place ; les secondes, naturellement désignées pour une autre partie de cet ouvrage, entreront dans le cadre de la stérilité, car leur étude, enfermée ;dans les limites de l'impuissance, serait nécessairement incomplète et ferait en même temps un double emploi.

Cependant je m'arrêterai à une lésion qui, si elle affecte généralement la faculté reproductrice, ne laisse jamais intacte la force copulatrice ; c'est la lésion des vésicules séminales et des canaux éjaculateurs qui donne naissance aux pertes séminales, ou spermatorrhée.

L'exception, que je fais en faveur de cette maladie en la décrivant ici, se justifie par ce que je viens de dire : que si, arrivée à un certain degré, elle est une cause certaine d'impuissance, elle n'entraîne pas toujours la stérilité, comme on peut s'en convaincre en examinant au microscope, le sperme de certains tabescents qui ne présentent également rien d'anormal du côté des glandes spermatiques.

Mais alors s'élève une autre question qui appellera ailleurs toute mon attention, et que je ne veux qu'indiquer présentement, afin de légitimer tout à fait la place que j'accorde ici à la spermatorrhée. L'éjaculation spermatique, si difficile et le plus souvent impossible chez les individus atteints de pertes séminales, constituant, chez l'homme, une des conditions de la faculté fécondante, il semble que son absence doive être une cause positive de stérilité. Sans doute, à première vue, et en ne jugeant que par la théorie, les choses paraissent devoir se passer ainsi ; mais lorsqu'on se rappelle les expériences de Spallanzani et que l'on veut consulter les archives de la science, on reste convaincu que si l'éjaculation est une des conditions normales de la faculté fécondante chez l'homme, elle n'en est point une condition tellement absolue que, dans quelques circonstances rares, il est vrai, cette faculté ne puisse s'exercer sans elle.

Cette question, dont l'importance est si grande au point de vue de la famille et de la médecine légale, sera pour moi le sujet d'un examen sérieux, alors que j'étudierai l'étiologie de la stérilité chez l'homme ; pour le moment, je n'ai voulu qu'expliquer l'exception que je fais ici en faveur de la spermatorrhée, et montrer qu'elle entraîne plus constamment l'impuissance que la stérilité.

POLLUTIONS. SPERMATORRHÉE. — Les pertes séminales ne sont pas exclusivement produites par les excès vénériens ; des causes nombreuses président à leur naissance, et, comme elles sont souvent réunies en plus ou moins grand nombre sur le même individu, il est quelquefois difficile d'assigner à chacune d'elles l'influence qui lui revient en propre. Cependant les excès de masturbation et de coït tiennent une des premières places dans la production de ces phénomènes morbides, et c'est à leur action seulement que je dois limiter l'espace consacré ici aux pertes séminales involontaires.

Celles-ci admettent divers degrés que tous les auteurs se sont attachés à séparer avec soin, et cette distinction était, en effet, nécessaire, non-seulement au point de vue du pronostic, mais encore sous le rapport du traitement, ainsi que nous le verrons tout à l'heure.

En ne considérant que les conditions physiologiques, qui, dans l'état normal, accompagnent l'éjaculation du sperme, c'est-à-dire désirs vénériens, érection de la verge et sensation voluptueuse, nous devons nous demander avant toute chose si ces conditions sont ou non conservées. Dans le premier cas, la perte séminale ne rentre plus qu'indirectement dans notre cadre, ou tout au moins ne peut plus être considérée que comme une cause éloignée et plus ou moins certaine d'impuissance; dans le second cas, au contraire, l'affection est complétement de notre domaine, puisqu'elle est suivie de l'abolition d'une ou de plusieurs circonstances nécessaires à l'acte copulateur.

Ces deux états se rencontrent en effet, et il existe entre eux un tel lien de parenté que, assez généralement, l'un est amené par l'autre.

J'appellerai *pollution* la perte de semence qui s'accompagne de l'orgasme vénérien; et je réserverai le nom de *spermatorrhée* aux pertes séminales qui ne sont sollicitées par aucun désir vénérien, qui ne sont pas précédées de l'érection de la verge, et qui ne provoquent aucune sensation voluptueuse.

L'impuissance ne coexiste pas toujours avec la pollution; elle est au contraire un attribut constant de la spermatorrhée.

Pollutions. — La pollution, que je vais d'abord examiner pour revenir tout à l'heure à la spermatorrhée, doit nécessairement, pour constituer un état pathologique, se produire en dehors de la volonté et des excitations naturelles du génésique.

Eu égard à cette double condition, les pollutions ont été distinguées en nocturnes et diurnes, comme s'il était possible de limiter exactement ce qui appartient aux excitants internes, et ce qui revient aux excitants physiques.

Je m'explique.

Pendant le sommeil et précédant la pollution nocturne, il se produit, tantôt des rêves lascifs, tantôt des tableaux hideux, des images repoussantes, tantôt enfin il n'existe aucun rêve, il ne se dessine aucun spectacle. — Du côté du corps, la chaleur du lit, la position horizontale, et surtout sur le dos, qui appelle une sorte de fluxion sur l'extrémité inférieure de la moelle épinière, sont, sans compter la plénitude de la vessie, des causes externes d'excitation génitale. — Or, qui de ces causes amène la pollution? Est-ce le rêve lascif? Est-ce le rêve hideux, mais cependant toujours lubrique? Est-ce la chaleur du lit? Est-ce la position couchée? Est-ce enfin le contact ou le frottement de la chemise ou des draps sur la verge? — Comme on le voit, la distinction n'est pas facile à faire, et je la crois, sinon nuisible à la clarté du discours, du moins entièrement inutile, alors que l'on a séparé, comme je l'ai fait, la pollution de la spermatorrhée.

Sans doute, la pollution est bien plus fréquente pendant la nuit que pendant le jour, précisément à cause de la réunion des excitants internes et externes qui n'existe pas toujours à l'état de veille.

Tous les auteurs n'admettent pas la pollution diurne telle que je l'entends ici : les uns, empiétant sur le domaine de l'acte physiologique, regardent comme un état pathologique, et nomment perte séminale convulsive, une éjaculation trop rapide, l'émission du sperme avant l'introduction de la verge dans le vagin; et les autres la nient et la contestent tout simplement.

Les premiers poussent évidemment trop loin l'amour de la pathologie : la rapidité de l'éjaculation, que j'ai observée assez souvent, loin d'être toujours le résultat d'un état morbide, est le plus souvent l'attribut de la jeunesse et de désirs ardents, ou la conséquence d'une passion violente et comprimée, ou celle d'attouchements prolongés, d'excitations amoureuses trop longues.

Cependant, et il m'a été donné d'en observer plusieurs cas, la rapidité de l'éjaculation peut tenir à une surexcitation de la sensibilité nerveuse, soit des vésicules séminales, soit des conduits éjaculateurs, soit même du col de la vessie, à ce point que la plus légère excitation détermine incontinent la sortie du sperme, — c'est la goutte d'eau qui fait déborder le vase, — mais dans ces circonstances, qui tiennent évidemment à un état morbide local, la rapidité de l'éjaculation ne saurait constituer une pollution, puisque j'ai établi que cette dernière n'existait qu'en l'absence de la volonté.

A ceux qui nient la réalité de la pollution diurne, il faut répondre par des faits. Le satyriasis est l'expression la plus haute de cet état, et malgré les restrictions que j'ai faites ailleurs (1) sur cette maladie, on me permettra de citer l'exemple suivant : « Un jeune homme de vingt ans, d'une complexion primitivement forte, presque athlétique, mais affaibli par les excès dont je vais donner l'histoire, s'était, depuis l'âge de quinze à dix-huit ans, livré à cet acte destructeur dont Tissot a si bien décrit les dangers. Il s'y livrait de préférence dans le bain, et avait quelquefois porté le nombre des pollutions jusqu'à quinze dans un seul jour. Des excès aussi multipliés affaiblirent sa constitution, portèrent atteinte à la force de son intelligence et du trouble dans sa mémoire. D'après les avis de quelques personnes prudentes, ce jeune homme renonça à cette funeste habitude, et, depuis deux ans, il vivait dans la continence la plus exemplaire. Sa constitution s'était raffermie ; la mémoire et les autres facultés mentales avaient repris leur ancienne vigueur. Ses parents, qui le destinaient au commerce, le placèrent chez un négociant : il se livrait à ses nouvelles occupations avec tout le zèle et l'activité que comportaient et son âge et sa constitution robuste. Chéri

(1) Voyez la page 250.

de ce négociant et de sa femme, dont il recevait tous les jours des témoignages d'amitié, il s'abusa sur le genre d'attachement que la femme avait pour lui, et s'imagina d'en être tendrement aimé ; de son côté, il la payait d'un tendre retour. Placé entre la crainte de violer les devoirs de la reconnaissance, et le désir de posséder cette femme qui n'était cependant ni jeune ni jolie, sa situation devint de jour en jour plus pénible et plus embarrassante. Quand par hasard elle jetait un coup d'œil sur lui, *il entrait en érection et ne tardait pas à éjaculer ;* la nuit, il avait des pollutions fréquentes, etc., etc. (1). »

J'ai connu un jeune homme à peu près dans la position de celui dont on vient de lire l'histoire. Après des excès de masturbation, qui avaient cessé depuis assez longtemps, dix-huit mois environ, ce jeune homme devint éperdument amoureux d'une demoiselle. Toutes les fois qu'il se trouvait en sa présence ou que son image se présentait à son esprit, il entrait en érection, et alors le moindre contact sur la verge déterminait l'éjaculation. Il était obligé de rester immobile pour empêcher le frottement de son pantalon ou de sa chemise ; il lui est même arrivé d'avoir sa perte séminale en touchant seulement la main de la personne aimée.

Que cet état tienne à une surexcitation de tout le système nerveux ou simplement des organes génitaux, il le faut admettre comme l'expression d'une situation anormale qui n'est certes pas l'impuissance, mais qui peut en être regardée comme une cause plus ou moins prochaine ou plus ou moins éloignée.

Cependant, il est à remarquer que les personnes atteintes de pollutions, soit nocturnes, soit diurnes, perdent une

(1) *Dictionnaire des sciences médicales*, art. SATYRIASIS, t. L, p. 52.

partie de leur empire sur le sens génital, c'est-à-dire que celui-ci se montre plus facilement réfractaire que dans l'état normal aux ordres de la volonté ; on dirait que l'organe générateur tend à perdre l'habitude de cette obéissance pour subir l'influence d'excitateurs anormaux. Ce commencement de révolte de l'appareil copulateur contre la volonté passe très souvent inaperçu, ou est expliqué et justifié aux yeux du malade par les pollutions qui le fatiguent ; c'est une nuance dans le degré de l'énergie virile dont le médecin doit tenir compte, car cet état est toujours l'indice d'un mal plus grave, et, s'il n'annonce pas constamment la spermatorrhée, il promet à coup sûr, si les passions se perpétuent, un affaiblissement génital plus ou moins prochain.

Il y a donc nécessité de combattre les pollutions, non pas tant pour le dommage dont elles chargent le présent que pour les dangers dont elles menacent l'avenir.

D'après ce que j'ai dit jusqu'à présent des pollutions nocturnes et diurnes, on doit admettre qu'elles sont sous la dépendance, soit d'une surexcitation nerveuse générale ou locale, soit d'une irritation phlegmasique de l'appareil séminal.

La médication, on le comprend, sauf quelques préceptes généraux, tels qu'abstention de coït et d'onanisme, éloignement de tout motif d'excitation, soit morale, soit physique, etc., se conformera à la nature propre de l'affection.

Dans le premier cas, les opiacés, les antispasmodiques, surtout le camphre, les bains chauds, généraux ou locaux, etc., occuperont une place importante. Si la pauvreté du sang ou le délabrement de la constitution entretenaient la susceptibilité nerveuse, on aurait recours, outre le régime approprié, aux ferrugineux, au quinquina, au lupulin, qui joint, selon M. Zambaco, à son action sédative sur les organes génitaux, une action tonifiante non moins remarquable (1).

Dans le cas d'irritation phlegmasique locale, on peut avec avantage recourir aux antiphlogistiques locaux, surtout quand le malade accuse de la pesanteur au périnée, une sorte de cuisson ou de gêne pendant ou après l'émission de l'urine, et un sentiment de chaleur dans la portion prostatique de l'urètre après l'éjaculation spermatique. Si la phlegmasie était à ce point légère qu'elle ne se manifestât par aucun des symptômes dont je viens de parler, on retirerait un plus grand avantage du bain local froid que chaud, d'applications toniques externes que de la cautérisation de la prostate.

Mais, je le répète, la continence morale et physique, secondée par une hygiène et un régime convenables, est le moyen le plus puissant à opposer aux pollutions, qui, dans la majorité des cas, ne réclament pas les secours de la matière médicale.

Spermatorrhée. — Cette affection a eu le sort de beaucoup d'autres, qui, après avoir été admises dès la plus haute antiquité, ont été révoquées en doute et même niées par ceux-là même qui étaient les mieux placés pour les décrire. Hippocrate, avec cet esprit observateur qui a fait le désespoir de tous ceux qui l'ont suivi, mentionne les symptômes principaux de cette maladie. « Elle attaque, dit-il, principalement les nouveaux mariés et les gens adonnés aux plaisirs vénériens ; ils sont sans fièvre, ont bon appétit et maigrissent. Si vous les interrogez, ils répondent que des espèces de fourmis leur semblent descendre de la tête le long du rachis ; après la miction ou la défécation, ils ren-

_____

(1) *Bulletin de thérapeutique*, 1854, t. XLVII, p. 161.

dent du sperme abondant et aqueux ; ils n'engendrent pas, ils ont des pollutions nocturnes, soit qu'ils couchent ou non avec une femme (1). » Celse n'est pas moins explicite qu'Hippocrate : *Est etiam*, dit-il à son tour, *circa naturalia vitium, quod sine venere, sine nocturnis imaginibus sic fertur, ut, interposito spatio, tabe hominem consumat* (2).

Toute la symptomatologie de la spermatorrhée est contenue dans la phrase d'Hippocrate et dans celle de Celse, et l'on a droit de s'étonner qu'après des témoignages si explicites et des autorités si compétentes, il faille arriver jusqu'au XVIIe siècle pour retrouver quelque trace de cette affection dans les auteurs, même les plus estimés. Tauvry (3) fait la même observation qu'Hippocrate, et Morgagni (4), tout en reconnaissant, comme Celse, que chez les hommes affaiblis par la débauche, le sperme peut s'écouler sans plaisir, sans excitation vénérienne, ainsi qu'il arrive par l'effet d'un lavement trop chaud ou par l'excrétion de matières fécales endurcies, remarque que le liquide de l'écoulement vient tantôt de la prostate et tantôt des vésicules séminales, et commence ainsi une confusion que n'ont même pas encore entièrement dissipée aujourd'hui les recherches de Wichmann, de son traducteur, Sainte-Marie, et celles surtout de M. Lallemand.

Dans sa dissertation, imprimée en 1782 à Gœttingen, Wichmann (5) s'attache d'abord à distinguer la pollution

(1) *OEuvres d'Hippocrate*, trad. par Littré, Paris, 1851, t. VII; *Des maladies*, liv. II, p. 79.

(2) *De medicinâ*, lib. IV, sec. XXI. Editio nova, curantibus Fouquier et Ratier, Parisiis, 1823, p. 175.

(3) *Nouvelle anatomie raisonnée*, 1693, p. 164.

(4) *De causis et sedib. morb.*, epist. 44, art. 16.

(5) *De pollutione diurnâ frequenti, sed rarius observatâ, tabescentiæ causâ*, in-8.

diurne et la pollution nocturne (1), et établit ensuite les caractères différentiels de la pollution diurne et de tous les autres écoulements que l'on confondait alors sous le nom générique de *gonorrhée*.

La pollution diurne, ou ce que l'on désigne aujourd'hui sous le nom de spermatorrhée, a lieu dans l'état de veille, sans excitation et sans désirs vénériens, sans érection, sans plaisir et en l'absence de toute action d'agents aphrodisiaques; de plus, ajoute Wichmann, dans la pollution diurne, les malades ne perdent pas sans cesse leur semence par une excrétion continuelle de cette liqueur, comme les femmes sujettes à la leucorrhée; mais ils l'éjaculent toute à la fois et en une seule fois, et c'est cette circonstance qui a fait donner à cette maladie le nom de *pollution*. Comme Hippocrate et Celse, Wichmann a soin de mentionner que la perte diurne du sperme se produit surtout à la fin de l'émission des urines et à la suite des efforts de la défécation.

Certes, à ces caractères, il est facile de distinguer la pollution diurne de l'écoulement spermatique qui se produit à la suite d'entretiens libidineux ou par certains attouchements, et d'autres écoulements de diverses natures qui se font goutte à goutte et d'une manière continue. Cependant Swediaur, qui connaissait pourtant le travail du médecin de Hanovre, retombe dans la confusion que ce travail avait principalement pour but de faire cesser. « La blennorrhée de la prostate, dit-il, est un écoulement morbifique du mucus de cette glande, ou de la liqueur des vésicules séminales, principalement pendant le jour, sans désir vénérien. Cette maladie est bientôt suivie d'une faiblesse ou débilité géné-

----

(1) L'état morbide que nous avons désigné par le mot de *spermatorrhée* est exprimé dans Wichmann par celui de *pollution diurne*.

rale ; cet épuisement est accompagné d'une émaciation universelle du corps, et mène par degrés à la mort, si le malade a différé, comme cela n'arrive que trop souvent, à
consulter un médecin éclairé, ou que les moyens propres
n'y ont pas été employés à temps.....

» La vraie ou véritable gonorrhée (*gonorrhœa proprie
sic dicta*) est une émission de la semence ou de la liqueur
spermatique contre nature, fréquente, affaiblissante, avec
une sensation voluptueuse (*liquoris seminalis ejectio fre-
quens, libidinosa, involuntaria, debilitans*) ; on comprend
généralement sous ce genre les pollutions nocturnes ou
diurnes accompagnées d'une sensation libidineuse (1).

» Il y a une autre espèce de cette maladie : c'est un
écoulement de la liqueur séminale contre nature, fréquent,
diurne, affaiblissant, sans érection de la verge, ni désir vénérien. Le docteur J. E. Wichmann, à Hanovre, est le seul
auteur qui ait bien traité ce sujet dans un petit ouvrage : *De
pollutione diurnâ*, 1782 (2). »

En laissant de côté ce que Swediaur appelle la véritable
gonorrhée, et qui correspond à ce que j'ai désigné sous le
nom de pollution, on se demande en quoi diffèrent, au point
de vue des symptômes, sa blennorrhée de la prostate et la
pollution diurne de Wichmaun.

Cullerier, qui nomme gonorrhée toute *sortie de l'humeur
spermatique hors de l'économie*, admet deux espèces de
gonorrhées pathologiques : l'une qui se produit pendant les
efforts de la défécation chez les personnes ordinairement
constipées, et qui disparaît avec la constipation ; et l'autre
qui ressemble assez à la pollution diurne de Wichmann,

(1) Voyez Tissot, *Traité de l'onanisme.*
(2) *Traité complet des maladies syphilitiques*, 1798, t. I, p. 116
et 117.

si ce n'est que par les progrès de la maladie, l'écoulement auquel s'est jointe l'humeur prostatique *finit par devenir continuel ; mais ce n'est plus qu'une lymphe sans consistance qui s'échappe du méat urinaire* (1).

Telles étaient, d'une manière générale, les données de la science sur ce sujet, quand M. Lallemand fit connaître le résultat de ses recherches (2), et jeta sur cette matière un jour nouveau et plus brillant.

L'illustre professeur de Montpellier énumère d'une manière plus précise qu'on ne l'avait fait avant lui, les causes multiples qui donnent naissance à la sortie involontaire du sperme ; parmi ces causes, il place en première ligne la blennorrhagie, et l'on s'étonne qu'il ait réservé pour le second rang les excès de masturbation, surtout quand on connaît l'explication qu'il donne de leur mode d'action.

Selon M. Lallemand, la masturbation fait naître, en raison de sa fréquence, dans les organes séminaux, un état de phlogose qui détermine la spermatorrhée. Cette opinion est acceptable, mais à la condition qu'elle ne sera pas prise d'une manière absolue, et que l'on accordera que dans des cas moins rares qu'on ne croit, la spermatorrhée n'est en aucune façon liée à un état phlegmasique des organes génitaux.

Sans doute, les excès vénériens occasionnent des urétrites, des orchites, des inflammations du canal déférent, et l'on comprend très bien que la fréquence et l'altération de la sécrétion séminale et l'émission involontaire de son produit soient le principal, sinon le seul symptôme de la phlegmasie chronique du testicule et de son appareil excréteur.

(1) *Dictionnaire des sciences médicales*, art. GONORRHÉE, t. XIX, p. 4 et 5.

(2) *Des pertes séminales involontaires*, Paris, 1836-1842, 3 vol. in-8.

Mais en dehors de ces altérations, dont il est aujourd'hui impossible de contester la réalité, ne conçoit-on pas que les excès dont nous parlons aient pu porter leur action d'une manière plus exclusive sur le système nerveux génital, et l'aient frappé d'atonie par la fatigue et les pertes qu'ils lui ont imposées ?

L'observation journalière et rigoureuse des faits répond par l'affirmative.

Sous le rapport de la symptomatologie, toutes les spermatorrhées ne s'accompagnent pas au début de ce sentiment de souffrance, de cuisson, qui, avec le sperme sanguinolent, dénote l'existence d'un point phlegmasique.

Sous le rapport du traitement, les moyens nombreux, qui tous comptent des succès, donnent un démenti formel à l'opinion exclusive que je combats, et le galvanisme dont M. Lallemand lui-même a eu à se louer dans un grand nombre de circonstances, me semble militer en faveur de l'opinion que je défends.

La distinction que je m'attache à établir n'a pas un but purement spéculatif; elle a une portée pratique dont on sentira tout à l'heure l'importance, alors que je formulerai les bases du traitement.

Entre-temps, je me crois autorisé à admettre deux sortes de spermatorrhées :

1° La spermatorrhée avec phlegmasie aiguë ou chronique des vésicules séminales;

2° La spermatorrhée avec simple atonie nerveuse de l'appareil génital.

Il n'est pas toujours facile, surtout à une époque éloignée du début de la maladie, de distinguer l'une de l'autre ces deux variétés de la spermatorrhée; cependant, en interrogeant le malade avec soin, en fixant ses souvenirs sur les circonstances qui ont précédé et qui ont accompagné les premiers symptômes de l'affection, il est possible d'arriver à un diagnostic à peu près certain.

Quand une phlegmasie est le point de départ de la spermatorrhée, le coït, alors qu'il est encore possible, s'accomplit avec rapidité, c'est-à-dire que l'éjaculation ne se fait pas attendre longtemps ; celle-ci s'accompagne d'un sentiment de chaleur, de cuisson même du côté de la prostate, et le sperme peut présenter quelques stries sanguinolentes.

Dans la spermatorrhée atonique, au contraire, l'appareil génital semble frappé d'une espèce de langueur qui n'est pas encore l'impuissance, mais qui exige, pour être secouée, l'intervention très énergique de l'imagination. L'éjaculation, lente à se produire, n'occasionne aucune douleur et ne présente jamais un sperme sanguinolent.

Des pollutions, d'abord nocturnes et ensuite diurnes, précèdent presque toujours la spermatorrhée phlegmasique ; assez généralement ces pollutions font défaut à la spermatorrhée atonique, qui se décèle progressivement par l'affaiblissement de plus en plus prononcé de l'énergie virile.

Souvent des lésions plus ou moins graves de la prostate, des canaux éjaculateurs, des vésicules séminales ou de tout autre organe de l'appareil spermatique, accompagnent la spermatorrhée phlegmasique ; alors des matières morbides, telles que du pus, du sang décomposé, etc., se trouvent mêlés au sperme et ne laissent aucun doute sur la nature de l'affection.

Ce signe est d'autant plus important à noter que dans la spermatorrhée atonique, le produit de l'écoulement a perdu la consistance et l'opacité normales du sperme, et n'offre plus que l'apparence d'une sérosité à peine filante, et que, dans l'un et l'autre cas, l'émission de la semence et celle de l'urine ne déterminent ni cuisson ni douleur.

Tels sont les traits particuliers que je crois séparer les deux variétés de spermatorrhée, lesquelles ont d'ailleurs des caractères communs qu'il ne m'appartient point d'exposer ici. J'ai dû m'arrêter un instant aux principaux caractères qui les distinguent, parce qu'ils déterminent la nature du traitement à opposer à l'impuissance.

Sans la séparation que je viens d'établir, et sur laquelle, je le répète, j'appelle sérieusement l'attention des praticiens, il est impossible de s'expliquer les succès que l'on retire des médications les plus opposées, et qui conduisent, ainsi que j'en ai acquis la conviction par moi-même, à repousser tout traitement exclusif, malgré l'éloquent plaidoyer de M. Lallemand en faveur de la cautérisation.

J'ai assez souvent porté le caustique dans le canal de l'urètre pour me croire le droit d'avoir une opinion propre, et je ne crains pas d'avancer que, si le nitrate d'argent guérit quelquefois, il est dans beaucoup de circonstances non-seulement inutile, mais encore nuisible ; je l'ai vu, dans diverses occasions, augmenter les pertes et déterminer des accidents qui, pour n'avoir rien de grave, ne laissaient pas que de compliquer d'une manière fâcheuse la position déjà si triste du malade.

Dans les cas où la cautérisation échouait, je réussissais tantôt avec les ferrugineux, tantôt avec la noix vomique, tantôt avec l'ergot de seigle, etc., etc.

Bien évidemment, et il n'en saurait être différemment pour tout esprit non prévenu, cette diversité dans les résultats obtenus implique la variété dans la nature de l'affection, dont la connaissance exacte, je le répète, épargnera des tâtonnements au médecin et des souffrances au malade.

26

Si la phlegmasie est aiguë, c'est-à-dire si l'éjaculation est douloureuse et le sperme sanguinolent, on ne peut hésiter à recourir aux antiphlogistiques locaux, à moins que la faiblesse du sujet n'en contredise formellement l'emploi; les bains de siége chauds à l'eau de son ou de mauve, le repos, la position horizontale, le régime lacté et l'éloignement de toutes les excitations amoureuses, compléteront le traitement dont l'indication est assez rare dans la pratique.

Mais ce qui l'est beaucoup moins, c'est la phlegmasie chronique de l'appareil excréteur du sperme qui, sauf quelques circonstances exceptionnelles, n'exige ni les émissions sanguines ni les débilitants. C'est ici, surtout lorsque la phlogose s'accompagne de quelque ulcération ou de quelque désordre anatomique du verumontanum, que la cautérisation fait merveille. Sous ce rapport, M. Lallemand a rendu un immense service à la science et à l'humanité, car, il le faut bien reconnaître, avant lui, c'est-à-dire avant l'introduction de sa méthode dans la thérapeutique, cette sorte de spermatorrhée était souvent incurable, et les malheureux qu'elle atteignait, s'acheminaient lentement vers la tombe, à travers des souffrances et une faiblesse toujours croissantes.

Cependant la médecine n'était pas entièrement désarmée, et si elle triomphait moins fréquemment qu'aujourd'hui, elle ne succombait pas toujours. Ainsi, chez un malade à qui la cautérisation inspirait un effroi insurmontable, je suis parvenu à arrêter les pertes et à déplacer la phlegmasie en entretenant, pendant quelque temps, un vésicatoire sur le périnée; chez un autre, le même résultat fut obtenu au moyen d'applications souvent renouvelées sur la même partie, de vessies remplies de glace, et par des lavements à l'eau froide.

Mais, je le répète, la ressource par excellence est la cautérisation avec le nitrate d'argent, et c'est à elle que l'on
devra constamment recourir, lorsque les appréhensions du
malade ne forceront pas à y renoncer.

Ce moyen sera, au contraire, proscrit sévèrement dans la
spermatorrhée atonique, et remplacé par les toniques, les
astringents et les excitateurs, tant extérieurement qu'intérieurement.

J'ai assez souvent parlé de ces diverses médications
pour qu'il soit inutile d'y revenir ici ; cependant je ne terminerai pas ces courtes considérations sur la spermatorrhée
sans dire que, dans cette seconde variété, j'ai retiré les
plus grands avantages de l'ergot de seigle, soit seul, soit
même associé à la noix vomique. Sans doute, cet agent a
été employé avant moi dans des cas pareils et avec un égal
succès, et je m'étonne de voir M. Lallemand le rejeter
comme inutile et quelquefois nuisible, à moins que le professeur de Montpellier ne l'ait expérimenté que dans la
spermatorrhée phlegmasique.

La formule dont je me sers d'ordinaire est la suivante :

> Poudre d'ergot de seigle. . . . . 4 gram.
> Conserve de roses. . . . . q. s.

On fait 10 pilules dont on commence à donner une matin et soir, et dont on augmente le nombre jusqu'à ce qu'on
soit arrivé à 5 par jour.

Assez généralement je seconde l'action de ces pilules par
une infusion de sommités d'absinthe, que je fais prendre en
guise de tisane à la dose de deux ou trois verres par jour.

La noix vomique, quand elle doit être associée à l'ergot
de seigle, est dosée de manière à pouvoir administrer le
même nombre de pilules.

D'après les observations faites par MM. Debout (1) et Zambaco (2) sur l'action tonifiante du lupulin (principe actif du houblon), on peut espérer retirer quelque avantage de l'emploi de ce médicament, malgré son action sédative sur les organes génitaux.

Enfin, M. le docteur Duclos, de Tours, a préconisé dans ces derniers temps, contre la spermatorrhée avec impuissance, l'*extrait alcoolique de la noix vomique*, de la manière suivante (3) :

Extrait alcoolique de noix vomique. . . . . 5 gram.

Diviser en 100 pilules à administrer comme il suit :
Pendant cinq jours, 1 pilule tous les soirs.
Les cinq jours suivants, 1 le matin, 2 le soir.
Pendant cinq autres jours, 2 le matin, 2 le soir.
Pendant cinq autres jours encore, 2 le matin, 3 le soir ; et ainsi de suite, jusqu'à ce que le malade en prenne 8 par jour : 4 à la fois le matin et 4 le soir.

Quelques malades ont pris, sans accident, jusqu'à 14 pilules par jour.

A l'extérieur, M. Duclos seconde sa médication interne en faisant faire sur les lombes et la partie interne et supérieure des cuisses des frictions avec le liniment suivant :

Teinture de noix vomique. . . . . . } aa 60 gram.
— d'arnica ou de mélisse. . }
— de cantharides. . . . . . 15 —

Enfin, M. Wutzer (4) recommande, dans le même cas,

(1) *Bulletin de thérapeutique*, 1852, t. XLIV, p. 239 et 385.
(2) *Ibid.*, 1854, t. XLVII, p. 161.
(3) *Ibid.*, 15 juin 1849.
(4) *Ibid.*, 15 septembre 1849.

les pilules suivantes, qui m'ont moins bien réussi que l'ergot de seigle ou la noix vomique :

Acide phosphorique solide. . . . . 4 gram.
Camphre broyé. . . . . . . : . . . . . . 1,20 centigr.
Poudre d'écorce de quinquina. . . . . 4 gram.
Extrait de cascarille. . . . . q. s.

Faites des pilules de 10 centigr., et roulez-les dans la poudre de cannelle. On en prend 5 trois fois par jour.

Le traitement de la spermatorrhée, quel que soit celui auquel on donne la préférence, est également celui de l'impuissance. Celle-ci, n'étant pour ainsi dire qu'une conséquence dans un cas et qu'un symptôme dans l'autre, s'efface et disparaît avec les pertes séminales. Seulement, quand la spermatorrhée a cessé, il faut qu'un régime fortifiant et analeptique relève les forces générales abattues, et que la plus grande réserve préside aux premiers rapprochements sexuels.

CHAPITRE V.

IMPUISSANCE SYMPATHIQUE.

L'appareil génital joue un rôle trop important dans la vie de l'homme, pour que des liens intimes n'aient pas été établis entre lui et les autres appareils de l'économie : une fonction qui, pour ses manifestations, a besoin de l'entier développement de l'organisme, et dont la cessation est le signal de la décadence générale, ne peut être isolée, et doit nécessairement être unie à toutes les autres fonctions dont elle est, en quelque sorte et tout à la fois, le couronnement et le but.

Dans l'introduction de cet ouvrage, j'ai indiqué, quoique en des limites nécessairement restreintes, les influences réciproques de la fonction génitale et des autres fonctions de l'économie; je ne reviendrai pas ici sur ces relations, appelées synergies, sympathies physiologiques, parce qu'elles appartiennent exclusivement au domaine de la biologie.

Mais en dehors de ces rapports normaux, de ces liens physiologiques dont la nature nous cache soigneusement le secret, la maladie en établit d'exceptionnels qui, dans quelques cas, ne sont que l'aggravation de ceux qui existent à l'état de santé, et qui, dans d'autres circonstances, constituent bien réellement des états morbides distincts, inédits, si je puis me servir de ce mot.

C'est de ce genre de sympathies, nées sous l'empire d'un état morbide, qu'il sera question dans ce chapitre.

Par cela même que la fonction génitale, chez l'homme, participe aux deux éléments qui constituent la vie humaine, l'élément physique et l'élément moral, je partagerai les sympathies morbides de l'appareil copulateur en deux grandes classes :

1° Les sympathies morbides physiques ;

2° Les sympathies morbides morales.

C'est dans cet ordre, qui me paraît tout à la fois le plus simple et le plus complet, que j'exposerai les matières de ce chapitre, qui n'est pas le moins intéressant de ce livre.

§ I. — Sympathies morbides physiques.

A. *Lésions vitales.*

Les considérations que j'aurai à présenter ici sur les sympathies morbides des propriétés vitales et de la faculté copulatrice ont été longuement exposées ailleurs, alors que j'ai considéré les altérations de nutrition, de circulation et de toutes les fonctions de la vie plastique, comme amenant consécutivement l'impuissance. En inscrivant ici le titre de ce paragraphe, je ne puis avoir l'intention de répéter ce que j'ai dit dans une autre partie de cet ouvrage, et il me doit suffire d'y renvoyer le lecteur (1).

B. *Lésions organiques.*

Dans l'état physiologique, l'appareil génital entretient des relations avec tous les organes de l'économie; mais j'ai montré déjà, dans le cours de cet ouvrage, que ces rapports étaient surtout plus intimes avec l'organe cérébral, avec celui de la phonation et avec celui de la digestion.

Sans doute des sympathies morbides de genres différents existent entre le sens génital et les autres parties de l'organisme, et je n'en veux pour preuve que la surexcitation de l'orgasme vénérien sous l'influence des tubercules; mais, au point de vue exclusif de ce livre, c'est-à-dire au point de vue de l'impuissance, je ne connais guère que les trois organes cités tout à l'heure, dont certaines affections retentissent d'une manière fâcheuse sur la force virile; aussi est-ce dans les limites de ces affections que je renfermerai mon cadre, estimant les autres sympathies morbides organiques comme de simples rêves de l'imagination.

1° *Influence morbide de l'appareil digestif.* — Si l'on réfléchit que les lésions de l'appareil digestif altèrent toujours plus ou moins les fonctions de la vie plastique, on est conduit à se demander si l'impuissance qui coexiste avec ces lésions ne devrait pas être plus rationnellement attribuée aux troubles apportés par la lésion vitale qu'aux désordres mêmes

(1) Voyez page 335.

de l'appareil digestif. Sans doute, en restant dans la sphère de la théorie, on peut, avec quelque apparence de raison, adopter et défendre cette manière de voir; mais quand on descend dans le domaine des faits, quand on prend pour guides l'expérience et l'observation, on est forcé de reconnaître que si, par exemple, le cancer de l'estomac et la surexcitation de cet organe produite par l'acte de la digestion exercent l'un et l'autre une influence débilitante sur l'énergie virile, il faut reconnaître, dis-je, que la source de ces influences respectives est non-seulement différente, mais encore opposée, puisque dans le premier cas la vie plastique est profondément atteinte, tandis qu'elle est accrue et portée à son plus haut degré dans le second cas par l'acte même de la digestion.

Si c'était aux altérations de la force plastique qu'il fallût rapporter l'impuissance que je me propose d'examiner ici, je n'irais pas plus loin et je renverrais le lecteur à la partie de ce livre consacrée aux troubles de la fonction digestive; mais des observations recueillies par moi-même ne me permettent pas cette facile explication, et m'autorisent à penser que certaines lésions de l'appareil digestif agissent sur le sens génital autrement que par les troubles généraux de la nutrition.

De plusieurs faits que je retrouve dans mes notes, je m'étendrai principalement sur le suivant, à cause de sa physionomie étrange et de certaines circonstances curieuses qu'il m'a présentées.

M. X..., garçon au café de la Rotonde, vint me consulter pour un affaiblissement des organes génitaux qui, me dit-il, lui était survenu depuis un mois sans cause connue; les désirs vénériens n'étaient point éteints; l'érection, et, par suite, l'éjaculation, étaient seules impossibles.

Le malade était âgé de vingt-trois ans, d'un tempérament lymphatique, mais bien conformé et ayant toujours joui d'une santé générale bonne. Il ne s'était point livré à la masturbation ; il avait eu des chancres et une blennorrhagie traités l'un et l'autre à l'hôpital du Midi, dans le service de M. Vidal (de Cassis), et avait été antérieurement opéré d'un varicocèle par M. Roux ; cette opération n'avait laissé aucune trace, et, sans les aveux du malade, il eût été difficile de soupçonner une ancienne dilatation variqueuse des veines du cordon spermatique.

Les organes génitaux, parfaitement conformés, ne présentaient rien d'anormal, et leur examen le plus attentif ne put me rendre raison du mal que j'avais à combattre.

J'étais fort embarrassé du diagnostic à porter, et je pesais dans mon esprit les motifs d'une conduite à suivre, quand, machinalement, et bien plus, je l'avoue, pour occuper les loisirs du malade que pour éclairer ma religion, je demandai à voir la langue de mon visiteur, sur laquelle je portai instinctivement les yeux. A cette vue, un horizon nouveau s'ouvrit devant moi, car la langue, rouge et piquetée, ne pouvait me laisser des doutes sur l'existence d'une gastrite.

Dès ce moment, mon diagnostic fut éclairé d'une vive lumière, et, lorsque je sus que les premiers symptômes de l'impuissance coïncidaient avec l'apparition d'une douleur épigastrique, de certains troubles dans les digestions, etc., j'eus la certitude (certitude médicale, bien entendu) que l'affaiblissement de l'organe copulateur était sous la dépendance sympathique de l'affection de l'estomac.

Le traitement fut conforme à cette manière de voir, et le malade, qui espérait s'en retourner avec quelque formule aphrodisiaque (dans le sens ordinaire de ce mot), se montra fort mécontent de la tisane de mauve et du régime émollient que je lui prescrivis.

Cependant il ne dédaigna pas entièrement les conseils que je lui donnais, et comme la santé générale s'améliorait sous l'empire de cette médication, il crut devoir la continuer, sinon pour remédier à son impuissance, du moins pour se débarrasser des malaises et des troubles digestifs qui le tourmentaient.

Néanmoins, à mesure que la langue devenait moins rouge, l'épigastre moins douloureux, et les digestions plus faciles, les forces copulatrices reparaissaient, à ce point que l'érection d'abord, et le coït ensuite, furent possibles.

Mais, et c'est ici que se montre un caractère bizarre, la copulation n'était réalisable, ni pendant les digestions, c'est-à-dire pendant les deux ou trois heures qui suivaient les repas, ni dans la position horizontale qui déterminait une pression sur l'épigastre. L'érection de la verge se produisait comme dans les conditions normales, mais si l'une des deux circonstances que je viens de signaler, digestion ou pression épigastrique, existait, l'érection ne se soutenait pas et tombait dans le vagin même après quelques courtes tentatives et avant l'éjaculation du sperme. Le matin, à jeun, était le moment de la journée le plus favorable à l'accomplissement de l'acte, pourvu toutefois que le malade évitât avec soin toute pression sur l'épigastre par une posture dont je dois m'abstenir de parler ici.

Cet état se prolongea assez longtemps, parce qu'il était impossible au malade, eu égard à sa position sociale, garçon de café, de suivre exactement la médication et surtout le régime alimentaire que réclamait sa gastrite. Comme il était venu réclamer mes soins parce qu'il avait l'intention de s'établir marchand de vin et de prendre femme, je lui conseillai vivement de se marier, en lui faisant sentir combien serait plus rapide, sous l'empire des soins domestiques, la guérison de sa maladie d'estomac, et combien serait aussi plus facile le coït, alors qu'il serait exercé au milieu de toutes les commodités de la couche conjugale.

Pendant assez longtemps, le malade, reculant devant la honte d'un échec marital, n'osa suivre mes conseils, et commença par acheter un fonds de marchand de vin, qui, de serviteur le transformant en maître, lui permit de soigner et de guérir sa gastrite.

Il y a deux mois à peu près, en mars 1854, il vint m'annoncer son mariage, en réclamant de nouveau et plus consciencieusement encore que précédemment, l'assurance qu'il était propre à remplir ses devoirs conjugaux. Un examen attentif et minutieux ne modifia en rien ma manière de voir, et cet homme, aujourd'hui marié, se loue tout à la fois du traitement que je lui ai fait suivre et des conseils que je lui ai donnés.

Un de mes amis, dont l'irritabilité intestinale est extrême, est incapable d'entrer en érection et d'exercer le coït toutes les fois que cette irritabilité est mise en jeu, et cette impuissance se prolonge deux ou trois jours, et même plus longtemps, selon que les coliques et la diarrhée par lesquelles se manifeste l'affection ont été plus ou moins longues et violentes.

Je pourrais multiplier les exemples de cette nature, mais ceux que je viens de rapporter et la connaissance de l'empire exercé, à l'état physiologique, par la digestion sur l'énergie virile, suffisent, ce me semble, pour légitimer les sympathies morbides de l'appareil digestif et de l'appareil génital, sans recourir à des troubles de nutrition qui réagiraient sur

l'énergie virile comme sur toutes les autres forces de l'économie animale.

Il est rare que dans l'impuissance sympathique que j'examine, les désirs vénériens soient éteints ; dans quelques
circonstances, au contraire, dans celles où l'activité digestive est augmentée, les désirs présentent une intensité plus
grande, à laquelle ne répond pas l'organe copulateur. C'est
une disposition analogue à celle que l'on ressent après un
bon repas, alors que l'imagination, surexcitée par le vin et
le café, s'égare en des rêves étranges, dont elle demande
en vain la réalisation à un organe rebelle et sourd à ses pro-
vocations.

La durée de cette impuissance est évidemment subordonnée à celle de la maladie qui la tient sous son empire ;
elle gravite dans la sphère de celle-ci, qui contient l'anaphrodisie dans les limites, non-seulement de son pronostic,
mais encore de son traitement.

La disparition de l'état morbide de l'appareil digestif,
en rompant les liens occultes qui lui enchaînaient le sens
génital, rend ce dernier à la vie qui lui est propre, sans
qu'il soit nécessaire d'intervenir pour faciliter ce retour.

2° *Influence morbide de l'appareil vocal.* — Les relations
qui, dans l'état physiologique, unissent l'appareil vocal et
l'appareil génital, sont connues de tout le monde : les changements qui, à l'époque de la puberté, s'opèrent simultanément dans chacun de ces appareils, le timbre enfantin que
conserve la voix chez les individus mutilés et chez ceux dont
les organes génitaux sont atrophiés, ne laissent aucun doute
sur les rapports intimes, quoique inexplicables, des fonctions de la phonation et de celles de la génération.

Mais en est-il de même entre l'impuissance virile et certaines affections de l'appareil vocal ? En d'autres termes,

existe-t-il entre les appareils que j'examine des sympathies morbides, comme il existe entre eux des sympathies physiologiques ?

Je ne puis ici apporter mon propre témoignage ; je n'ai jamais observé une impuissance sympathique d'une affection du larynx ; mais Burdach rapporte, d'après Meckel (*Abhandlungen aus der menschlichen und vergleichenden Anatomie*, p. 194) : « Qu'aux altérations du larynx se joignent parfois l'endolorissement et l'atrophie des testicules, accidents qui augmentent à mesure que la maladie primitive fait des progrès (1). »

L'asthme est à son tour noté par quelques auteurs comme une cause sympathique d'impuissance ; mais il m'est difficile d'admettre une semblable corrélation, et je demande, en l'absence de tout détail clinique, et me rappelant que la masturbation est souvent le point de départ de cette maladie, si l'impuissance qui coexiste avec cette dernière n'est pas plutôt le résultat de l'onanisme que l'effet sympathique de l'affection spasmodique des organes de la respiration ? Des faits précis peuvent seuls éclaircir le doute que j'émets ici, car, en cette occurrence, l'observation clinique est la seule sur laquelle il soit possible de se guider.

Mais, je le répète, rien de semblable n'est à ma connaissance, et de tous les confrères que j'ai interrogés, je n'en ai pas trouvé de plus heureux que moi.

3° *Influence morbide du cerveau.* — Il n'en est pas de même de l'encéphale, et surtout de sa partie postérieure et inférieure, dont les relations avec l'appareil génital sont si manifestes, que les phrénologistes placent dans le cervelet le siége de la faculté procréatrice.

_____

(1) *Traité de physiologie*, trad. par Jourdan, t. V, p. 15.

Il est bien évident que je n'entends point parler ici des
affections cérébrales qui, agissant sur la masse encéphalique,
attaquent dans sa source l'innervation générale dans laquelle
est nécessairement comprise l'innervation sexuelle. J'ai
ailleurs abordé ces causes d'impuissance, je n'y reviendrai
pas ici.

Mais il est des accidents, ou, si l'on aime mieux, des
lésions du cerveau qui, tout en respectant les fonctions du
système nerveux, retentissent sur le sens génital sans qu'il
soit possible d'expliquer cette action autrement que par les
sympathies qui unissent l'organe cérébral et l'organe sexuel.

A l'article IMPUISSANCE de sa *Bibliothèque choisie de
médecine*, Planque cite quelques faits de ce genre, qu'il
n'est pas inutile de rappeler ici : « Paul de Sorbait, dit-il,
rapporte dans le *Journal d'Allemagne* (déc. 1, an II,
obs. 104, p. 177), qu'un seigneur, ayant été blessé à
l'occiput, était resté impuissant après sa guérison, n'ayant
ni érection, ni éjaculation. Il n'est donc pas vrai, répond-il,
que la tête ne contribue en rien au coït et à la semence.
Ainsi, ce n'était point sans raison que Platon assurait qu'elle
venait du cerveau et de la moelle allongée; aussi avouons-
nous que la semence est un excrément du dernier aliment
qui vient de toutes les parties, mais surtout de la tête. Au
reste, nous avons plusieurs exemples d'une pareille cause
d'impuissance. Nicolaus dit avoir connu un juif qui devint
impuissant par une plaie de tête. Hildanus (cent. 6, obs. 59)
assure avoir vu la même chose dans un homme qui, huit
ans auparavant, avait reçu un coup de bâton sur le bregma
droit; il n'entendait point de ce côté-là. Hildanus croit
qu'après ce coup de tête, il s'était écoulé contre nature une
matière qui a obstrué les nerfs et même les artères qui servent à l'érection de la verge. Un autre homme a éprouvé

le même sort, après une chute sur le dos; il sentait du
plaisir, mais il ne pouvait point parvenir à l'érection. Il y a
des auteurs qui prétendent que la semence vient du cerveau. De ce nombre est Donatus (*Med. mirab.*, lib. IV,
c. 18); mais Raies (*Camp. elys.*, quæst. med. 58, § 20)
combat ce sentiment, et demandant, au sujet de cette question, si la saignée qu'on fait derrière les oreilles aux Scythes
les rend stériles, il conclut (§§ 27 et 28) que cette saignée
qu'on fait fréquemment, et dans laquelle on tire beaucoup
de sang, affaiblit, et que le froid qu'elle produit à la tête est
cause de la stérilité, sans nier cependant une sympathie
occulte entre les oreilles et les parties de la génération.
C'est pour cela qu'un jurisconsulte, au rapport de Dulau-
rens (*Anat.*, lib. VIII, quæst. 4), a écrit qu'il fallait couper
les oreilles à ceux qui volaient, pour les empêcher d'engendrer de petits voleurs. Un soldat robuste, et père de
trois enfants, eut les oreilles coupées pour différents crimes,
et fut chassé hors de la ville (*Ibid.*, déc. 2, an VII, ap-
pend., obs. 10, p. 161); depuis ce temps-là, il ne sentit
plus aucun désir charnel et ne put avoir aucune érection (1). »

Malgré les bizarres explications que nos pères acceptaient
sur la foi d'Hippocrate, et qu'une observation plus saine et
les progrès de la science ne permettent plus d'admettre
aujourd'hui, il n'en est pas moins constant que des plaies
de tête, des coups sur le cervelet, déterminent l'impuissance, qui persiste malgré l'absence de toute lésion appréciable et plusieurs années après la guérison des accidents
encéphaliques. Bien évidemment, une corrélation inexplicable, un lien occulte; en un mot, une sympathie existe

(1) *Bibliothèque de médecine*, t. VI, p. 240 et 241.

entre l'organe renfermé dans le crâne et celui qui sert à la propagation de l'espèce.

Cette sympathie va recevoir une nouvelle et éclatante démonstration par ce que j'ai à dire de l'influence exercée sur le sens génital par les affections du moral, dont les facultés constituent, comme on le sait, la fonction la plus haute et la plus noble de l'organe encéphalique.

§ II. — Sympathies morales.

Me voici arrivé aux sources les plus fécondes d'impuissance, et par conséquent en face de difficultés également ardues pour l'écrivain et pour le praticien. C'est que l'élément moral de notre nature, qui exerce sur les organes génitaux un empire à peu près absolu, subit des influences si diverses et si mystérieuses, qu'il est presque impossible de pénétrer tous les motifs de ses déterminations et tous les mobiles de ses passions.

Soumis aux exigences si nombreuses de l'organisme, l'élément moral en reflète les nuances multiples, qu'elles découlent, soit du tempérament, soit de la constitution, soit de l'âge, soit du sexe, soit de l'état de santé ou de maladie, soit des impressions du monde extérieur, etc. Livré sous le contrôle seul de la conscience à toutes les inspirations du libre arbitre, il se modifie et change à tout instant par l'éducation, par l'instruction, par l'expérience de la vie, par le spectacle des vices et des vertus dont la lutte est l'essence même des sociétés humaines ; de telle sorte que, méandre insaisissable, l'élément moral échappe, pour ainsi dire, à toute analyse, et se joue des efforts tentés pour le saisir. Aussi quelle confusion parmi les philosophes qui ont voulu déterminer le nombre et le domaine des facultés morales :

Condillac, repoussant les idées innées de Platon et de Descartes, admet sept facultés primitives (1) ; Laromiguière en admet trois (2) ; Destutt-Tracy en admet quatre (3); Gall (4), tout en faisant de ses facultés des *intelligences individuelles*, dessine sur le crâne vingt-sept facultés, et son collaborateur Spurzheim, renchérissant encore, en ajoute huit nouvelles.

Ce n'est point ici le lieu de faire de la psychologie ; je n'ai pas mission de défendre le *Cogito, ergo sum*, de Descartes, contre le *Nihil est in intellectu qui non fuit in sensu*, de Locke ; mais, quelle que soit la doctrine que l'on adopte, quelle que soit la source à laquelle s'alimentent les idées et les passions, il faut reconnaître que l'âme, dans l'acception la plus large du mot, manifeste deux sortes de phénomènes, unis sans doute par un lien commun, mais parfaitement distingués par une physionomie propre et des caractères spéciaux ; ces phénomènes sont ceux que l'on désigne, les uns, sous le nom de phénomènes *intellectuels*, et les autres, sous le nom de phénomènes *affectifs*, et qui conduisent à partager les facultés de l'âme en deux grandes classes : *facultés intellectuelles* et *facultés affectives; facultés de l'entendement* et *facultés de la sensibilité morale.*

C'est sous chacune de ces deux faces que je vais examiner l'influence morbide exercée par l'élément moral sur le sens génésique.

---

(1) Sensation, attention, comparaison, jugement, réflexion, imagination et raisonnement.

(2) Attention, comparaison et raisonnement.

(3) Perception, mémoire, jugement et volonté.

(4) *Des fonctions du cerveau et sur celles de chacune de ses parties.* Paris, 1825.

A. *Facultés intellectuelles.*

Dans la thèse inaugurale que je soutins, en 1844, devant
la Faculté de médecine de Paris, je trouve les lignes suivantes qui, à dix ans de distance, sont encore l'expression
de ma pensée : « Quelles sont les propriétés de l'âme, ou,
pour nous conformer à la langue des philosophes, quelles
sont les facultés de l'âme relatives à l'entendement? Le
cadre de ce travail ne nous permet pas d'entrer dans le domaine de la psychologie... Cependant deux mots nous
semblent nécessaires, car les psychologistes nous paraissent
avoir confondu les facultés primitives de l'entendement avec
les résultats de ces mêmes facultés, alors que l'encéphale a
déjà ressenti l'action de la force morale; ainsi le jugement,
le raisonnement, la mémoire, etc., supposent une opération préalable; ils ne sont donc que des résultats *secondaires*
et non des facultés *primitives*, comme on a voulu le dire.
Pour nous, nous renfermant dans l'étude des phénomènes
généraux, nous avons cherché quels étaient les hommes
qui manifestaient au plus haut degré les actes intellectuels,
et nous n'avons trouvé que des artistes ou des savants. Nous
avons été ainsi conduit à n'admettre que deux facultés primitives de l'entendement : l'imagination et la raison. Tout
ce que les psychologistes ont décoré de *facultés primitives*
de l'entendement ne sont que les attributs de l'imagination
et de la raison; ce sera, si l'on veut, des facultés secondaires, mais jamais des facultés primitives : art et science,
voilà tout l'entendement; imagination et raison, voilà les
deux piliers de l'édifice (1). »

L'imagination est cette faculté éminemment créatrice,
qui fait revivre les souvenirs du passé, donne un corps aux

(1) *Des passions*, p. 27.

désirs du présent et anime les espérances de l'avenir ; elle est en toutes choses distincte de la raison qui, elle, nous fournit les moyens de connaître et d'apprécier la réalité ; tandis que l'une nous ouvre sans cesse des horizons immenses et nous découvre des mondes remplis de fantômes gracieux ou terribles, l'autre, au contraire, nous enserre dans les liens d'une réalité brutale, et nous montre la vie sans prisme trompeur, comme sans voiles séduisants.

Ces deux facultés, dont l'empire s'exerce sur des domaines si différents, ne sauraient être troublées de la même manière, c'est-à-dire que les troubles de l'imagination et de la raison ne sauraient découler de la même source : les premiers, participant de l'essence même de la faculté qu'ils agitent, s'inspirent d'un rêve, d'une croyance purement gratuite, en un mot, d'une idéalité; les seconds, au contraire, ont pour incitateur la réalité qui leur sert à la fois de fondement et d'excuse.

Je m'explique.

Deux hommes, au moment d'accomplir le coït, se trouvent tout à coup frappés d'impuissance : l'un se croit sous l'influence d'un sortilége, l'autre s'est aperçu que la femme avait ses règles. Chez le premier, le trouble naît d'un mensonge; chez le second, le trouble a la réalité pour point de départ; chez celui-ci, l'imagination s'en est laissé imposer par un fantôme ; chez celui-là, la raison a plié sous le poids de la vérité.

La distinction, que je m'étudie à établir ici, est importante au point de vue qui nous occupe, et plus je réfléchis au parti que l'on en peut tirer pour le diagnostic, le pronostic et surtout le traitement de l'impuissance par sympathie morale, plus je m'étonne de ne pas la voir, je ne dirai pas indiquée, mais même soupçonnée chez ceux-là même qui ont fait une étude toute spéciale de l'influence du moral sur le physique.

Je vais donc, contrairement à mes devanciers, examiner séparément l'empire exercé sur le sens génital, et par les troubles de l'imagination et par ceux de la raison.

1° *Influence des troubles de l'imagination.*—S'il m'était permis de me servir ici du langage philosophique, je dirais que ces troubles sont ou *objectifs* ou *subjectifs*.

Ils sont objectifs, quand ils ont leur source en dehors de celui-là même qu'ils affectent ; ils sont subjectifs, quand ils découlent de celui-là même qui les éprouve.

Les premiers sont incontestablement les plus nombreux, car ils embrassent le temps, l'espace, les lieux, tous les objets de la création : tel homme croira à l'influence fâcheuse d'une lune, d'un saint du calendrier, d'un jour dans le mois, ou d'un mois dans l'année ; tel autre s'imaginera que la lumière, que le plein air paralysent ses organes ; celui-ci ajoutera foi aux diseurs de bonne aventure, aux esprits malins qui jettent des sorts et qui *nouent l'aiguillette ;* celui-là, interprétant, à sa façon, un sourire, un regard, une parole de la femme aimée, ou même par l'effet seul de son imagination, se dira victime de l'indifférence, du dédain et même du mépris de l'objet de son amour, etc., etc.

Certes, les exemples de ces sortes d'impuissance fourmillent partout ; tantôt fugitive, tantôt plus tenace, elle est indistinctement l'apanage des intelligences d'élite ou des esprits bornés et crédules; le catalogue des faits de ce genre rapportés par les auteurs serait pour moi une mine féconde, si je me proposais d'amuser bien plus que d'instruire. Cependant, je dois faire une exception en faveur de Montaigne, dont on me reprocherait sans doute d'avoir tu le nom dans un sujet qu'il a si savamment

et si galamment traité, d'autant mieux que cette exception
se justifie elle même par le haut enseignement qui en découle : « Un comte de très bon lieu, dit-il, de qui j'estais
fort privé, se mariant avec une belle dame qui avait esté
poursuivie de tel qui assistait à la feste, mettait en grande
peine ses amis : et nommément une vieille dame sa parente,
qui présidait à ses nopces, et les faisait chez elle, craintive
de ces sorcelleries : ce qu'elle me fait entendre. Je la prioy
de s'en reposer sur moy. J'avoy de fortune, en mes coffres,
certaine petite pièce d'or platte, où estoyent gravées quelques figures célestes, contre le coup du soleil, et pour oster
la douleur de teste, la logeant à poinct sur la cousture du
test : et pour l'y tenir, elle estoit cousuë à un ruban propre
à rattacher soubs le menton. Resverie germaine à celle de
quoy nous parlons. Jacques Peletier, vivant chez moy,
m'avait faict ce présent singulier : J'advisay d'en tirer
quelque usage, et dis au comte qu'il pourrait courre fortune comme les aultres, y ayant là des hommes pour luy en
vouloir prester une ; mais que hardiment il s'allast coucher : que je luy feroy un tour d'amy, et n'espargneroy à
son besoin un miracle qui estoit en ma puissance : pourveu
que sur son honneur, il me promist de le tenir très fidellement secret. Seulement, comme sur la nuict on iroit luy
porter le resveillon, s'il luy estoit mal allé, il me fect un
tel signe. Il avoit eu l'âme et les oreilles si battuës, qu'il se
trouva lié du trouble de son imagination : et me fect son
signe à l'heure susdicte. Je luy dis lors à l'oreille, qu'il se
leivast, soubs couleur de nous chasser, et prins en se
joüant la robbe de nuict que j'avoy sur moy (nous estions
de taille fort voisine) et s'en vestit, tant qu'il auroit exécuté
mon ordonnance, qu'il faut, quand nous serions sortis, qu'il
se retirast à tomber de l'eau : dict trois fois telles paroles,

et fect tels mouvements. Qu'à chacune de ces trois fois, il ceignist le ruban que je luy mettois en main, et couchast bien soigneusement la médaille qui y estoit attachée sur ses roignons : la figure en telle posture. Cela faict, ayant à la dernière fois bien estreint ce ruban, pour qu'il ne se peut ny dénoüer, ny mouvoir de sa place, qu'en toute asseurance il s'en retournast à son prix faict ; et n'oubliast de rejetter ma robbe sur son lict, en manière qu'elle les abriast tous deux. Ces singeries sont le principal de l'effect, nostre pensée ne se pouvant demestre, que moyens si estranges ne viennent de quelque obstruse science, leur inanité leur donne poids et reverence. Somme il feut certain, que mes charactères se trouvèrent plus vénériens que solaires, plus en action qu'en prohibition (1). »

Le moyen mis en usage par Montaigne est incontestablement le plus propre à ramener l'ordre et le calme dans une imagination ainsi troublée. A l'influence néfaste d'une lune, d'un saint du calendrier, de la lumière, etc., opposez une influence contraire dont vous ferez ressortir la supériorité de puissance, et, avec la confiance, vous ramènerez presque à coup sûr la possibilité du coït.

On ne croit guère plus, de nos jours, aux sortiléges et aux sorciers; les noueurs d'aiguillette ont perdu leur prestige et le sceptre de leur pouvoir; mais il est encore des esprits faibles ou ignorants qui portent des sachets et des amulettes, ou qui boivent des philtres enchanteurs pour conjurer l'infernale machination des mauvais génies. Respectez ces superstitions, ne détruisez pas ces erreurs; on ne discute pas avec la foi ; les objets de son culte sont ici sans danger, tandis que leur proscription amènerait à coup sûr l'accident qu'ils sont destinés à prévenir.

(1) *Essais*, l. I, ch. xx, éd. de 1743, t I, p. 105 et 106.

Je ne puis, on le comprend, passer en revue toutes les nuances des troubles objectifs de l'imagination ; l'imagination, cette folle du logis, comme l'appelle Brantôme, participe tellement à tous les actes de la vie, est à ce point tributaire de toutes les croyances et de toutes les superstitions, que prétendre énumérer ses mobiles serait vouloir analyser l'état moral de chaque individu du globe. Il m'a suffi d'avoir indiqué la nature des troubles objectifs de l'imagination, pour poser la limite de leur cadre et tracer la conduite à tenir en de pareilles circonstances.

Il me faut maintenant aborder les troubles subjectifs de l'imagination qui constituent, sans aucun doute, l'impuissance par sympathie morale, la plus difficile à guérir.

Ces troubles ont leur source dans la personne même qui les éprouve, en d'autres termes, ils ont pour cause et pour fondement une erreur sur l'énergie copulatrice de l'appareil génital.

Leur point de départ est tantôt dans une croyance purement imaginaire, et tantôt dans une erreur sur un fait réel, soit antérieur, soit actuellement existant.

Sous le premier rapport, une affection des organes génitaux est presque toujours le prétexte derrière lequel s'abrite le malade : l'un se croira atteint de pertes séminales, et par suite impuissant ; l'autre invoquera une dégénérescence de la prostate. Comment voulez-vous que j'éjacule, me disait un troisième, j'ai un rétrécissement de l'urètre qui devient si formidable au moment de l'érection, qu'il est impossible au sperme de s'écouler ; et la crainte de l'aspermatisme glaçait ses sens au moment du coït. J'ai donné mes soins à un homme dont les motifs d'impuissance se rattachaient assez singulièrement à des souvenirs de famille : Depuis trois générations, me disait-il, nous sommes tous

frappés, à trente ans, d'une maladie bizarre des organes
génitaux ; rien, dans l'aspect des organes extérieurs, ne
dénote ce mal, et il faut même une grande attention et
une certaine habitude pour en saisir quelques symptômes
douloureux. Le signe principal, et celui qui se manifeste
le premier, est un affaiblissement de la virilité ; mon grand-
père l'éprouva quelques mois avant sa trentième année ;
mon père le ressentit, au contraire, quelques mois après le
même âge ; et moi j'en ai constaté l'existence quinze jours
avant le trentième anniversaire du jour de ma naissance. —
Et cependant, comme son grand-père et son père, le malade
qui me consultait n'avait perdu ni les désirs vénériens, ni
la faculté érective, ni la faculté éjaculatrice ; seulement
l'érection et l'éjaculation ne se produisaient que dans le
silence de la solitude, soit sous forme de pollutions, soit
amenées par la masturbation. Le souvenir de la prétendue infirmité héréditaire inspirait au malade un tel sentiment de honte, et lui donnait une telle certitude d'un
échec, que la terreur remplaçait le désir et glaçait toute
énergie dans l'organe copulateur.

Comme on doit le comprendre, les sujets d'effroi que
peuvent invoquer les malades sont aussi innombrables que
les fantômes que leur imagination peut créer, et le domaine
de l'imagination est infini.

Mais quand ces troubles se rattachent à une erreur dont
l'objet est un fait réel, accompli depuis un temps plus ou
moins long, ou actuellement existant, on peut concevoir
des limites aux causes de ces troubles, parce que la réalité
est finie et bornée.

La nosologie est la mine féconde où les malades vont
puiser leurs prétextes ; on se fait difficilement une idée des
relations absurdes, bizarres, extravagantes, qu'on me passe

le mot, qu'un esprit troublé et ignorant des choses de notre art établit entre les organes génitaux et les affections les plus étrangères à cet appareil.

Je fus un jour très sérieusement consulté par un jeune homme dont le tempérament lymphatique et la constitution malingre s'accordaient mal avec des désirs vénériens ardents et une virilité énergique, et qui attribuait, avec une conviction profonde, cet allanguissement du sens génital à une déviation congénitale du sternum dont il était affecté. Un autre, ayant eu connaissance des fables répétées depuis Hippocrate, qui, le premier, en fait mention, sur les rapports sympathiques des oreilles et des organes génitaux, s'imagina qu'il serait atteint d'impuissance (et cette présomption ne tarda pas à amener cet état) parce que, suivant la coutume de son pays, on lui avait percé les oreilles pour y suspendre un bijou.

Mais c'est surtout vers les lésions de l'appareil génital que se portent les préoccupations du malade, et, sous ce rapport, les névralgies urétrales, et celles du col de la vessie jouent un rôle très important. Ici, les appréhensions du malade ont un prétexte réel, la douleur, et, pour les personnes étrangères à la médecine, la douleur est toujours le symptôme d'une lésion anatomique, d'une affection organique ; l'intermittence même qu'affectent les douleurs névralgiques est, pour une imagination troublée, un motif plus grand d'effroi et de terreur ; c'est dans des circonstances semblables que les malades songent aux dégénérescences de toutes sortes, aux désordres les plus affreux : les ulcérations dans l'urètre, sur la prostate, dans les vésicules séminales, sont la menue monnaie dont les plus courageux se contentent ; mais le plus ordinairement, et après l'incubation d'une nuit d'insomnie, c'est le cancer, c'est le carcinome, ce sont des tubercules qu'ils disent avoir envahi leur appareil génital et avoir desséché en eux toute source de virilité. C'est l'hypochondrie avec toutes ses étrangetés, avec toutes ses terreurs.

D'autres fois, aucun état morbide n'existe actuellement, et l'imagination du malade est troublée par la crainte des conséquences fâcheuses qu'a pu amener, et qu'a amenées en effet, une affection antérieure, quelque ancienne et quelque bénigne qu'elle ait pu être. Le tabescent guéri croit difficilement au retour de sa virilité; le masturbateur dont les manœuvres ont cessé depuis longtemps, entrevoit l'impuissance comme un triste et certain héritage de l'onanisme; la syphilis a, chez l'un, tari la sécrétion spermatique, et, par suite, la source de l'excitation génésiaque; chez l'autre, fixée sur quelque point de l'appareil générateur, elle empêche le jeu régulier des rouages et s'oppose d'une façon quelconque au libre exercice de la fonction copulatrice, etc. Mais de tous ces motifs, il n'en est peut-être pas de plus fréquent, et l'on peut même dire de plus commun, qu'un échec copulateur précédemment essuyé en présence d'une femme. Une mésaventure de ce genre, quelle qu'en soit la cause, laisse dans l'esprit une préoccupation fâcheuse, qui, entretenue et aggravée par l'imagination, détend, pour ainsi dire, les désirs vénériens, et les empêche de réagir suffisamment sur l'appareil copulateur.

Il n'est pas toujours aussi facile qu'on le pense de triompher de semblables appréhensions. Quand le malade s'imagine que son premier échec était sous la dépendance d'une affection quelconque, on peut, en feignant le traitement de cette affection, ramener peu à peu le calme dans son esprit troublé; mais quand l'erreur porte sur l'énergie copulatrice elle-même, c'est-à-dire quand le malade se croit atteint d'une impuissance essentielle, sans relation avec une altération organique quelconque, les difficultés sont énormes. Si l'on se contente de vouloir rassurer le moral du malade, et que l'on essaie de lui prouver que l'appareil génital n'a rien perdu de son énergie, on ne dissipe qu'à moitié, si même on y parvient, ses craintes chimériques ; si, au contraire, feignant de partager son erreur, on prescrit, non une médication, mais un aphrodisiaque, on s'expose à déplacer ou même à augmenter les préoccupations du malade, qui, au moment du coït, alors que l'attention doit être complétement absorbée dans l'ivresse des désirs, analyse ses moindres sensations pour s'assurer de l'effet de l'agent prescrit.

Cependant cette dernière méthode est la moins incertaine ; mais en l'employant, le médecin doit absolument user de toute son autorité ; il doit promettre le triomphe, non plus avec le doute scientifique, mais avec l'assurance d'une conviction profonde. En pareille occurrence, l'hésitation est funeste. La nature de la prescription importe peu ; il faut, avant tout, paraître assuré de son efficacité. M. le docteur Amédée Latour a rapporté, dans la séance du 3 janvier 1843 de la *Société médicale du Temple,* un exemple de ce genre : « Comme chez la plupart des gens du monde, dit-il avec raison, les conseils les plus sages et les plus opportuns perdraient de leur prix s'ils n'étaient corroborés par quelque prescription pharmaceutique, je crus devoir prescrire quelques toniques, et je fis choix du quinquina et du safran. Mais surtout, la saison étant encore convenable, j'engageai fortement les deux époux à aller prendre quelques bains de mer. J'annonçai *avec assurance* la guérison pendant le voyage (1). »

Ce fut cette assurance qui constitua la partie réellement active de la médication.

(1) *Gazette des hôpitaux,* 1843, p. 95.

Les faits de cette nature se rencontrent tous les jours dans la pratique, que les causes de la prétendue impuissance soient rattachées, ou à un état morbide antérieur, ou à l'affaiblissement nerveux de l'appareil génital lui-même, ou à toute autre chimère de la folle du logis.

Je n'ai pu rapporter ici, on le comprend, que les circonstances les plus ordinaires, que les sujets d'effroi les plus communs; mais on conçoit que leur catalogue puisse être plus étendu et embrasser le cadre tout entier de la nosologie. Leur énumération, fastidieuse au dernier point, ne jetterait aucune lumière sur leur histoire, et ne révélerait aucune variété du type, qui est constamment le même.

Les divisions que j'ai établies me paraissent suffisantes pour formuler un bon diagnostic différentiel entre les troubles si divers de l'imagination, et pour leur opposer une *médication* convenable, si je puis me servir de ce mot.

Qu'on me permette, pour l'intelligence de la thérapeutique, de rappeler ces divisions.

Les troubles de l'imagination, dont une erreur ou une fausse croyance sont essentiellement la cause, se distinguent :

1° En troubles objectifs ;

2° En troubles subjectifs.

Ces derniers se rapportent :

Ou à une erreur que rien n'autorise;

Ou à une erreur qui a pour fondement un fait réel actuellement existant ou disparu depuis un temps plus ou moins long.

Évidemment, si l'on saisit bien toutes les nuances qui séparent ces états divers, on conviendra qu'une même thérapeutique n'est pas applicable partout, et que la conduite du médecin ne saurait être identique dans tous les cas.

Et d'abord, en thèse générale, est-il opportun de com-

mencer par dissuader le malade, par attaquer de front et de
prime abord ses fausses croyances, ses erreurs? Je ne le
pense pas; avant toutes choses, il importe de capter la confiance du malade; il faut que de son confident, le médecin
devienne son ami, et qu'il subjugue plutôt par des paroles
de commisération que par le ton impératif de l'autorité
scientifique. En rompant trop vite en visière, on s'expose
presque à coup sûr à faire douter de ses connaissances, et
la suspicion dans l'esprit d'un malade imaginaire, d'un hypochondriaque, est une cuirasse terrible dont il est difficile
de triompher.

J'estime donc que l'on devra, en thèse générale, commencer par sembler croire à la réalité de l'impuissance,
prescrire même une médication en apparence active, et,
dans ce cas, insister sur les espérances que font concevoir
le pronostic porté et le traitement ordonné.

Chez quelques malades, il importe de soutenir cet inno-
cent mensonge jusqu'au bout, principalement chez ceux
qui se croient atteints de quelque maladie grave; c'est en
pareille occurrence qu'il faut savoir rattacher l'impuissance
à l'affection imaginaire et paraître accorder toute son attention à cette dernière, dont la guérison doit fatalement restituer aux organes génitaux leur énergie copulatrice.

La même règle de conduite est également prescrite dans
les circonstances analogues au fait raconté par Montaigne:
à une superstition il faut opposer une superstition plus
grande; on ne tue la magie que par des moyens magiques.

Quand le malade aura acquis en son médecin une foi
inébranlable, ou même une confiance assez vive, et si la
raison est accessible par quelque point au milieu des fantômes que lui crée l'imagination, on pourra aborder son
erreur et la combattre par l'absurde, par des arguments

sérieux ou par les moyens qui paraîtront les plus raisonnables. Mais gardez-vous d'entrer hardiment dans cette voie :
avant de vous y engager, sondez, connaissez bien les dispositions de votre malade ; le moindre écart peut tout perdre,
car l'imagination soucieuse s'effraie d'une ombre, s'épou-
vante d'un soupçon.

Mais quand le premier pas est franchi, il faut marcher
résolument dans le sentier tracé ; il faut prendre l'erreur
corps à corps, l'étreindre, la serrer, la frapper avec toutes
les armes ; aucun coup n'est trop rude. Malheur au médecin qui faiblit ! qu'il use largement de toute son autorité, de
tout son ascendant ; il doit aller jusqu'à faire comprendre
au malade que ses devoirs lui imposent l'obligation de ne
prescrire aucun traitement, car la médecine a pour mission
de rétablir et non de troubler les fonctions de l'organisme.

Mais, je le répète, ce terrain est glissant ; il faut, pour
s'y engager, être sûr tout à la fois de la confiance et de la
raison de son malade, double condition difficile à rencontrer dans les conditions morales que j'examine ; le plus généralement contre les troubles de l'imagination, il faut
savoir se condamner à un mensonge, que le but légitime et
que la science autorise, et le soutenir le plus souvent pendant tout le cours de la médication.

Telle est la base de cette sorte d'impuissance par sympathie morale ; fondement bizarre qui distingue la thérapeutique des troubles de l'imagination de celle des troubles de la raison, et surtout aussi de celle des troubles des
facultés affectives, comme je le montrerai tout à l'heure,
et qui justifie, s'il en est besoin encore, les divisions et les
subdivisions que j'ai précédemment admises. On va voir, en
effet, que si l'imagination, même dans ses écarts, a horreur
de la vérité, la raison, au contraire, ne peut être ramenée

dans sa voie que par les conseils et le spectacle de la réalité.
—A chaque élément de notre âme, conservons son essence :
à l'imagination le mensonge, à la raison la vérité.

2° *Influence des troubles de la raison.* —La raison n'est
jamais la dupe d'une chimère; elle n'est que la victime de
la réalité. — C'est là la physionomie propre qui caractérise les troubles de cette faculté, et qui doit toujours et facilement les faire distinguer des troubles de l'imagination
que je viens d'étudier.

A proprement parler, la raison, et il ne s'agit ici en
aucune manière de la folie, la raison ne s'altère pas ; plus
que toute autre faculté peut-être, elle subit, dans le choix
de ses déterminations, l'empire de toutes sortes d'influences
physiques, organiques, morales ou sociales, et cette subordination explique les différences si tranchées que l'on observe
dans les raisonnements et les jugements, par exemple, du
jeune homme et du vieillard, du lettré et du paysan, etc., etc.

Cette dépendance de la raison n'est pas, en réalité, constituée par un affaiblissement ou un dérangement dans ses
moyens d'action, mais bien par un obscurcissement, si je
puis m'exprimer ainsi, de sa personnalité ; en d'autres
termes, les influences, dont je parlais tout à l'heure,
agissent primitivement sur une ou sur plusieurs des facultés
intellectuelles ou affectives, lesquelles, par les troubles dont
elles sont susceptibles, masquent les déterminations de la
raison, étouffent sa voix, et, par suite, la rendent impropre
à réagir contre la réalité. Ainsi, au moment du coït, la vue
des règles, un bruit inattendu, éveillent dans l'imagination
mille fantômes hideux qui, bourdonnant autour de la raison,
empêchent l'homme de se rendre un compte exact du sang
qu'il aperçoit et du bruit qu'il entend; de même pour les
facultés affectives: l'annonce subite, au moment de l'acte,

d'un malheur ou d'une grande joie, remplit l'âme d'un sentiment si énergique que la raison, comme submergée dans un océan de douleur ou d'ivresse, ne parvient même plus à se faire entendre.

En conséquence de cette subordination, les troubles de la raison devront être distingués selon qu'ils seront sous la dépendance de l'imagination ou sous l'empire des facultés affectives; et la physionomie qu'ils emprunteront à l'une ou à l'autre de ces deux interventions les fera assez facilement reconnaître, pour qu'il soit inutile d'entrer ici dans des détails qui, peut-être fastidieux, seraient nécessairement incomplets.

La distinction que j'établis peut, au premier abord, paraître bien métaphysique pour un ouvrage de la nature de celui-ci; mais si l'on considère à combien de sources s'alimente l'impuissance par sympathie morale, si l'on réfléchit combien ces sources sont parfois mystérieuses et secrètes, et si l'on se rappelle combien est indispensable pour le traitement de l'anaphrodisie la connaissance des causes qui ont fait naître et entretiennent l'affection, on me pardonnera l'excursion que je me suis permise dans le domaine de la psychologie, car, ainsi qu'on va le voir, elle a tracé au praticien une route moins obscure et moins épineuse que celle de mes devanciers.

Dans la majorité des cas, la raison ne perd que momentanément ses droits, et l'impuissance qui en résulte est, comme les troubles de cette faculté, essentiellement fugace et passagère. Les exemples que j'ai rapportés plus haut, tels que ceux de l'impuissance amenée par la vue des règles, par l'audition d'un bruit inattendu, par la nouvelle d'un malheur ou d'une grande joie, etc., font comprendre que la force virile, un instant suspendue, rentre bientôt dans toute la plénitude de ses prérogatives, sans que la médecine ait jamais à intervenir.

Cependant la cause première de ces troubles, exaltation de l'imagination ou émotion des facultés affectives, peut avoir été si profonde qu'elle survive au fait qui lui donna naissance, et se perpétue pendant un temps plus ou moins long. Je me rappelle un malade dont l'impuissance datait du jour de la mort de son fils, et qui échouait à chaque tentative du coït, parce que son imagination, établissant une espèce de rapport entre l'acte qu'il allait accomplir et la perte qu'il avait faite, lui rappelait, avec l'image de l'enfant, toute l'étendue de sa douleur.

J'ai précédemment rapporté le fait de ce malheureux devenu impuissant à la suite de la frayeur qu'il éprouva pendant l'accident survenu, en 1839, sur le chemin de fer de Versailles (rive gauche), sans que quelque autre symptôme, soit moral, soit physique, fît soupçonner une lésion des centres nerveux.

Bien évidemment selon que les troubles de la raison seront sous la dépendance de l'imagination ou des facultés affectives, la conduite à suivre sera différente. Dans le premier cas, le médecin demandera à l'esprit ses moyens d'action ; dans le second, au contraire, il ne les trouvera que dans le cœur. — On dissipe les fantômes de l'imagination, non par des larmes de joie ou de douleur, mais par le contraste d'autres fantômes, par la raillerie, par le raisonnement, etc., tandis que ces armes s'émoussent contre une âme ivre de bonheur ou brisée par le chagrin.

Ces considérations doivent suffire pour indiquer la conduite que le médecin doit tenir ; cependant ne peut-on pas se demander si, comme dans les troubles de l'imagination, il n'est pas nécessaire de recourir à quelque prescription pharmaceutique pour contenter au moins les exigences quelquefois absurdes des gens du monde ?

On peut répondre, en thèse générale, que les prescriptions pharmaceutiques sont toujours d'un effet salutaire dans l'impuissance par sympathie morale, parce que le malade, dans la très grande majorité des cas, n'a recours à notre art que pour les médicaments qu'il prescrit, et non pour les consolations qu'il donne. Il faut donc, je le répète, établir, comme règle générale dans l'affection qui nous occupe, la nécessité d'une ordonnance pharmaceutique; mais il faut prendre garde aussi de ne pas tomber dans un écueil contraire, et de ne pas se faire accuser d'erreur par ceux qui, se rendant parfaitement compte de leur état moral, ne viennent demander au médecin que les règles d'une conduite à suivre ou les conseils de l'amitié.

A moins de spécifier tous les troubles moraux, ce qui est impossible, on ne peut rien prévoir ni préjuger d'avance. Les indications spéciales ressortent de circonstances individuelles dont l'appréciation est entièrement abandonnée au tact et au jugement du médecin. C'est dans cette appréciation bien plus que dans des préceptes formulés dans un livre que l'homme de l'art doit chercher ses inspirations et trouver sa règle de conduite.

B. *Facultés affectives.*

La physiologie, si je puis me servir de cette expression, la physiologie des fonctions affectives de notre nature morale est encore plus remplie que la psychologie *intellectuelle*, de confusion et de malentendus : jetant dans un pêle-mêle inextricable toutes les aspirations de l'âme sensitive, on en a dressé une liste plus ou moins méthodique, que l'on a ensuite, sous le nom de passions, classées dans un ordre la plupart du temps arbitraire.

Cependant une distinction rationnelle n'est pas moins importante à établir parmi les facultés affectives que parmi les facultés intellectuelles ou que parmi les fonctions de l'économie animale, et l'on est en droit de s'étonner de l'arbitraire avec lequel ont été divisés les sentiments de l'âme, quand la nature elle-même a indiqué les bases de cette classification.

En effet, quand on analyse les facultés de la vie affective, on ne tarde pas à se convaincre qu'elles peuvent toutes être ramenées à deux types fondamentaux, la sympathie et l'antipathie, dont le premier nous pousse vers l'objet qui a ému notre âme, et dont le second nous en éloigne au contraire.

Mais de même que toutes les fonctions de l'organisme qui servent à nous mettre en relation avec le monde extérieur ont des intermittences d'action, de même les fonctions de la vie affective n'ont pas une continuité absolue d'exercice ; cette suspension de l'activité affective, en arrachant le consensus intime à l'influence de ses excitants naturels, constitue un état passif de l'âme dont l'étiologie de l'impuissance doit tenir grand compte, comme on le verra tout à l'heure.

Je donne le nom d'*apathie* à cette absence permanente ou momentanée de la sensibilité morale.

Les facultés affectives, quand elles s'accomplissent selon le type normal d'activité inhérente à chaque idiosyncrasie, s'appellent *sentiments moraux* ; quand, au contraire, elles s'exécutent avec une énergie et une impétuosité étrangères au type régulier des autres fonctions de l'organisme, elles prennent le nom de *passions*, qui bientôt entraînent le délire et la folie, si la faculté surexcitée absorbe et annihile l'exercice des autres facultés.

La distinction que je cherche à établir ici me paraît de la plus haute importance, car si le sentiment est l'expression physiologique d'un phénomène de la vie morale, la passion en est une manifestation morbide qui n'est jamais sans influence sur l'exercice régulier des fonctions de l'organisme ou des facultés de l'esprit. — L'histoire des sentiments est du domaine de la physiologie, tandis que l'étude des passions incombe fatalement à la pathologie.

Mais, ainsi que je l'ai laissé pressentir tout à l'heure, la passion est un état essentiellement relatif, et qui se mesure, non sur un type donné, mais suivant les conditions d'activité que chaque individu porte en lui ; ainsi l'homme du nord se croirait à coup sûr sous l'empire de la passion, s'il avait l'enthousiasme et l'exaltation des sentiments de l'homme du midi. *Chacun sent à sa manière*, dit-on communément, et pour être dans le vrai, il faut que chacun mesure ses passions au thermomètre de ses sensations et de ses émotions.

La passion n'étant que l'exaltation des facultés affectives, leur dénombrement et leur classification sont donc les mêmes que ceux des sentiments moraux ; nous aurons donc :

1° Les passions sympathiques ;

2° Les passions antipathiques.

Ou pour les exprimer par les mots propres et consacrés par le langage de tous, nous aurons :

1° L'amour,

2° La haine ;

avec les nuances infinies dont les hasards innombrables de la vie colorent ces deux manifestations extrêmes de l'âme.

Nous allons donc rechercher, au point de vue qui nous

occupe, l'influence exercée sur la fonction copulatrice, 1° par l'absence des sentiments moraux ou *apathie*, 2° par l'exaltation des sentiments sympathiques ou *passions attractives*, 3° par l'exaltation des sentiments antipathiques ou *passions répulsives*.

1° *Influence de l'apathie sur le sens génital ou indifférence amoureuse*. — Cet état étrange de l'âme, que ne sauraient émouvoir les plus grands comme les plus doux spectacles de la nature, est lié, tantôt à certaines circonstances organiques, comme le tempérament lymphatique, la faiblesse qui suit les longues maladies, les hémorrhagies copieuses, etc., etc., et tantôt à certaines conditions du moral lui-même.

Dans le premier cas, l'absence des désirs vénériens se prolonge plus ou moins longtemps, et sa durée est en rapport avec celle des circonstances organiques qui la tiennent sous leur dépendance.

Dans le second cas, la condition morale qui entraîne l'apathie tient à plusieurs causes : ou bien elle est le résultat de l'exercice exclusif d'une faculté morale, soit intellectuelle, soit affective, autre que la faculté génésiaque, et qui absorbe à son profit toute l'activité de l'âme, ainsi qu'il arrive dans les études abstraites, dans l'exaltation d'un sentiment de haine, de vengeance, etc., etc. ; ou bien elle est amenée par l'affaissement, par l'aberration ou par tout autre état particulier de la faculté génésiaque elle-même, comme chez les sodomites et les masturbateurs, par exemple, dont les facultés copulatrices ne répondent plus à leurs excitants naturels tant internes qu'externes.

Je me suis précédemment occupé de l'empire qu'exercent sur les désirs vénériens les conditions vitales de l'organisme, et j'ai suffisamment étudié l'influence de ces conditions, tant physiologiques que morbides, pour qu'il soit inutile d'y revenir ici.

Quant à ce qu'on pourrait appeler prédisposition morale, j'ai également, et par avance, défloré ce sujet en traitant, soit des excès des travaux de cabinet, soit des troubles des facultés intellectuelles, et je compléterai tout à l'heure ce cadre en parlant des troubles des facultés affectives.

Il ne me reste donc à examiner ici que cet état particulier de l'âme, dans lequel l'homme sans haine, sans motifs légitimes d'éloignement pour la femme qui lui donne ses caresses, ne trouve dans son cœur que la froide indifférence qui, en étouffant le désir, arrête et suspend toute activité dans l'appareil copulateur.

On pourrait désigner cet état par les mots d'*apathie essentielle.*

Cette apathie est amenée par les causes les plus diverses : chez le pédéraste et le masturbateur, la faculté excitatrice du sens générateur semble s'être fait une autre nature sous l'empire de l'habitude, et avoir déraillé de sa voie normale pour subir l'influence exclusive d'excitations factices ; chez ceux-ci, un souvenir, quelle que soit la sphère où il se déroule, a un pouvoir analogue à celui de l'habitude ; chez ceux-là enfin, la source de l'indifférence amoureuse se perd dans ce labyrinthe inextricable que peuplent le caprice, les bizarreries de caractère et les excentricités de toutes sortes.

L'éloignement des pédérastes, des sodomites, des tribades et des masturbateurs des deux sexes pour les rapprochements sexuels est assez connu pour qu'il soit inutile d'en rapporter des exemples. Celui qui est sous la dépendance d'un caprice, d'une étrangeté de mœurs ou de caractère, de la mode même, est tellement individuel qu'il échappe en quelque sorte à l'analyse. Il faudrait faire l'histoire des bizarreries de l'esprit humain, ce que j'estime impossible, bien que des essais, je crois, aient été tentés sur ce sujet.

Cependant, je rapporterai le fait suivant, comme spécimen de ces bizarreries, et aussi pour l'enseignement thérapeutique qui en découle.

M. X..., fils d'un général du premier empire, avait été élevé dans le château de son père, et n'en était sorti, à l'âge de dix-huit ans, que pour entrer à l'École militaire. Pendant cette longue solitude à la campagne, il avait été initié, à l'âge de quatorze ans, aux plaisirs de l'amour, par une jeune dame, amie de sa famille. Cette dame, alors âgée de vingt et un ans, était blonde, portait des cheveux à l'anglaise, c'est-à-dire en tire-bouchons, et, eu égard aux précautions qu'elle était obligée de prendre pour cacher à tous les regards son intrigue amoureuse, elle n'avait jamais de rapports avec son jeune amant que dans un costume de jour, c'est-à-dire chaussée de brodequins, serrée dans un corset et portant une robe de soie.

Tous ces détails, que j'énumère avec intention, eurent la plus grande influence, non-seulement sur la faculté excitatrice du sens génital, mais encore sur toute l'existence de M. X...

La jeune dame, fort passionnée, à ce qu'il paraît, abusa des forces du jeune néophyte, et il ne fallut rien moins que le régime sévère et la continence de l'École militaire, pour rendre aux organes génitaux l'énergie qu'avaient compromise des pratiques anticipées et trop fréquentes.

Mais lorsque, rendu à la liberté et aux plaisirs de la vie de garnison, M. X... voulut jouir des droits que la nature semblait lui avoir restitués, il s'aperçut que les désirs véné-

riens ne s'éveillaient qu'auprès de certaines femmes, et avec
le concours de certaines circonstances ; ainsi, une femme
brune n'excitait en lui aucune émotion, et le costume de
nuit suffisait pour éteindre et glacer tout transport amoureux.

Pour que son âme tressaillît sous l'aiguillon du désir et
de la volupté, il fallait que la femme fût blonde, coiffée à
l'anglaise, chaussée de brodequins, emprisonnée dans un
corset, vêtue d'une robe de soie, en un mot, réunît toutes
les particularités que le souvenir de M. X... gardait de ses
premiers ébats érotiques.

Ce n'était point un de ces souvenirs d'amour insensé,
dont le magique pouvoir s'étend sur toute une existence.
Dans ses premiers rapprochements sexuels, M. X... n'avait
apporté que l'appoint de ses organes ; son cœur était toujours resté étranger à cette union, dont le but était le plaisir ; et, à vingt-cinq ans d'intervalle, M. X..., en me consultant pour son étrange infirmité, m'avoua n'avoir aimé,
avec le cœur, qu'une seule femme, à laquelle il n'avait
jamais osé adresser ses hommages, parce que, coïncidence
bizarre ! cette femme était brune.

Sa fortune, son nom, sa position sociale faisaient depuis
longtemps un devoir à M. X... de se marier, et il avait toujours résisté aux sollicitations de sa famille et de ses amis,
parce qu'il se savait incapable d'exercer le coït dans le négligé de la couche conjugale. Certes, un semblable motif
eût été difficile à pénétrer, car l'infortuné jouissait d'une
santé à toute épreuve, était d'un tempérament bilioso-sanguin, avait une taille au-dessus de la moyenne, et une constitution si robuste que, pendant plus de quinze ans, il avait
été officier dans un régiment de grosse cavalerie.

Bien évidemment, M. X... n'était atteint que d'une impuissance essentiellement relative, car lorsque la femme était blonde et lorsque les conditions énumérées plus haut se trouvaient réunies, il accomplissait la fonction copulatrice avec toute l'énergie d'une forte constitution et l'ardeur d'un tempérament amoureux.

Rentré dans la vie civile, et tourmenté plus que jamais par sa famille au sujet de son mariage, il voulut tenter un dernier effort, et vint me consulter dans le courant de l'hiver de 1852.

Pendant la longue conversation que nous eûmes ensemble, je crus m'apercevoir que M. X... n'avait qu'une foi douteuse, non-seulement en moi, mais encore dans cette branche spéciale de la thérapeutique, et que, par conséquent, il me fallait, avant toute chose, et par quelque moyen que ce fût, conquérir sa confiance en faveur de la science, et en même temps en faveur de l'efficacité du traitement que je lui prescrirais.

Dans de semblables occurrences, je l'ai déjà dit et je le répète, parce que le conseil est important, tout discours est superflu et tout raisonnement se brise contre l'incrédulité systématique du malade ; il lui faut un phénomène physique, palpable, matériel, contre la négation duquel sa raison se révolte ; ce phénomène obtenu, sa confiance est d'autant plus absolue que son incrédulité a été plus profonde.

En conséquence, je résolus de frapper un grand coup, et sachant bien, par l'expérience que j'en avais acquise, que la moitié seule de mon ordonnance serait exécutée, je prescrivis une potion cantharidée et phosphorée assez énergique, et conseillai le coït avec une femme brune et sans corset, deux heures après son ingestion.

Ainsi que je l'avais prévu, la potion fut avalée, mais le rapprochement sexuel ne fut pas même tenté, car jamais l'homme ne s'expose à un échec amoureux qu'il regarde comme certain.

Mais l'effet que j'attendais de l'emploi des cantharides s'étant produit, et le malade ayant été tourmenté toute la nuit par une érection qui n'était pas sans quelque souffrance, la scène changea de face, et M. X... crut avoir enfin rencontré l'agent médicamenteux qui seul pouvait contre-balancer la fâcheuse influence de son moral.

Le lendemain, ne pouvant venir me revoir, mais voulant reprendre un second flacon de ma *liqueur magique*, comme il m'écrivait, il me demanda s'il pouvait se servir encore de la même ordonnance, ce à quoi je m'opposai, dans la crainte d'une cystite, et lui envoyai une prescription où les cantharides et le phosphore ne jouaient qu'un rôle essentiellement secondaire.

Cette seconde potion, fort peu active, je l'assure, fit autant d'effet que la première, et le malade put enfin exercer le coït avec une femme brune et dépouillée de son corset.

Mais pendant assez longtemps, pendant plus de six mois, les rapprochements sexuels ne furent possibles qu'avec l'aide d'une potion qui était censée contenir l'agent médicamenteux assez puissant pour contre-balancer l'empire de l'âme; ce ne fut que progressivement et à la longue que M. X... parvint à se passer, pour l'accomplissement de l'acte copulateur, du concours de la médecine, et aujourd'hui même, il est parfaitement convaincu que le médicament que je lui ai prescrit a exclusivement agi sur ses organes, et ce serait peut-être s'exposer au retour des phénomènes morbides si l'on parvenait à le convaincre que le traitement qu'il a subi est un traitement purement moral.

La conduite que j'ai tenue dans la circonstance que je

viens de rapporter, quoique couronnée d'un plein succès,
ne saurait être conseillée d'une manière absolue ; la règle à
suivre se tire des causes de l'apathie elle-même. Cependant, comme auxiliaire de cette médication spéciale, individuelle, pour mieux dire, il faut souvent avoir recours aux
excitants moraux dont j'ai plusieurs fois parlé dans le cours
de cet ouvrage, ainsi qu'aux moyens physiques dont l'effet
excitateur se fait surtout sentir au cerveau, comme un
repas délicat, l'usage modéré des liqueurs alcooliques, la
musique, la lumière, les parfums, etc., à ceux surtout qui
s'adressent de préférence aux sens dits intellectuels, afin
que leur excitation éveille la faculté génésiaque endormie.

D'ailleurs, dans la très grande majorité des cas, l'espèce
d'impuissance que j'examine ici est relative et temporaire,
et il suffit, pour la dissiper, qu'il entre dans le cœur du
malade un de ces divins rayons d'amour que la femme
sait si bien allumer à l'étincelle de son regard, à l'éclat
de son sourire et au doux feu de ses paroles. Que le médecin ne dédaigne point ces auxiliaires ; il est presque invincible s'il agit de concert avec l'amante ou l'épouse de son
malade.

2° *Influence des passions sympathiques.* — Quand on
considère que l'acte copulateur est sous la dépendance la
plus entière des sentiments attractifs, on est conduit à proportionner l'énergie de l'acte, et par conséquent l'activité
de l'appareil copulateur, à la force de ces sentiments attractifs, en d'autres termes, et pour employer un langage plus
usuel, on est amené à penser que le coït est d'autant plus
facile et plus complet que l'amour qui le sollicite est plus
violent et plus exalté.

Cette loi psycho-physiologique dont il est impossible de
ne pas reconnaître la justesse et la réalité, souffre cependant

des exceptions assez nombreuses pour qu'il soit utile de nous y arrêter un instant.

Quand le désir ou plutôt quand l'instinct du rapprochement des sexes a quitté ce vague nuageux qui, semblable à une atmosphère légère, entoure notre âme, et vient se placer sous l'empire de la conscience ; quand ses aspirations, abandonnant les vastes horizons de l'inconnu, prennent un corps pour ainsi dire, naissent à la vie morale, et se concentrent dans la contemplation d'un être fini et réel, l'instinct devient sentiment, le désir se fait amour.

Fidèle aux lois de son essence, l'amour, cette douce et magique expression de la portion sympathique de notre âme, s'exaspère des lenteurs et s'irrite des obstacles ; pour vaincre les entraves qui lui cachent le but, il appelle à son aide toutes les forces de l'organisme, toutes les grandeurs de l'esprit, toute l'exaltation des sentiments, et va même chercher des ressources dans le monde des rêves et des enchantements. Au milieu de cette confusion étrange, de cette tension exagérée de tous les ressorts de la vie, l'âme n'exerce plus qu'un empire douteux, qu'une puissance tremblante ; si tout à coup elle est inondée d'un bonheur longtemps caressé, si elle est éblouie par l'apparition inattendue d'une félicité prochaine, elle se noie elle-même dans une immensité de joies et de voluptés, abandonnant à leur délire, sans gouvernail et sans boussole, toutes les forces de l'organisme : « Si l'on considère, dit Virey, que l'âme éperdue nage dans un océan de plaisirs ; que toutes les fibres du corps frissonnent sous les plus tendres caresses ; que l'on est plongé dans un enchantement universel, et comme ravi en extase de l'excès de son bonheur, on comprendra qu'il faut revenir de cette secousse générale pour se livrer plus spécialement à une jouissance particulière Non, sans doute, on n'est pas froid dans ces premiers instants du délire de la volupté ; on s'y sent, au contraire, comme englouti et submergé, on se cherche et l'on ne se trouve pas. Interdit de ce phénomène, et sentant néanmoins sa vigueur et la plénitude de sa force, l'homme se croit lié et comme enchaîné dans le cours de sa victoire (1). »

Les exemples de ce phénomène étrange ne sont pas rares, et on les rencontre surtout chez les personnes nerveuses, mélancoliques, et dont l'esprit se plaît dans les rêveries. Un des acteurs les plus distingués de Paris éprouva cet accident la première nuit de ses noces, bien qu'il eût eu antérieurement des rapports avec la femme qu'il épousait ; seulement ces rapports ne s'étaient produits qu'au milieu de la gêne et de la contrainte imposées par la surveillance des parents de la jeune fille, et le bonheur dans lequel le plongea la libre possession de ces charmes qu'il n'avait fait qu'effleurer, ne valut pas pour lui la contrainte à laquelle il était auparavant condamné.

Dans les *Essais de médecine d'Édimbourg*, on trouve rapporté, par le docteur Cockburn, un exemple d'autant plus remarquable de l'effet anaphrodisiaque de l'excès d'amour, que l'impuissance qui en fut la suite se traduisit, non par le défaut d'érection de la verge, ce qui est le cas le plus commun, mais par l'impossibilité de l'éjaculation, par ce que j'ai appelé l'aspermatisme.

Qu'on me permette de rappeler une partie de ce fait curieux dont j'ai précédemment donné la narration entière (2) : « Un noble Vénitien, dit-il, épousa à l'âge où

(1) *De la femme*, notes, p. 390.
(2) Voir la page 246.

l'amour favorise un homme avec complaisance, une jeune
demoiselle très aimable, avec laquelle il se comporta assez
vigoureusement ; mais l'essentiel manquait à son bonheur :
tout annonçait dans ses rapports le moment d'extase, et le
plaisir qu'il croyait goûter s'échappait. L'illusion lui était
plus favorable que la réalité, puisque les songes qui succédaient à ses efforts impuissants le réveillaient par des sensations délicieuses, dont les suites n'étaient pas équivoques
sur sa capacité. Cet époux malheureux, rassuré sur son
état, voulait-il prouver efficacement sa puissance et réaliser
ses plaisirs, il en procurait sans pouvoir les partager; en
un mot, l'érection la plus forte n'était pas accompagnée
de ce jaillissement précieux qui fait connaître toute l'étendue de la volupté. »

Il est probable, comme je l'ai dit précédemment, que
l'aspermatisme tenait à un état spasmodique des conduits
éjaculateurs, lequel reconnaissait lui-même pour cause un
excès d'amour, puisque cette difficulté d'éjaculation ne paraît pas avoir existé avant le mariage du malade qui ne
serait pas à coup sûr entré dans la couche nuptiale avec
une semblable infirmité.

L'aspermatisme, dans le sens rigoureux que j'ai donné
à ce mot, est la forme la plus rare de l'impuissance par
excès d'amour : en dehors des cas exceptionnels comme
celui cité par Cockburn, cette variété d'anaphrodisie se
traduit ou par le manque d'érection ou par une énergie
au contraire qui n'est autre chose que le priapisme ; mais
quel que soit le caractère qu'elle revête, sa durée est ordinairement assez courte, et, sous ce rapport, Montaigne a
pu dire avec raison aux époux trop amoureux l'un de
l'autre : « Les mariez, le temps estant tout leur, ne doib-
vent ny presser ny taster leur entreprinse, s'ils ne sont pas

prests. Et vault mieulx faillir indécemment à estreiner la
couche nuptiale, pleine d'agitation et de fiebvre, attendant
une et une aultre commodité plus privée et moins allarmée,
que de tomber en une perpétuelle misère, pour s'estre
estonné et désespéré du premier refus. Avant la possession
prinse, le patient se doibt à saillies et divers temps, legiere-
ment essayer et offrir, sans se piquer et opiniastrer à se
convaincre définitivement soy-même (1). »

L'impuissance par excès d'amour mériterait à peine de
nous arrêter, si elle n'avait pas secondairement une influence fâcheuse sur l'imagination : elle est souvent, en
effet, le point de départ d'appréhensions qui, bien que chimériques, jouent, ainsi que nous l'avons vu, un rôle très
important dans l'acte copulateur en paralysant toute énergie virile. Par conséquent, il est utile, surtout chez les
esprits facilement impressionnables, de prévenir un premier
échec ; et, si la morale et les devoirs du mariage ne réprou-
vaient formellement un semblable expédient, je dirais avec
Montaigne, qu'on ne peut trop se lasser de citer en pareille
matière : « J'en sçay à qui il a servy d'y apporter le corps
mesme, demy rassasié d'ailleurs, pour endormir l'ardeur
de cette fureur : et qui, par l'aage, se trouve moins impuissant de ce qu'il est moins puissant (2). »

Les bains prolongés, la diète, le régime lacté, l'habitation à la campagne, le calme de l'esprit et les distractions,
suffisent d'ordinaire pour ramener l'équilibre dans l'exercice de toutes les fonctions; chez les individus pléthoriques,
on pourra aller jusqu'à la saignée générale, ou se contenter
de l'application de quelques sangsues à la nuque ou de fo-

(1) *Essais*, l. I, ch. xx, p. 107, édit. de 1743.
(2) *Loc. cit.*, p. 104.

mentations froides sur la partie du crâne correspondant au cervelet. Chez les personnes nerveuses, au contraire, les opiacés, ou les antispasmodiques, ou les uns et les autres combinés ensemble, rendront de très grands services; mais tous ces moyens devront céder le pas au raisonnement, et avant de recourir à une thérapeutique quelconque, le médecin fera toujours un appel pressant à la raison de son malade.

3° *Influence des affections antipathiques.* —- Planque rapporte d'après Blegny (*Journal de médecine*, t. I, p. 439), qu'une femme éprouvait pour son mari un tel sentiment de répulsion, qu'elle était prise de mouvements spasmodiques, et tombait même en syncope à la vue seule de l'homme qu'on lui avait fait épouser.

Si l'antipathie est capable de produire chez la femme de semblables effets, on comprend sans peine l'action débilitante qu'elle doit exercer sur les organes de l'homme si directement soumis à l'empire de l'âme.

Certes, les exemples de cette influence néfaste ne manquent pas, et ils expliquent, sans les légitimer pourtant, les demandes si nombreuses de nullité de mariage par l'épreuve du congrès.

Est-il besoin d'insister sur cette cause si manifeste d'impuissance, quand on connaît l'essence de l'amour et les lois qui président au rapprochement des sexes ? Ne suffit-il pas d'énoncer cette proposition comme un axiome, à savoir : que toutes les nuances, si nombreuses et si variées qu'elles soient, du sentiment répulsif, depuis la simple froideur jusqu'à la haine la plus profonde, sont les ennemis les plus implacables des voluptés génésiques.

Si dans ces conditions fâcheuses le coït doit être exercé, et il est malheureusement des circonstances sociales qui exigent un pareil sacrifice, la médecine ne peut intervenir, car elle n'a dans son arsenal thérapeutique une arme ni assez fortement ni assez finement fourbie pour éteindre ou même calmer la haine dans un cœur qui s'en enivre. C'est à l'amitié qu'il faut confier le soin de la médication pour le succès de laquelle le temps et les distractions sont aussi de puissants auxiliaires.

SECTION DEUXIÈME.

IMPUISSANCE CHEZ LA FEMME.

—

Il est incontestable que si j'avais enfermé le mot impuissance dans les limites étroites de la définition que l'on donne ordinairement à cette expression, à savoir : *inaptitude permanente ou temporaire à la copulation*, la femme, en dehors de quelques rares vices de conformation et de quelques cas de maladies non moins rares, serait peu exposée à cette infirmité, car, ainsi que le dit Virey, elle peut toujours recevoir passivement les caresses de l'homme.

Cependant le rôle de la femme, dans le coït normal, n'est pas entièrement passif ; elle ne saurait être deshéritée des douces émotions et du plaisir attachés à l'acte de la génération, car, si sa volonté est nécessaire à la réalisation de cet acte, la même volonté peut s'opposer à son accomplissement en refusant les approches de l'homme. Il faut donc à la femme un appât, un mobile pour ne pas repousser l'accouplement, et en même temps, comme récompense, si l'on peut ainsi dire, attachée à l'accomplissement de toute fonction physiologique, une sensation de bien-être et un sentiment de bonheur.

Les désirs et le plaisir vénériens incombent donc à la femme au même titre qu'ils appartiennent à l'homme, et les uns et les autres rentrent dans l'ordre normal des conditions physiologiques du coït.

Dans les actes de la vie de relation, tous les êtres, quel que soit le degré qu'ils occupent dans l'échelle zoologique, remplissent un rôle actif, que cette activité soit sous la dépendance de l'instinct ou de la conscience ; sans désirs et sans plaisir dans la copulation, la femme ferait seule exception à cette loi universelle de la nature, ce qui évidemment n'est ni admissible ni vrai.

Le coït est donc chez la femme, comme chez l'homme, soumis à de certaines conditions ; et s'il est incontestable qu'un état pathologique existe toutes les fois qu'une fonction ne s'accomplit pas dans les limites qui lui sont tracées par la nature, il faut admettre que l'absence d'une ou de plusieurs des conditions du coït normal chez la femme constitue un état morbide ou pathologique.

C'est cet état morbide que j'appelle impuissance.

L'impuissance n'est donc pas pour moi, ainsi que l'ont définie mes devanciers, l'inaptitude permanente ou temporaire à la copulation, mais bien l'absence d'une ou de plusieurs des conditions du coït physiologique.

J'ai dit ailleurs quels étaient, chez l'homme, le nombre et la nature de ces conditions. — Je n'y reviendrai pas ici.

Chez la femme, elles sont au nombre de trois :

La première, désirs vénériens, est entièrement sous l'empire de l'âme ;

La seconde, réception dans le vagin de la verge de l'homme, appartient exclusivement au domaine organique ;

Et la troisième, plaisir, prend tout à la fois sa source et dans l'âme et dans les organes.

Je sais que cette dernière proposition ne sera pas acceptée sans conteste, car, ainsi que le dit je ne sais quel auteur, souvent un coït, commencé dans l'indifférence, se termine par la volupté. Mais je ne m'y arrêterai pas davantage ici, et je renverrai en son lieu et place la discussion de ce point en litige.

Quoi qu'il en soit, et pour simplifier encore plus la question, on peut dire que la femme a deux rôles dans le coït : l'un passif, constitué par la réception de la verge de l'homme dans son conduit vaginal; l'autre actif, rempli par les désirs et le plaisir vénériens.

L'un et l'autre de ces deux rôles peuvent être suspendus, et alors, selon que l'incapacité porte sur la partie passive ou active de l'acte, on a deux genres d'impuissance chez la femme que je désignerai, pour ne pas tomber dans une technologie prétentieuse, par des expressions connues de tous, à savoir :

1° Impuissance par obstacles à l'intromission ;

2° Impuissance par frigidité.

C'est à ce double point de vue que je traiterai l'impuissance chez la femme.

IMPUISSANCE PAR OBSTACLES A L'INTROMISSION.

La nature et le siége des obstacles qui peuvent s'opposer à l'introduction de la verge dans le vagin, sont nombreux et variés, et je me trouve, en raison même de cette diversité, dans un grand embarras pour la marche que je dois suivre dans leur exposition.

Quant à leur nature, ces obstacles sont d'abord congénitaux ou acquis; en second lieu, ils sont constitués tantôt par l'adhérence des parois du canal vaginal, et tantôt par la présence dans ce conduit d'un corps étranger, d'une tumeur, d'excroissances ou de la matrice déplacée de sa position normale.

Quant à leur siége, les obstacles se trouvent tantôt à la vulve, aux grandes ou aux petites lèvres, au clitoris, etc., et tantôt dans un point quelconque du vagin.

Dois-je poser les jalons de ma route en prenant pour points de repaire les signes tirés de la nature des obstacles, c'est-à-dire suivre un ordre pathologique, ou, m'appuyant sur les données anatomiques, dois-je successivement décrire les affections de la vulve et celles du vagin?

L'une et l'autre de ces méthodes ont des avantages et des inconvénients : la première, si elle exige des divisions nombreuses, évite des répétitions et des renvois toujours fastidieux; et la seconde, si elle engage par sa simplicité, force sans cesse l'écrivain à revenir sur les mêmes états morbides, car ces états appartiennent, pour la plupart, à la pathologie générale bien plus qu'à la pathologie spéciale de l'organe. — Ces raisons militent beaucoup en faveur de l'ordre pathologique; j'ai d'ailleurs, pour me faire excuser la préférence que je lui donne, la convenance, sinon la nécessité, d'harmoniser cette partie de mon travail avec la première où les divisions se tirent de la nature même de l'impuissance.

Cependant, pour que la thérapeutique ne se perde pas dans le vague et repose toujours sur une donnée certaine, j'aurai constamment le soin d'indiquer le siége précis de l'affection, de telle sorte que je profiterai des avantages de l'ordre anatomique sans en avoir les inconvénients.

CHAPITRE Ier.

VICES DE CONFORMATION DES ORGANES EXTERNES DE LA GÉNÉRATION.

A. *Anomalies de la vulve.*

Je comprends sous le nom de vulve : 1° l'ouverture inférieure du canal vaginal ; 2° les grandes et petites lèvres ; 3° le clitoris. — Je laisse à dessein, comme ne rentrant pas dans mon sujet, le méat urinaire qui s'ouvre, comme on le sait, au milieu des nymphes.

J'examinerai séparément les vices de conformation des divers organes qui composent la vulve ; mais je dois, avant d'aller plus loin, signaler une anomalie excessivement rare, et qui s'accompagne, lorsqu'elle existe, de malconformations très graves des organes internes de la génération ; je veux parler de l'absence complète de la vulve. Les annales de la science offrent très peu d'exemples de ce vice de conformation dans lequel n'existent des traces ni des grandes ni des petites lèvres, ni du clitoris, ni de l'ouverture vulvaire, et dans lequel cette partie présente une surface unie, sans poils, et comme la continuation de l'abdomen.

Il suffit d'indiquer, sans s'y arrêter davantage, l'existence possible de cette anomalie, car, en de pareilles circonstances, la médecine est désarmée et l'abstention est la seule ressource de notre art.

·1° *Anomalies de l'ouverture vulvaire.* — Ces anomalies consistent surtout dans l'oblitération complète ou dans un simple rétrécissement de l'ouverture ; mais au point de vue où nous sommes placé, il importe peu que l'occlusion soit entière ou partielle, pourvu qu'elle soit suffisante pour empêcher l'introduction de la verge dans le vagin.

Sans doute, sous le rapport de la santé générale dépendant de la rétention *mécanique* des règles, si je puis ainsi dire, la distinction à faire entre ces deux états pathologiques est importante ; car si le simple rétrécissement qui permet au sang cataménial de s'écouler au dehors, ne réclame pas impérieusement l'intervention de l'art, il n'en est pas de même de l'oblitération complète qui peut mettre en danger les jours de la malade, mais qui, dans tous les cas, s'accompagne de symptômes étranges et toujours douloureux.

Me renfermant donc dans le cadre qui m'est échu, je ne ferai de l'occlusion complète et du rétrécissement de l'ouverture vulvaire qu'une seule anomalie, parce que à notre point de vue, je le répète, les conséquences amenées par chacun de ces deux états sont identiques, c'est-à-dire que l'un et l'autre s'opposent à l'entier et facile accomplissement de la copulation.

L'occlusion de l'orifice vulvaire peut dépendre ou des parties dures ou des parties molles.

Dans le premier cas, elle s'accompagne toujours d'une vicieuse conformation du bassin, caractérisée surtout par une dépression considérable du pubis. Quelquefois le bassin est bien conformé, et ce sont des exostoses qui obstruent l'entrée du conduit vaginal ; mais comme j'aurai plus loin l'occasion de parler des exostoses accidentelles, je reviendrai à leur sujet aux exostoses congénitales. Quant aux vices de conformation du bassin, il faut se résigner à ne rien faire, le mal est au-dessus des ressources de notre art.

L'occlusion de la vulve par les parties molles a son siége, tantôt aux lèvres génitales, tantôt aux parois mêmes de l'orifice vulvaire, et tantôt à la membrane hymen.

Je vais rapidement examiner chacune de ces variétés.

Lorsque l'occlusion, qu'elle soit complète ou incomplète, dépend des lèvres génitales, leur adhérence peut être médiate ou immédiate.

La première de ces variétés n'est pas signalée par les auteurs; cependant, quoique infiniment plus rare que l'adhérence immédiate, elle se rencontre quelquefois, et, pour mon compte, j'en pourrais citer un ou deux exemples. Dans ces cas, il existe entre les deux petites lèvres une membrane plus ou moins résistante qu'il ne faut pas confondre avec l'hymen, car on retrouve celui-ci au fond de la vulve, quand il existe, après la déchirure de la première membrane.

La membrane supplémentaire n'a ordinairement que quelques lignes d'étendue, est plus ou moins épaisse, et occupe tantôt la totalité et tantôt quelques points seulement de l'ouverture vulvaire. Il est toujours facile de la reconnaître soit à l'espace qu'elle laisse entre les deux petites lèvres, et qui permet de glisser entre elles le doigt ou une sonde cannelée, soit à la résistance moins grande qu'elle oppose à la pression.

Quand l'adhérence des petites lèvres se fait d'une manière immédiate, leurs parois, ainsi que le dit M. Amussat, sont collées ou soudées, comme chez les jeunes garçons, lorsque le prépuce est adhérent au gland.

Mais quel que soit le mode suivant lequel l'adhérence s'établisse, il est d'une saine pratique d'opérer de bonne heure le débridement; cependant lorsque le canal de l'urètre ne participe pas à l'oblitération, le chirurgien, qui a par devers lui un temps assez long, peut attendre l'époque qu'il croira la plus convenable, quoique les faits cités par M. Amussat ne laissent aucun doute sur le succès de l'opération pratiquée de bonne heure, puisqu'il a pu déchirer les adhérences pendant le sommeil de l'enfant, et sans que celle-ci s'aperçût même de la présence du chirurgien.

M. Amussat est d'avis de proscrire le bistouri de ces sortes d'opération, surtout chez les très jeunes filles. Il suffit, selon lui, d'opérer des tractions pour décoller les membranes muqueuses, et il dit avoir employé deux fois ce procédé avec un entier succès (1).

Quand on songe à l'analogie que M. Amussat établit lui-même entre les adhérences des grandes lèvres et celles du gland et du prépuce, on se demande, si dans les deux faits qu'il cite dans son mémoire et auxquels je viens de faire allusion, ce praticien n'aurait pas eu affaire à des adhérences médiates, auxquels cas la membrane supplémentaire se déchire en effet très facilement, et d'autant mieux que l'obstacle est moins ancien.

Ce sont tout à la fois les termes de la comparaison de M. Amussat et son procédé opératoire qui m'ont conduit, quand une occlusion vulvaire se présentait à mon observation, à y regarder de plus près, et finalement à admettre l'adhérence médiate.

Dans ce dernier cas, en effet, il suffit d'opérer des tractions pour obtenir la désunion; mais si l'adhérence est immédiate, si les deux muqueuses sont collées ensemble, à la manière du gland et du prépuce, les tractions non-seulement sont insuffisantes, mais encore elles peuvent devenir dangereuses par les déchirures qu'elles sont susceptibles de déterminer aux lèvres. Il faut alors recourir à l'instrument tranchant.

Quand l'occlusion est incomplète, l'opération est simple:

(1) Observation sur une opération de vagin artificiel, lue à l'Académie des sciences le 2 novembre 1835, p. 28.

il suffit d'agrandir une ouverture qui existe déjà. C'est un débridement que l'on pratique avec un bistouri conduit par la sonde cannelée, et dirigé quelquefois en haut, le plus souvent en bas.

Quand l'occlusion est complète, l'opération, sans être aussi simple que la précédente, n'offre pas de très grandes difficultés. On incise d'abord couche par couche les tissus qui se trouvent sur la ligne médiane en suivant la direction du raphé périnéal, et quand un point de l'occlusion est ouvert, on termine comme si l'on avait affaire à une occlusion incomplète, et de la même façon qu'il a été indiqué tout à l'heure.

Il est inutile, ne faisant point ici un traité de chirurgie, de recommander de prévenir une nouvelle occlusion, déterminée cette fois par la cicatrisation des tissus divisés, en introduisant entre les lèvres de la plaie, soit une canule, soit une mèche de charpie, soit tout autre corps étranger.

Quand l'occlusion de la vulve a son siége sur les parois mêmes de l'ouverture de ce canal, la conduite à tenir est identique avec celle que je viens d'indiquer. Le débridement n'offre pas de particularité à noter, d'autant mieux que cette variété d'occlusion est rarement indépendante de l'adhérence des lèvres.

L'hymen peut être également la cause de cette occlusion; son imperforation est tantôt complète, et alors la copulation et l'excrétion cataméniale sont impossibles; tantôt elle est incomplète et forme simplement obstacle, par la résistance de son tissu, à l'accomplissement de l'acte copulateur. — Il est bien entendu qu'il ne s'agit point ici de fécondation, car la science possède plus d'un exemple de grossesse avec un hymen dont l'ouverture presque imperceptible laissait à peine passer un stylet.

Quand la déchirure de l'hymen est incapable de permettre l'introduction de la verge, et que les premières
approches de l'homme n'ont pu l'agrandir d'une manière
notable, il suffit d'un coup de ciseaux ou de bistouri, dirigé
soit en haut, soit en bas, mais dans le sens de la ligne médiane, pour ouvrir un passage convenable et rendre ainsi
possible la copulation.

Quand l'hymen est imperforé, au lieu d'une incision longitudinale, il convient mieux de faire une ouverture en T,
dont les lambeaux sont ensuite taillés, afin que par leur
longueur ils ne fassent pas le coït, sinon réalisable, du
moins douloureux pour les deux conjoints. On peut même,
dans les cas d'imperforation incomplète, donner cette forme
à l'ouverture artificielle, surtout lorsqu'on a à craindre que
les lambeaux de l'hymen incisé ne se réunissent pendant le
travail de la cicatrisation, ou ne restent durs et pendants,
comme dans l'imperforation complète.

2° *Anomalie des lèvres.* — Je ne reviendrai pas ici sur
l'adhérence des grandes et des petites lèvres entre elles,
dont je viens de parler; je ne m'arrêterai pas davantage à
l'absence ou à la petitesse de ces organes, parce que ces
anomalies n'empêchent point la copulation, et je n'indiquerai comme vice de conformation susceptible de s'opposer au rapprochement sexuel, que le volume, quelquefois
énorme, que présentent les petites lèvres.

Ce n'est guère que dans les pays chauds, et surtout en
Afrique, que les petites lèvres acquièrent ce développement
considérable; dans ces contrées, l'excision de ces parties
constitue une règle d'hygiène comparable à la circoncision,
et, de même que cette dernière opération est sortie du domaine purement chirurgical, l'ablation d'une portion des
petites lèvres est la spécialité de certains hommes étrangers

à notre art et qui s'en vont par les rues en criant : *Quelle est celle qui veut être coupée* (1) ?

Cet usage a disparu des pays où s'est établie la civilisation européenne, mais le fait anatomique qui lui avait donné naissance existe toujours, ainsi que l'a constaté M. le docteur Duchesne, en visitant les prostituées mauresques de la ville d'Alger (2).

On rencontre rarement une semblable anomalie dans nos climats tempérés, et si quelques femmes présentent un volume des nymphes plus considérable que dans l'état normal, ce volume n'atteint jamais des proportions incompatibles avec le coït.

Cependant, si une pareille conformation existait, il serait facile de la faire disparaître en pratiquant l'excision des petites lèvres, qui s'exécute avec de grands ciseaux ; l'hémorrhagie qui en résulte n'exige, pour s'arrêter, que l'emploi de compresses d'eau froide ou de glace, et l'inflammation s'éteint d'elle-même par quelques jours de repos au lit.

3° *Anomalies du clitoris.* — Ces anomalies sont de deux sortes : ou cet organe manque complétement, ou bien il acquiert des dimensions assez considérables pour lui donner les apparences d'une verge véritable.

Dans le premier cas, l'introduction du membre viril dans le vagin n'en est pas empêchée ; seulement, les plaisirs du coït dévolus à la femme, s'ils ne sont pas entièrement abolis, en sont profondément atteints. Le doute que j'émets ici m'est suggéré, non par l'observation directe, mais par les études anatomiques de M. Kobelt, que j'ai rapportées dans

(1) Voyez Amb. Paré, *OEuvres complètes*, t. III, p. 19, édit. de J.-F. Malgaigne, Paris, 1841.

(2) *De la prostitution dans la ville d'Alger*, Paris, 1853, p. 124.

l'introduction de cet ouvrage, et aussi par certaines considérations que je ferai valoir plus loin, alors que j'examinerai les circonstances auxquelles doit être rapportée la
frigidité.

En cette place, je ne veux m'occuper que de la copulation proprement dite, c'est-à-dire de cette partie de l'acte
caractérisée par l'introduction de la verge dans le vagin, et
je dois, par conséquent, remettre à plus tard les considérations que je me propose de présenter sur l'absence et la
petitesse, congénitales ou acquises, du clitoris.

Je ne parlerai ici que de son volume extraordinaire.

Quelques auteurs portent ce volume à des proportions
exorbitantes : Columbus cite un clitoris dont la longueur
égalait celle du petit doigt; Haller donne à un autre 7 pouces, et l'on va même jusqu'à l'égaler au volume de la verge,
que dis-je? on ne recule pas jusqu'à lui accorder 12 pouces !

Ces proportions sont évidemment exagérées, ou du
moins les exemples de semblables clitoris sont excessivement rares; les cas les plus ordinaires sont des clitoris de
la longueur du pouce, tel que celui observé et décrit par
M. Moreau (1).

Les femmes qui présentent un pareil vice de conformation ont été accusées de tout temps d'un penchant très prononcé non-seulement pour la luxure, mais encore pour la
tribadie, ce vice honteux qui fait rechercher aux femmes
les individus de leur sexe : « Les doctes africains, dit Ambroise Paré, appellent telles femmes *sahacat*, qui vaut en
latin *fricatrices*, parce qu'elles se frottent l'une l'autre par
plaisir ; et véritablement elles sont atteintes de ce méchant
vice d'user charnellement les unes avec les autres (2). »

(1) *Traité pratique des accouchements*, t. I, p. 105.
(2) *Loc. cit.*, p. 18.

Les observations de Parent-Duchâtelet ne permettent plus d'ajouter foi à ces croyances populaires. Cet auteur, dont la véracité est au-dessus de tout soupçon, assure que le développement du clitoris est rare chez les prostituées ; que ce développement, quand il existe, ne coïncide pas chez elles avec des penchants contre nature, et que les tribades n'ont, dans la conformation de leurs organes sexuels, rien qui les distingue de ceux des autres femmes (1). S'il m'était permis de me citer après Parent-Duchâtelet, je dirais que les hasards de la vie ou les nécessités de ma profession m'ayant fait connaître plusieurs tribades, je les ai très attentivement examinées et n'ai signalé chez elles rien d'anormal dans les parties externes de la génération. Seulement, elles étaient à peu près toutes remarquables par une absence à peu près complète des seins et par un penchant très prononcé pour l'équitation.

Assez généralement les tribades éprouvent de l'éloignement pour le commerce des hommes, et sont frappées à leur endroit d'une sorte de frigidité qui légitime les courtes considérations que je viens de présenter et sur lesquelles j'aurai à revenir plus longuement ailleurs.

Il faut que le clitoris atteigne des dimensions assez considérables pour s'opposer à la copulation, et si l'excision n'en était pratiquée que dans ce but, elle serait à coup sûr, dans nos contrées, une des opérations les plus rares de la chirurgie. Mais il est incontestable qu'un clitoris volumineux, exposé dans la marche à un frottement continuel de la part des vêtements, ou par toute autre cause, entretient un orgasme qui peut conduire la femme à la nymphomanie et à toutes les fâcheuses conséquences qui en découlent.

_____

(1) *De la prostitution dans la ville de Paris*, t. I, p. 220 et suiv.

Quoi qu'il en soit, et quel que puisse être le but que l'on se propose en excisant le clitoris, l'opération est très simple. Si l'organe est volumineux, on le prend avec la main gauche et on le tranche d'un coup de bistouri, et s'il est moins fort, on le saisit avec une pince, et on en opère la section, soit avec un bistouri, soit avec des ciseaux. — Il ne convient pas, dans l'intention de prévenir une hémorrhagie que l'on peut arrêter avec la cautérisation, de lier l'organe, et d'en déterminer ainsi la mortification et la chute. Ce procédé, outre qu'il est long et douloureux, expose à des accidents de gangrène qui ne sont pas à craindre avec l'emploi du bistouri ou des ciseaux. Si une menace d'hémorrhagie existait réellement, et si le clitoris était assez volumineux, on pourrait lier ou tordre les artérioles qui alimentent cet organe. Mais, je le répète, la glace, et au besoin la cautérisation, répondent dans la presque totalité des cas à toutes les indications.

B. *Anomalies du vagin.*

Les anomalies du vagin sont nombreuses et fort diverses; toutes ne constituent pas une impossibilité radicale à la copulation, mais celles qui la permettent encore la rendent ou douloureuse ou difficile.

Pour mettre quelque ordre dans l'examen des vices de conformation de cet organe, je les classerai sous les cinq chefs principaux suivants : 1° absence du vagin ; 2° rétrécissements ; 3° obturation ; 4° bifidité ; 5° communication avec les organes voisins.

Quelques-uns de ces vices de conformation s'opposent à la fécondation, d'autres, au contraire, permettent encore cet acte, mais apportent plus ou moins de difficultés à la sortie du produit de la conception.

On me permettra, pour ne pas scinder cet article intéressant, d'anticiper sur la partie de cet ouvrage consacrée à la stérilité de la femme, et d'indiquer à chacune des anomalies que je vais examiner les particularités qui s'y rattachent.

Absence du vagin. — L'absence complète du vagin est un fait heureusement fort rare et qui s'accompagne généralement, quand elle existe, c'est-à-dire quand le vagin ne se confond ni avec le rectum, ni avec le canal de l'urètre, de l'absence ou tout au moins de l'atrophie complète de la matrice. Le fait suivant, rapporté par Fodéré, fera mieux comprendre ma pensée : « Le 6 août 1722, dit cet auteur, dans la paroisse du Temple, à Paris, une fille âgée de vingt-cinq ans et demi, jouissant d'une bonne santé et d'un extérieur agréable, fut mariée à un jeune homme nommé Lahure. Il se passa six ans sans que le mariage pût être consommé ; à cette époque, la femme consentit à être visitée par une sage-femme qui déclara n'avoir vu aucun des organes propres à la génération, et que ce qui constitue le sexe était occupé ici par un corps solide percé d'un petit trou ; la femme même avança n'avoir jamais été réglée et s'être néanmoins toujours bien portée.

» Un chirurgien nommé Déjaux fut ensuite appelé, et, après avoir observé la même chose, il crut pouvoir, par une incision dans les chairs qui interceptaient la communication extérieure des parties sexuelles, les développer et leur rendre l'usage dont cette barrière les privait. L'opération fut faite en 1734, mais en vain. Le chirurgien, ayant enfoncé le scalpel à la profondeur d'environ deux travers de doigt, au lieu du vide qu'il pensait rencontrer, ne trouva que des chairs très résistantes ; il jugea alors qu'il n'y avait rien à espérer en allant plus avant, et qu'on courait risque, au contraire, d'intéresser le rectum et la vessie ; il se contenta donc d'entretenir l'ouverture qu'il avait faite, en la tenant soigneusement dilatée par le moyen d'une grosse tente, et cette ouverture, qui n'était autre chose que celle de la plaie, subsista toujours, mais conserva toujours aussi la forme d'une cicatrice.

» La paix régna encore dans le ménage jusqu'en 1742, temps où le mari, dégoûté de sa femme, forma la demande en cassation du mariage. Levret et Saumet, consultés, rapportèrent, après leur visite, que l'orifice de la vulve était ouvert de manière qu'on y pouvait introduire deux ou trois doigts jusqu'à la profondeur de deux à trois pouces, mais qu'ils ne pouvaient aller plus avant, en étant empêchés par une substance solide qui bouchait l'orifice de la matrice ; que les vestiges de l'opération faite en 1734 annonçaient qu'elle n'avait pas réussi, parce qu'on n'avait pas suffisamment débridé les parties qui faisaient obstacle, ce qui pouvait être arrivé par la timidité de l'opérateur, ou par la prudence qui lui avait fait craindre de blesser les viscères soustraits à la vue et masqués par l'effusion du sang.

» Les célèbres Ferrin, Petit et Morand, consultés ensuite, décidèrent que l'opération avait été bien faite et qu'elle aurait été le seul moyen de remédier à l'impuissance de cette femme ; mais qu'il était naturel de penser, d'après les détails fournis par l'opérateur, que la malade n'avait jamais été, ni avant ni depuis son mariage, pourvue des parties nécessaires à la génération. La mort de la femme en question, arrivée à Lyon environ dix ans après, confirma ce dernier jugement, car l'autopsie cadavérique fit voir le vagin et la matrice ne formant qu'une substance dure, compacte et sans cavité (1). »

(1) *Causes célèbres*, t. VII et X, 20ᵉ cause. — Fodéré, *Médecine légale*, t. I, p. 385 et suiv.

Sans doute le récit de Fodéré laisse dans l'ombre certaines particularités qu'il eût été intéressant de connaître, ainsi, par exemple, l'existence des grandes et petites lèvres. Il est bien vrai que la sage-femme déclare n'avoir vu *aucun des organes propres à la génération*, mais plus tard Levret et Saumet semblent admettre l'existence d'un vagin incomplet, et il est probable qu'ils n'eussent pas manqué de noter, si cela eût été, l'absence des lèvres génitales.

Quoi qu'il en soit, la matrice n'était plus cet organe creux que l'on connaît; c'était un corps membraneux, plein, sans ouverture, en un mot, ce n'était plus l'organe de la conception, et cette transformation équivalait à une véritable absence.

Cependant il ne faut pas admettre d'une manière absolue que l'absence du vagin entraîne toujours et fatalement celle de la matrice. M. Amussat a lu à l'Institut, le 5 novembre 1835, une observation d'absence de vagin avec présence, non-seulement de l'utérus, mais encore d'émissions menstruelles. Le sujet était une jeune Allemande de quinze ans et demi, dont le ventre, très développé par les règles accumulées dans la matrice, offrait à sa partie inférieure une tumeur volumineuse, dure, sensible à la pression. La vulve était parfaitement conformée; seulement, en écartant les grandes et les petites lèvres, au lieu de rencontrer l'ouverture qui s'y trouve ordinairement, on voyait une surface concave et lisse, presque au centre de laquelle était le méat urinaire, situé beaucoup plus bas que dans l'état normal. Le doigt introduit dans le rectum sentait parfaitement l'utérus distendu qui occupait toute l'excavation du bassin. L'opération pratiquée par M. Amussat, et sur laquelle je reviendrai tout à l'heure, ne laissa aucun doute sur l'existence de l'utérus et sur l'activité de sa fonction cataméniale.

Les annexes de la matrice peuvent également manquer partiellement ou d'une manière complète, dans les cas d'absence du vagin. La *Gazette des hôpitaux* rapporte, d'après un journal anglais, que Sarah Richardson, âgée de soixante-douze ans, étant morte d'une maladie chronique des poumons, l'autopsie, faite vingt-quatre heures après, permit de constater les circonstances suivantes : « L'ovaire droit n'est point altéré ; à son extrémité supérieure ou libre est attaché par un col étroit un petit sac ovale. Un ligament rond, uni à l'ovaire, se perd dans le tissu cellulaire derrière le col de la vessie. A la place de l'ovaire gauche est une tumeur fibreuse de forme irrégulièrement arrondie, unie par un ligament rond plus petit que celui du côté droit et qui se rend de même à la vessie. Les trompes de Fallope manquent ; le tissu cellulaire placé au-dessous de la vessie fait faire au péritoine situé derrière une légère saillie. Malgré les recherches les plus exactes et les plus minutieuses, on ne peut découvrir aucune trace d'utérus. Les parties externes de la génération n'offrent rien d'anormal : le mont de Vénus est à peine couvert de poils ; un cul-de-sac d'environ un demi-pouce de profondeur, situé au-dessous de l'orifice de l'urètre, constitue tout ce qui existe du vagin. Les mamelles étaient assez développées (1). »

Les détails dans lesquels j'ai cru devoir entrer, à l'occasion d'une anomalie que quelques praticiens estiment au-dessus des ressources de l'art, se légitiment par l'examen que je ferai tout à l'heure de l'opportunité des opérations que l'on a proposées, pour détruire cette infirmité, car on comprend déjà que si l'absence du vagin entraînait toujours celle de la matrice, il n'y aurait aucun motif qui pût déci-

---

(1) *Gazette des hôpitaux*, ann. 1842, n° 93, supplém., p. 430, et *London medico-chirurg. transactions*, t. VI.

der un chirurgien honnête et jaloux de son honneur à tenter l'établissement d'un vagin artificiel. En effet, dans la très grande majorité des cas , quand l'urètre ne participe pas à l'occlusion vaginale, ce n'est qu'à l'âge de la puberté que l'on s'aperçoit de l'anomalie qui m'occupe ; jusqu'alors l'attention se porte rarement vers un appareil que l'on sait ne devoir entrer en fonction que plus tard, et la sollicitude des parents ou de la malade ne s'éveille qu'à l'époque où apparaissent d'ordinaire les premiers symptômes de cette activité.

L'absence des règles, car c'est là le premier signal qui sollicite l'attention, n'est accompagnée d'aucun dérangement dans la santé générale, ou détermine tous les accidents qui suivent d'habitude l'aménorrhée.

C'est sur cette différence de symptomatologie que repose l'importante question de la nécessité d'une opération.

Quand l'utérus existe, qu'on peut en constater la présence à travers les parois abdominales, et que les règles, retenues dans son intérieur, l'ont forcé à un développement anormal, il est de toute évidence, qu'à moins de contre-indications trop formelles, l'opération doit être tentée.

Quand la matrice existe, mais lorsque les menstrues n'ont donné aucun signe de leur présence, et que la santé générale n'est pas altérée, la prudence et l'honneur de l'art exigent une sage réserve, et la temporisation me semble alors de toute rigueur.

Si, au contraire, comme dans le cas rapporté par Fodéré, la matrice est atrophiée, si les règles font défaut, et si la santé générale est bonne, tout se réunit pour s'opposer à l'opération, et le chirurgien ne devra jamais compromettre son art pour faciliter un coït dont le but final, la fécondation, ne pourrait être atteint.

Après avoir bien limité les cas dans lesquels l'opération doit être pratiquée, les chirurgiens se sont demandé à quelle époque l'opération devait être entreprise. Il me semble qu'une bien grande incertitude ne peut régner à cet égard. Si le chirurgien, averti de bonne heure, opère avant l'entier développement des organes, il double les chances malheureuses de l'opération en augmentant les facilités d'intéresser le rectum ou la vessie, et en se privant, comme point de repaire pour conduire le bistouri, de·la tumeur sanguine produite par les règles accumulées dans la matrice.

Cependant, s'il attend trop tard, c'est-à-dire s'il attend que plusieurs mois se soient écoulés depuis l'établissement des menstrues, l'opération, il est vrai, en sera peut-être plus facile, mais les accidents consécutifs seront à coup sûr et plus nombreux et plus formidables.

Il convient donc d'attendre l'approche des premières règles, mais il importe aussi de ne pas temporiser au point de permettre leur accumulation dans la matrice.

Une fois l'opération résolue, le chirurgien, avant de s'armer du bistouri, devra bien se convaincre qu'il va porter l'instrument tranchant entre deux organes importants, très rapprochés, et dont la lésion est toujours grave ; on a vu la mort résulter de la blessure de la vessie, ou tout au moins des fistules très difficiles à guérir.

Pour se mettre en garde contre de pareils accidents, les précautions les plus minutieuses sont indispensables : il faut d'abord introduire une sonde dans la vessie et ensuite l'index de la main gauche dans le rectum, avec lequel on va à la recherche de la sonde à travers les tissus dont on peut ainsi mesurer l'épaisseur; de cette façon, on s'assure si l'oblitération du vagin est complète, ou si ce canal forme le cul-de-sac qui reçoit le col utérin. Dans ce cas, le cul-de-sac offre une résistance assez considérable par suite de l'accumulation du sang menstruel qui s'y est faite.

Quand toutes ces précautions auront été prises, et quand la vessie sera vidée, l'opérateur confiera la sonde à un aide, et laissera son index gauche dans le rectum, afin d'avoir un guide dans la voie qu'il va tracer.

A quelques lignes au-dessous du méat urinaire dont la position lui est indiquée par la sonde, le chirurgien pratiquera une incision dans le sens des lèvres génitales, et pénétrera plus avant dans la direction du vagin, selon l'axe du petit bassin, et ira à la recherche du col de l'utérus.

Cette partie de l'opération, véritable dissection, sera faite lentement et avec précaution; on comprend la prudence qui doit présider à chaque coup de bistouri, afin d'éviter les deux organes entre lesquels on chemine, et pour ne pas intéresser le col de l'utérus lui-même. La main de l'opérateur, quittant le bistouri, devra souvent explorer la plaie et s'assurer de la position de la sonde et de l'index resté dans le rectum. Si la nature des adhérences le permet, il vaut mieux déchirer avec le doigt le tissu cellulaire qui unit les parois vaginales que de le disséquer avec le bistouri, car quelque attention que l'on apporte, on n'est jamais sûr de ne pas toucher la vessie ou le rectum.

Enfin, si le cul-de-sac existe, et si l'on a constaté l'existence d'une tumeur sanguine, il convient de ne pas ouvrir cette dernière par une large incision qui laisserait sortir tout à coup tout le sang accumulé. M. Vidal (de Cassis) propose de faire une petite ponction avec un de ces trocarts à robinet ou à soupape qu'on a imaginés pour vider les empyèmes sans permettre l'introduction de l'air dans les cavités pleurales. Après l'écoulement de tout le liquide, on ferait usage de corps dilatants pour agrandir le canal que l'on a creusé et lui permettre de compléter ses parois.

Comme on le doit comprendre, le rétablissement du vagin est une opération excessivement grave, et à ce point, que Boyer, malgré les dangers que fait courir à la femme la rétention du sang menstruel, conseille de s'abstenir. « J'ai vu pratiquer trois fois cette opération, dit M. Vidal (de Cassis), et trois fois la mort en a été la conséquence plus ou moins prompte. Les malades ont succombé à une espèce de fièvre qui avait la plus grande analogie avec la fièvre de résorption. Il paraît qu'après l'évacuation prompte de l'humeur qui était depuis longtemps accumulée dans la matrice, cet organe ne revient pas assez promptement sur lui-même ; l'air pénètre dans sa cavité ; de là des accidents qui ont une grande analogie avec ceux qui succèdent à l'inertie de la matrice après l'écoulement, et avec ce qui arrive à la suite de l'ouverture de certains abcès symptomatiques à larges poches (1). »

L'accident signalé par M. Vidal, s'il n'est complétement prévenu, est au moins assez considérablement affaibli par la modification que cet auteur lui-même propose, pour qu'il ne soit pas une contre-indication formelle à l'opération.

D'ailleurs à côté des cas malheureux notés par les auteurs, la chirurgie compte quelques succès qui peuvent au besoin engager à l'opération.

Mais si ces considérations étaient insuffisantes pour lever tous les scrupules, on pourrait recourir au procédé en plusieurs temps qu'employa M. Amussat dans l'observation dont j'ai déjà parlé.

Voici ce procédé tel que le décrit M. Malgaigne : « Une jeune fille, de quinze ans et demi, avait le vagin obli-

____

(1) *Traité de pathologie externe*, t. V, chap. iv, art. iii, 4ᵉ édit. Paris, 1855.

téré au moins dans les deux tiers de son étendue ; au-dessus,
les règles accumulées formaient une tumeur fluctuante. La
malade ayant été préparée par un bain, un lavement et
un cataplasme sur la vulve, le chirurgien, armé d'une
grosse sonde droite, en appuya l'extrémité au-dessous de
l'urètre, là où l'orifice du vagin aurait dû se trouver, et
poussa dans la direction du vagin, de manière à refouler la
muqueuse et à produire un léger enfoncement. Il répéta
cette manœuvre avec le petit doigt, après avoir mis au
préalable un autre doigt dans le rectum pour servir de con-
ducteur ; la pression fut douloureuse, mais déjà efficace, et
l'impression du petit doigt resta. Pour mieux atteindre son
but, il attira alors le périnée en arrière en le pinçant avec
un doigt dans l'anus et le pouce dans la vulve, tandis que,
d'autre part, il cherchait à attirer en haut l'urètre pour
l'écarter du rectum et laisser plus d'espace entre eux. Il
resta un trou sans déchirure ni effusion de sang. Pour conserver cette dilatation, on plaça dans ce petit enfoncement,
en forme de doigt de gant, une éponge préparée. Trois
jours après, on répéta l'introduction et l'impulsion du doigt ;
on introduisit deux doigts pour opérer une distension plus
forte ; il y eut en effet un véritable éraillement dans la
muqueuse avec effusion de sang. On remit l'éponge préparée. Après cinq autres tentatives ainsi faites à un ou deux
jours d'intervalle, on avait créé un conduit artificiel de près
de 6 centimètres de longueur : alors, au fond de ce conduit, on dirigea sur l'indicateur un trocart qu'on plongea
dans la tumeur. Puis on remplaça le trocart par le bistouri
garni de linge dans les cinq sixièmes de sa lame ; il n'y avait
plus qu'une épaisseur de 12 à 15 millimètres à traverser.
Il sortit de 350 à 380 grammes d'un sang gluant et noi-
râtre. On introduisit dans ce vagin nouveau une grosse

canule en gomme élastique ; et après divers accidents la guérison s'acheva, et elle dure déjà depuis plusieurs années. »

A cet exposé de la conduite de M. Amussat, M. Malgaigne ajoute son expérience personnelle : « J'ai eu à faire, poursuit-il, une opération analogue sur une femme qui avait eu le vagin oblitéré à la suite d'un accouchement. Je commençai par diviser la cicatrice extérieure qui arrivait presque au niveau de la vulve ; puis, après la première émission, je déchirai les parties avec l'indicateur poussé en avant, et élargissant la voie de droite à gauche jusqu'à ce qu'enfin je tombai dans une petite cavité où je reconnus le col utérin. Il fallut maintenir le vagin dilaté pendant plus d'une année avec des tentes de gentiane ; mais enfin il persista et se prêta parfaitement aux relations conjugales. La femme n'est pas devenue enceinte jusqu'à présent (1). »

Rétrécissement du vagin. — L'altération de la capacité du vagin ne porte pas seulement sur son diamètre transverse ; toujours ce canal oblitéré ou rétréci a une longueur bien inférieure à celle qu'il présente dans l'état normal ; les faits observés et rapportés par Baillie (2), S. Morand (3), Caillot (4), Chaussier (5), ne laissent aucun doute à cet égard ; j'ai constaté moi-même cette diminution dans la longueur du vagin chez une jeune fille de dix-neuf ans, que l'étroitesse de cet organe empêchait de se livrer à la prostitution.

(1) *Manuel de médecine opératoire*, 6ᵉ édit., p. 702-703. Paris, 1854.

(2) *Anatomie pathologique.*

(3) *Opuscules de chirurgie.* Paris, 1768.

(4) *Mémoires de la Société médicale d'émulation.*

(5) *Bulletin de la Faculté de médecine de Paris.*

L'étroitesse du vagin est quelquefois limitée sur un point, mais le plus ordinairement elle occupe le canal tout entier. Nysten a inséré, dans le *Journal de médecine* de Corvisart et de Leroux, une observation sur laquelle je reviendrai longuement ailleurs, et de laquelle il résulte que l'orifice du vagin présentait seul un resserrement énorme.

Mais, ainsi que je viens de le dire, c'est le plus ordinairement sur toute la longueur du canal que porte l'étroitesse; les faits de ce genre ne sont pas très rares; je n'en rapporterai que deux exemples, remarquables, le premier par sa disparition naturelle, et le second par le traitement mis en usage et dont le succès doit engager à imiter l'auteur en de semblables circonstances.

Le sujet de la première observation, consignée dans les *Mémoires de l'Académie des sciences de Paris*, est une jeune personne dont le vagin pouvait à peine admettre une plume à écrire. A chaque époque menstruelle, elle éprouvait dans la matrice une tension douloureuse très forte, et les règles coulaient avec une très grande difficulté. Mariée à l'âge de seize ans à un homme jeune et vigoureux, elle ne put recevoir ses embrassements, et, visitée par des médecins, elle fut déclarée par eux impropre à la copulation. Cependant, après onze années d'impuissance et de stérilité, et sans que le vagin eût acquis une capacité plus grande, cette femme devint enceinte; son état, on le comprend, inspira les plus vives craintes, car on prévoyait que l'accouchement serait impossible par les voies naturelles. Mais vers le cinquième mois de la grossesse, le vagin commença à se dilater, et sur la fin, il avait acquis les dimensions convenables pour permettre la sortie de l'enfant (1).

(1) *Mémoires de l'Académie des sciences de Paris.*

Ce fait est excessivement remarquable par la terminaison qu'il a présentée; il est peut-être le seul dans la science, et en face d'une exception aussi rare, il y aurait folie à s'abstenir et à compter sur la nature.

Dans les cas de ce genre, il faut que l'art intervienne, et je vais dire, en racontant le second fait que j'ai choisi, de quelle manière se doit faire cette intervention.

Le vagin de la femme en question était à ce point resserré dans toute son étendue qu'il pouvait à peine admettre le tuyau d'une plume à écrire. Mariée à un homme dont la force virile n'était pas douteuse, cette infortunée ne put lui faire goûter les plaisirs de la couche nuptiale, et elle allait voir son mariage déclaré nul, quand Benevoli consulté mit en usage la médication suivante : il employa d'abord les fomentations émollientes ; ensuite il introduisit un pessaire de racine de gentiane dans toute la longueur du canal, comme s'il se fût agi d'agrandir une fistule, et il augmenta progressivement le volume de ce pessaire jusqu'à ce qu'il pût le remplacer par la moelle d'une tige de maïs, et arriver ensuite à l'éponge préparée. Ces diverses substances, en s'imprégnant des mucosités vaginales, se gonflèrent, dilatèrent progressivement le vagin, et le rendirent apte à remplir ses fonctions (1).

Il suffit d'indiquer cette médication pour que tout le monde en comprenne les avantages, et que, dans un cas pareil, on suive l'ingénieuse et sage conduite de Benevoli.

Obturation du vagin. — Cette anomalie est constituée par la présence d'une membrane plus ou moins résistante et placée plus ou moins haut dans l'excavation vaginale.

_____

(1) Van-Swieten, *Comment. in aphorism. Boerh.*, § 1290, et Boyer, *Malad. chirurg.*, 1ʳᵉ édit., t. X, p. 340.

C'est une véritable cloison qui coupe le vagin en deux : une partie supérieure, et une partie inférieure. Nous verrons tout à l'heure, dans les cas de bifidité, cette cloison se diriger dans le sens vertical et diviser le vagin en deux portions latérales.

La cloison obturatrice dont j'ai à m'occuper ici est tantôt incomplète et tantôt complète. La distinction, on le comprend, est de la plus haute importance sous le rapport de la stérilité.

Une des observations les plus remarquables de cloison incomplète que possède la science, est celle que rapporte J.-L. Petit.

Le sujet est une jeune femme que notre chirurgien avait examinée alors qu'elle était encore fille, dans le but de constater les dimensions du bassin. Après avoir reconnu la bonne conformation de cette partie, J.-L. Petit se refusa de visiter les organes internes de la génération, ne voulant pas détruire les signes de la virginité.

La jeune fille s'étant mariée, et le motif allégué par le chirurgien n'existant plus, celui-ci reprit l'examen interrompu, et constata ce qui suit : « Je trouvai, dit-il, au-dessus de l'orifice du vagin, une tumeur de la grosseur d'un œuf, laquelle s'élargissait en montant ; comme la malade ne souffrait point, je portai mon doigt aussi avant qu'il me fut possible, et comme si j'avais percé une poche, il sortit en abondance du sang rouge et fluide, puis des caillots noirs, et en pressant tout l'espace qu'occupait la tumeur, je la vidai tout entière ; puis portant mon doigt au-dessus, à droite et à gauche, je reconnus que cette poche avait la forme d'un *panier de pigeon*, ayant son fond en bas, et son ouverture, qui était fort grande, était en haut, de manière que le sang menstruel, au lieu de sortir, tombait dans cette poche et la remplissait au point qu'elle formait une tumeur qui bouchait tout le vagin. Tout ce que je viens de dire se passa sans douleur. Pour remédier à cet accident, quoique la membrane qui formait cette poche eût l'épaisseur d'un écu, je fus d'avis de la fendre dans presque toute sa longueur ; et si l'on m'avait cru, cette dame ne serait pas morte.

» On consulta à mon insu différentes personnes, qui rejetèrent bien loin l'idée de cette opération, et en firent une description telle que la mère, le gendre et la fille en furent effrayés.

» On conseilla un pessaire, qui, introduit et placé à propos, au commencement des règles, presserait la poche et la tiendrait appliquée contre le vagin, pour empêcher qu'elle ne se remplît, pendant que le sang coulerait librement par l'ouverture du pessaire. Cette idée fut suivie. La malade eut ses règles ; le pessaire réussit parfaitement, et l'on crut la malade guérie. La dame devint grosse ; la grossesse se passa sans incommodité ; l'accouchement ne se passa pas de même ; la poche en forme de panier de pigeon, à laquelle on ne songeait plus, et dont la sage-femme ne fut point prévenue, retarda longtemps l'accouchement, et s'étant enfin déchirée, on tira heureusement l'enfant, que l'on trouva mort ; mais la tête avait été retenue si longtemps au passage que la poche, le vagin et la vessie, qui avaient été fort comprimés contre le pubis, tombèrent en gangrène ; je fus appelé à ce désastre : le déchirement et la pourriture régnaient dans tout le vagin et la vessie, et la gangrène attaquait même l'urètre, le clitoris, les nymphes et l'intérieur des grandes lèvres, etc. (1). »

_____

(1) *OEuvres complètes.* — *Traité des maladies chirurg.*, Paris, 1844, p. 792, édit. de la *Bibliothèque chirurgicale.*

Comme le voulait faire J.-L. Petit, qui se trouvait en présence d'une véritable valvule, l'excision de la cloison est la seule ressource que l'art mette à notre disposition.

Quelquefois, surtout quand l'obturateur n'est ni trop étendu ni trop épais, on peut se contenter de le fendre en deux, soit avec les ciseaux, soit avec le bistouri, et les lambeaux, en se rétractant, se perdent dans les plis du vagin et ne sont plus un obstacle à la copulation et à la sortie des règles.

Mais si la cloison était très étendue, sans être cependant complète, et si elle était constituée par une membrane dure, épaisse, calleuse, il en faudrait faire l'extirpation entière, opération qui, grâce au spéculum, n'offre aucune difficulté.

Quand la cloison est complète, c'est-à-dire quand elle produit l'effet d'un diaphragme placé en travers du vagin, le diagnostic, surtout à l'âge où s'établissent les menstrues, ne peut s'égarer. Outre le sentiment de pesanteur que la malade éprouve du côté de la matrice, outre le développement de l'abdomen dû à l'accumulation du sang dans l'utérus, les règles, pressant sur la membrane qui forme la cloison, la refoulent en bas, et constituent ainsi une tumeur fluctuante que l'on aperçoit à l'entrée de la vulve quand l'obstacle est placé assez bas, mais que l'on reconnaît toujours en introduisant le doigt dans le vagin.

L'indication à remplir se devine.

Quelquefois le sang accumulé brise par son propre poids la membrane, et épargne ainsi au chirurgien un coup de bistouri ou de trocart.

Mais le plus ordinairement, l'art est obligé d'intervenir et de donner issue au liquide, sauf à couper ensuite les lambeaux flottants dans le vagin.

Les exemples d'obturation vaginale sont moins rares

qu'on ne pense : Ambroise Paré, Ruysch, Fabrice de Hilden, Benevoli, J.-L. Petit en rapportent plusieurs, et l'on en rencontre un assez grand nombre dans les recueils et les journaux de médecine.

Bifidité du vagin. — Ainsi que je le disais plus haut, la cloison dont je viens de parler, au lieu d'être transversale, diaphragmatique, peut être longitudinale, c'est-à-dire dans le sens de l'axe du vagin, et partager ainsi ce canal en deux portions latérales. Cette cloison est tantôt incomplète et tantôt complète.

Elle est incomplète quand elle n'occupe pas toute la longueur du canal, qu'elle commence à un point plus ou moins éloigné de la vulve.

Elle est complète, au contraire, quand elle divise le vagin dans toute son étendue ; assez généralement alors, la matrice elle-même participe à cette anomalie, et présente une bifidité sur laquelle j'aurai à revenir plus tard. Dance a inséré, dans les *Archives de médecine,* une observation de ce genre recueillie sur une femme morte à l'Hôtel-Dieu, et à laquelle je dois donner ici une place, pour mieux faire comprendre le vice de conformation dont il s'agit : « Une membrane continue, dit-il, divisait le vagin dans toute sa longueur, à partir du méat urinaire et de la commissure postérieure de la vulve jusqu'au milieu du col utérin. Cette cloison avait environ une demi-ligne d'épaisseur ; elle était ferme, résistante, tapissée de chaque côté par la membrane muqueuse vaginale, qui se continuait de part et d'autre sans interruption. Le col de la matrice ne formait point de saillie apparente dans la cavité de ce double vagin ; son extrémité inférieure était plutôt aplatie qu'arrondie ; à droite et à gauche de cette surface, on voyait deux simples trous de forme ronde, de la grandeur d'un petit tuyau de plume, n'étant point couronnés par deux lèvres, ne présentant point l'apparence de fente transversale comme dans l'état naturel. Ces trous aboutissaient isolément dans une loge correspondante de la matrice, dont la cavité était ainsi séparée en deux par un *septum* médian. Vers les angles supérieurs de cet organe, existaient deux prolongements latéraux d'un pouce et demi à deux pouces de longueur, ayant le volume du doigt, une texture identique avec celle des parois utérines, dont ils étaient une continuation, une forme arrondie et conoïde, se terminant enfin par leur sommet en donnant naissance aux deux trompes. La longueur de ces derniers canaux était, à partir de ce point jusqu'à leurs pavillons, aussi grande que dans l'état naturel. Le corps de la matrice avait un très petit volume ; sa hauteur, jointe à celle du col, était seulement de deux pouces ; sa texture ne différait point de celle d'une matrice ordinaire ; elle ne paraissait point avoir été en aucun temps le siége de la fécondation. Les ovaires étaient petits et comme ratatinés, l'urètre et le clitoris bien conformés (1). »

La bifidité, car, en définitive, c'est à ce point de vue qu'elle nous intéresse, peut-elle empêcher la copulation ? Rigoureusement, elle ne constitue pas une impossibilité absolue, un obstacle infranchissable, mais elle est une gêne et une source non douteuse d'ennuis et de douleurs pour les deux conjoints. Une jeune femme, dont la bifidité du vagin était incomplète, pouvait se livrer à la copulation, il est vrai, mais avec de telles précautions qu'elle réclama mes soins pour être débarrassée de cette infirmité. La verge, en pénétrant dans le canal, heurtait quelquefois le bord inférieur de la cloison, qui était à peu près à deux travers

(1) *Archives générales de médecine*, ann. 1829, t. XX, p. 538.

de doigt de l'orifice vulvaire, et ce choc n'était pas sans douleur pour l'homme et surtout pour la femme ; dans tous les
cas, quel que fût le côté où se logeât la verge, la poche
vaginale n'ayant plus que la moitié de sa capacité ordinaire,
était distendue outre mesure, et cette distension faisait du
coït un sujet constant de souffrances.

A ne considérer que l'acte copulateur, l'opportunité d'une
opération ne saurait être douteuse ; mais quand la bifidité
du vagin se prolonge jusqu'au col de l'utérus et pénètre dans
cet organe, il peut être utile de s'abstenir et de laisser subsister un obstacle au coït, afin de prévenir les accidents
ultérieurs que déterminerait à coup sûr une grossesse ; car
le produit de la conception, en se développant dans une
cavité trop étroite, s'il ne succombait pas lui-même, pourrait bien déterminer la rupture de la poche utérine dans
laquelle il serait contenu, sans parler des douleurs nombreuses qui accompagneraient cette distension forcée ; et
puis la cloison longitudinale partageant en deux, comme
dans l'observation de Dance, l'ouverture inférieure de la
matrice, on prévoit quelles difficultés, et même quelle impossibilité, présenterait l'accouchement.

Par toutes ces considérations, dans les cas de bifidité du
vagin et de l'utérus, j'estime qu'il convient de respecter
l'obstacle apporté par la nature à l'entraînement de la passion, et de considérer la cloison vaginale comme une sage
prévision de la providence.

Mais quand la bifidité n'intéresse que le vagin, quand la
matrice reste étrangère à cette anomalie, on est autorisé à
débarrasser la femme d'une infirmité qui, outre les ennuis
dont elle remplit son existence, serait, dans le cas de grossesse, la source de nombreux accidents au moment de la
parturition.

Communication du vagin avec les organes voisins. —
Les organes avec lesquels ces communications s'établissent
sont l'urètre, la vessie et le rectum; elles s'opèrent par des
solutions de continuité des parois vaginales, et constituent
ainsi des fistules qui presque toujours sont au-dessus des
ressources de l'art.

Au point de vue exclusif de la copulation, le dommage
n'est pas grand, car le coït est toujours possible; seulement ces dispositions, en laissant sortir par le vagin, soit
les urines, soit les excréments, inspirent le dégoût, et deviennent ainsi la source de répulsions morales.

Il n'en est pas de même au point de vue de la fécondation qui, ainsi que je le dirai plus loin, peut être profondément atteinte.

Les communications du vagin avec l'urètre et la vessie,
quoique peu fréquentes, se rencontrent cependant plus
souvent que la communication du vagin avec le rectum.
J.-L. Petit rapporte les deux exemples suivants des deux
premières anomalies : « J'ai vu, dit-il, une fille à l'âge de
quatre ans, qui était venue au monde n'ayant ni urètre, ni
nymphes, ni clitoris : elle avait un vagin assez large; mais
n'ayant pas d'urètre, ou du moins la partie de ce canal où
se trouve le sphincter manquant, elle rendait involontaire-
ment ses urines; j'en ai vu une autre qui avait tout l'extérieur de la vulve, le clitoris, les nymphes et les grandes
lèvres bien conformés, mais à qui il manquait tout l'urètre
et le col de la vessie; elle rendait ses urines à l'entrée du
vagin par un trou assez large pour y mettre le petit
doigt (1). »

(1) *OEuvres complètes*, édition de la *Bibliothèque chirurgicale*,
p. 798.

L'ouverture du vagin dans le rectum est excessivement rare, et de pareilles observations, d'après Boyer, n'ont été faites qu'un très petit nombre de fois : on en trouve un exemple dans le *Journal des savants*, année 1777, et un second dans les *Mémoires de Berlin*, année 1774. L'illustre secrétaire de l'Académie de chirurgie, Louis, en cite un troisième exemple sur lequel je demande la permission de m'arrêter un instant, à cause des circonstances qui l'accompagnèrent et de la discussion à laquelle il donna lieu, et qui est fort peu connue.

Dans une thèse soutenue sous sa présidence aux écoles de chirurgie, et dont les bibliomanes s'accordent à lui attribuer la paternité, Louis raconte qu'une jeune fille, chez laquelle il n'existait aucune trace des parties externes de la génération, était réglée par l'anus. Son amant, poursuit-il, lui arracha l'aveu de ce vice de conformation, et, dans ses transports amoureux, il la supplia de lui permettre de s'unir à elle par la seule voie qui lui restait : elle y consentit, devint enceinte, et accoucha à terme, par l'anus, d'un enfant bien constitué (1).

Comme conséquence de cette observation, Louis demanda aux casuistes si une femme, privée de vulve, était,

(1) Voici en entier le texte même de cette curieuse observation :
« Alia imperforationis apparentis species hic manet recensenda de quâ
» non ita pridem Parisiis vidimus exemplum notatu dignum, vernacule
» in academiarum commentariis non tradendum, ob verecundiam de re
» pudendâ servandam. Adolescentula in quâ nullum vulvæ et vaginæ
» vestigium, per anum purgationes menstruas patiebatur : eam vir
» quidem adamavit, et huic quâ datâ viâ se commisit, non tangenda
» transiliens vada, quod alibi nefanda fuisset fœtidas in boc casu fuit
» secundùm naturæ intentum. Gravida enim facta fœtum tempore
» opportuno enixa est, lacerato ani sphinctore. An uxore sic dispositâ,
» uti fas sit judicent theologi morales? »

oui ou non, en droit de chercher dans l'anus la voie de la
propagation. Les théologiens s'émurent, des cris de réproba-
bation s'élevèrent contre le célèbre chirurgien qui ne tarda
pas à avoir contre lui le parlement et la Sorbonne.

Il fut interdit.

Cependant la question n'était pas neuve pour les casuistes et avait été bien longtemps avant Louis approfondie
par les pères Cucufe et Tournemine. A ce problème : *An
imperforata mulier possit concipere?* les deux savants
pères que je viens de citer avaient décidé « qu'une fille,
privée de la vulve en apparence, devait trouver dans l'anus
des ressources pour remplir le vœu de la reproduction. »
Sanchez, le fameux casuiste espagnol que tout le monde
connaît, avait partagé l'opinion des pères Cucufe et Tournemine, et cependant, malgré cette unanimité de trois
grandes lumières de la théologie, les papes avaient fait un
cas réservé aux jeunes filles qui tenteraient cette voie.

Louis, par sa question indiscrète : *An uxore sic dispositâ,
uti fas sit judicent theologi morales?* mettait donc en
suspicion les décisions de Rome, et justifia jusqu'à un certain
point les rigueurs exercées contre lui par la Sorbonne et
le Parlement.

Cette affaire, on le comprend, ne se passa pas dans le
huis-clos, et le problème, fort débattu en France, fut de
nouveau soumis à la sagesse du souverain pontife. Le pape
Benoît XIV, qui portait alors la tiare, plus philosophe et
plus éclairé que ses prédécesseurs, permit l'usage de la
parte-poste dans le sens du père Cucufe.

En présence d'une pareille décision et en souvenir du
fait rapporté par Louis, Pougens n'hésite pas à donner le
conseil suivant : « Les jeunes femmes stériles seraient peut-
être autorisées, ou devraient, au contraire, tenter les deux

voies, pour s'assurer de la véritable route de la propagation (1). »

Comme on le voit, Pougens répudie cette maxime de la sagesse des nations : *Dans le doute, abstiens-toi.*

CHAPITRE II.

LÉSIONS ORGANIQUES DE L'APPAREIL COPULATEUR.

Ce chapitre sera un des plus courts de l'ouvrage, car si les diverses affections qui peuvent y figurer ont une importance assez grande dans la pathologie générale des organes génitaux de la femme, elles ne présentent qu'une valeur secondaire au point de vue qui nous occupe.

Ces affections sont toutes plus ou moins douloureuses, et l'augmentation des souffrances que déterminerait à coup sûr la présence d'un corps étranger mis en contact avec les parties malades, est un motif suffisant pour faire redouter aux femmes l'acte du coït. Cette abstention est, il est vrai, momentanée, et prend sa source dans une série d'accidents qui ne rentrent que d'une manière subsidiaire dans le cadre de mon sujet.

Je ne m'y arrêterai donc pas davantage.

Mais si ces phénomènes morbides, en tant qu'ils constituent par eux-mêmes un obstacle à la copulation, méritent à peine d'être mentionnés dans un ouvrage de la nature de celui-ci, il n'en est plus de même quand on les étudie dans leurs conséquences, et qu'on les considère comme causes déterminantes de l'impuissance chez la femme.

Et, en effet, un des résultats les plus fâcheux, à notre point de vue, que ces affections peuvent produire, est le

---

(1) *Dictionnaire de médecine pratique,* t. IV, p. 1626, 2ᵉ édit.

rétrécissement ou l'oblitération du vagin ou de la vulve, soit par l'agglutination immédiate des parois vulvaires ou vaginales, soit par la formation de brides ou de callosités.

Les plaies, les ulcérations, les excoriations, les déchirures, l'inflammation, etc., peuvent amener l'un ou l'autre des accidents que je viens de signaler, et les exemples n'en sont pas très rares dans la science.

Paul de Sorbait raconte qu'une jeune fille s'étant endormie sur un vase, dans lequel elle avait placé des charbons pour se chauffer, brisa ce vase et se brûla toute la région du périnée, de la vulve et du pubis. Cet accident, mal soigné, détermina la réunion des grandes lèvres, et ne laissa plus entre elles que deux petites ouvertures, l'une près de l'anus et l'autre au-dessous du pubis. La femme devint plus tard enceinte, et il fallut, pour que l'accouchement s'effectuât, inciser la cicatrice.

Arnaud cite le fait d'une jeune fille qui, à la suite d'une course à âne, éprouva, aux parties génitales externes, une inflammation avec excoriation des grandes lèvres ; celles-ci, abandonnées à elles-mêmes, s'agglutinèrent, en respectant toutefois le méat urinaire, et en laissant un trou par lequel s'écoulaient les règles. Comme dans l'observation précédente, la jeune fille se marie, devient enceinte et doit subir l'incision de la cicatrice pour permettre le passage à l'enfant.

Les ulcérations syphilitiques sont souvent la cause d'une semblable adhérence, et il arrive quelquefois alors que la preuve manifeste d'une faute antérieure au mariage devient pour l'époux un signe non équivoque de virginité. Dupuytren fut appelé un jour pour détruire une de ces adhérences qui avait résisté à toutes les approches conjugales, et se garda bien, comme on doit le comprendre, de dissiper l'heureuse erreur du mari.

L'ouverture vulvaire peut encore être rétrécie à la suite de la déchirure du périnée, que cette déchirure arrive d'une manière traumatique ou qu'elle soit produite par un accouchement. Les cas de ce genre se rencontrent assez fréquemment dans la pratique et sont en nombre assez suffisant dans tous les ouvrages d'obstétrique, pour qu'il soit inutile d'en rappeler ici quelques-uns.

Les ruptures du vagin, par cause traumatique ou pendant l'accouchement, sans être fréquentes, ne sont cependant pas très rares. Cet accident, toujours grave, est presque constamment suivi d'une péritonite assez généralement mortelle, ce qui me dispense de m'y arrêter davantage.

Il en est à peu près de même des autres solutions de continuité des parois vaginales, lésion qui, s'il faut en croire quelques auteurs, se serait produite pendant l'acte du coït. Ainsi, Diemerbroeck rapporte l'observation d'une déchirure du vagin amenée par la présence de la verge, et qui détermina une hémorrhagie mortelle ; Dugès cite un exemple du même genre dans le *Dictionnaire de médecine et de chirurgie pratiques ;* Plazzoni a rencontré une lésion analogue due à la même cause, etc., etc. ; mais, je le répète, ces accidents, fort intéressants dans un ouvrage sur les maladies des femmes, ne méritent ici qu'une simple mention.

Il n'en est pas de même pour les accidents qui laissent après eux un rétrécissement ou une véritable oblitération du vagin. Un accouchement long et pénible peut amener un semblable résultat, et M. Moreau cite l'observation d'une dame anglaise dont le rétrécissement vaginal, à la suite d'un premier accouchement, ne laissait même plus passer les menstrues.

Les injections vaginales caustiques sont la source à laquelle il faut le plus fréquemment faire remonter l'oblitération du vagin. Une allumeuse de réverbères de Genève s'étant injecté du vitriol dans l'organe copulateur, afin de provoquer un avortement, les parois de ce canal contractèrent de telles adhérences que le produit de la conception ne put passer, et la femme mourut.

Quelquefois il ne se forme pas des adhérences, surtout quand les injections sont purement astringentes, mais alors les parois vaginales deviennent dures, calleuses, et s'épaississent au point d'amener un rétrécissement incompatible avec le coït. Les prostituées savent tout le parti qu'elles peuvent tirer de ces circonstances, et il en est, surtout en Italie, qui vendent pendant de longues années, et grâce à des injections de ratanhia ou de tannin, une prétendue virginité que la syphilis a plus d'une fois marquée de stigmates.

Quelle que soit la cause à laquelle il faille rapporter soit l'adhérence des parois vulvaires ou vaginales, soit le rétrécissement ou l'oblitération de l'organe copulateur, nous avons toujours affaire à une série d'affections dont l'histoire m'a occupé déjà, et qui ne diffèrent des premières que par les causes qui leur donnent naissance.

Le traitement de celles-ci sera donc à peu près identique avec le traitement de celles-là ; cependant, dans les cas où l'obstacle est constitué par des brides solides ou des callosités, la dilatation progressive que j'ai recommandée, à l'exemple de Benevoli, est insuffisante, et il convient, tout en utilisant l'action des corps dilatants, de recourir à quelques incisions et scarifications pour détruire les cicatrices et les brides les plus résistantes. L'opérateur devra faire lui-même le pansement que cette thérapeutique exige, car, négligée, la médication deviendrait bientôt elle-même une nouvelle cause d'obturation.

CHAPITRE III.

LÉSIONS VITALES DE L'APPAREIL COPULATEUR.

Les affections qui remplissent ce nouveau chapitre de l'histoire des obstacles apportés à l'intromission de la verge dans les organes sexuels de la femme, sont les névralgies de la vulve et du vagin et les spasmes du vagin.

Névralgie de la vulve et du vagin. — Avant Lisfranc, cette affection était peu connue ; mais depuis que ce chirurgien l'a décrite avec ses tendances un peu trop prononcées, peut-être, vers les idées de Broussais, elle a été l'objet d'études sérieuses, et l'on a droit de s'étonner qu'après le travail consciencieux de Tanchou, dont je parlerai tout à l'heure, M. Paul Dubois ait prétendu, dans le cours de la discussion académique sur le traitement des déviations de l'utérus par le pessaire intra-utérin, qu'il était le premier à signaler cette affection ; je montrerai bientôt, en faisant à chacun la part qui lui revient, ce qu'il faut penser de cette assertion de M. Dubois.

Bien que Lisfranc et Tanchou aient décrit isolément les névralgies de la vulve, il paraît difficile d'admettre que cette névralgie ne s'irradie pas jusque sur le vagin, et reste limitée aux grandes et aux petites lèvres. J'ai eu occasion d'observer quatre cas de cette maladie, et, dans tous, le vagin était aussi douloureux que la vulve.

De plus, et pour légitimer le rapprochement que je fais ici, les mêmes causes peuvent amener la névralgie sur l'un ou l'autre organe, et, quel que soit son siége, les mêmes symptômes l'accompagnent, les mêmes conséquences la suivent et le même traitement lui convient.

Il me paraît donc superflu et même illogique de couper

en deux, ainsi qu'on l'a fait dans les ouvrages généraux de pathologie, une seule et même affection, sous le prétexte spécieux qu'elle siége sur des organes distincts, comme si la nature s'accommodait des divisions factices que, pour sa commodité, l'esprit admet et se trace.

La névralgie de la vulve et du vagin est tantôt idiopathique et tantôt symptomatique d'une affection de l'utérus. Lisfranc (1) assure qu'elle est héréditaire dans certaines familles, dont toutes les femmes la présentent alors à des degrés variés. D'après Tanchou (2), l'époque de retour serait souvent marquée par cet état névralgique, « et alors, dit-il, ces névroses peuvent être considérées comme une déviation du travail menstruel; l'excitation fonctionnelle qui avait son siége dans les nerfs de l'ovaire et de l'utérus, se transporte sur ceux de la vulve. » Enfin le travail de la menstruation détermine souvent l'affection dont il s'agit, et alors la sensibilité des organes externes de la génération n'est exaltée que quelques jours avant et quelques jours après l'écoulement des règles.

Dans d'autres circonstances, la névralgie dont je parle est liée à un *état morbide* de l'utérus ; pour Lisfranc, cet état morbide était l'engorgement ou l'ulcération du col ; pour M. Paul Dubois, c'est tantôt un état phlegmasique de la muqueuse utérine, tantôt une déviation de l'organe, tantôt enfin une névralgie même de la matrice qui rayonne sur le vagin et s'étend jusque sur la vulve.

A ce point de vue, M. Dubois pourrait bien avoir raison, ainsi que je le dirai en parlant de la thérapeutique.

Mais qu'elle soit idiopathique ou symptomatique d'une affection quelconque de l'utérus, la névralgie de la vulve et

(1) *Clinique chirurgicale de l'hôpital de la Pitié*, t, II, p. 163, et *Gazette des hôpitaux*, 12 mars 1842.

(2) *Gazette des hôpitaux*, 14 juillet 1842.

du vagin réclame impérieusement les soins de la médecine :
« La femme, dit Lisfranc, dont mon expérience personnelle
atteste les paroles, la femme a pour le coït lui-même une
grande répugnance, et, quoique le sentiment du devoir et
la crainte de perdre l'affection de son mari la dominent, elle
s'en éloigne d'abord autant que le lui permettent les circonstances, et puis enfin il devient si irritant, si agaçant, si
douloureux, qu'elle le refuse et le rejette avec une sorte
d'effroi : refus terrible, qui, presque toujours, entraîne bientôt après lui les événements les plus funestes à l'union conjugale. Je n'exagère rien ici, car on m'a raconté des scènes
déplorables ; j'en ai quelquefois été témoin. L'état dont nous
nous occupons exige donc l'attention la plus sérieuse de la
part du médecin. Son ministère est ici, non pas seulement
de guérir, mais encore de rendre une épouse à son mari,
un père à ses enfants, en rétablissant la paix au sein d'une
famille désolée. »

Ce tableau n'est point chargé à plaisir, et tous ceux, Tanchou, M. Dubois, etc., qui ont eu occasion d'observer cette
névralgie, s'accordent sur la gravité qu'elle présente au
point de vue du rapprochement des sexes, et M. Dubois la
considère même comme une cause de stérilité.

Il faut donc nous arrêter sur la thérapeutique la plus
convenable, et d'autant plus sérieusement que les moyens
curatifs ordinaires échouent assez souvent, et qu'il me faudra faire ici comme un avant-propos de ce que je dirai plus
loin sur l'action thérapeutique du redresseur intra-utérin.

Quand la névralgie est essentielle, qu'elle n'est sous la
dépendance d'aucun état morbide de l'utérus, son traitement
est celui de toutes les névralgies en général. Cependant, si
je dois prendre en considération certains résultats que j'ai
obtenus avec la valériane et l'asa fœtida, je me crois autorisé
à penser que ces deux antispasmodiques ont une action en

quelque sorte spéciale sur l'innervation des organes génitaux ; cette action m'a paru plus prononcée chez la femme
que chez l'homme, et je suis parvenu avec eux à des rémis-
sions complètes d'hystéralgie et de névralgie de la vulve et
du vagin qui avaient opiniâtrément résisté à toutes sortes
de médications.

Aussi, dans l'affection qui m'occupe, je n'hésite pas à conseiller de prescrire l'asa fœtida et la valériane combinées
ensemble, soit en pilules, soit en potion, ce qui n'empêche
en aucune manière les moyens externes généralement recommandés, tels que bains froids ou chauds, frictions opiacées, belladonées, etc.

Quand la névralgie est sous la dépendance d'un état
pathologique de l'utérus, d'une phlegmasie, d'une ulcération ou d'un déplacement, il est rationnel de s'adresser
d'abord et directement à l'affection utérine, cause de la
douleur vulvo-vaginale. Je n'ai pas à décrire ici le traitement de ces diverses maladies ; cependant il est des circonstances où l'état nerveux dont je parle, quoique existant
avec une phlegmasie, une ulcération ou un engorgement
de la matrice, est déterminé par le poids de l'utérus plutôt
que par la lésion organique qu'il présente ; la femme
éprouve alors des douleurs de reins, des tiraillements dans
les lombes, de la pesanteur au périnée, etc., etc. Dans ce
cas, et si la lésion organique permet de les appliquer, tout
moyen qui aura pour but de soutenir l'utérus amènera de
bons résultats : la ceinture hypogastrique et les pessaires
ordinaires répondent d'habitude à cette indication ; le pessaire intra-utérin de M. Simpson ou celui de M. Valleix
peuvent, d'après M. Dubois (1), amener les mêmes effets, en

(1) *Bulletin de l'Académie impériale de médecine*, t. XIX, Paris,
1854, p. 832 et 833.

offrant à l'utérus un point d'appui ou de soutènement. Sans aucun doute, le pessaire de M. Valleix offre, comme moyen mécanique de sustentation, les mêmes avantages que les pessaires ordinaires; mais il présente le grave inconvénient d'augmenter la phlegmasie et même de faire naître une inflammation qui n'est pas sans danger, ainsi que l'expérience ne l'a que trop démontré.

L'action bienfaisante du pessaire de M. Valleix est moins contestable quand l'état pathologique de l'utérus est un état hystériforme, sans lésion organique, mais seulement avec troubles plus ou moins graves du côté de l'innervation. Dans ce cas, l'application du pessaire n'a pas besoin de se prolonger longtemps, et ne peut, par conséquent, en dehors de certains cas exceptionnels d'idiosyncrasie, et tout à fait au-dessus des prévisions humaines, déterminer les accidents que M. Depaul a signalés dans son rapport à l'Académie de médecine. Son action se borne alors à modifier d'une manière spéciale la sensibilité utérine, et, par suite, celle de tout le reste de l'appareil génital, qui est sous sa dépendance. M. Dubois, il faut le reconnaître, fut le premier à signaler cette action du pessaire de M. Valleix, et depuis j'ai eu moi-même occasion d'en constater la réalité. Sans doute ce moyen ne réussit pas d'une manière constante; il est des cas rebelles même dans lesquels le mal paraît s'accroître sous la pression exercée par la tige du pessaire; mais il en est d'autres, je le répète, comme celui qu'a cité M. Malgaigne dans son premier discours dans la discussion académique sur le traitement des déviations utérines, où l'effet est si complet et si immédiat que l'on pourrait croire à quelque supercherie de la femme.

A ce point de vue, mais à ce point de vue seul, ainsi que j'aurai l'occasion de le démontrer plus loin, le pessaire

intra-utérin doit être conservé, car il modifie quelquefois la
sensibilité utérine là où tous les moyens ordinaires ont
échoué.

Spasmes du vagin. — A l'encontre des névralgies de la
vulve et du vagin, qui sont un empêchement en quelque
sorte moral au rapprochement des sexes, les spasmes du
vagin constituent un obstacle matériel à l'intromission de
la verge dans les organes sexuels de la femme. Le resserrement convulsif de ce canal est quelquefois si prononcé qu'à
peine l'ouverture vulvaire peut admettre un tuyau de plume
à écrire. Fort heureusement, ces constrictions sont inter-
mittentes, et lorsqu'elles sont continues, elles coexistent
avec la vaginite ou avec l'état puerpéral, comme si la nature
avait voulu prévenir l'homme, par cet empêchement formel,
de s'abstenir d'un coït compromettant ou impossible.

Quoi qu'il en soit, et d'après ce que je viens de dire, les
spasmes du vagin sont, tantôt idiopathiques, tantôt symptomatiques d'une vaginite, et tantôt mixtes, c'est-à-dire se
montrant pendant le travail de l'accouchement.

Quand l'affection est essentielle, qu'elle ne s'accompagne
ni de rougeur, ni d'excoriations sur les lèvres et le vagin,
les accès sont intermittents, plus ou moins rapprochés, et
d'une durée plus ou moins longue. Les tentatives du coït
les déterminent quelquefois, mais, dans ce cas, les spasmes
disparaissent d'eux-mêmes, quand la muqueuse vaginale est
lubréfiée par les mucosités. — En dehors de cette circonstance, dont on comprend d'ailleurs le mode d'action, il est
assez difficile de déterminer les causes prochaines qui donnent naissance à une pareille affection. Cependant, les
femmes nerveuses y paraissent plus disposées que toutes
autres, surtout si elles éprouvent de fortes émotions morales, et si elles caressent des idées érotiques. C'est à l'ou-

verture vulvo-vaginale que la constriction est le plus prononcée, et, comme je le disais plus haut, le resserrement est quelquefois si considérable qu'il peut à peine laisser passer, et non encore sans douleur, un tuyau de plume à écrire.

Les spasmes du vagin qui sont déterminés par une inflammation franche ou spécifique de cet organe, sont continus et suivent les périodes de la maladie qui les tient sous sa dépendance. Cette corrélation est toujours facile à constater au moyen des symptômes si tranchés de la vaginite qui se décèlent toujours à l'examen le moins attentif.

Il en est de même des spasmes qui accompagnent le travail de l'accouchement, et qui ne se prolongent pas au delà du temps de la parturition. Au point de vue du diagnostic différentiel, et pour ne pas les considérer comme une cause sérieuse de dystocie, les antécédents de la femme permettront toujours de distinguer les spasmes du vagin de quelque vice de conformation ou de quelque maladie qui aurait amené un état permanent d'étroitesse du vagin.

Comme on le doit présumer, les spasmes symptomatiques et les spasmes mixtes n'exigent point une thérapeutique spéciale : les premiers, liés à la vaginite, disparaîtront avec elle ; et les seconds, complication de l'accouchement, se dissipent toujours avec la délivrance de la femme, et réclament quelquefois, pour que la parturition s'accomplisse, l'usage habilement combiné des antiphlogistiques.

Restent donc les spasmes essentiels. — Comme ils sont ordinairement l'apanage des femmes nerveuses et livrées aux pensées érotiques, il faut recourir presque toujours à une médication générale, dont les fortifiants, le fer et les distractions feront la base, et employer en même temps un traitement local dont les ressources sont les bains entiers ou de siége, les injections narcotiques et les onctions avec la pommade belladonée. Il est rare que ces moyens, tant généraux que locaux, bien combinés et bien conduits, n'amènent promptement la rémission d'une maladie qui est un véritable tourment pour les femmes qui en sont atteintes.

CHAPITRE IV.

LÉSIONS MÉCANIQUES DE L'APPAREIL COPULATEUR.

TUMEURS. — CORPS ÉTRANGERS.

Si pour la logique de la classification je rapproche les tumeurs et les corps étrangers développés ou introduits dans l'appareil copulateur, je dois les examiner séparément, parce qu'en dehors du seul point de contact qu'ils présentent dans leurs résultats par rapport à la copulation, ils n'ont rien de commun dans leur histoire, et s'offrent à l'observateur avec une étiologie, une marche et une terminaison qui me forcent de donner à chacun d'eux une place distincte.

TUMEURS DE L'APPAREIL COPULATEUR.

Il est ici indispensable, tant sous le rapport du diagnostic que sous celui du traitement, de séparer les tumeurs dont la vulve est le siége de celles qui affectent plus spécialement le vagin.

§ 1. — Tumeurs de la vulve.

Je les diviserai en deux classes : 1° celles qui sont le produit d'une lésion organique de la vulve ; 2° celles qui sont formées par la présence anormale et accidentelle d'un organe voisin.

A. *Tumeurs de la vulve par lésions organiques.*

Parmi les tumeurs de la vulve par lésion organique, les unes affectent une marche aiguë et rapide, et les autres une marche lente et chronique.

Au nombre des premières se placent les abcès et les tumeurs sanguines ou thrombus de la vulve.

Parmi les secondes se rangent l'éléphantiasis, les kystes, les loupes, les corps fibreux et le cancer de la vulve.

Je passerai rapidement sur chacune de ces affections, car si leur histoire offre une face qui regarde notre sujet, elles appartiennent bien plus à la pathologie générale des organes génitaux de la femme qu'à un traité sur l'impuissance. De plus, les tumeurs à marche aiguë ont une existence si fugitive qu'elles méritent à peine ici une mention; d'ailleurs l'une d'elles, le thrombus, se produit généralement au milieu de circonstances peu favorables au coït, car tous les auteurs qui s'en sont occupés le signalent, soit comme un accident des derniers temps de la grossesse, soit comme un épiphénomène de l'accouchement.

Sans doute les abcès et les thrombus de la vulve peuvent par leur volume empêcher l'intromission de la verge dans le vagin et constituer un obstacle matériel au congrès; mais c'est surtout par les douleurs qu'ils occasionnent qu'ils doivent être considérés comme s'opposant à la copulation.

Il n'en est pas de même des tumeurs à marche chronique, presque toujours indolentes et ne gênant le rapprochement sexuel que par l'obstacle que leur volume oppose à l'accomplissement de cet acte. Assez rares et ne se montrant pour la plupart qu'à un âge avancé de la vie, elles exigent toutes l'intervention de la médecine opératoire, et rentrent par cela même dans le domaine de la chirurgie générale.

B. *Tumeurs de la vulve dues à la présence d'un organe voisin.*

Les organes qui peuvent venir faire tumeur à la vulve sont le vagin, la matrice et l'intestin.

Le vagin et la matrice n'apparaissent à l'orifice vulvaire, et par conséquent ne s'opposent à la copulation que par suite de déplacements qui m'occuperont ailleurs.

La présence de l'intestin dans les grandes lèvres m'arrêtera ici un instant, parce que ce genre de hernie est peu connu, et que, d'après les rares exemples que nous en avons, il paraît affectionner l'âge le plus propre à la génération.

Cette hernie signalée, je crois, pour la première fois par A. Cooper, qui en a donné deux observations et qu'il appelait *pudendal hernia,* est ainsi décrite d'après lui dans la *Bibliothèque du médecin praticien :* « La tumeur formée par cette hernie paraît, à l'extérieur, un peu au-dessus d'une ligne qui, partant de l'orifice extérieur du vagin, se dirigerait de dedans en dehors. Cette hernie débute comme la hernie périnéale et la hernie vaginale latérale. Elle pousse d'abord en bas le péritoine, qui va du vagin au rectum, et puis, au lieu de se développer dans le premier de ces canaux comme la hernie vaginale, au lieu de proéminer sur un point très voisin de l'anus, comme la hernie périnéale, la hernie vulvaire se développe surtout dans l'épaisseur de la grande lèvre, sur le point indiqué par A. Cooper; pour y parvenir, les organes déplacés passent d'abord derrière un ligament large de l'utérus, poussent devant eux le péritoine dans le sillon rempli de tissu cellulaire qui sépare le vagin du rectum; puis ces organes écartent les fibres des aponévroses périnéales, celles du muscle releveur de l'anus au moment où il va s'insérer sur les côtés du vagin. D'après cette marche de la hernie et le siége que son fond va occuper, on peut prévoir que l'artère vaginale sera placée en dedans du sac, l'artère honteuse interne en dehors. La position de ces deux vaisseaux fait entrevoir la nécessité d'un débridement méthodique dans les cas d'étranglement (1). »

J'ai dit tout à l'heure que cette hernie était peu connue, et qu'on l'avait toujours observée à l'âge le plus favorable à la copulation ; la science, en effet, n'en possède que trois exemples bien authentiques, deux qui appartiennent à A. Cooper, et le troisième communiqué par M. J. Cloquet à Murat, l'auteur de l'article VULVE du *Dictionnaire des sciences médicales*. Les malades du chirurgien anglais n'avaient que vingt-deux ans, et celle de M. Cloquet vingt-quatre.

Qu'on me permette de rapporter en entier cette dernière observation, qui me dispensera de plus longs développements sur ce sujet. « La domestique du garde-magasin de l'hôpital Saint-Louis, jeune fille âgée de vingt-quatre ans, d'une constitution sèche et nerveuse, vient me consulter, dit M. J. Cloquet, au mois de février de la présente année, sur une maladie qui lui était survenue, depuis peu de temps, aux organes extérieurs de la génération. L'ayant examinée, je trouvai, dans la partie postérieure de la grande lèvre droite, une tumeur arrondie, rénitente, du volume d'un gros marron, qui soulevait la peau et faisait saillie en dedans de la vulve. Cette tumeur, un peu douloureuse au toucher, se prolongeait à la partie latérale droite du vagin, sous la forme d'une saillie longitudinale, longue de deux

(1) *Bibliothèque du médecin praticien*, t. I, p. 13.

pouces environ, dure et résistante ; la pression exercée avec
le doigt sur cette dernière portion n'y occasionnait que des
douleurs sourdes. La tumeur augmentait sensiblement de
volume, devenait plus dure et plus tendue, lorsqu'on faisait
tousser la malade. La jeune fille y ressentait de temps à
autre des engourdissements, et éprouvait de légères coliques dans toute la partie inférieure de la cavité abdominale ; du reste, les autres fonctions s'exerçaient librement,
à l'exception de la marche, qui était pénible, à raison de la
gêne que produisait la tumeur par son volume, et des douleurs qui s'y manifestaient lorsque la malade s'était fati-
guée par quelque exercice forcé. Cette tumeur avait paru
peu à peu, sans douleur, depuis environ quinze jours ; elle
n'avait jamais causé de vives douleurs, des nausées, ni de
vomissements. La malade attribuait son *effort* à des mouvements considérables qu'elle avait faits pour lever des pa-
quets de linge et des baquets remplis d'eau. Comme elle
était habituellement constipée, je pense que les efforts nécessités pour la défécation ont dû contribuer aussi très puissamment à la production de sa maladie. Ayant fait coucher
la malade sur le dos, dans la position ordinaire pour l'opération du taxis, je parvins, à l'aide d'une pression assez
forte, exercée méthodiquement selon la direction de la
tumeur, à diminuer d'abord son volume, et à en obtenir
ensuite l'entière réduction, laquelle se fit subitement par
l'ascension brusque des parties déplacées, qui glissèrent
tout à coup sous mes doigts, en faisant entendre ce bruit
particulier qu'on a désigné sous le nom de *gargouillement*...
Je pratiquai ensuite le toucher dans la position verticale du
corps ; les viscères déplacés ne reparurent pas, et la jeune
fille put marcher librement comme avant l'accident. Je
voulus lui appliquer un pessaire en bondon, afin de com-

primer et de retenir la portion relâchée du vagin qui avait livré passage à l'intestin, mais la malade ne voulut pas s'assujettir à le porter ; et, bien qu'elle ait repris ses occupations habituelles depuis cette époque, sa tumeur ne s'est point reproduite, et elle jouit actuellement d'une parfaite santé (1). »

Quoique M. J. Cloquet ne parle pas de la copulation, et qu'il dise que toutes les fonctions, hors celle de la marche, se faisaient avec facilité et comme à l'état normal, il ne peut être douteux que le coït, s'il eût été tenté, aurait été, sinon entièrement impossible, du moins très douloureux. La réserve de l'écrivain était commandée par la position de sa malade, bien qu'il ait pratiqué sur elle le toucher vaginal.

Quoi qu'il en soit, par le fait que je viens de rapporter, et par les exemples analogues de A. Cooper, relatés dans ses *OEuvres chirurgicales*, et consignés dans le *Traité des hernies* de M. Lawrence, la hernie vulvaire n'offre aucun danger, n'expose pas à la récidive, et cède facilement à la réduction. C'est donc, par conséquent, une cause essentiellement passagère d'impuissance, et sans la rareté qui la caractérise, je n'aurais pas donné à son histoire une place aussi étendue dans ce livre.

§ II. — Tumeurs du vagin.

Comme pour les tumeurs de la vulve, j'admettrai pour celles du vagin deux classes : 1° les tumeurs produites par une lésion organique; 2° les tumeurs constituées par la présence anormale et accidentelle d'un organe voisin.

(1) *Diclionn. des sciences médicales*, art. VULVE, t. LVIII, p. 448.

A. *Tumeurs du vagin produites par une lésion organique.*

Conformément à ce que j'ai dit des tumeurs de la vulve, les tumeurs du vagin par lésion organique peuvent offrir, les unes un caractère aigu, les autres une marche chronique.

Mais les unes et les autres ne me doivent point arrêter longtemps, parce que, je le répète, elles rentrent bien plutôt dans le cadre des ouvrages généraux de chirurgie et d'obstétrique qu'elles ne ressortent de mon domaine.

En effet, les tumeurs sanguines du vagin, si bien décrites par Legouais et Deneux, sont presque toujours des accidents de la parturition, et les abcès du vagin, ou pour parler plus exactement, les abcès faisant saillie dans cet organe, et dont la fréquence s'explique par la présence du tissu cellulaire qui soutient les parois de ce canal, n'offrent rien de remarquable à notre point de vue, si ce n'est qu'ils obstruent le libre passage du vagin, et éloignent la femme de toute copulation, par les douleurs atroces qu'ils déterminent pendant cet acte.

Les tumeurs à marche chronique, les kystes et les polypes, ne présentent réellement dans leur histoire qu'un point intéressant à étudier : c'est leur diagnostic. Comme on va le voir, alors que je vais parler des hernies vaginales, il est de la plus haute importance de distinguer les kystes et les polypes de ces hernies, car si l'instrument tranchant doit être porté sur les premiers, il faut soigneusement se garder d'ouvrir la vessie et l'intestin. — Mais toutes ces considérations appartiennent à la pathologie chirurgicale, qui fournit les éléments du diagnostic différentiel et les bases du traitement.

B. *Tumeurs du vagin produites par la présence d'un organe voisin.*

Eu égard aux organes qui avoisinent le vagin, il ne peut y avoir que l'utérus, la vessie et le rectum qui viennent faire hernie dans ce canal.

La hernie déterminée par la matrice, c'est-à-dire les déplacements de cet organe, m'occuperont longuement dans une autre partie de cet ouvrage, où je me réserve de faire ressortir leur influence fâcheuse tout à la fois sur la copulation et la fécondité de la femme.

La hernie produite par la présence de la vessie m'occupera un instant sous le nom de *cystocèle.*

Et la hernie déterminée par la procidence de l'intestin m'arrêtera aussi un moment sous les noms de *hernie vaginale* proprement dite, et de *rectocèle*, quand c'est le rectum qui fait saillie dans le vagin et sort par la vulve.

Il ne faut pas croire que chacune de ces hernies se présente dans la pratique isolément, dégagée de toute complication : dans la très grande majorité des cas, le cystocèle s'accompagne d'un prolapsus plus ou moins prononcé de l'utérus, et la hernie vaginale et surtout le rectocèle se compliquent de cystocèle et quelquefois aussi d'abaissement de la matrice.

Je ne les sépare ici que pour la clarté du discours, sachant bien que la nature ne se prête ni aux méthodes de l'art, ni aux commodités de l'écrivain.

Cystocèle vaginale. —D'après les expériences de M. Rognetta (1) sur le cadavre, et d'après les observations de M. Jobert (de Lamballe) (2), la cystocèle vaginale serait produit, soit par la laxité de la paroi antérieure du vagin,

(1) *Mémoire sur les prolapsus,* 1833.
(2) *Mémoires de l'Académie de médecine,* t. VIII, p. 703.

soit par le relâchement des moyens d'union qui existent entre cet organe et les parties environnantes, comme, par exemple, l'aponévrose qui se prolonge du col de la vessie et de la paroi postérieure du pubis sur les côtés du vagin.

Il en doit être réellement ainsi, car la cystocèle se rencontre bien rarement chez les jeunes filles, tandis qu'on l'observe presque toujours chez les femmes qui ont eu beaucoup d'enfants ; la lenteur et les difficultés de l'accouchement ne paraissent pas avoir la même influence que la quantité des parturitions ; aussi est-il plus ordinairement l'apanage de l'âge mûr que de la jeunesse, quoique cependant il se produise à une époque où les fonctions génératrices de la femme n'ont pas cessé.

Quoique la tumeur formée par le prolapsus de la vessie soit réductible à la suite de l'évacuation de l'urine, elle n'en constitue pas moins un obstacle, je ne dirai pas insurmontable, mais du moins fort gênant pour la copulation. Située à l'entrée du vagin, entre les petites lèvres, elle en obstrue le passage, soit par son volume propre, soit par les moyens contentifs qu'on lui oppose, tels que pessaire, éponge, etc. Aussi, en nous plaçant à notre point de vue exclusif, devons-nous accorder la préférence au traitement curatif sur les moyens palliatifs ordinairement mis en usage.

Ce traitement a été tenté avec succès par M. Jobert (de Lamballe), qui se proposait de diminuer le volume de la tumeur, et de donner plus de résistance à la cloison vésico-vaginale. « Je dessinai sur la tumeur, dit ce chirurgien, au moyen du nitrate d'argent, les deux lignes transversales dont j'ai parlé, et, les attaquant à différentes reprises et à plusieurs jours d'intervalle, avec le même caustique, j'arrivai à détruire graduellement et sans aucun accident inflammatoire, toute l'épaisseur correspondante du vagin. Je ne reviendrai pas sur la longueur, la largeur de ces lignes, elles avaient six lignes environ. Ceci fait, il me fut facile de reconnaître la situation et l'état des parties, de raviver sans crainte avec le bistouri les bords de la surface entamée par le caustique et de laisser le fond intact. Je pus facilement remettre en rapport les deux plaies saignantes et les maintenir en contact au moyen de la suture entortillée (1). »

M. Jobert dit avoir pratiqué plusieurs fois avec succès l'opération dont je viens de faire connaître le but ; aussi, quoique des faits assez nombreux et assez authentiques n'en démontrent ni la parfaite innocuité, ni la réussite constante, on la devra tenter quand aucune circonstance ne la contre-indiquera, et quand surtout la cystocèle sera un obstacle insurmontable à la copulation.

Hernie vaginale. — *Rectocèle.* — Quand la tumeur vaginale est constituée par le paquet intestinal, on a la hernie vaginale des auteurs, qui n'est, en réalité, que la hernie incomplète de la vulve ; le rectocèle vaginal, au contraire, est formé, comme dit Sabatier, *par l'intestin rectum, qui pousse en avant la paroi du vagin sur laquelle il pose et avec lequel il a des connexions* (2).

Comme on doit le comprendre déjà, le diagnostic de ces deux espèces de hernies est très important à établir, non pas tant peut-être au point de vue de l'impuissance de la femme que sous le rapport de la pathologie chirurgicale ; car si un bon diagnostic est la source d'où découle un bon traitement, l'art n'a, jusqu'à présent, à opposer à l'une et à l'autre de ces infirmités que des moyens

_____

(1) *De la cystocèle vaginale opérée par un procédé nouveau.* (*Mémoires de l'Académie de médecine*, Paris, 1840, t. VIII.)

(2) *Mémoires de l'Académie de chirurgie*, t. III.

palliatifs qui, de leur nature, constituent eux-mêmes des obstacles à la copulation.

Cependant, et en raison même de cette incurabilité, il importe que le praticien ne puisse confondre ces hernies avec un prolapsus de la matrice ou du vagin, et ne tente pas une guérison dont les moyens seraient non-seulement intempestifs, mais encore dangereux.

« La hernie vaginale, dit A. Cooper, se forme dans l'espace compris entre l'utérus et le rectum, lieu dans lequel s'engagent les intestins. Cet espace est fermé en bas par le péritoine, qui forme un cul-de-sac en se réfléchissant de la partie postérieure du vagin sur la partie antérieure du rectum. Entre ce cul-de-sac péritonéal et le périnée, se trouve un tissu cellulaire lâche. La pression de l'intestin sur cette partie du péritoine la déprime en bas vers le périnée; mais plus tard, étant arrêtée dans sa marche ultérieure en ce sens, elle passe contre le vagin et pousse en avant la paroi postérieure de ce conduit (1). »

Il est incontestable que de nombreux accouchements sont une prédisposition à ce genre de hernie, mais ce n'est là qu'une prédisposition, car on l'a rencontrée sur des femmes qui n'avaient jamais eu d'enfants. Les chutes sur le siége et les efforts pour soulever un fardeau sont les causes les plus ordinaires de sa formation.

La hernie vaginale présente quelquefois un volume extraordinaire, est facilement réductible, arrondie et à large base, et peut, par la pression qu'elle exerce sur le rectum et le canal de l'urètre, amener la constipation et la difficulté d'uriner.

Le rectocèle vaginal est la tumeur que l'on a le plus confondue avec les procidences de la matrice, et principa-

(1) *OEuvres complètes*, p. 359.

lement avec celles du vagin, et il n'est pas d'une exactitude
scrupuleuse de lui donner le nom de hernie, car elle ne renferme pas une anse du rectum, à l'exemple des hernies ordinaires, qui contiennent une anse du petit ou du gros intestin. Dans le rectocèle, la paroi postérieure du rectum n'a
pas été déplacée; elle est toujours adhérente au sacrum
par l'aponévrose pelvienne; ce n'est que la paroi antérieure
et encore une portion de cette paroi, qui a subi des modifications qui l'ont constituée à l'état de hernie.

D'après M. Malgaigne (1), qui a vérifié toutes les
assertions de Clarke et de Monteggio, il est assez difficile
d'assigner au rectocèle une cause à peu près certaine. Les
chutes, les efforts, les grossesses répétées, etc., ne paraissent pas expliquer dans tous les cas le prolapsus du rectum,
et l'on est forcé d'admettre que l'affection arrive bien souvent, comme les hernies abdominales, sans cause connue.

Le volume de la tumeur est essentiellement variable; il
peut n'être représenté que par un pli de la muqueuse vaginale et aller jusqu'à la grosseur du poing.

Les accidents que le rectocèle vaginal détermine sont
surtout remarquables du côté des voies digestives, et il faut
que la hernie ait atteint un certain volume pour empêcher
la copulation.

Le toucher anal et les troubles de la digestion feront
toujours distinguer le prolapsus du rectum du cystocèle et
de la providence de la matrice et du vagin.

Ainsi que je le disais plus haut, la médecine n'a guère à
opposer à la hernie vaginale et au rectocèle que des palliatifs, c'est-à-dire des moyens de contention dont les pessaires
font ordinairement la base. Cependant des tentatives ont été
faites pour amener la cure radicale de l'une et de l'autre de

(1) *Mémoires de l'Académie royale de médecine*, t. VII.

ces infirmités : ainsi, on parle (1) d'une opération pratiquée par Petrunti contre la hernie vaginale ; mais ce fait est révoqué en doute, et surtout par M. Velpeau, qui dit très explicitement que la prétendue hernie vaginale opérée par le chirurgien italien pourrait bien n'avoir été qu'un abcès recto-vaginal (2). De même encore M. Malgaigne rappelle dans le Mémoire que j'ai déjà cité, qu'il a reproduit (3) une opération tentée par M. Bellini, de Florence, pour un rectocèle du volume d'un gros œuf de poule ; mais il ajoute que, pour lui, ce rectocèle n'était autre chose qu'un prolapsus vaginal.

En résumé, les tentatives faites jusqu'à aujourd'hui pour obtenir une guérison radicale de la hernie vaginale et du rectocèle ne paraissent ni assez concluantes ni assez authentiques pour engager les praticiens à entrer dans cette voie, et à abandonner celle des palliatifs qui, s'ils augmentent encore les obstacles à la copulation, ne font du moins courir aucun danger à la femme.

CORPS ÉTRANGERS DE L'APPAREIL COPULATEUR.

Il est bien évident qu'il ne peut s'agir ici que des corps étrangers introduits dans le vagin, car ceux qui seraient appliqués sur la vulve seraient, ou sous la dépendance de la volonté de la femme, et si, par conséquent, ils n'étaient point enlevés, l'empêchement à l'introduction de la verge dans le vagin reconnaîtrait une cause tout à fait étrangère à l'organisme ; ou sous la dépendance d'une volonté autre que celle de la femme, mais plus forte qu'elle. Dans ce groupe vien-

(1) *Gazette médicale de Paris*, 1826, p. 424.
(2) *Médecine opératoire*, 2e édition, Paris, 1839, t. IV, p. 244.
(3) *Gazette médicale*, 1836, p. 200.

drait se placer l'infibulation, si cette méthode barbare de
garder la virginité des filles et l'honneur des femmes n'était
pas frappée de toute la réprobation qu'elle mérite, et si je
ne m'étais pas interdit dans cet ouvrage toute excursion en
dehors du domaine de la médecine proprement dite.

Je n'aurai donc, ainsi que je le disais tout à l'heure, qu'à
m'occuper des corps étrangers introduits dans le vagin.

L'examen comparatif des accidents que peut amener l'introduction d'un corps étranger dans la cavité vaginale, aux
points de vue de l'impuissance et de la stérilité de la femme,
mérite, à coup sûr, une certaine attention, car les faits de ce
genre se présentent fréquemment dans la pratique, depuis
surtout que l'on fait un usage presque abusif des pessaires.

Il est incontestable que certains corps étrangers introduits dans le vagin n'occasionnent ni impuissance ni stérilité, et bien plus, que leur présence facilite au contraire la
fécondité de la femme. Il m'est plus d'une fois arrivé
d'introduire une éponge dans le vagin pour atteindre ce
résultat, soit que je voulusse modifier momentanément la
direction du col utérin, soit que je me proposasse de déterminer sur cet organe une excitation indispensable à la
fécondation, comme je le dirai ailleurs, et qui faisait défaut.

Je n'ai donc pas à m'occuper ici de cette classe de corps
étrangers.

Il en est d'autres qui, sans empêcher la fécondation,
s'opposent complétement, ou tout au moins d'une manière
douloureuse, au rapprochement des sexes; de ce nombre
est la très grande majorité des pessaires, surtout s'il existe
un prolapsus de la matrice assez prononcé et une laxité des
parois vaginales assez grande pour laisser couler l'instrument
contenteur, et par suite, pour ne plus permettre à celui-ci
de soutenir la matrice.

D'autres enfin, en obstruant complétement la cavité vaginale, déterminent tantôt la stérilité seulement et tantôt
l'impuissance et la stérilité, suivant la hauteur à laquelle
le corps étranger est arrêté.

Comme on le voit, la distinction est importante à faire,
non sous les rapports de l'étiologie et du traitement, mais
aux points de vue des symptômes et surtout des accidents
divers que peut entraîner la présence de ces corps étrangers.

Les motifs qui amènent l'introduction d'un corps étranger dans le vagin sont nombreux et variés ; tantôt, comme je
le disais plus haut, c'est le médecin lui-même qui a placé un
pessaire, une éponge, ou tout autre objet qui, oublié par la
malade, séjourne dans l'organe pendant un temps quelquefois très long ; tantôt c'est une pensée de luxure, l'appât du
plaisir vénérien qui a sollicité l'introduction dans la cavité
vaginale d'un corps quelconque, et qui, au moment du
spasme cynique, comme disaient les anciens, a échappé
des mains de la femme et est resté dans l'appareil copulateur, protégé par un sentiment de honte ou de pudeur ;
tantôt enfin la présence du corps étranger dans le vagin
est le résultat d'un acte criminel ou de brutalité, comme
dans le fait, observé par Dupuytren, de cette fille de la campagne, qui portait un petit pot dont la concavité regardait
le col de l'utérus, et qui avait été placé là par des soldats,
après le viol commis par eux sur la jeune fille.

Quel que soit le motif qui ait amené le corps étranger
dans le vagin, il est incontestable que sa présence s'oppose
plus ou moins à l'entier accomplissement de la fonction
génitale. Je ne parle pas des autres accidents pathologiques
qui en peuvent résulter, tels que la douleur, l'inflammation, la déchirure, la gangrène même des parois vaginales,
car je me dois renfermer dans le cadre de ma thèse.

A ce point de vue exclusif, la présence du corps étranger peut ne rendre que le coït, ou impossible, ou simplement douloureux, sans empêcher la fécondation ; ou bien, tout en étant un obstacle plus ou moins absolu à la copulation, il peut, en même temps, s'opposer à l'arrivée du sperme dans l'utérus, et par conséquent, rendre impossible l'imprégnation.

On conçoit très bien, en effet, que si le col de l'utérus abaissé s'engage dans un pessaire, le congrès sera incomplet, douloureux pour la femme, dont le museau de tanche aura à supporter les chocs de la verge, et pénible pour l'homme, dont le gland viendra heurter les parois endurcies du pessaire ; mais, malgré ces circonstances défavorables au plaisir, rien n'empêchera le sperme de venir frapper le museau de tanche, de pénétrer dans l'utérus sans qu'il soit arrêté par la tuméfaction que présente ordinairement, en semblable occurrence, le col de la matrice, et d'accomplir l'acte de la fécondation.

Dans l'observation de Dupuytren, la femme était fatalement condamnée à une stérilité d'une durée plus ou moins longue, puisque l'ouverture inférieure de l'utérus était entièrement soustraite à l'action de la liqueur spermatique.

La thérapeutique des corps étrangers du vagin est basée sur les principes généraux de la médecine opératoire des corps étrangers en général. — Je ne dois donc pas m'y arrêter ici. — Seulement je ferai remarquer que dans certaines circonstances cette extraction est entourée des plus grandes difficultés, parce que très souvent des concrétions se forment sur le corps étranger et en empêchent le glissement, et parce qu'aussi quelquefois des végétations fongueuses se développent sur la muqueuse, s'étendent jusque sur le corps étranger, et lui constituent ainsi des liens qui le retiennent en place. Dans d'autres cas, le corps étranger a perforé la paroi vaginale, a pénétré dans la vessie ou le rectum, et c'est alors par ces organes que l'on est obligé de l'extraire.

Comme on le voit, la conduite du chirurgien ne peut être réglée d'avance ; elle devra s'inspirer des circonstances relatives à la nature, à la position du corps étranger, aux complications qui l'accompagnent et aux désordres qu'il a déjà produits.

IMPUISSANCE PAR FRIGIDITÉ.

D'après les lois de la nature, la femme, pas plus que l'homme, ne doit être inactive pendant l'acte du coït : comme lui, des désirs la sollicitent, et comme chez lui encore la volonté est nécessaire pour la réalisation de ces désirs ; mais pour que cette volonté ne fasse pas défaut, pour qu'elle seconde et favorise la copulation, but des désirs incitateurs, il faut qu'un attrait puissant la décide, qu'une suprême récompense, pour ainsi dire, soit attachée à sa soumission ; cet attrait c'est le plaisir, cette récompense c'est la volupté.

Le plaisir est donc une condition du coït normal chez la femme, et par conséquent son absence constitue un état antiphysiologique dont les conséquences, hâtons-nous de le dire, sont préjudiciables plutôt aux liens conjugaux qu'à la santé générale de la femme et qu'à l'acte de la génération.

Mais de ce que la frigidité n'altère aucune des fonctions nécessaires, soit à l'entretien de la vie, soit à la propagation de l'espèce, il n'en faut pas déduire que cet état anormal est indigne de l'attention du médecin et des méditations du philosophe. Indifférente d'abord pour un acte vers lequel ne la sollicite aucun attrait, la femme froide finit toujours

par passer de l'indifférence à la répulsion, surtout après une
ou plusieurs grossesses, dont le plaisir ne lui fait oublier ni
les ennuis ni les douleurs; alors cette répulsion, mal comprise ou mal interprétée par l'homme, engendre entre les
deux époux des querelles et des luttes qui brisent quelquefois le nœud conjugal, mais qui retentissent toujours plus
ou moins fortement sur le caractère de la femme et le bonheur du foyer domestique. Le médecin est souvent consulté
pour cette infirmité, et l'excuse de ce recours à la science
est, il faut le reconnaître, bien moins dans le plaisir que
dans la paix du ménage.

Deux puissants motifs militent donc en faveur de l'étude
et de la guérison de cet état, que tout autorise à appeler
morbide ; en y obéissant, le médecin accomplit une double
mission sociale : celle de favoriser la propagation de l'espèce, et celle de sauvegarder la base de toute société, le
mariage.

Il n'est pas dans mon rôle de m'appesantir davantage
sur l'intérêt que présente, au point de vue social, la frigidité de la femme, qui, sous ce rapport, a presque toute la
valeur de l'impuissance chez l'homme ; il a dû me suffire
d'indiquer cet important côté de la question, afin de me
faire pardonner la sollicitude avec laquelle j'ai étudié cet
état, s'il était besoin de justifier cette sollicitude de la part
de la médecine, lorsqu'il s'agit d'une infraction aux lois
physiologiques de notre nature.

Je reviens donc à la partie purement médicale du problème.

Mais pour bien comprendre l'étiologie si mal connue de
la frigidité, il faut se rapporter à ce que j'ai dit ailleurs (1)

(1) Voyez la page 34.

sur le mécanisme du plaisir chez la femme, et se rendre bien compte du rôle que jouent, d'une part, les bulbes du vagin, et d'autre part le clitoris.

Je vais, pour l'intelligence de ce qui va suivre, rappeler ce mécanisme en deux mots : anatomiquement et physiologiquement, les bulbes du vagin sont les analogues du bulbe de l'urètre chez l'homme, et le clitoris est, comme la verge, pourvu d'un gland et de corps caverneux dont la base communique, au moyen de veines nombreuses, avec les bulbes du vagin, ainsi que l'ont démontré les injections faites par MM. Kobelt (1), Jarjavay et Deville (2).

Sous l'influence des désirs érotiques, les bulbes se gorgent de sang et envoient ce liquide en plus grande quantité, par le réseau intermédiaire, aux corps caverneux et au gland du clitoris, dont la sensibilité, ainsi accrue, se réfléchit avec plus d'intensité sur le *constrictor cunni*, ce muscle symétrique qui, en tout semblable au bulbo-caverneux chez l'homme, recouvre et comprime dans ses contractions les bulbes du vagin.

Ainsi, pour que l'éréthisme vénérien, et, par suite, le plaisir, se produise chez la femme, il faut l'intégrité et le libre exercice des organes suivants : 1° bulbes du vagin et leur muscle, le *constrictor cunni*; 2° le réseau intermédiaire; 3° enfin le clitoris, surtout la partie libre, c'est-à-dire le gland.

La distinction que je viens de faire n'est pas une simple curiosité anatomique; elle est, comme on le verra plus loin, d'une importance extrême pour l'étiologie de la frigi-

---

(1) *De l'appareil du sens génital des deux sexes*, trad. de l'allemand par M. Kaula, p. 78 et suiv.

(2) *Traité d'anatomie chirurgicale*, par M. Jarjavay, t. I, p. 316.

dité, et c'est à elle que je dois de m'être rendu compte, dans
plusieurs circonstances, d'une absence de plaisir vénérien
qu'aucune lésion du clitoris ne pouvait m'expliquer; ainsi,
et pour n'en citer qu'un exemple afin de ne pas empiéter
sur l'étude qui va suivre, j'ai rencontré des femmes qui,
à la suite d'un accouchement laborieux et pendant lequel la
vulve avait plus ou moins souffert, perdaient tout sentiment voluptueux, sans que le clitoris présentât la moindre
trace d'altération. — Ces cas ne sont pas très rares. — La
frigidité persiste plus ou moins longtemps; tantôt la faculté
érotique est complétement et pour toujours éteinte, et
tantôt, après une suspension dont la durée est très variable,
elle reparaît sans cause connue, et sans qu'aucune médication ait été tentée pour la rappeler. Dans ces cas, moins
rares qu'on ne pense, je le répète, on trouve, dans une
lésion des bulbes, et plus souvent encore dans la déchirure
du *constrictor cunni*, l'explication de ce trouble que, dans
leur ignorance, les auteurs qui m'ont précédé mettent volontiers sur le compte de la syncope génitale, d'une névrose,
et voire même de la paralysie du clitoris.

C'est à ce défaut, je dirai même à cette absence de tout
diagnostic différentiel que la frigidité doit d'être abandonnée
des médecins comme incurable et partant comme indigne de
leurs méditations. Aussi ai-je trouvé bien peu de chose chez
mes devanciers, qui m'ont laissé un champ tout en friche et
dans lequel j'ai essayé de tracer quelques sillons.

Ainsi que je l'ai fait pour l'impuissance chez l'homme, je
considérerai la frigidité au point de vue de son étiologie, et
j'admettrai les cinq divisions suivantes :

1° Frigidité naturelle, ou par vices de conformation;
2° Frigidité idiopathique;
3° Frigidité symptomatique;

4° Frigidité consécutive ;

5° Enfin frigidité sympathique ou morale.

C'est dans cet ordre que je vais étudier cet état bizarre de l'appareil vénérien chez la femme.

CHAPITRE Iᵉʳ.

FRIGIDITÉ PAR VICES DE CONFORMATION.

La seule anomalie dont il sera ici question est l'absence ou tout au moins la petitesse extrême du clitoris. L'absence complète du clitoris, avec la parfaite conformation de la vulve, est excessivement rare ; je ne l'ai jamais observée et n'en ai pu trouver des exemples chez les auteurs.

Mais il n'en est pas de même de l'arrêt de développement que peut éprouver cet organe, et pas n'est besoin alors de la coexistence d'un vice de conformation de la vulve. J'ai vu le clitoris réduit à une forme presque microscopique, et on ne le retrouvait qu'avec les plus grands soins caché sous son prépuce et dans les plis de la commissure des lèvres. Si, dans ces cas, toute sensibilité érotique n'est pas éteinte, on est en droit d'admettre qu'elle est au moins considérablement affaiblie, et que celle du clitoris en particulier est singulièrement obtuse.

Cependant, quand on réfléchit, d'une part au tissu érectile qui entoure le vagin, et d'autre part à l'existence atrophique, il est vrai, mais enfin à l'existence du gland du clitoris, on ne peut raisonnablement admettre une insensibilité complète, et j'ai vu en effet des femmes avec un clitoris excessivement petit ne pas rester entièrement froides aux caresses de l'homme.

Sans doute ces femmes n'ont ni les instincts, ni les fureurs d'une Messaline ; elles sont lentes à s'émouvoir, manifestent peu de désirs et n'entrent en jouissance qu'à la longue et par des manœuvres savamment conduites ; mais à la fin le plaisir s'éveille, et c'est pour cette classe de femmes que l'on peut dire que bien souvent le coït commencé avec indifférence et même avec dégoût, se termine dans la volupté.

Évidemment une thérapeutique essentiellement médicale n'a que faire en pareilles circonstances : si le clitoris manque entièrement, l'art ne peut se compromettre dans une plastique où la vie et la sensibilité feraient défaut ; et si l'organe n'est qu'arrêté dans son développement, l'intervention médicale, alors qu'elle est appelée, n'offre guère plus d'avantages, car on ne s'aperçoit d'ordinaire d'une pareille infirmité qu'à un âge où les atrophies sont au-dessus des ressources de l'art.

Cependant, en vertu de cette loi physiologique qui nous apprend qu'un organe se développe en proportion directe de son usage, on pourra essayer les excitations érotiques, soit morales, soit physiques ; mais on n'oubliera jamais, dans l'emploi de ces moyens, les devoirs que la société et la morale imposent à la pudeur de la femme. Aussi le médecin doit-il être très circonspect et ne manier qu'avec la plus grande prudence cette arme dangereuse, l'excitation cynique chez la femme.

CHAPITRE II.

FRIGIDITÉ IDIOPATHIQUE.

En parlant de l'impuissance idiopathique chez l'homme, j'ai dit que chez ce dernier la syncope génitale, dégagée de toute lésion organique locale et de toute affection générale, était rare ; mais bien plus rare encore est la frigidité idiopathique chez la femme, et cette différence s'explique tout à la fois et par la simplicité du rôle que la femme remplit dans le coït, et par la moindre complication de son appareil copulateur, ou plutôt de son appareil sensitif de la génération. Pour mon compte, je n'ai jamais vu cette variété de frigidité, et n'en ai point trouvé d'exemples dans les auteurs ; toujours, quand une femme m'a avoué ne pouvoir prendre part aux plaisirs de la couche conjugale, j'en ai trouvé la cause, soit dans les conditions générales de l'organisme, soit dans des conditions locales de l'appareil générateur.

Cependant la théorie permet d'admettre cette sorte de frigidité, et l'on conçoit très bien que le clitoris puisse être frappé de paralysie essentielle, ou même simplement d'un engourdissement plus ou moins prolongé de sa sensibilité. Dans ce cas, et si un pareil fait se présentait à mon observation, j'estime, en jugeant par analogie, que l'électricité serait le moyen tout à la fois le plus rationnel et le plus avantageux. Mais, je le répète, sans appui et sans preuves en cette matière, je ne puis que fournir des hypothèses qui, ne reposant sur aucun fait clinique, n'ont évidemment qu'une valeur minime.

Cependant il est une forme de frigidité que l'on admettrait volontiers comme idiopathique, si elle n'était pas liée à certaines circonstances que je développerai longuement dans le chapitre suivant, alors que je parlerai de la frigidité par tempérament.

CHAPITRE III.

FRIGIDITÉ SYMPTOMATIQUE.

Comme l'impuissance chez l'homme, la frigidité de la femme est symptomatique, tantôt d'un état physiologique, comme l'âge, la constitution, le tempérament, et tantôt d'un état morbide, soit général, soit local.

C'est à ce double point de vue que je vais successivement me placer.

§ I. — Frigidité symptomatique d'un état physiologique.

1° *Age*. — Il est incontestable, par le fait de la masturbation chez les petites filles et par les exemples de lascivité que présentent quelques vieilles femmes, que la sensibilité génitale du sexe n'est pas entièrement sous la dépendance de la menstruation (1). Mais cette sensibilité, pour être plus exquise et plus délicate que la sensibilité générale tactile, est-elle cette sensibilité voluptueuse, *sui generis*, seulement apanage de l'amour; et la sensation qui en découle est-elle aussi ce plaisir ineffable qui porte tout à la fois un trouble divin dans notre âme et un frisson indicible dans nos fibres?

(1) Dans tout le cours de cet ouvrage, le mot *menstruation* doit être pris comme synonyme d'évolution ovarienne dont l'hémorrhagie menstruelle est le principal symptôme.

Sans doute, en restant dans les limites de la théorie, le vrai plaisir vénérien, la vraie sensibilité amoureuse et la véritable volupté érotique ne doivent exister ni avant, ni après l'âge de la menstruation, puisqu'ils ne sont que les incitateurs à la propagation de l'espèce, et que cette propagation ne peut se produire que pendant la vie menstruelle de la femme.

Cependant quand on aborde le domaine de l'observation, on est forcé de se départir d'une théorie aussi rigoureuse, et en présence de faits bien authentiques et bien avérés, on se demande si le coït, dans l'espèce humaine, n'est pas tout à la fois un moyen de sociabilité et un aiguillon à la génération.

Ce n'est point ici le lieu d'aborder un semblable problème, dont on trouvera la solution plus loin, alors que j'examinerai l'influence exercée sur le sens vénérien par l'absence de l'utérus et des ovaires.

2° *Constitution.* — On se tromperait grandement si l'on croyait qu'une mauvaise constitution est une cause de frigidité pour la femme; bien souvent, dans les organisations délabrées et cacochymes, la vie paraît se retirer tout entière dans le système nerveux, qui est alors d'une susceptibilité excessive et d'une impressionnabilité étrange. Si, dans ces circonstances, la femme vit au milieu du luxe et de la paresse, si elle s'abandonne à la lecture des romans, fréquente les théâtres, les bals, les musées, etc., etc., si elle s'expose à l'empire énervant d'une civilisation raffinée, toutes ces excitations retentiront profondément sur les organes de la génération, et la sensibilité érotique s'accroîtra de tous les désordres du système nerveux et de tous les écarts de l'imagination.

Cependant toutes les constitutions frêles et délicates ne

présentent pas cette excitabilité excessive, et il en est chez lesquelles toutes les sources de la vie coulent avec une lenteur et une mollesse désespérantes. A peine assez fortes pour se suffire à elles-mêmes, pour retenir le faible souffle qui les anime, ces frêles créatures ne peuvent avoir l'ambition de perpétuer l'espèce, de communiquer à autrui une vitalité qui leur échappe, et la nature, toujours prévoyante, même dans les malheurs dont elle nous afflige, leur refuse les désirs qui sollicitent, et les plaisirs qui récompensent l'acte de la reproduction.

N'essayez pas, par des excitations intempestives, de contrarier les desseins de la nature; vous n'arriveriez qu'à fatiguer davantage et à briser même les faibles ressorts qui soutiennent la machine; que tous vos soins, que toute votre sollicitude se bornent à augmenter l'élasticité du ressort et la résistance de l'organisme; avec les forces, avec le développement osseux et musculaire, avec l'accroissement de l'innervation, en un mot avec l'énergie vitale, le sens génital apparaîtra, riche de ses attributs, c'est-à-dire avec ses désirs et sa sensualité.

3° *Tempérament.* — Les anciens, dont les sagaces observations se cachaient souvent sous les allégories les plus ingénieuses, admettaient quatre tempéraments, qu'ils faisaient correspondre aux quatre âges de la vie, aux quatre saisons de l'année et aux quatre climats du globe : ainsi le tempérament sanguin était l'apanage de la jeunesse, du printemps et des pays tempérés; le tempérament bilieux concordait avec l'âge adulte, avec l'été et les climats chauds; le tempérament atrabilaire était l'analogue de l'âge mûr, de l'automne et des pays équatoriaux; enfin le tempérament pituiteux correspondait à la vieillesse, à l'hiver et aux pays humides et froids.

Il n'est pas, à coup sûr, de façon plus ingénieuse et plus vraie de caractériser les aptitudes génésiaques des divers tempéraments, et si l'on voulait dresser, au point de vue qui nous occupe, leur échelle de gradation, on n'aurait qu'à se conformer aux notions les plus vulgaires sur l'influence des âges et des climats relativement aux manifestations de l'amour.

Cependant il faut se garder d'accepter dans toute leur rigueur de semblables rapprochements, car si la vieillesse est complétement insensible aux excitations vénériennes, les habitants des pays froids ne sont pas déshérités de tout plaisir érotique, même pendant l'hiver.

Cette distinction nous amène naturellement à une question qui n'est pas sans importance, à savoir s'il existe des tempéraments complétement froids, c'est-à-dire si l'absence absolue de désirs et de plaisirs vénériens peut, d'une manière exclusive, être le résultat du tempérament; en d'autres termes, si un tempérament quelconque peut, sans devenir *état morbide*, être, comme la vieillesse, une cause absolue de frigidité, ou s'il ne constitue, ainsi que l'hiver et les climats froids, qu'une prédisposition à l'allanguissement de la fonction génitale.

Toute question posée carrément exige une réponse catégorique. — Oui, je crois qu'il est des femmes complétement froides par tempérament, qui, sans préoccupations intellectuelles, sans contre-indications morales, sans maladie locale ou générale, en un mot, sans aucun de ces mille motifs, moraux, sociaux ou physiques, qui paralysent le sens copulateur, n'ouvrent leur âme à aucun désir et leurs sens à aucune volupté. — Sans doute, cette insensibilité complète, absolue, est plus rare qu'on ne pense, et l'on rencontre souvent des femmes qui doivent leur frigidité, soit à la maladresse de leur mari, soit au défaut d'harmonie entre leurs mutuelles excitations. Mais pour être peu commune, l'entière frigidité par vice de tempérament existe bien réelle, je le répète, et ce fait, à défaut de diagnostic infaillible, trouve une nouvelle confirmation dans le succès de la médication mise en usage.

Les femmes dont l'instinct génital ne s'est pas éveillé à l'âge de la puberté, et celles même dont les manifestations de cet instinct sont languissantes et paresseuses, présentent un ensemble de phénomènes qui les fait toujours facilement reconnaître. Ces phénomènes, pour la plupart du moins, pris isolément, n'ont pas constamment une valeur certaine, et l'on s'exposerait à des erreurs graves et nombreuses si l'on appréciait l'ardeur érotique d'une femme sur un seul de ces signes ; ainsi, par exemple, une menstruation peu abondante, déréglée et à sang pâle, est notée par tous les auteurs comme un symptôme de frigidité, et pourtant, j'ai vu des femmes très ardentes au plaisir et chez lesquelles les règles n'apparaissaient que de loin en loin et en quantité presque insignifiante ; j'en ai même connu une entièrement privée de menstrues, et dont les désirs insatiables amenaient, quand ils étaient satisfaits, une véritable crise nerveuse.

Il faut donc, avant de se prononcer sur les dispositions érotiques d'une femme, étudier, non-seulement les manifestations extérieures de son organisation, mais encore le degré d'énergie de la vitalité qui se trahit toujours dans les habitudes du corps et dans les sentiments de l'âme.

Tous les attributs du tempérament lymphatique dominent chez les femmes froides par tempérament. Je n'ai point ici à les passer en revue ; seulement, je noterai que le système pileux joue, dans le sujet qui nous occupe, un rôle assez important pour fournir à lui seul des signes à peu près certains. Tout ce système est remarquable par la langueur de sa vitalité : les cheveux sont blonds, fins, clairsemés et plats ; ils n'offrent point, comme dans les natures ardentes, de petites touffes frisées sur les tempes et semblent subir plus que tout autre l'influence hygrométrique de l'atmosphère ; les sourcils pâles et à peine distincts de la peau transparente qui les supporte, laissent entre eux, à la racine du nez, un espace considérable et ne recouvrent pas dans une grande étendue l'arcade sourcilière ; les aisselles, quoique facilement baignées par une sécrétion nauséeuse des follicules sébacés, n'offrent que quelques rares poils à couleur douteuse et à consistance nulle ; enfin, le pubis, à travers un duvet court, pâle et décoloré, laisse plutôt deviner que voir un mont de Vénus, dont la maigreur et l'aridité doivent être un épouvantail pour la volupté.

Sans doute, ces caractères, en quelque sorte passifs, du système pileux, ne sont pas constamment et à coup sûr des signes irréfragables de frigidité, mais ils en constituent certainement un indice probable, surtout s'ils concordent avec les autres attributs physiques du tempérament lymphatique, avec un allanguissement dans les facultés intellectuelles et avec une certaine apathie dans les affections de l'âme.

Mais de ce que les caractères que je viens de noter signalent presque toujours, sinon une frigidité absolue, du moins un allanguissement dans la faculté voluptueuse des organes de la génération, il n'en faut pas conclure que la frigidité complète ou incomplète s'accompagne fatalement de cette physionomie. Le tempérament lymphatique n'est pas le seul à produire cet état ; il en est un autre, peu étudié par les physiologistes, qui tire ses attributs plutôt de la nature intellectuelle que de la nature physique de la femme, et que, pour ces motifs, j'appelle *tempérament intellectuel.*

Pour caractériser ce tempérament, je ne puis mieux faire que de rappeler ce que me disait un jour une femme d'infiniment d'esprit. Elle disputait à une rivale heureuse la possession d'un homme, non pour les plaisirs que l'amour pouvait lui procurer, mais pour la position sociale, c'est-à-dire pour le mariage, dont cet amour pouvait être la conséquence. D'un tempérament sanguin, d'une beauté rare, d'une amabilité peu commune, elle était en tout supérieure à sa rivale, qui, néanmoins, avait le grand avantage d'être aimée. La lutte s'établit entre ces deux femmes; d'un côté, le cœur, le dévouement, l'amour; de l'autre, la beauté, l'adresse et l'esprit. « Je suis la plus forte, me disait un jour celle des deux femmes dont les prétentions étaient le résultat d'un calcul ; mes sens et mon cœur sont là, ajouta-t-elle en frappant son front, et la tête est bonne... » Oui, les *femmes de tête,* comme dit le vulgaire, chez lesquelles la raison domine en souveraine, sont souvent insensibles aux charmes d'une douce liaison et aux enivrements de l'amour. Physiquement, rien ne décèle cette froideur ; j'ai même connu des femmes qui la cachaient sous les apparences d'une nature passionnée et sous les attributs d'un tempérament fougueux. Ce n'est que dans les mœurs, la tournure d'esprit de ces femmes, qu'il est possible de pénétrer les conditions d'une semblable insensibilité. Presque toujours ces personnes ont quelque chose de viril dans le caractère, une volonté ferme et un jugement qui ne s'inspire pas de la timidité de leur sexe ; ces attributs de leur nature morale donnent à leur démarche et à leurs mouvements une sûreté et une fierté qui ne sont pas ordinairement l'apanage de la femme, et pourtant elles ne portent

pas les signes de ces *virago* dont parle le poëte ; leurs
formes sont élégantes et arrondies ; leur beauté, quoique
mâle, n'a rien de dur et de viril ; leurs manières sont sédui-
santes, leur voix douce ; en un mot, elles sont complète-
ment femmes, et n'ont pas, comme les *virago*, les penchants
obscènes de la tribadie ; elles éprouvent, non de l'aversion,
mais une indifférence absolue pour les plaisirs vénériens,
quelle que soit d'ailleurs la source d'où ces plaisirs découlent.

La menstruation ne fournit pas de signes plus certains
que les autres habitudes du corps ; quelquefois elle paraît
moins abondante qu'elle ne semblerait l'être ; mais il est difficile, pour ne pas dire impossible, de rien préciser à cet
égard, tant la quantité des menstrues varie avec chaque
femme ; seulement, cette fonction est constamment remarquable par sa régularité, que l'on attribuerait volontiers à
l'absence de toute excitation génésiaque.

Les seins n'offrent également rien de particulier ; les
glandes mammaires acquièrent leur développement normal
et subissent les influences ordinaires qu'exercent sur elles
la menstruation et la grossesse, car, disons-le par antici-
pation, la frigidité, quel qu'en soit le motif, n'est jamais
une cause de stérilité.

Je le répète, ce n'est point à des signes physiques que
se reconnaîtra la froideur dont je parle ; il en faut chercher
les manifestations dans les mœurs, les habitudes et le caractère moral de la femme, quoique ces circonstances n'aient
pas toujours par elles-mêmes une valeur bien grande, et,
dans la majorité des cas, s'en rapporter aux aveux de la
malade, qui, en les faisant à un médecin, ne peut guère
être soupçonnée de supercherie.

On s'étonnera peut-être de me voir placer ici cette forme

de frigidité, et l'on se demandera si son étude n'eût pas mieux figuré dans le chapitre relatif à la frigidité idiopathique ou à celui que je consacrerai tout à l'heure à la frigidité par cause morale. Qu'on me permette un mot d'explication qui fixera en même temps l'étiologie de l'état que j'examine.

Cette forme de frigidité ne pouvait entrer dans le cadre de la frigidité idiopathique, parce qu'elle est la manifestation, je pourrais presque dire le symptôme d'un état parfaitement défini, à savoir, la prédominance de l'élément intellectuel.

Elle ne devait pas non plus trouver sa place à côté de la frigidité par cause morale, parce que, ainsi que nous le verrons en temps et lieu, cette frigidité est tout à la fois passagère et relative, et que, pour se produire, il lui faut un mobile extérieur, un aliment étranger, pour ainsi dire, tandis que la frigidité dont il est ici question est permanente, absolue, et a sa source dans un des éléments de notre nature.

Que si l'on réfléchit à ce que l'on doit entendre par tempérament, c'est-à-dire la prééminence d'un des systèmes de l'organisme, concordant avec un état parfait de santé, on conviendra que la prééminence de l'élément intellectuel, sans altération de la santé générale, constitue une condition analogue à celles qui font le tempérament sanguin, pituiteux, etc. ; seulement, l'élément dominateur n'obéissant point, comme les appareils de l'organisme, aux lois de la matière, j'ai dû créer une nouvelle variété de tempérament caractérisée par la suprématie de l'élément intellectuel, qui, fatalement, lui devait donner son nom.

Par ces motifs, le tempérament intellectuel a tout aussi bien sa raison d'être que les autres tempéraments généralement

admis, et si l'on se rappelle sous quelle dépendance l'élément moral tient l'excitation et les jouissances vénériennes,
on admettra et l'on conçevra sans peine que la prééminence de cet élément soit, chez la femme comme chez
l'homme, une cause de frigidité et agisse sur l'orgasme
génésique à la façon des débilitants, parmi lesquels figure
en première ligne le tempérament lymphatique.

Seulement, la médication n'est pas identique dans les
deux cas, et il en doit être ainsi, puisque les éléments à
combattre sont d'une nature si dissemblable.

Dans le premier cas, c'est-à-dire dans la frigidité par
tempérament lymphatique, il faut surtout insister sur la
médication générale que tout le monde connaît, et dont le
fer, les toniques et les analeptiques font la base, et ne pas
se hâter d'agir, soit localement, soit spécialement, sur les
organes génitaux. Dans le second cas, au contraire, c'est-
à-dire dans la frigidité amenée par la prééminence de l'élément intellectuel, aucune médication générale n'est nécessaire ; il faut s'adresser d'une manière presque exclusive et
en même temps au consensus génital, c'est-à-dire au foyer
des désirs vénériens et à l'organe lui-même, instrument de
ces désirs.

Pour atteindre le but de la première médication, et lorsque
l'organisme aura été relevé par les martiaux et les toniques
de l'allanguissement où le tenait l'abondance des humeurs
blanches, il peut se présenter la nécessité d'agir sur les
facultés génésiaques de la femme, tant morales que physiques; en d'autres termes, il peut être nécessaire d'éveiller
les désirs vénériens endormis et l'appareil génital languissant.

Sous le premier rapport, on mettra en usage les excitants moraux dont j'ai donné ailleurs la nomenclature;

mais dans l'emploi de ces moyens, qui touchent de si près aux prescriptions de la morale, le médecin ne doit jamais oublier le respect auquel ont droit le sexe auquel il s'adresse, l'âge et l'état social de la malade, l'honneur et les vertus du foyer domestique, dont ne peuvent ni ne doivent se départir la femme, l'épouse et la mère.

Comme médication excitante de l'organe copulateur, je place en première ligne les moyens locaux, tels que bains de mer, lotions froides ou chaudes sur la vulve et les lombes, frictions sèches ou composées sur le périnée, fumigations aromatiques sur les parties externes de la génération, et enfin, dans quelques cas, l'électricité.

Les agents médicaux internes, décorés du nom d'aphrodisiaques, tels que phosphore, acide formique, ginseng, etc., ne paraissent pas avoir sur la femme la même action que sur l'homme. J'ai fait, sous ce rapport, quelques expériences qui ne m'ont amené à aucun résultat décisif ; mais il est vrai de dire aussi que l'influence qu'ils exercent sur le génésique de l'homme est si inconstante et si fautive, que l'on ne peut sûrement pas conclure à leur entière inanité sur la femme. Il n'en est pas de même des cantharides, qui, chez les deux sexes, agissent, non comme aphrodisiaques proprement dits, mais bien en déterminant une irritation vésical qui retentit sur l'appareil génital, grâce au voisinage qui rapproche celui-ci de l'appareil urinaire. On pourra donc, au besoin, recourir aux cantharides, soit en frictions sur le périnée et les lombes, soit à l'intérieur, avec toutes les précautions qu'exige l'administration d'un agent aussi toxique et que je n'ai point à spécifier ici.

Dans le traitement de la frigidité par tempérament intellectuel, c'est aux excitants moraux qu'on donnera tout à la fois la préférence et son attention. Il faut d'un côté diminuer l'importance de l'élément intellectuel qui prédomine, et de l'autre éveiller la partie sensible de l'âme.

Pour remplir la première indication, on aura presque toujours à lutter contre des tendances ambitieuses, n'importe le but de l'ambition, contre des goûts de vanité, des habitudes d'amour-propre ; on dérangera souvent des calculs, on traversera parfois des espérances : n'importe, mettez dans vos prescriptions de la persistance et de la fermeté ; le succès seulement est à ce prix, car la femme, *qui est toute tête*, a une force de volonté peu commune.

En même temps que l'on arrachera la femme à ses préoccupations, tantôt graves, tantôt futiles, on lui procurera des distractions capables d'éveiller tout à la fois sa sensibilité morale et sa sensibilité physique. Ces distractions ne sauraient être les mêmes pour toutes les femmes : aux unes, il faudra le bal, les spectacles, la société des hommes ; aux autres, la poésie, les romans, la solitaire contemplation des beaux-arts ; chez celles-ci, la vue de la nature, la solitude des bois, le charme de la campagne, exciteront de tendres émotions ; chez celles-là, enfin, l'âme ne s'ouvrira qu'aux impressions douces ou aux émotions terribles des voyages.

On ne peut donc, *à priori*, fixer les règles à suivre dans le choix de ces distractions. L'élément moral a, pour se déterminer, tant d'excitants divers, tant de mobiles à nuances si changeantes, qu'il faudrait, pour tracer ces règles, établir le bilan de chaque individualité et dresser l'inventaire de chaque âme en particulier ; c'est impossible : cette tâche, cette pénétration des individualités morales doit être laissée au tact du praticien, à l'observation du médecin et à l'esprit d'analyse du philosophe.

Quant aux moyens purement physiques que l'organe copulateur peut réclamer en pareille circonstance, j'estime que les excitants locaux dont j'ai parlé tout à l'heure sont tout à la fois les seuls et les meilleurs que l'on puisse employer. Les cantharides, tant à l'intérieur qu'à l'extérieur, doivent être proscrites ; les bénéfices qu'on en pourrait retirer ne sauraient compenser les dangers dont s'accompagne souvent leur administration.

§ II. — Frigidité symptomatique d'un état pathologique.

Comme je l'ai fait pour l'impuissance, je diviserai les maladies qui s'accompagnent de frigidité : 1° en celles qui intéressent toute l'économie ; 2° en celles qui n'affectent que les organes de la génération.

A. *Maladies générales.*

Il ne peut être ici question des maladies aiguës ; cette réserve, que j'ai déjà établie plusieurs fois dans le cours de cet ouvrage, ne doit plus désormais se trouver sous ma plume.

Parmi les affections compatibles avec l'existence, on a cité l'embonpoint excessif comme entraînant la frigidité. Je ne partage point cette opinion : le développement énorme des formes et de l'abdomen peut s'opposer au coït, à l'intromission de la verge dans le vagin, en un mot au rapprochement des sexes, mais il n'éteint ni les désirs ni la sensibilité génitale chez la femme. J'en pourrai citer plusieurs exemples, un entre autres, d'une femme dont les passions étaient si ardentes, que, ne pouvant les satisfaire avec son mari, elle payait un étranger pour se faire masturber, malgré les principes religieux et honnêtes qu'elle avait puisés dans sa famille.

L'excessive maigreur n'est pas non plus une cause de

frigidité ; elle est même souvent l'attribut des femmes passionnées.

Quelques affections nerveuses s'accompagnent parfois
d'insensibilité génitale, l'épilepsie est dans ce cas ; d'autres,
au contraire, comme l'hystérie, amènent dans quelques
circonstances une telle surexcitation génésiaque, que le
coït est comme une source de voluptés amères et même de
véritables souffrances. Dans l'excès de sensibilité les deux
extrêmes se touchent : la jouissance est sur la lisière de la
douleur.

Dans les névroses de l'intelligence et du sentiment, la
sensibilité génitale est quelquefois abolie, mais plus généralement pervertie. Dans l'idiotisme, dans la folie, les femmes
éprouvent, dans quelques cas, une répulsion profonde pour
les rapprochements sexuels ; tandis que, dans d'autres, elles
s'abandonnent à la masturbation avec une espèce de fureur.

A peu près toutes les maladies dont les centres nerveux
sont le siége peuvent amener tout à coup ou progressivement, par suite des troubles qu'elles jettent dans l'innervation générale, l'anéantissement partiel ou total de la faculté
voluptueuse. D'abord ces affections, quand elles intéressent
les organes intracrâniens, respectent rarement l'intelligence, et tarissent, par conséquent, les désirs vénériens
dans leur source même ; en second lieu, elles altèrent plus
ou moins profondément les fonctions du système nerveux
sous la dépendance duquel se trouvent toutes les impressions, et par conséquent les impressions vénériennes.

Enfin, toutes les maladies débilitantes, toutes celles qui
attaquent la vie plastique, peuvent enlever aux organes du
plaisir la force qui leur est nécessaire pour réagir sous
les impressions vénériennes, les recevoir et les transmettre
au consensus intime.

En dehors de ces quelques circonstances exceptionnelles, la femme n'est point déshéritée de son droit aux jouissances vénériennes, et, sous ce rapport comme sous beaucoup d'autres, son aptitude au plaisir est plus tenace que chez l'homme.

Un traitement spécial n'est nécessaire dans aucun de ces cas ; la *maladie mère*, si je puis ainsi dire, doit seule et presque exclusivement attirer l'attention du médecin, puisque la frigidité alors n'est qu'un symptôme qui doit disparaître avec l'affection qui lui a donné naissance et l'entretient.

B. *Maladies locales.*

Par maladies locales j'entends les maladies qui affectent une ou plusieurs parties de l'appareil génital ; aussi les diviserai-je, pour la clarté du discours, en maladies des organes externes et maladies des organes internes de la génération.

Maladies des organes externes de la génération. — Je ne puis ni ne dois m'arrêter à l'inflammation, aux altérations de la vulve qui changent en douleurs les plaisirs du coït ; je ne veux pas davantage aborder les tumeurs et les dégénérescences de la même région, qui, en empêchant le rapprochement sexuel, privent fatalement la femme des voluptés vénériennes ; je ne dois m'occuper ici que des maladies qui affectent la sensibilité érotique, laquelle, ainsi que je l'ai déjà dit et comme je vais essayer de le démontrer encore, n'a pas son siége exclusif dans le clitoris.

Le phénomène physiologique du plaisir vénérien chez la femme se traduit manifestement par un changement dans le volume et la direction du clitoris ; cet organe éprouve

une véritable érection et se courbe en bas, entre les deux
nymphes, pour présenter son extrémité libre, sa partie la
plus sensible, aux frottements de la verge pendant l'acte du
coït; à n'en pas douter le clitoris joue un rôle, et un rôle
très important, dans la manifestation du plaisir érotique chez
la femme, puisque l'érotomanie, et les exemples n'en sont
pas rares, a été guérie par l'amputation de cet organe.

Mais ce double fait, l'un physiologique et l'autre pathologique, établit-il la concentration absolue de la sensibilité
génitale dans le clitoris? Je ne le pense pas. D'abord, et
maintes observations l'attestent, l'amputation du clitoris,
en faisant cesser les accès d'érotomanie, n'a pas tari chez
la femme la source des voluptés; secondement, pendant le
rapprochement sexuel, les époux prennent quelquefois des
postures où il est impossible que le clitoris soit touché par
la verge de l'homme, et pourtant la femme n'est pas frustrée
dans ses droits, on dirait même qu'elle atteint une plus
grande somme de volupté. Bien plus, des femmes m'ont
avoué être complétement insensibles aux titillations du
clitoris et n'éprouver du plaisir que par les frottements de
la verge ou de tout autre corps contre les parois de l'entrée
du vagin; ainsi s'expliquent les manœuvres de certaines
masturbatrices qui, dédaignant la sensibilité du clitoris,
introduisent dans la cavité vaginale des corps de toute
forme et de toute espèce : évidemment, si le clitoris était
le siége exclusif du plaisir, il serait aussi le siége unique
sur lequel porteraient les manœuvres des femmes livrées à
l'onanisme.

Il faut donc reconnaître que, dans l'évolution du plaisir
sexuel, le clitoris remplit un rôle important, mais que ce
rôle ne lui appartient pas d'une manière absolue, et que
les autres organes de la génération ont une part plus ou

moins grande dans le développement de cette sensibilité spéciale.

En veut-on un exemple? Parent-Duchatelet cite le fait suivant, dans lequel le clitoris était frappé d'insensibilité malgré son développement considérable, mais à cause peut-être de l'absence des organes génitaux internes : « A l'époque où je faisais ces recherches, dit cet excellent observateur, on ne connaissait à Paris que trois prostituées dont le clitoris présentait un développement notable; mais sur une d'elles ce développement était énorme, car cet organe avait la longueur de 8 centimètres (3 pouces), et en grosseur il égalait le doigt indicateur; on y remarquait un gland bien formé et recouvert d'un prépuce, au-dessous duquel se trouvait de la matière sébacée : c'était, à s'y méprendre, la verge d'un enfant de douze à quatorze ans, peu avant sa puberté. Cette fille, âgée de vingt-trois ans, n'avait jamais été réglée et n'offrait pas la moindre trace de mamelles ; il est probable qu'elle manquait également d'utérus, car le toucher par le vagin ne faisait reconnaître qu'un tubercule sphérique sans ouverture, et la même exploration pratiquée par le rectum constatait l'absence de l'organe ; malheureusement on n'a pas eu recours au spéculum pour cet examen important. Cette fille ayant été pendant longtemps à la prison des Madelonnettes, les médecins de cette prison ont cherché à découvrir quelle pouvait être l'influence d'un pareil état sur l'activité des passions érotiques ; mais cette fille leur a toujours dit qu'elle était aussi indifférente pour les hommes que pour les personnes de son sexe ; qu'elle ne s'était livrée à la prostitution que par l'excès de la misère et du besoin, et que si elle avait eu pendant quatre ans un amant dans son pays, elle n'était restée avec lui que parce qu'il pourvoyait à son existence.

J'ai fait surveiller cette fille pendant six semaines, je l'ai fait questionner par plusieurs personnes, et jamais elle n'a varié dans ses réponses. Sortie de prison, elle a tenu un langage semblable aux médecins du dispensaire, qui me l'ont rapporté.

« Cet état d'indifférence pour un autre sexe, malgré un développement aussi considérable du clitoris, pourrait, jusqu'à un certain point, s'expliquer chez cette fille par l'absence de l'utérus, et probablement par celle de ses annexes (1). »

Si un développement aussi considérable du clitoris coïncide avec une frigidité tout à la fois morale et physique, il faut bien admettre, à moins de repousser toute idée physiologique, que cet organe n'est pas le siége exclusif du plaisir chez la femme, et qu'il ne concourt que dans une certaine mesure à la manifestation des désirs érotiques et de la volupté.

Quoique le plaisir vénérien soit le résultat d'une sensibilité spéciale, comme la vision, le goût, l'odorat, etc., il n'en est pas moins sous l'empire de la sensibilité générale, et, à ce titre, subissant toutes les altérations dont cette sensibilité peut être affectée. Ainsi toutes les maladies des centres nerveux, celles des nerfs sacrés qui se distribuent aux parties génitales de la femme, peuvent amener la suspension ou l'anéantissement de la sensibilité sexuelle.

Je ne puis ici, on le comprend, faire l'énumération de ces maladies, dont l'étude appartient bien plutôt à un traité général de pathologie qu'à une monographie du genre de celle-ci. Il doit me suffire de noter les relations qui peuvent exister entre les altérations de la sensibilité érotique et les

_____

(1) *De la prostitution dans la ville de Paris*, 2ᵉ édit., Paris, 1837, t. I, p. 220.

affections si multiples et si diverses auxquelles sont exposés les centres nerveux et les nerfs qui président à la sensibilité génitale. Ainsi, par exemple, et pour ne citer qu'un seul fait, il est certain, comme j'ai eu l'occasion de m'en convaincre dans deux circonstances, qu'une tumeur pressant sur le plexus sciatique est susceptible d'amener la paralysie du nerf honteux, et, par suite, d'éteindre la sensibilité vénérienne.

C'est peut-être par une explication analogue que l'on parviendrait à se rendre compte de l'indifférence qu'éprouvent certaines femmes après des repas copieux, pendant la grossesse ou dans un état habituel de constipation.

Quoi qu'il en soit, et si l'on se rappelle que j'ai dit combien était rare la frigidité idiopathique, on devra apporter la plus grande attention dans l'examen de la malade ; car bien souvent, si l'on s'arrête à un examen superficiel, on prendra pour une frigidité essentielle un symptôme pur et simple de quelque affection, soit de la moelle, soit des nerfs qui vont animer les parties génitales de la femme.

Le diagnostic différentiel est donc, en cette circonstance, de la plus haute, et je pourrais même dire de l'unique importance, car le pronostic et le traitement de la frigidité sont entièrement subordonnés à la gravité et à la nature de l'affection première.

Je n'ai donc pas à m'en occuper davantage.

Maladies des organes internes de la génération. — Quand on réfléchit que le sens vénérien n'est pas autre chose, *pour la physiologie,* que l'excitant et la récompense, si je puis ainsi dire, de l'acte reproducteur, on se demande si, dans les cas où la reproduction est impossible, comme en l'absence de l'utérus et des ovaires, la nature a respecté un aiguillon dont nous n'avons plus que faire, et une rému-

nération dont nous ne pouvons plus nous rendre dignes ;
en d'autres termes, l'absence des conditions fondamentales
de la fécondation chez la femme condamne-t-elle le sens
vénérien au silence et au repos ?

Qu'on me permette, avant d'aller plus loin, de rapporter
l'observation suivante, prise à l'Hôtel-Dieu, dans le service
de M. Rostan, et que j'ai publiée dans le journal que je
dirige (1).

La femme qui en fait le sujet est une prostituée, c'est
dire que j'ai eu toute facilité dans les moyens d'investigation.

Les organes externes de la génération sont normalement
conformés ; le pubis est couvert de poils, comme chez le
commun des femmes ; les grandes et les petites lèvres ont
un développement ordinaire, et le clitoris ne présente rien
de remarquable pour la forme et pour la grosseur ; les
seins ont un volume convenable et sont en harmonie avec
toutes les parties du corps qui offrent les attributs du sexe
féminin ; la voix n'est point mâle, et rien, dans l'habitude
extérieure de cette femme, ne trahit l'étrange conformation
de ses organes internes de la génération.

En introduisant le doigt dans le vagin, on éprouve, dès
l'entrée, une résistance dont on ne tarde pas à se rendre
compte : on est au cul-de-sac vaginal, qu'avec un léger
effort on refoule dans le bassin de toute la longueur du
doigt qui pratique le toucher. Ce cul-de-sac est entier, sans
solution de continuité, et ne porte pas la moindre trace de
col utérin. Exploré dans tous les sens, par le toucher et au
spéculum, pressé dans toutes les directions, il ne laisse
soupçonner aucun vestige de matrice, et l'on cherche vai-

_____

(1) *France médicale et pharmaceutique*, t. II, p. 149. 1855.

nement ce bouton ou cette espèce de tubercule signalés par quelques auteurs.

Le toucher rectal confirme les données fournies par le toucher vaginal, et l'utérus ne révèle sa présence par aucun indice, quelque faible qu'il soit. Le doigt, introduit dans le rectum, arrive librement à la rencontre de celui qui presse le cul-de-sac du vagin, et perçoit, sans autre intermédiaire que les membranes vésicale et intestinale, une sonde introduite dans le réservoir urinaire.

Bien évidemment il y a ici absence complète, absolue, de l'utérus.

En est-il de même des ovaires?

M. de Beauvais, chef de la clinique de M. Rostan, à l'obligeance duquel je dois rendre hommage, assure ne les avoir jamais rencontrés; pour moi, en portant le doigt assez haut dans le rectum, j'ai bien distinctement touché deux corps ovoïdes, flottant dans le bassin, et de la grosseur à peu près d'une aveline. Sont-ce les ovaires, ou sont-ce simplement quelques ganglions engorgés du mésentère? Dans ce dernier cas, il faut avouer que la coïncidence est bizarre et que la nature se plaît à semer sur notre voie des sujets de doutes et d'erreurs.

Comme on le doit penser, l'hémorrhagie menstruelle ne s'est jamais montrée chez cette femme, qui, d'une intelligence assez bornée, n'a que des réponses contradictoires sur les questions qu'on lui adresse relativement au *molimen*.

Le sens vénérien, sans présenter une grande énergie, existe pour les désirs et pour la sensation voluptueuse. Avant de tomber dans la prostitution, cette femme avait aimé, et, comme le coït est douloureux, par suite de la brièveté du conduit vaginal, elle trouve le plaisir dans les attouchements de l'homme et dans la masturbation, à moins que le congrès ne s'accomplisse avec certains ménagements, auquel cas l'union sexuelle lui procure la volupté.

Rapprochons maintenant cette observation des faits analogues que possède la science, et voyons jusqu'à quel point nous pouvons répondre à la question que nous nous sommes posée, à savoir : L'absence des ovaires ou celle de la matrice détruit-elle le sens vénérien ou génésiaque ?

Le rôle secondaire auquel l'utérus a été réduit dans l'acte de la fécondation par les travaux de Harvey, de Sténon, de R. de Graaf et de tous les ovologistes modernes, fait prévoir que ses anomalies et ses maladies n'ont pas sur l'appareil génital l'influence que les anciens lui attribuaient. Baudelocque rapporte un cas d'absence complète de matrice avec conformation normale des organes externes de la génération (1). Le professeur Heyfelder (d'Erlangen) a dernièrement publié une observation analogue, et il a noté que la femme qui portait ce vice de conformation aussi complet que possible, non-seulement accomplissait le coït dans toutes les conditions physiologiques, mais encore avait, à chaque époque menstruelle, une perte de sang par l'urètre (2). On ne peut méconnaître ici l'existence des ovaires. Krahmer avait déjà rapporté une observation analogue (3), tandis qu'Engel et Dupuytren avaient directement constaté sur le cadavre la présence des ovaires coïncidant avec l'absence complète de la matrice. — Le fait que j'ai recueilli à l'Hôtel-Dieu et que j'ai rapporté plus haut, s'il ne démontre pas l'entière indépendance des ovaires à l'endroit

(1) *Art des accouchements*, t. I, p. 183.
(2) *Deutsche Klinik*, 1854, n° 51.
(3) *Handbuch der gerichtlichen Medizin*. Halle, 1851, p. 180.

de l'utérus, comme les faits d'Engel et de Dupuytren l'ont prouvée au point de vue anatomique, et comme les observations de Krahmer et de Heyfelder l'ont constatée sous le rapport physiologique ; ce fait, disons-nous, rapproché de ceux que j'ai cités, et dont j'aurais pu augmenter le nombre, ne laisse aucun doute sur l'inanité des relations que l'on a voulu établir entre l'organe gestateur et l'organe copulateur, entre les fonctions utérines et le sens vénérien.

Au point de vue purement anatomique de ces relations, l'observation de Parent-Duchatelet que j'ai rapportée plus haut montre que le principal organe du plaisir, loin d'avoir suivi la destinée de l'utérus, a été soumis, au contraire, à une loi inverse de développement, et qu'il ne peut être accusé, par conséquent, de subordonner ses fonctions à celles de la matrice. — Ainsi, au nom de la théorie inductive et au nom de l'expérience, l'absence et les maladies de la matrice n'altèrent aucune des conditions du coït physiologique, c'est-à-dire désirs vénériens, réception de la verge dans le vagin, et enfin volupté amoureuse.

Mais, au nom de la même théorie inductive , par cela même que les ovaires remplissent, dans la physiologie de la reproduction, le rôle par excellence, et que c'est d'eux que partent le signal et les aliments de la faculté génératrice, il faudrait que tout le sens génital fût sous leur dépendance, et que leur empire s'étendît, non-seulement sur les organes mis au service de ce sens, mais encore sur l'incitateur interne, sur le *consensus* intime qui le dirige dans ses volitions.

Beaucoup de physiologistes l'ont ainsi pensé, et R. de Graaf a exprimé cette opinion en cette espèce d'aphorisme : *Castrata animalia feminas putamus*, dit-il ; *non solum fecunditate destituuntur, sed venereæ voluptatis omnem deponunt appetitum* (1). Malheureusement, l'observation ne confirme pas cet axiome, et, en présence de la conservation des désirs et du plaisir vénériens, coïncidant avec l'absence congénitale ou accidentelle des ovaires, on se demande si la copulation, dans la race humaine, n'est bien exclusivement que le premier acte de la génération, et si, eu égard à notre nature morale, elle n'est pas aussi un moyen, un instrument, si je puis ainsi dire, de sociabilité ?

S'il en est ainsi, comme permet de le supposer la faculté accordée primitivement à l'homme seul d'accomplir le congrès en tout temps, et à laquelle prennent graduellement part les animaux réduits en domesticité, l'absence, et à plus forte raison les maladies des ovaires, ne doivent exercer sur le sens vénérien, et, par suite, sur l'appareil copulateur, qu'une influence bornée et peut-être nulle.

Il faut se garder d'établir, comme on le fait communément, une analogie trop frappante entre le testicule et l'ovaire. Au point de vue de la génération, leurs rôles, il est vrai, sont identiques : l'un sécrète le produit mâle, et l'autre le produit femelle, tous deux indispensables pour la formation d'un individu nouveau ; mais, sous le rapport du plaisir vénérien, tout un monde les sépare : tandis que le produit de l'ovaire reste complétement étranger au développement de la volupté amoureuse, le produit du testicule, au contraire, est la source même de cette volupté. Malgré ce qu'ont pu dire certains physiologistes, le véritable délire érotique chez l'homme n'a lieu qu'au moment de l'éjaculation spermatique ; tandis que, chez la femme, que l'ovaire

_____

(1) *De mulier. organis*, etc. (*Bibliothèque anatomique de Manget*, t. I, p. 643).

émette ou non son ovule, le plaisir est le même. Je sais bien qu'à l'approche des règles, le désir vénérien s'accroît et le spasme cynique augmente ; mais cette recrudescence a ses motifs dans l'état organique de tout l'appareil génital, à la suite duquel une hémorrhagie va se produire.

Laissons donc une analogie impossible entre les testicules et les ovaires, et n'évoquons pas les éternels fantômes des eunuques et des castrats, qui d'ailleurs abdiquent si peu leur ressource de sociabilité, que les dames romaines du temps de Perse et de Juvénal en usaient largement pour la plus grande gloire de leur honneur et le contentement de leur famille.

Sous le rapport anatomique, la question de corrélation entre le développement des ovaires et celui de l'appareil copulateur est jugée par les faits. Contre un cas de Morgagni, dans lequel l'absence des ovaires coïncidait avec un arrêt de développement des organes du coït (1), il serait facile d'apporter des observations nombreuses où la même anomalie existait avec une bonne conformation de l'appareil génital externe. Bien plus, la femme dont Parent-Duchatelet nous a tout à l'heure raconté l'histoire, et chez laquelle l'absence des ovaires était rendue probable par le manque absolu de menstruation et par l'affaissement des mamelles, cette femme, dis-je, loin de présenter une atrophie de l'organe copulateur par excellence, offrait, au contraire, un clitoris énorme. — Notre malade de l'Hôtel-Dieu, si M. de Beauvais a porté un diagnostic plus juste que le mien, est un nouvel exemple de la parfaite conformation des organes externes de la génération coïncidant avec l'absence congénitale des ovaires.

(1) *De sedib. et caus. morb.*, epist. XLVI, art. 20.

Au point de vue physiologique, les ovaires ne me paraissent pas avoir sur le sens vénérien toute l'influence que d'aucuns leur attribuent. Il est vrai que Hessychius et Suidas accusent Gigès d'avoir fait extraire les ovaires à certaines femmes pour en obtenir plus de volupté; mais, par contre, quelques autres historiens assurent que les Créophages, peuples de l'Arabie, étaient dans l'usage de pratiquer cette sorte de castration sur les femmes qu'ils voulaient employer en qualité d'eunuques dans leur palais ; et Boerhaave rapporte, d'après Wier et de Graaf, le fait d'un châtreur de porcs, qui, irrité du désordre dans lequel vivait sa fille, lui extirpa les ovaires, et éteignit ainsi chez elle le feu qui la dévorait auparavant (1).

Des observations tendant à prouver le même fait ont été rapportées par J.-A. Coock (2), Colombi (3), Robert Gooch (4), etc. De plus, certaines relations ont été notées, d'une part, entre l'énergie du sens génital (désirs et plaisirs), et d'autre part entre l'état des ovaires et la menstruation : ainsi, pour les ovaires, Théoph. Bonet raconte l'histoire d'une jeune fille dont l'amour contrarié amena la mort, et qui présenta à l'autopsie les ovaires gonflés et contenant des vésicules volumineuses (5). Pour les menstrues, on a remarqué que le désir et le plaisir vénériens sont plus prononcés à l'approche des règles qu'à toute autre époque; et que l'hémorrhagie mensuelle est plus abondante chez les femmes

(1) *Prælectiones academicæ*, t. VI, p. 127, et de Graaf, *De mulier. organis* (*Biblioth. anatom. de Manget*, t. I, p. 613).
(2) *Journ. des connaiss. médico-chirurgic.*, t. IV, p. 163.
(3) Frank de Franknau, *Satiræ medicæ*, p. 41.
(4) *Lectures on midwifery*, etc. Londres, 1830. in-8, chap. I, sect. 2.
(5) *Sepulchretum*, sect. 8, p. 216.

voluptueuses que chez celles qui vivent dans la chasteté (1).

L'opinion que ces faits expriment a généralement cours dans la science, à ce point que Haller et Carus sont allés jusqu'à dire : « que la propension de la femme aux plaisirs de Vénus est en raison directe du plus ou moins de vitalité dont jouissent les ovaires, et même de leur volume plus ou moins considérable, et de leur turgescence. »

Je ne puis accepter une opinion aussi absolue en présence des faits dont nous sommes tous les jours les témoins. La ménopause amène l'atrophie des ovaires; après l'âge critique, ces organes diminuent de volume, et n'entrent plus en turgescence; et cependant le sens génésiaque ne suit pas les lois de ce dépérissement, et l'on voit, tous les jours, des femmes dont les règles ont disparu depuis longtemps, goûter les plaisirs de Vénus avec une ardeur à laquelle porteraient envie maintes femmes bien menstruées.

Enfin, j'ai connu une jeune femme de vingt-deux ans, qui, malgré une absence absolue de menstruation, était agitée par les désirs vénériens les plus impétueux, et trouvait dans le coït une source toujours nouvelle et toujours abondante de voluptés. Cette jeune femme, poussée par le besoin irrésistible des rapprochements sexuels, sans qu'elle manifestât d'autre symptôme d'érotomanie, quitta un jour la maison paternelle et vint dans la ville voisine, où elle ne tarda pas à se livrer à la prostitution. Cinq années passées dans cette condition misérable ne purent contenter sa lubricité, à laquelle la mort mit enfin un terme. A l'autopsie, à laquelle j'assistai, et qui eut lieu à l'hôpital Saint-Éloi de Montpellier, on constata l'atrophie des deux ovaires, qui n'étaient représentés

(1) Burdach, *Physiologie*, t. I, p. 289.

que par des espèces de tubercules perdus dans les ligaments.

Mais je m'arrête. Sans contester les relations qui, chez
la femme, comme chez l'homme, unissent le sens vénérien
à l'organe génital par excellence, j'estime que c'est aller
trop loin, et que c'est s'exposer à des mécomptes que de
voir dans la menstruation (fonction ovarienne) le thermomètre, si je puis ainsi dire, du plaisir vénérien, et de considérer l'absence de cette fonction, et par conséquent le
manque ou le dépérissement de l'ovaire, comme un signe
tout à la fois d'infécondité et de frigidité.

En résumé :

Le sens vénérien n'est en aucune manière sous l'empire
de l'utérus ; il entretient plus de sympathies avec l'ovaire,
qui n'est pas, tant s'en faut, la source unique de ses excitations.

CHAPITRE IV.

FRIGIDITÉ CONSÉCUTIVE.

Les circonstances de diverses natures auxquelles peut
succéder la frigidité chez la femme sont beaucoup moins
nombreuses que celles qui amènent l'impuissance chez
l'homme. Aussi, sans admettre en cette place toutes les
divisions que j'ai poursuivies dans le chapitre consacré à
l'impuissance consécutive chez l'homme, je partagerai en
deux grandes classes les circonstances *physiologiques* ou
pathologiques qui peuvent être suivies de frigidité ; elles
seront générales ou locales.

1° *Circonstances générales.*

Les circonstances générales dont le retentissement sur le sens génital est assez profond, soit pour éteindre les désirs vénériens, soit pour suspendre la sensibilité spéciale de l'appareil, appartiennent toutes au domaine pathologique; ce sont principalement les affections dont l'influence délétère a porté, ou sur l'innervation, ou sur les forces plastiques.

Je ne parle pas ici des altérations organiques des centres nerveux, comme le ramollissement, les congestions sanguines ou séreuses, les compressions, etc., du cerveau ou de la moelle, dont la paralysie *morale* ou physique est souvent la conséquence; mais de ces affections générales de l'innervation, dont le siége est inconnu, qui ne laissent après elles aucune trace matérielle de leur passage, et qui sont désignées dans la science sous le nom de *névroses.* De toutes les névroses, l'épilepsie est celle qui paraît jouer le rôle le plus important dans le sujet qui nous occupe, et son action antisensuelle, si je puis m'exprimer ainsi, se fait également sentir sur le penchant vénérien et sur les organes de la volupté.

Ce fait semble peut-être en opposition avec la salacité remarquable que présentent les idiots, presque tous épileptiques; mais cette contradiction n'est qu'apparente, car la salacité appartient à l'idiotisme et non à l'épilepsie; et secondement, elle coïncide avec l'existence de l'affection, tandis que je considère l'état du sens génital après la disparition de la maladie. Dans le premier cas, la salacité est un symptôme du mal; dans le second, la frigidité n'en est qu'une conséquence.

Cette langueur vénérienne qui succède parfois à l'épi-

lepsie a une durée très variable. Si le mal caduc a cessé
avant l'établissement des règles, il se peut que la menstruation ramène la vie dans le sens génital et fixe dans leur voie
normale les aspirations de la puberté ; tout se passe alors
comme à l'ordinaire. Mais si l'épilepsie a existé pendant la
période menstruelle, soit que la fonction cataméniale ait été
troublée, soit qu'elle ait toujours suivi ses évolutions régulières, l'indifférence, et même l'éloignement pour les plaisirs sexuels, s'ils succèdent à l'épilepsie, persistent pendant
un temps dont il est difficile de déterminer la longueur.
Souvent, une crise favorable se produit à la suite d'une
émotion vive, imprévue, comme une grande douleur ou
une grande joie; la gestation peut amener le même résultat, et alors la femme qui avait conçu sans plaisir trouve
dans sa grossesse une source toute neuve de voluptés.

. Quand la nature est impuissante à ranimer elle seule
l'ardeur du sens génital, l'art doit intervenir et appeler tout
à la fois à son aide les excitants moraux et les excitateurs
locaux de la sensibilité génitale, sur lesquels je me suis
assez longuement expliqué ailleurs pour qu'il soit inutile d'y
revenir ici.

Il suffit également d'indiquer comme une source de frigidité consécutive toutes les affections qui ont profondément altéré les forces plastiques de l'économie ; le sommeil
du sens génital est la conséquence logique de l'absence de
la vitalité, et son réveil coïncide avec le retour des forces
vitales. De semblables banalités me dispensent de plus longs
développements.

2° *Circonstances locales.*

Ces circonstances sont sous la dépendance, ou d'actes
physiologiques, ou d'états morbides; en d'autres termes, la

frigidité dont il s'agit ici est amenée par l'accomplissement vicieux ou abusif d'une fonction physiologique de l'appareil génital, ou est le reliquat d'une maladie de ce même appareil.

Au nombre des fonctions *vicieusement* accomplies de l'appareil génital qui peuvent déterminer l'insensibilité génésique, est l'accouchement.

Et parmi les fonctions *abusivement* accomplies du même appareil, sont les excès vénériens par le coït ou la masturbation.

Dans le premier cas, la frigidité a pour prétexte la lésion matérielle des organes.

Dans le second cas, au contraire, la frigidité s'explique par l'altération de l'innervation génésique.

Accouchement. — Pour ceux qui placent dans le clitoris seul le siége du plaisir sexuel chez la femme, l'accouchement, quelque laborieux qu'on le suppose, ne doit jamais porter atteinte à cette fonction, parce que la déchirure de la vulve, quand elle se produit, a lieu à la fourchette et non à la commissure supérieure des petites lèvres.

Pour ceux, au contraire, qui, à l'exemple de M. Kobelt, font découler le plaisir, chez la femme, du jeu harmonique de tout l'appareil copulateur, et qui attribuent aux bulbes du vagin un rôle considérable, l'accouchement long et pénible peut devenir une cause de trouble dans cet appareil par les congestions et les déchirures que la tête trop volumineuse de l'enfant est capable de déterminer sur ces parties; mais si l'on considère l'élasticité dont sont douées les parois vaginales et la moindre résistance qu'offre la partie inférieure de la vulve, on avouera que la parturition doit bien rarement amener une lésion des bulbes, et être, par conséquent, une cause très éloignée de frigidité.

Il faut reconnaître effectivement que cette cause est excessivement rare et qu'elle a pu échapper d'autant plus facilement aux observateurs que ses effets, outre qu'ils sont rapidement réparables à cause de la nature même des parties lésées, se manifestent dans des circonstances peu favorables au coït.

Que la lésion porte sur le muscle bulbo-caverneux ou sur le tissu érectile des bulbes eux-mêmes, il n'en est pas moins démontré pour moi que, dans quelques cas, le passage à la vulve de la tête de l'enfant détermine une lésion qui empêche le sang de venir des bulbes dans les corps caverneux du clitoris, et qui, par suite, rend impossible l'espèce d'érection clitoridienne nécessaire pour la manifestation du plaisir.

Cette impossibilité d'érection, qui entraîne fatalement l'impossibilité du plaisir, mais non pas celle des désirs vénériens, a une durée variable, de un à huit jours, pendant laquelle on peut s'assurer de la réalité de la lésion en titillant le clitoris.

Mon attention fut pour la première fois dirigée de ce côté par les confidences d'une femme qui, voulant se masturber quelques jours après son accouchement, ne put jamais, quoi qu'elle fît, se procurer les sensations voluptueuses qu'elle recherchait ; elle ne les retrouva qu'après un repos assez long.

Cette espèce de frigidité, eu égard à sa courte durée et aux circonstances au milieu desquelles elle se produit, n'a pas une importance pratique bien grande, et ne doit pas, conséquemment, m'arrêter davantage.

Excès vénériens. — Les excès vénériens, outre la satiété et une certaine répugnance morale dont je parlerai tout à l'heure, conduisent à la frigidité par deux voies différentes :

tantôt ils émoussent la sensibilité génitale, et tantôt, au contraire, ils la surexcitent jusqu'à en rendre les manifestations morbides et douloureuses.

Le premier effet semble résulter plus spécialement des excès de coït, tandis que le second paraît être plus particulièrement sous la dépendance des excès d'onanisme.

Les conséquences morales qu'amènent ces deux variétés d'abus des mêmes organes sont également différentes : tandis que les excès de coït inspirent la satiété, espèce de lassitude et d'alanguissement des désirs, les excès de masturbation déterminent une répulsion plus ou moins marquée pour les rapports sexuels.

Il convient donc d'examiner séparément ces deux espèces d'excès, d'autant mieux que la frigidité qu'ils entraînent exige des indications thérapeutiques différentes.

Excès de coït. — Les excès de coït, envisagés seulement sous le rapport de la frigidité, exercent une action délétère et sur les organes de la copulation et sur le principe des désirs vénériens.

C'est à ce double point de vue que je me propose de les étudier.

1° *Action des excès de coït sur les organes de la copulation.* — Qu'on me permette, avant toute chose, de rappeler les observations intéressantes que Parent-Duchatelet a recueillies sur les prostituées, types, par métier, des excès de coït: « Les prostituées, dit-il, présentent fréquemment, dans l'épaisseur des grandes lèvres, des tumeurs qui commencent par un petit noyau d'engorgement et se tuméfient à chaque époque menstruelle ; on ne les observe jamais que d'un côté à la fois, et lorsqu'elles sont abandonnées à elles-mêmes, elles acquièrent un volume assez considérable ; elles sont indolentes, et ne gênent les femmes qui les portent que

d'une manière purement mécanique. Il est rare que ces tumeurs soient fibreuses; le plus ordinairement, elles sont
remplies d'un liquide albumineux très épais, ou d'une substance mélicérique. Quelques-unes se développent aussi à la
base des petites lèvres; ces dernières sont de même nature
que les autres, mais fort douloureuses, et n'acquièrent
jamais un grand développement.

» Le métier des prostituées explique le travail inflammatoire qui se développe quelquefois dans ces tumeurs et les
fait aboutir, mais elles se remplissent en peu de temps, et
déterminent des fistules désagréables; on ne peut guérir
ces fistules qu'en enlevant les kystes qui les forment ou en
les faisant suppurer.

» Tous ceux qui ont eu occasion de percer ces kystes et
d'enlever ces tumeurs s'accordent sur la fétidité extrême du
liquide qu'ils contiennent; sous le rapport du désagrément
que procure cette fétidité, aucun liquide pathologique,
suivant ce que m'a dit plusieurs fois Dupuytren, ne pouvait
lui être comparé. Cette fétidité est inhérente au liquide, et
ne peut pas être attribuée à la présence de l'air. Je tiens des
chirurgiens du dispensaire que, lorsqu'ils sont obligés d'ouvrir ces tumeurs, ils se servent d'un bistouri à manche très
long, pour éviter le contact du liquide, et, par conséquent,
l'odeur qui, sans cette précaution, resterait inhérente à
leurs mains pendant deux ou trois jours, sans qu'il fût possible de la faire disparaître.

» Rien de plus fréquent que les abcès ordinaires dans
l'épaisseur des grandes lèvres; ils ont toujours une marche
aiguë, et se terminent comme chez toutes les autres femmes
qui y sont fréquemment exposées.

» Il n'en est pas de même de ceux qui se développent
quelquefois dans la cloison recto-vaginale, partie qui, sui-

vant quelques observateurs, est très amincie chez les prostituées; ils dégénèrent souvent en fistules très difficiles à
guérir, et que gardent souvent pendant toute la vie celles
qui les portent; le plus ordinairement ces fistules se rétrécissent et ne mettent pas obstacle à l'exercice du métier. A
l'époque où je faisais mes recherches dans la prison, il s'y
trouvait cinq ou six filles avec cette infirmité; les médecins
de cet établissement estimaient que le nombre des filles qui
exerçaient leur métier dans Paris avec cette dégoûtante
infirmité pouvait bien être de trente. Qui le croirait? on
a vu de ces fistules guérir complétement, malgré l'influence
de tant de causes capables de les entretenir et de les aggraver. Ce n'est pas cependant ce qui arrive le plus ordinairement: chez une fille, les tentatives que l'on fit pour
obtenir la guérison déterminèrent une ouverture d'une
dimension telle, que les deux conduits ne formaient plus
qu'un seul cloaque, ce qui n'empêchait pas que cette fille
fût une des plus recherchées....

» D'après les observations faites dans les infirmeries des
prisons, ces fistules recto-vaginales coïncident presque toujours avec la phthisie; on y a vu aussi qu'elles s'accompagnent souvent d'un engorgement des grandes lèvres. Mais
cet engorgement n'est pas une infiltration ou un œdème
ordinaire, il est dur et résistant; il ne cède pas à la pression et ne détermine pas de douleur.

» Cette infirmité prend quelquefois un tel accroissement
chez quelques filles, qu'elles ne peuvent plus faire leur métier, et que, devenues à charge à elles-mêmes, elles cherchent un asile pour y terminer leur triste existence : c'est
ordinairement l'infirmerie de la prison qu'elles choisissent
de préférence, et dans laquelle elles se font enfermer, etc. (1)».

(1) *De la prostitution dans la ville de Paris*, t. I, p. 250 et suiv.

Parmi les infirmités dont Parent-Duchatelet vient de nous dérouler le tableau, les unes, et c'est, à ce qu'il paraît, le plus grand nombre, ne produisent aucune douleur, mais peuvent devenir, soit un obstacle à l'intromission de la verge, soit un motif de répugnance et de dégoût ; les autres déterminent des souffrances qui, non-seulement éloignent les pensées vénériennes, mais encore empêchent toute manifestation de volupté : dans ce cas sont les tumeurs des grandes et des petites lèvres, et quelquefois aussi les fistules vaginales.

Mais ces affections, qui occupent dans le cadre nosologique une place spéciale, ne doivent pas m'arrêter plus longtemps.

Il me faut, au contraire, parler d'une transformation que subit la muqueuse vulvaire et vaginale, et qui n'est pas sans influence sur le développement du plaisir érotique.

Cette transformation, bien connue du public qui a infligé à la femme qui le porte une dénomination caractéristique, n'est autre chose que la sécheresse et le durcissement de cette membrane : on dirait que la muqueuse, sous l'influence du contact souvent renouvelé de la verge, subit des changements analogues à ceux par lesquels passent chez le fœtus les téguments externes avant de revêtir les caractères épidermiques ; la muqueuse vulvaire et vaginale devient une véritable peau, un parchemin ridé, que n'assouplissent plus les secrétions sébacées.

Cette transformation, que j'ai eu occasion de constater quelquefois chez des femmes qui, par métier, faisaient abus de leurs organes génitaux, tient peut-être moins aux excès du coït qu'à des lavages fréquents, soit avec de l'eau froide, soit, et c'est le plus souvent, avec des substances aromatiques et astringentes. Mais que cette transformation reconnaisse les excès de coït comme cause directe ou comme cause indirecte, toujours est-il que la sensibilité génitale en est profondément affectée, et que le plaisir vénérien est, sinon complétement suspendu, du moins considérablement affaibli.

Cet état, dont la femme a presque toujours conscience, est facilement reconnaissable au toucher. Le doigt, introduit dans le vagin sans le secours d'un corps gras, glisse difficilement entre les parties et constate sans peine une sécheresse et des rugosités qui n'y sont pas ordinaires ; la température n'y est pas sensiblement diminuée ou augmentée, et l'on y sent rarement les contractions fibrillaires déterminées quelquefois par la présence de l'indicateur.

Sans doute, je le répète, le changement que je signale est insuffisant pour amener une complète frigidité ; mais il peut à ce point affaiblir la sensibilité génitale que le coït, perdant son stimulant naturel, devienne pour la femme un acte, sinon odieux, du moins à peu près indifférent.

Il importe donc, surtout si l'on se place au point de vue des rapports conjugaux, d'obvier à un état qui, sans parler des inconvénients dont il atteint la femme, peut jeter entre les deux époux le trouble et le désordre.

Avant toutes choses, il faut interdire les lavages froids ou aromatiques, que l'on remplacera avec avantage par des injections et des bains locaux chauds. On tiendra à demeure des cylindres mous, enduits d'un corps gras auquel je me suis toujours bien trouvé d'associer l'opium ; et dans quelques circonstances, surtout si la muqueuse est pâle et décolorée, on portera sur elle une action irritative, comme celle de la moutarde, par exemple.

Mais si la transformation est complète, c'est-à-dire si les

sources de la sécrétion des follicules sont taries, il ne faut pas espérer les rouvrir et se bercer d'un espoir qui est au-dessus des ressources de notre art. Cependant il importe de ne pas trop se hâter d'arriver à cette conclusion, et l'on ne s'avouera vaincu que lorsqu'on aura longtemps mis en usage les prescriptions que je viens de formuler.

2° *Action des excès de coït sur les désirs vénériens.* — Esquirol, d'après des tableaux statistiques qu'il avait dres-sés à la Salpêtrière, établit que l'aliénation mentale est excessivement fréquente parmi les prostituées, mais que rien n'est plus rare chez elles que le délire érotique, que ce délire soit chronique, comme dans la folie, ou qu'il soit le résultat de fièvres ou de maladies aiguës.

En raisonnant par déduction, il faut admettre que la pas-sion érotique est bien affaiblie chez les prostituées, puisque le délire, qui est ordinairement le miroir dans lequel viennent se réfléchir les passions dominantes, ne porte que très rare-ment l'empreinte des idées vénériennes, et que, par consé-quent, le métier auquel elles sont condamnées, c'est-à-dire les excès de copulation ne sont pas étrangers à cet alan-guissement de l'aiguillon sexuel.

L'observation est ici d'accord avec la théorie ; les excès vénériens, comme toutes les choses dont on fait abus, en-gendrent la satiété, et, par suite, l'indifférence. Le monde nous offre, dans les deux sexes, des exemples nombreux de cette satiété, et aujourd'hui que les jouissances de l'amour sont souvent cueillies par un âge qui se devrait seulement préparer à les savourer, on rencontre à chaque pas de ces jeunes blasés qui se font honneur de la sécheresse de leur cœur et qui étaleraient volontiers l'impuissance et la flétris-sure de leurs organes.

La femme ne se soustrait pas plus que l'homme aux suites

inévitables de la satiété, et ne jouit pas de l'heureux privilége de garder en son âme, alors qu'elle abuse de ses
organes génitaux, les aspirations amoureuses et les désirs
vénériens qui la remplissaient naguère. Le vide se fait également en elle, et alors elle tombe dans cet état d'apathie
morale caractérisée par la suspension ou la ruine de tout
sentiment.

Quand il n'y a que suspension, la nature, si on la seconde
par le repos génésiaque et par une excitation morale habilement conduite, la nature, dis-je, finit toujours par reprendre ses droits et par restituer à la femme les mobiles
sensuels qui la font se rapprocher de l'autre sexe.

L'abolition définitive des désirs copulateurs, à la suite
d'excès vénériens, est très rare, et elle n'a guère lieu que
lorsqu'elle s'accompagne de la frigidité physique. Dans ce
cas, toutes les ressources de l'art sont inutiles, et la femme
est, en quelque sorte, dans un sexe neutre ; mais, je le
répète, ces cas sont plus rares qu'on ne pense, et il suffit
souvent, pour voir renaître les désirs, de substituer au libertinage une continence soutenue par les distractions, et en
même temps irritée par des excitations puisées surtout dans
le domaine du moral.

Excès de masturbation. — Tous les auteurs qui ont pris
la masturbation pour sujet de leurs études, se sont plu, dans
une intention louable sans doute, mais qui, bien souvent,
n'a pas atteint le but qu'ils se proposaient, se sont plu, dis-je,
à rembrunir sans mesure les couleurs avec lesquelles ils
peignaient les maux qu'entraîne cette funeste habitude ;
l'ouvrage de Tissot est resté, sous ce rapport, un livre
classique.

Si ce n'était pas sortir de mon cadre, il serait facile de
prouver combien ces peintures sont tout à la fois exagé-

rées, inutiles, et même dangereuses; la stricte vérité est suffisamment hideuse par elle-même pour qu'il ne soit pas nécessaire de la charger d'images purement imaginaires.

Cependant il est incontestable que les excès d'onanisme attaquent la vie dans sa source et pervertissent quelquefois la sensibilité d'une manière étrange. Au point de vue qui nous occupe, la perversion que je viens de signaler se porte moins sur la sensibilité physique que sur la sensibilité morale; car sous le rapport organopathique, la sensibilité générale est bien plus souvent atteinte que la sensibilité génitale.

Mais celle-ci, par suite des troubles apportés dans la sensibilité morale, ne se soustrait point à l'influence néfaste de l'onanisme; elle la subit d'une manière bien réelle, quoique indirecte, et mérite par conséquent que l'on s'y arrête.

Le masturbateur, quel que soit le sexe auquel il appartienne, finit toujours par se complaire exclusivement dans ses plaisirs solitaires, et passe progressivement, vis-à-vis de l'autre sexe, de l'indifférence à l'aversion la plus prononcée. —Ce caractère est constant et a été noté par tous les observateurs. — Je ne cherche point à en trouver les motifs dans une timidité poussée à l'extrême, ou dans un sentiment exagéré de la pudeur; car si la timidité ou la pudeur peuvent être le point de départ, ou mieux encore, l'excuse de la masturbation, elles ne sauraient être la source de la perversion qui affecte la sensibilité morale. L'habitude ne me paraît pas davantage rendre raison du trouble que je signale, et je préfère le considérer comme un désordre morbide intimement lié à l'onanisme, ainsi que le sont la consomption, le rachitisme, la folie, etc.

D'ailleurs l'éloignement pour les plaisirs du coït n'est pas la seule atteinte qu'éprouve le moral qui, sans parler de l'affaiblissement profond des facultés intellectuelles, peut aller jusqu'à la folie et la démence : tout le monde sait que le masturbateur se révèle par un cachet tout particulier de son être moral, et que je n'ai pas à faire ressortir ici.

La répugnance que le masturbateur éprouve pour les rapports sexuels n'est en aucune façon comparable à la satiété qu'engendrent les excès de coït : ceux-ci étouffent la voix des voluptés génésiaques, quelle que soit d'ailleurs l'image sous laquelle se présentent ces voluptés, tandis que les excès d'onanisme ne glacent que les désirs de la copulation, et laissent subsister, s'ils ne l'augmentent encore, l'ardeur pour les plaisirs solitaires.

Sans doute la frigidité que ces habitudes entraînent n'est, à proprement parler, qu'une frigidité relative, puisqu'il reste à la sensibilité génitale un mode de manifestation. Cependant, en rentrant dans les lois de la physiologie, et en considérant que l'onanisme n'est pas l'excitation naturelle de la sensibilité génitale, on peut dire que l'aversion éprouvée par les masturbateurs à l'endroit du rapprochement sexuel constitue un état morbide du moral, aggravé de la perversion de la sensibilité génitale.

C'est donc à la cause première de tous ces désordres, c'est-à-dire à l'onanisme, que la médication devra d'abord s'adresser, et ce ne sera qu'après l'éloignement définitif de cette cause que l'on pourra, s'il en est besoin, ramener dans la voie normale l'excitant vénérien qui s'épuisait en des plaisirs solitaires.

Je n'ai pas à raconter tous les moyens mis en usage, prières, menaces, terreurs, appareils protecteurs ou contentifs, etc., etc., pour prévenir ou combattre la funeste habitude de la masturbation ; les ouvrages de Tissot (1) et de Deslandes (2) renferment, sur ces divers points, des instructions précieuses et auxquelles je renvoie.

Cependant le point de vue spécial sous lequel je me suis ici placé, c'est-à-dire la masturbation chez la femme, me fait un devoir d'insister sur un moyen que les auteurs cités plus haut n'ont pas suffisamment indiqué, et qui m'a bien souvent réussi, alors qu'avaient échoué toutes les ressources ordinaires du raisonnement et de l'intimidation.

Ce moyen est la mise en jeu du sentiment maternel, auquel bien peu de femmes sont insensibles. Nous verrons plus loin quelle est l'influence exercée par la masturbation sur les facultés procréatrices de la femme ; en attendant, il nous suffit de savoir que cette influence est acceptée comme néfaste par les gens du monde, et que le médecin sera toujours cru quand il fera remonter jusqu'à elle la stérilité future ou présente d'une femme.

Il peut même aller plus loin, et réveiller, toujours au nom du sentiment de la maternité, les désirs et les plaisirs sexuels que l'onanisme avait glacés ; il suffit d'évoquer la nécessité de la volupté dans le coït, pour que l'imagination retrouve les douces images, et par suite les ineffables sensations, compagnes de l'amour.

Mais qu'en de pareils conseils préside une sage prudence ; car presque toutes les femmes savent que la fécondation ne s'accomplit pas fatalement au sein de la volupté, et elles pourront sur ce point vous citer l'exemple de telles ou

(1) *Onanisme, dissertation sur les maladies produites par la masturbation.*

(2) *De l'onanisme et des autres abus vénériens considérés dans leurs rapports avec la santé.* Paris, 1835, in-8.

telles de leurs amies qui sont devenues enceintes au milieu de l'indifférence vénérienne la plus complète. Il faut, en semblable circonstance, prévenir tout conflit entre le médecin et la malade, parce que celle-ci, en une matière qu'elle croit être plutôt de la compétence de son sexe que de celle de l'homme de l'art, s'en référera toujours à l'expérience acquise, soit par elle-même, soit par ses compagnes; aussi, je le répète, la plus grande circonspection devra être observée sur ce point, et l'on verra plus loin, alors que j'établirai les conditions nécessaires à la fécondation, les arguments que l'on pourra tirer de la présence ou de l'absence du plaisir.

Mais si le médecin échoue sur ce point, c'est-à-dire s'il ne peut convaincre la femme de la nécessité du plaisir sexuel pour la fécondation, ou s'il s'adresse à une femme enceinte ou déjà mère, il lui reste la ressource de plaider la cause des enfants, et de les lui montrer frappés de rachitisme ou de scrofule: rarement une femme résiste à de pareils arguments, car dans ses rêves dorés de jeune fille ou de mère, elle donne à ses enfants une beauté idéale et une santé impossible.

Je le répète, le sentiment de la maternité, adroitement dirigé, est, chez les masturbatrices, un moyen puissant, non-seulement pour les arracher à leurs funestes habitudes, mais encore, dans quelques circonstances, pour éveiller en leur imagination les tendres pensées et les amoureux désirs.

Quelquefois des excitants moraux plus directement érotiques, comme la lecture des romans, la société des hommes, les spectacles, etc., doivent être mis en usage. Mais ici, comme en général toutes les fois que l'on voudra recourir à de semblables ressources, la plus grande cir-

conspection est commandée par les dangers mêmes que ces
moyens présentent, car tantôt ils pervertissent l'esprit sans
atteindre le but que l'on se propose, et tantôt ils ramènent
à l'onanisme les malheureuses que l'on était parvenu avec
peine à lui arracher.

Je me suis ailleurs longuement expliqué sur l'emploi de
ces moyens et sur les précautions que leur usage réclame;
je n'y reviendrai pas ici.

CHAPITRE V.

FRIGIDITÉ SYMPATHIQUE.

Pas plus chez la femme que chez l'homme, les conditions
du plaisir vénérien ne sont indépendantes de la sensibilité
générale, soit physique, soit morale, et tous les troubles de
cette sensibilité, alors même qu'ils n'ont pour théâtre
qu'un appareil et même qu'un organe, retentissent plus ou
moins sur le sens copulateur, selon les relations plus ou
moins étroites qui unissent cet appareil ou cet organe avec
celui de la génération.

En parlant de l'impuissance sympathique chez l'homme,
j'ai dit que les appareils qui entretenaient avec le sens génital les relations les plus intimes, et dont les désordres y
trouvaient par conséquent un écho plus sûr et plus direct,
étaient l'appareil digestif et l'appareil cérébral, en comprenant dans ce dernier les fonctions de l'innervation et les
facultés du moral.

Chez la femme, les mêmes rapports existent, mais ils
n'ont d'influence que sur une seule condition du coït normal, le plaisir; tandis que chez l'homme ils peuvent s'op-

poser à la manifestation de toutes les circonstances reconnues nécessaires pour la copulation, c'est-à-dire l'érection de la verge, l'éjaculation du sperme, et enfin le plaisir.

Cependant quand on considère que, chez la femme, les
désirs vénériens et la volupté érotique constituent tout
le rôle actif qu'elle joue dans le coït, et que c'est précisément sur ces désirs et cette volupté qu'agissent sympathiquement les troubles de l'innervation ou ceux du moral,
on est conduit à admettre que l'action de ces sympathies
est identique chez l'homme et chez la femme, car dans
l'un et dans l'autre, cette action n'est évidente que dans la
portion active de leur rôle respectif.

Pourtant toute sympathie, soit physiologique, soit morbide, n'a pas la même importance chez les deux sexes :
ainsi, par exemple, l'influence de la réplétion stomacale est
bien moins sensible chez la femme que chez l'homme, tandis,
au contraire, que l'influence morale, par suite de l'éducation, du sentiment de pudeur, de la sensibilité plus exquise
de la femme, etc., est bien plus marquée chez elle que chez
l'homme. Rondelet cite l'exemple d'une femme qui tombait
dans des attaques de catalepsie toutes les fois qu'elle était
en congrès avec son mari, qu'elle n'aimait point et qu'on
lui avait fait épouser par force.

Cependant, quoique les sympathies sur la faculté voluptueuse se manifestent dans les deux sexes à des degrés divers,
leur action est identique, et le chapitre que je leur ai consacré dans la partie de cet ouvrage relative à l'impuissance
de l'homme, est tellement applicable à la frigidité sympathique de la femme, que je ne saurais y ajouter rien de plus,
et que j'y renvoie le lecteur.

LIVRE DEUXIÈME.

DE LA STÉRILITÉ.

La stérilité est l'inaptitude à la procréation.

Comme la procréation (il est bien entendu qu'il ne s'agit ici que de l'espèce humaine), comme la procréation exige la coopération de deux individus à organisation génitale différente, la nature n'a pas plus garanti à l'un l'immuable intégrité des conditions de son concours qu'elle n'a réservé à l'autre toutes les altérations capables de s'opposer à l'accomplissement de cette importante fonction ; elle a tenu entre les deux sexes une balance impartiale, et les a condamnés, chacun dans les limites de ses attributions respectives, à des états morbides divers, dont l'étude fait le sujet de ce livre.

Nous aurons donc à examiner les états morbides susceptibles d'entraîner l'inaptitude à la procréation : 1° chez l'homme ; 2° chez la femme.

Mais à côté de ces altérations anatomiques, qui, chez l'un comme chez l'autre sexe, nous rendront compte du trouble de la fonction, n'y a-t-il pas des conditions générales qui, sans se rattacher aux circonstances de l'âge, du tempérament, de l'état de maladie, etc., etc., semblent exercer, aussi bien chez l'homme que chez la femme, une influence fâcheuse sur leur faculté procréatrice ?

De plus, ne devrais-je pas admettre, à l'exemple de mes devanciers, que la nécessité du concours de deux individus à organisation différente crée des conditions de synergie dont le dérangement constitue un autre ordre de causes d'agénésie et marque une nouvelle espèce de stérilité? Peut-être ; mais dans tous les cas, la question est assez importante pour mériter d'être examinée.

Dans un premier paragraphe, j'étudierai ce fait étrange, et jusqu'à présent mal interprété, d'un individu, n'importe le sexe, qui, dans les conditions en apparence les plus favorables à la procréation, ne peut parvenir à *reproduire son semblable*. — J'appelle momentanément cet état *stérilité* idiosyncrasique, car je montrerai tout à l'heure que le mot stérilité est complétement impropre.

Dans un second paragraphe, j'examinerai les circonstances capables d'altérer les conditions de synergie, et je dirai dans quel cercle plus restreint il faut désormais renfermer ce qu'on désigne généralement par stérilité relative.

§ I. — Stérilité idiosyncrasique.

Tous les éleveurs d'animaux savent que, pour perpétuer une race, il faut accoupler les individus de familles différentes, et que, sans ce *croisement* (c'est le mot consacré), la race dépérit au milieu des efforts inutiles des mâles et des femelles.

Sismonde de Sismondi, dans ses considérations sur la noblesse européenne, fait jouer, pour le dépérissement de celle-ci, un rôle considérable au préjugé par lequel un noble ne pouvait s'unir qu'à une personne de sa caste, et qui aurait bien plus promptement amené ce triste résultat, si des bâtards n'eussent constamment apporté à la race de nouveaux germes de force et de vie (1).

(1) Consultez sur cette intéressante question, Benoiston de Châteauneuf, *Mémoire sur la durée des familles nobles de France* (*Annales d'hygiène publique*, t. XXXV, p 27).

Les bonnes religions, dont les dogmes ne sont souvent que d'excellents préceptes d'hygiène, défendent les mariages entre parents trop rapprochés, et consacrent, par ainsi, une loi physiologique connue de toute antiquité.

Évidemment, la violation de cette loi, que, pour abréger, j'appellerai la loi du croisement des races, crée une idiosyncrasie, ou, si l'on aime mieux, une diathèse dont l'action néfaste se porte sur la faculté procréatrice.

D'autres diathèses sont accusées d'exercer une influence analogue sur la même faculté ; la syphilis, la scrofule, la *tuberculie*, le cancer, etc., etc., sont dans ce cas ; et pourtant, si l'on examine le sperme de l'homme, on le trouve animé par des spermatozoïdes, et si l'on interroge la femme, on acquiert la certitude que la menstruation est parfaitement régulière.

Cependant l'homme, quelle que soit la femme avec laquelle il ait des rapports, et la femme, quel que soit l'homme qui la seconde, sont l'un et l'autre inhabiles à se reproduire.

Ainsi qu'on le voit, j'écarte de suite toute idée de stérilité relative, comme j'éloigne toute condition morbide, générale ou locale, susceptible d'entraîner la stérilité.

Je me place dans un état de santé en apparence parfaite, et au milieu des circonstances, générales et locales, les plus favorables *en apparence* à l'acte de la procréation.

Que l'on ne pense pas que cet état est imaginaire ; il est commun au contraire, on le rencontre souvent dans la pratique, et l'on voit tous les jours des ménages dans lesquels l'un des deux époux *ne peut avoir des enfants*, et pourtant, si c'est l'homme, il est impossible de constater un trouble quelconque dans la fonction séminale, dont le produit a tous les caractères du meilleur sperme ; si c'est la femme, les actes ovarien et utérin s'accomplissent dans les conditions les plus normales, à ce point que la conséquence de ces actes, la menstruation, est parfaitement régulière.

Plus je réfléchissais à ces faits étranges et plus je les trouvais en désaccord avec les lois suivantes, que je considère comme les axiomes de la physiologie de l'espèce :

1° Tout homme dont le sperme contient des animalcules doués de vie est apte à la procréation ;

2° Toute femme dont la menstruation est régulière est apte à la fécondation.

Le travail de M. Duplay, qui avait rencontré des spermatozoïdes dans la liqueur séminale des vieillards, ne contribua pas peu à augmenter mon embarras, surtout avant que je fusse parvenu à m'expliquer leur stérilité ; mais il finit, tant il occupa mon esprit, par me mettre sur la voie de ce que je crois être la vérité.

Quoi qu'il en soit, pour bien faire comprendre cette vérité, je vais dire par quelles phases diverses passa ma pensée pour arriver jusqu'à elle.

Ce fut dans le cadre de la syphilis que je me renfermai d'abord.

S'il est vrai, et l'observation journalière ne laisse aucun doute sur ce point (1), s'il est vrai que le virus syphilitique tue l'enfant et en détermine l'expulsion à une époque plus ou moins avancée de son développement, on doit admettre que cette action fœticide s'exerce, pour ne parler que de la vie intra-utérine, depuis le moment de l'imprégnation du germe jusqu'à celui qui marque le terme naturel de la gestation. Quand l'accident arrive après la manifestation des symptômes de la grossesse, il ne reste aucun doute sur

_____

(1) Voyez *Traité de la syphilis des nouveau-nés et des enfants à la mamelle*, par M. Diday, 1854, 1 vol. in-8, p. 248.

l'avortement; mais si, au contraire, l'accident se produit dans les premiers jours de la fécondation, et surtout si l'intervalle qui sépare l'imprégnation du germe et son expulsion n'a que la durée d'un mois, l'avortement passe inaperçu, et la femme ne se doute ni qu'elle a été fécondée, ni qu'elle a fait une fausse couche.

Ce fait d'avortement aussitôt après l'imprégnation du germe peut se reproduire à l'infini, et alors, soyez-en convaincu, l'individu qui est porteur du virus syphilitique est bel et bien accusé et convaincu de stérilité.

Et pourtant, est-ce bien là l'expression qui doive caractériser son état? Le résultat final de la copulation a été atteint: un germe a été fécondé; il n'y a pas de stérilité. Si l'embryon arrive jusqu'au sixième mois de son développement, on n'accusera de stérilité ni le père ni la mère; mais si le même embryon n'atteint que le sixième jour de son imprégnation, on n'est pas plus fondé que précédemment à déclarer un des deux parents stérile. Dans l'un et l'autre cas, il n'y a qu'un avortement, et toute leur différence se résume en une question de temps.

On le prévoit déjà, je commençais à rentrer dans les limites des deux grandes lois physiologiques que j'ai énoncées tout à l'heure.

Cette hypothèse d'avortement précoce dans les cas de prétendue stérilité syphilitique, je l'appliquai non-seulement à tous les états diathésiques accusés de produire l'infécondité, mais encore à ces idiosyncrasies, sans germe patent d'affection, qui, jusqu'à présent, n'avaient servi qu'à masquer notre ignorance.

Il s'agissait de vérifier la réalité de cette hypothèse.

Dans quelques cas, il est possible d'avoir la preuve matérielle de l'avortement en retrouvant l'ovule entier; deux fois j'ai eu ce bonheur : la première fois chez une prostituée de la rue Geoffroy-Marie ; l'ovule, expulsé sans force de l'utérus, s'était arrêté dans le vagin, où pendant quelque temps je le pris pour un caillot de sang ; la seconde fois chez la femme d'un cordonnier de la rue Lamartine ; l'ovule, sorti du vagin, fut retrouvé entier au milieu de caillots sanguins qui remplissaient un vase. Chez ces deux femmes, l'avortement s'était produit dans le premier mois de leur grossesse, à l'époque correspondante à leur menstruation, si bien que ni l'une ni l'autre ne se croyaient enceintes.

Les prostituées, que leur métier expose plus spécialement aux fausses couches, sont fort au courant de ce phénomène, comme nous l'apprend le passage suivant de Parent-Duchâtelet : « J'ai parlé plus haut, dit-il, de l'irrégularité de la menstruation chez quelques prostituées et des interruptions que présentait, chez elles, cette évacuation dans une foule de circonstances ; ne pourrait-on pas les attribuer à une conception et à une véritable grossesse ? Cette opinion, qui a été émise devant moi par plusieurs médecins et physiologistes distingués, acquiert une très grande probabilité par les observations faites par M. Serres, lorsque les prostituées étaient soignées dans une des divisions de la Pitié. Je transcris ici les réponses que cet académicien fit à mes questions : « Les pertes abondantes sont rares chez ces femmes ; mais les plus jeunes ont souvent des retards dans leurs règles qui se terminent par l'expulsion de ce qu'elles appellent un *bondon*. Pendant deux années, je ne fis pas attention à cette expression ; mais ayant dirigé mes recherches sur l'embryologie, j'examinai avec soin ces productions, et il me fut facile d'y reconnaître tous les caractères de l'œuf humain ; j'ai pu dans un court espace de temps en recueillir un grand nombre qui tous étaient sortis à une époque qui indiquait une conception de quatre à cinq semaines (1). »

On le voit, l'opinion que j'émets ici n'est pas nouvelle dans la science; seulement, semblable à beaucoup d'autres, elle n'a pas suffisamment attiré l'attention du praticien.

Mais comme dans tous les cas d'avortement précoce, il n'est pas possible de retrouver l'ovule, parce qu'il se rompt avec la plus grande facilité et que ses débris se perdent entraînés par le sang qui s'échappe de la vulve, il me fallait d'autres témoignages et plus constants et aussi certains.

Je les trouvai dans la symptomatologie même de la grossesse et de l'avortement, et, en conséquence, je formai deux groupes de symptômes :

1° Symptômes relatifs à la grossesse ;

2° Symptômes relatifs à l'avortement.

Les femmes interrogées avec soin se rappellent qu'elles éprouvent quelquefois et sans cause connue des malaises, des hauts de cœur, surtout le matin en se levant; presque toutes l'attribuent à une mauvaise disposition et prennent contre ces accidents essentiellement passagers, celles-ci de la limonade, celles-là un purgatif, et beaucoup d'entre elles n'y prêtent aucune attention ; quelquefois les règles sont en retard, et alors tous ces phénomènes morbides trouvent une facile explication ; dans d'autres cas, au contraire, les menstrues devancent l'époque de leur apparition, et ce dérangement est encore accepté comme la cause évidente de tous les accidents.

Rarement, dans ces circonstances, la femme consulte son médecin, d'autant mieux qu'après l'*apparition des règles* tout rentre dans l'ordre normal.

(1) *De la prostitution dans la ville de Paris*, 2ᵉ édit., t. I, p. 235 et 236.

Interrogez maintenant la femme sur l'état des menstrues qui suivent immédiatement ces malaises; presque toujours elles sont ou avancées ou retardées, et, chose à peu près constante, l'hémorrhagie est alors plus abondante qu'à l'ordinaire.

Cependant, cette hémorrhagie peut arriver à l'époque menstruelle habituelle; dans ce cas, l'avortement précoce est provoqué par le travail inflammatoire qui se fait dans tout l'appareil génital à l'époque cataméniale, de telle sorte que dans l'esprit de la femme, les accidents généraux et l'écoulement sanguin de la vulve se lient et s'expliquent les uns par les autres, à ce point qu'il lui est impossible d'avoir l'idée de grossesse ou d'avortement. Pour elle, comme pour les personnes non prévenues, tout se réduit à un dérangement passager de la menstruation, auquel il est toujours facile de trouver une cause au milieu des circonstances diverses, morales ou physiques, qui agissent sur la sensibilité de la femme.

J'ai déjà plus de deux cents observations dirigées dans ce sens, et il est facile à tout praticien de vérifier l'exactitude de ce que j'avance. Dans la majorité des cas que j'ai recueillis, le coït avait eu lieu peu de jours après l'époque menstruelle, c'est-à-dire pendant le temps, selon M. Pouchet (1), le plus favorable à la fécondation; tantôt la femme ignorait complétement la portée de mon interrogatoire, qui, on le comprend, doit être très minutieux, et tantôt je lui faisais part de la pensée qui me dirigeait. J'obtenais ainsi, selon le degré de confiance que m'inspirait la femme, des renseignements précis et circonstanciés.

Ces observations me donnent même le droit d'aller plus loin. Je suis convaincu que toute copulation entre individus possédant les caractères de fécondité que j'ai indiqués plus

(1) *Théorie positive de l'ovulation spontanée et de la fécondation.* Paris, 1847, p. 270.

haut, est fatalement, nécessairement suivie d'une fécondation, et que beaucoup de femmes qui portent un enfant à
terme, après un certain temps de stérilité, ont éprouvé un
nombre plus ou moins considérable d'avortements précoces.
Il est des femmes qui avortent régulièrement au sixième ou
au septième mois de leur grossesse, et qui ne parviennent à
terme qu'après un nombre plus ou moins grand de fausses
couches; pourquoi ne pas admettre qu'il y en ait d'autres qui
avortent constamment dans le premier mois de la fécondation, alors que les causes d'avortement sont tout à la fois plus
nombreuses et plus actives? Toute la différence entre le fait
du développement de l'embryon et celui de l'avortement
précoce tient à ce que, dans le premier cas, l'œuf fécondé a
pu se fixer à la face interne de l'utérus, et que, dans le second, il n'a pu le faire, soit parce que l'œuf n'avait pas par
lui-même une suffisante vitalité, soit parce que l'utérus était
dans un état pathologique à ne pas permettre cette union.

C'est ainsi que s'explique la fécondité de certaines femmes
après un temps plus ou moins long de stérilité : chez celle-
ci, l'œuf ne pouvait se fixer à cause d'un état spasmodique
de la matrice sous l'influence des excitations amoureuses;
l'habitude, le mariage, cet éteignoir de l'amour, comme on
dit, ont amené le calme dans l'organe, et la femme devient
enceinte; chez celle-là, l'œuf ne se pouvait fixer à cause
d'un état atonique de l'utérus; la femme va aux eaux ferrugineuses, aux bains de mer et en revient fertile; chez
une troisième, l'œuf ne se pouvait fixer à cause d'un état
phlegmasique de la matrice; la femme est prise d'une fièvre
typhoïde, d'une pharyngite, etc., etc., et ces affections, en
déplaçant l'inflammation de l'organe gestateur, mettent un
terme à sa stérilité.

Comment, avec les explications ordinaires, comprendre

ces faits dont nous sommes tous les jours les témoins? De quelle manière concevoir que les fonctions spermatique et ovarienne qui s'accomplissent normalement, aboutissent tantôt à un résultat négatif et tantôt à un résultat positif? Non, mille fois non, les résultats sont toujours positifs; seulement, les circonstances ultérieures nécessaires au développement de ce résultat, ne sont plus dans les conditions normales, et l'œuf fécondé, ne rencontrant pas les ressources indispensables à son accroissement, meurt et est expulsé à une époque toujours rapprochée de sa formation.

Je le répète donc, dans les cas qui nous occupent, c'est-à-dire dans ceux où les actes seminal et ovarien sont réguliers, où aucune altération n'existe sur les organes génitaux de l'homme et de la femme, où enfin ne se dénote aucune cause de ce que je vais tout à l'heure examiner sous le nom de *stérilité relative*, dans ces cas, dis-je, si la génération ne se produit pas, il n'y a pas réellement stérilité, il y a avortement précoce.

La distinction que j'établis ici est de la plus haute importance en pratique. D'abord, quand le médecin sera bien convaincu qu'il a à prévenir un avortement, et non une prédisposition naturelle à la stérilité, il ne renverra pas sa malade comme incurable, et conservera un espoir qui bien souvent se réalisera; ensuite, au lieu de demander à l'ovaire l'explication d'une infécondité où il n'a que faire, et de s'égarer dans un labyrinthe d'hypothèses sans issue pour se rendre compte d'une stérilité qui, en définitive, n'existe pas, l'homme de l'art n'aura plus qu'à rechercher les causes d'un avortement précoce, et une fois mis sur la trace de cette cause, de recourir à une thérapeutique à laquelle probablement il n'eût jamais songé sans cette indication.

Tantôt il la trouvera dans l'existence d'une diathèse,

comme je l'ai dit plus haut ; tantôt il la rattachera à l'état
débile des animalcules spermatiques, ainsi qu'il arrive chez
quelques vieillards, chez les individus affaiblis par de longues
privations ou des maladies graves ; tantôt enfin, et c'est le cas
le plus commun, il la rencontrera dans un état morbide,
organique ou dynamique, de l'utérus.

C'est surtout dans ce dernier organe qu'est la source la
plus ordinaire du phénomène dont je parle, car nous voyons
tous les jours les diathèses se transmettre d'une génération à
une autre, et je dirai plus loin que l'on doit, d'après les travaux
les plus récents, éloigner, dans la majorité des cas, la pensée
d'une altération quelconque des spermatozoïdes du vieillard.

Comme on le voit, la question de la stérilité idiosyncrasique est bien plutôt du domaine d'un traité d'accouchement (1) qu'elle ne rentre dans les limites de ce livre, car
notre rôle finit là où l'embryon est fécondé ; cependant, j'ai
dû l'aborder, mais j'ai dû aussi la ramener dans les bornes
que l'observation m'a permis de lui assigner, à ce point que
ce problème, déchu de son importance, se réduit, la plupart
du temps, à un simple chapitre de pathologie utérine.

Je renvoie donc le lecteur, pour les détails pratiques, à la
partie de cet ouvrage où j'examine les maladies de la matrice, et je me hâte d'arriver au second point que je me suis
proposé d'examiner en cette place, c'est-à-dire la *stérilité
relative*, pour faire voir combien ici encore on a laissé un
libre cours à l'imagination.

§ II. — Stérilité relative.

Si l'on considère, d'une part, le mystère au milieu duquel
s'accomplit la fécondation, et, d'autre part, la retraite

(1) Voyez Chailly-Honoré, *Traité pratique de l'art des accouchements.*
Paris, 1853, in-8.

presque inaccessible à nos moyens d'investigation où sont tenus la plupart des organes qui concourent à l'accomplissement de cet acte, on avouera qu'il est facile de méconnaître, dans beaucoup de cas, la cause réelle d'une stérilité, et l'on trouvera moins extraordinaire que l'esprit humain, à qui, en définitive, il faut toujours une explication bonne ou mauvaise, ait admis des hypothèses complétement imaginaires, et autour desquelles sont venus se grouper, ou de gré ou de force, tous les faits qui sortaient des lois les plus vulgaires de la pathologie.

Parmi ces hypothèses, il en est une qui a joui d'un grand crédit et qui est encore aujourd'hui même entourée de la faveur générale, c'est celle que l'on désigne communément sous le nom d'*harmonie d'amour.*

Cette harmonie a pour base des rapports soit de similitude, soit de dissemblance, et se tire tantôt de la nature physique et tantôt de la nature morale des deux conjoints. « Comment, s'écrie Virey, qui a consacré à la défense de cette opinion les phrases les plus rédondantes de son style imagé, comment s'établit l'amour le plus pénétrant, le plus parfait entre les sexes? C'est lorsque la femme est le plus femelle, et que l'homme est le plus viril; c'est quand un mâle brun, velu, sec, chaud et impétueux, trouve l'autre sexe délicat, humide, lisse et blanc, timide et pudique. L'un doit donner, et l'autre est constituée pour recevoir; le premier, par cette raison, doit avoir un principe de surabondance, de force, de générosité, de libéralité qui aspire à s'épancher; la seconde, au contraire, étant constituée en *moins,* doit, par sa timidité, tendre à recueillir, à absorber, avec une sorte de besoin et d'économie, le *trop* de l'autre, pour établir l'égalité, le niveau complet. Ainsi le résultat de l'union conjugale, ou but de la procréation d'un nouvel

être, ne peut être rempli que par cette unité physique et
morale dont parlent Pythagore et Platon, au moyen de
laquelle les deux sexes s'égalent, se saturent pour ainsi
dire réciproquement (1). »

Et, comme si ces paroles ne rendaient pas toute sa pensée et qu'il craignît qu'on ne les appliquât qu'à la partie
sensuelle ou attractive de la fonction de la génération,
Virey revient plus loin sur son système d'harmonie et en
montre toute l'influence sur la fécondité : « En effet, dit-il,
si l'on unit deux tempéraments semblables, mâle et femelle,
comme Voltaire et la marquise du Châtelet, qui ne pouvaient ni se quitter, ni se souffrir longtemps ensemble,
cette similitude d'égalité produit une source de querelles,
et devient une cause de stérilité très remarquable. Ainsi
l'on a vu deux époux, ensemble stériles, et s'accusant même
d'impuissance et de froideur, devenir, par leur divorce,
féconds et ardents avec d'autres individus d'une constitution
opposée, etc. (2). »

Cette théorie est si ingénieuse et plaît tant à l'imagination que chaque auteur qui l'a adoptée semble, pour le dire
en passant, s'en attribuer la paternité ; cependant, elle
appartient à Aristote, qui, en ce point, s'éloigne des idées
hippocratiques : « *Evenit sane*, dit-il, *multis et mulieribus
et viris, ut qui conjuncti inter se nequeant procreare, ubi
dissociati se junxere cum aliis, queant* (3). » Boerhaave
va plus loin, et, après avoir avancé qu'Aristote rapportait
des exemples en faveur de cette théorie, ce qui n'existe pas,
car le passage que je viens de citer n'est accompagné d'au-

_____

(1) *De la femme, sous ses rapports physiologique, moral et littéraire*,
p. 195.

(2) *Ibid.*, p. 207.

(3) *Historia animalium*, édit. de 1579, lib. VI, 2ᵉ vol., p. 139.

cune observation, il raconte lui-même le fait suivant : « *In Galliâ illustris casus contigit : princeps* (*S. G., nobilis*) *erat qui diù cum optimâ uxore in sterili conjugio vixerat. Ultimo ex judicio supremæ curiæ conjugium solutum est. Eodem concilio capto, maritus in viduum thorum aliam uxorem ducit, et vidua nupsit alteri ; et ille filios, hæc prolem pariter ex secundo conjugio tulit.* » Et Boerhaave ajoute : « *Apparet fecunditatem etiam a mutuâ quâdam ratione pendere posse, absque ullo absoluto vitio aut viri aut feminæ* (1). »

Tous les auteurs qui ont écrit sur la matière sont aussi laconiques que Boerhaave ; nulle part une indication même sommaire de l'état des organes génitaux ; ces organes, qui jouent cependant le principal rôle, sont comme s'ils n'existaient pas. On comprend cette absence de détails de la part d'un historien, comme Tacite, par exemple, qui rapporte que Livie, n'ayant point eu d'enfant avec César, quoiqu'elle en fût tendrement aimée, donna le jour à Tibère et Drusus dans un second mariage qu'elle contracta avec Tibère-Néron.

A de pareils observateurs, on pourrait répéter le mot que Benserade répondit au marquis de Langey (2) ; mais la

_____

(1) *De prælect. acad.*, t. IV, 2ᵉ part., p. 256.

(2) Le marquis de Langey, accusé d'impuissance par sa femme, vit son mariage déclaré nul après l'épreuve du congrès. Malgré la défense qui lui en fut faite, il se remaria en Belgique avec mademoiselle Diane de Montault-Navailles, et en eut sept enfants. De retour en France, il tira un légitime orgueil de sa progéniture, et, comme il s'en vantait à tout propos, Benserade lui dit un jour : *Mais, monsieur, je n'ai jamais douté que mademoiselle de Navailles ne fût capable d'engendrer.* — C'est Tallemant des Réaux qui rapporte cette méchanceté (voyez ses *Historiettes*, t. VI, *historiette de madame de Langey*, édition de MM. De Monmerqué et Paulin Paris, 1854-1855, Techener).

science a des devoirs plus sévères, et avant d'admettre la théorie des contrastes ou celles des similitudes, j'ai dû vérifier les bases sur lesquelles elles reposaient.

Sans doute, par cela même que deux individus sont nécessaires pour la formation d'un nouvel être, les conditions de ce concours sont soumises à des lois dont la violation, compromettant l'intégrité de ces rapports, en doit nécessairement annihiler les résultats ordinaires ou normaux.

Quelle est donc la loi de ces rapports? Repose-t-elle sur la dissemblance ou sur la similitude des conjoints, et, dans l'un ou l'autre cas, cette harmonie naît-elle du contraste ou de l'homogénéité des habitudes générales de l'organisme, ou se contente-t-elle des mêmes conditions dans l'appareil génital seulement? En d'autres termes, la fécondité obéit-elle à la loi des contrastes ou à celle des ressemblances, dans le développement de l'intelligence, dans les passions, dans le tempérament, dans la constitution, dans l'ardeur des plaisirs vénériens, etc., etc., en un mot dans des circonstances éloignées de l'appareil générateur?

Il ne faut pas une bien longue observation pour se convaincre que si la théorie des contraires ou celle des semblables peut être invoquée pour la manifestation des sympathies amoureuses, quoique les anciens, aussi bons observateurs que nous, aient mis un bandeau sur les yeux de l'Amour, il ne faut pas une longue observation, dis-je, pour se convaincre que l'une et l'autre de ces théories sont complétement erronées quand il s'agit de la fécondité; il suffit de regarder autour de soi; dans ce tourbillon immense qui constitue le monde on verra l'espèce se perpétuer au milieu des conditions les plus diverses, et chaque procréation, pour ainsi dire, donner un démenti aux rêves harmoniques des philosophes et des poëtes.

Cependant, il est des faits étranges qui semblent établir d'une manière irréfragable une loi quelconque de rapports : ce sont ceux dans lesquels deux individus, homme et femme, voient leur union stérile, alors que chacun d'eux donne de son côté des preuves manifestes de fécondité.

Mais d'abord ces faits sont moins communs qu'on ne pourrait croire, et loin d'être la règle, ils constituent une très rare exception ; il n'est donc pas logique de fonder sur eux une loi fondamentale et d'ériger une exception en axiome inexorable.

Cependant, quelque rares qu'ils fussent, ces faits, par cela même qu'ils se produisaient, ont vivement excité mon attention, et j'ai dû, pour me former une opinion sur leur compte, ne pas me contenter de simples apparences.

A cet effet, j'ai cherché, autant que me le permettait l'état de nos connaissances anatomiques et physiologiques, à me rendre compte des conditions normales de fécondité chez l'un et l'autre sexe, et je me suis assuré ensuite si dans les cas exceptionnels dont il s'agit, ces conditions étaient intactes et s'accomplissaient d'après les principes acquis à la science.

Il est nécessaire de rappeler brièvement ces conditions et ces principes.

Du côté de l'homme :

Éjaculation dans la direction de l'axe de la verge et propriété spéciale (fécondante) d'un liquide appelé sperme.

De ces deux conditions, la dernière, c'est-à-dire la composition du sperme, est acceptée sans conteste. Ce n'est pas ici le lieu d'exposer cette composition; il suffit simplement d'en marquer l'absolue nécessité.

L'éjaculation, c'est-à-dire le lancement du sperme avec une certaine force, a perdu quelque chose de son importance depuis les expériences de Spallanzani; cependant et malgré ces expériences, je crois la fécondation, dans l'espèce humaine, très difficile, sinon impossible en dehors de cette condition, à moins que les deux conjoints n'aient recours à un artifice qui supplée en quelque sorte à l'éjaculation, ou que la femme ne soit affectée d'un prolapsus de matrice.

La direction suivant laquelle s'accomplit l'éjaculation ne me semble pas aussi une circonstance sans valeur; je sais bien que tous les hypospades ne sont pas stériles, et je tiens même de M. Ricord que ce vice de conformation s'est montré à lui d'une manière héréditaire sur trois générations, preuve bien évidente qu'aucune d'elles ne fut inféconde; mais sans contester, en nous appuyant sur la position problématique de l'utérus des femmes que fécondent les hypospades, les conséquences que l'on tire de ces faits, reconnaissons que ceux-ci forment une exception, et que dans l'immense majorité des cas la fécondation n'a lieu qu'à la suite d'une éjaculation spermatique dans le sens de l'axe du canal urétral.

Du côté de la femme, les conditions anatomiques ont jusqu'à présent paru seules nécessaires pour sa fécondation, et c'est à l'oubli dans lequel ont été laissées plusieurs autres circonstances qu'il faut peut-être rapporter les incertitudes et l'ignorance qui planent encore aujourd'hui sur cette partie de la pathologie féminine.

Cependant quelques-unes de ces circonstances ne sont pas entièrement méconnues, et la discussion soulevée à l'Académie de médecine, (1) à l'occasion du pessaire intra-utérin, a prouvé que les meilleurs esprits et les hommes

(1) *Bulletin de l'Académie de médecine.* Paris, 1854, t. XIX, p. 628 et suiv.

les plus pratiques admettaient les déviations utérines parmi les causes de stérilité de la femme.

Je m'expliquerai longuement ailleurs sur l'importance des déplacements utérins au point de vue qui nous occupe ; mais je dois établir ici, pour l'intelligence de ce qui va suivre, que, dans un très grand nombre de cas, et principalement dans les cas de version, ces déplacements ne faisant qu'altérer les rapports normaux de conjonction, déterminent une stérilité qui n'est ni relative ni maladive, mais simplement l'effet du défaut d'exacte opposition de l'organe mâle et de l'organe femelle.

Pour moi, en effet, il est hors de doute que dans les conditions normales de fécondation, le méat urinaire du membre viril doit se trouver en face de l'ouverture inférieure de la matrice, afin que le sperme puisse pénétrer dans ce dernier organe en sortant par saccades de la verge de l'homme ; et que toutes les fois que, par un motif quelconque, cette mise en présence de l'orifice urétral de l'homme et de l'orifice utérin est détruite, la fécondation n'a pas lieu ; c'est ce qui arrive, en effet, dans les cas de descente ou de déviation antérieure, postérieure ou latérale de l'utérus, dans lesquels la verge, portée sur les côtés du col de la matrice, lance le sperme contre le cul-de-sac vaginal que vient battre sans profit le fluide fécondant. Et cela est si vrai, que si les conjoints, par un artifice de position, ou l'art par des moyens dont j'aurai à m'occuper ailleurs, parviennent à rétablir l'axe fictif des deux orifices dont il s'agit, la stérilité cesse aussitôt, en admettant, bien entendu, qu'il n'existe pas d'autres causes d'agénésie, et la femme, jusqu'alors inféconde, peut, comme je le montrerai tout à l'heure, donner le spectacle d'un de ces faits réputés étranges par les esprits superficiels.

Mais ce n'est pas tout : à côté des conditions anatomiques, dont il est superflu de parler ici; à côté des conditions de topographie, qu'on me passe le mot, dont il vient d'être question, il en existe une autre que j'appellerai condition physiologique.

Qu'on me permette de légitimer cette expression.

Chaque tissu, chaque organe, chaque appareil possèdent, en dehors de la sensibilité générale à laquelle sont soumis tous les corps organisés, une sensibilité spéciale qui les caractérise et qui leur est propre. Cette sensibilité se développe sous l'empire d'excitants spéciaux, dont l'influence est nulle sur un autre tissu, sur un autre organe, sur un autre appareil. — C'est l'*alpha* de la physiologie.

A cette sensibilité succède la contractilité d'une manière si fatale que l'on a désigné par un seul mot, *irritabilité*, et la sensation excitée sur l'organe par l'impression du corps étranger et la contraction de l'organe réagissant sur ce corps.

Cette action et cette réaction ne sont pas nécessairement sous l'empire de la conscience, et ces deux opérations s'exécutent souvent en dehors de notre volonté.

L'utérus et plus particulièrement son col ne font pas exception aux lois physiologiques que je viens de rappeler en peu de mots. Ils ont une irritabilité spéciale dont le moteur est le fluide spermatique.

Cette irritabilité n'est ni sous la dépendance de la volonté, ni sous l'empire de la conscience; si elle eût été soumise à la volonté, la femme aurait pu se soustraire à l'obligation de la gestation, et la nature n'a pas voulu que la volonté qui acceptait le plaisir eût le pouvoir de repousser la fonction dont ce plaisir n'était que la récompense de l'accomplissement; elle est également indépendante de la conscience, car cette indépendance est pour la nature une garantie certaine de la bonne exécution de l'acte ; aussi faut-il ranger parmi les illusions de l'imagination les tressaillements et les spasmes particuliers que certaines femmes prétendent ressentir au moment d'un coït fécondant. Il est manifeste qu'il ne s'agit point ici des tressaillements et des spasmes amoureux qui atteignent un haut degré d'intensité pendant l'éjaculation de l'homme par suite des mouvements spasmodiques auxquels la verge est alors en proie, et par suite aussi de l'élévation de la température déterminée tout à la fois par l'action vitale de l'acte qui s'accomplit et par la présence du sperme.

L'irritabilité utérine, celle qui nous occupe ici, est spéciale et ne s'exerce que sous l'influence du fluide spermatique.

J'ai poussé sur le museau de tanche de divers animaux des liquides de différentes sortes, excitants, astringents, caustiques, etc., et jamais l'utérus, immédiatement ouvert, ne m'a fourni la moindre trace du liquide injecté.

On a rapporté aux tressaillements amoureux, à la sensation de volupté la source de cette irritabilité ; mais alors comment expliquer la fécondation de ces femmes insensibles au plaisir, de ces jeunes filles violées et prises de force, et pour lesquelles la copulation est un sujet d'effroi et de douleur ? Non, le plaisir n'est pas plus l'excitant de cette irritabilité que les liquides dont je parlais tout à l'heure.

L'électricité, dont je dirai plus loin le rôle dans le traitement de l'infirmité qui m'occupe, a-t-elle sur l'irritabilité de l'utérus une action marquée et manifeste ?

Comme beaucoup de médecins, j'ai triomphé quelquefois de la stérilité au moyen du fluide électrique ; et les cas précisément où cet agent m'a paru avoir l'indication la plus précise, et où, en effet, le succès a couronné les tentatives, sont ceux où l'irritabilité de l'utérus, ou plutôt du col de l'utérus, semblait affaiblie et ne pas suffisamment répondre à l'action de son excitant ordinaire, le sperme.

Cependant, à l'état physiologique, si l'on dirige sur cette partie un courant galvanique, il advient, dans la très grande majorité des cas, que la sensibilité et la contractilité de l'organe ne semblent en aucune façon influencées ; seulement, si l'action électrique est prolongée pendant quelque temps, le col de la matrice se phlogose avec les phénomènes de rougeur, de chaleur et de tuméfaction qui, dans les circonstances ordinaires, accompagnent ou caractérisent cet état pathologique.

Aussi il est constant pour moi que dans les cas où le fluide électrique exerce une heureuse influence sur la stérilité, cette action est due non à une modification spéciale apportée par l'électricité, mais au rappel dans le col de l'utérus des conditions normales de la vitalité générale.

Je ne puis donc admettre que l'électricité, malgré les services qu'elle rend dans l'affaiblissement de l'irritabilité utérine, soit un excitant spécial de cette irritabilité.

Ce rôle, je le répète, appartient exclusivement au sperme.

Cependant il ne faut pas pousser trop loin ce principe, et pour faire une juste part à toute chose, il importe de reconnaître que les émotions amoureuses et que les sensations voluptueuses, en éveillant la sensibilité générale de l'appareil génital, sont le premier signal et comme la source de l'irritabilité spéciale de l'utérus, et que, par conséquent, le degré de cette irritabilité est en proportion de l'intensité des émotions amoureuses et des sensations voluptueuses.

C'est ainsi que s'explique la stérilité des femmes trop passionnées, car, en cette matière comme en beaucoup d'autres, les causes les plus opposées amènent des résultats identiques.

On voit déjà le cas qu'il faut faire de ces stérilités relatives basées sur les incompatibilités d'humeur, la haine, le mépris, en un mot, sur toutes les passions répulsives de l'âme; et l'on devine qu'il faut, au contraire, rapporter à une circonstance essentiellement organique, matérielle, beaucoup de ces stérilités dont on s'ingéniait à placer les causes dans le domaine de l'imagination, comme si la nature avait pu livrer à nos passions la partie la plus essentielle de son œuvre.

Les considérations que je viens de présenter sur les conditions topographiques, qu'on me passe le mot, et physiologiques du col de l'utérus dans l'acte de la fécondation, me poussèrent à regarder de plus près ces prétendues stérilités relatives dont j'ai parlé au début de ce chapitre, et sur la réalité desquelles le fait suivant me suggéra le premier doute.

Après cinq années d'un mariage stérile, madame X... a des rapports avec un jeune homme et, à son grand étonnement, elle devient enceinte; je dis à son grand étonnement, parce que le mari ayant eu des enfants avec une de ses domestiques qu'il avait séduite, madame X... croyait porter en elle seule la cause de l'infécondité qui avait frappé la couche conjugale. En présence d'une grossesse aussi inattendue, il fut démontré aux deux amants que la stérilité dont la dame X... avait été affectée pendant cinq années, alors qu'elle n'avait eu de relations qu'avec son mari, était bien réellement produite par un défaut d'harmonie entre les deux époux.

Lié d'amitié avec l'amant et par suite de circonstances qu'il est inutile de rapporter ici, je fus mis dans le secret de l'aventure. Comme le fait me paraissait bizarre et que je n'avais, d'autre part, aucun moyen de vérification, ne connaissant pas madame X..., j'en fus réduit aux explications bien superficielles que me donnait le jeune homme ; cependant une circonstance, à laquelle les deux amants n'avaient prêté aucune attention, me frappa : c'est que dans leurs ébats amoureux, le coït avait été plusieurs fois accompli dans une position anormale et surtout différente de celle que le mari avait l'habitude de prendre.

Je ne pouvais contrôler les suppositions que me suggéraient ces confidences ; d'ailleurs eussé-je pu soumettre madame X... à mes investigations, que cet examen n'aurait probablement pas amené une certitude, car si, comme je le supposais, la stérilité de madame X... tenait à une déviation du col de l'utérus, ce déplacement devait avoir disparu, ainsi qu'il arrive souvent, par l'effet de la gestation.

Je ne pus donc retirer aucun enseignement positif de ce fait, mais il me donna l'éveil sur la possibilité de certaines circonstances trop négligées jusqu'ici, et de la valeur desquelles il était facile de s'assurer.

L'occasion s'en offrit bientôt à moi.

M. X..., habitant la rue des Vieux-Augustins, marié depuis six ans, sans enfants, vint me consulter sur la cause de l'infécondité de son mariage. Soumis à un examen sévère tant sous le rapport de ses organes que de son sperme, et à un interrogatoire minutieux sur toutes les circonstances qui accompagnaient le coït, il me parut n'avoir en lui aucun motif de stérilité, et je le priai, en conséquence, de décider sa femme à subir mes investigations.

Le désir que celle-ci éprouvait d'avoir des enfants leva tous ses scrupules ; petite, mais bien conformée, d'un tempérament lymphatico-nerveux, madame X... avait été

réglée de quinze à seize ans, et depuis cette époque
(elle en avait alors vingt-quatre) elle avait été régulièrement et assez abondamment menstruée. Quelques flueurs
blanches existaient, mais en très faible abondance ; seulement elles augmentaient un peu, ainsi qu'il arrive chez
beaucoup de femmes, aux époques menstruelles.

Les désirs vénériens étaient modérés, et le coït n'offrait
rien d'anormal au point de vue des manifestations voluptueuses.

L'examen abdominal ne laissait rien soupçonner du côté
de la matrice et de ses annexes, mais le toucher vaginal
me fit constater une déviation antérieure du col de l'utérus
avec renversement en arrière du corps de cet organe.

Ce déplacement de l'organe gestateur me parut être la
cause de la stérilité.

S'il en était ainsi, la fécondation devait s'opérer, si, par
un artifice quelconque, le col de l'utérus était ramené dans
son axe normal, ou plutôt dans l'axe du plan suivant lequel
s'opérait l'éjaculation de l'homme.

Deux moyens s'offraient à l'esprit :

Ou changer la position du col de l'utérus et faire rentrer, ne fût-ce que momentanément pendant le coït, le museau de tanche dans la direction du jet spermatique ; ou,
par un artifice de position pendant l'accouplement, modifier
la direction de ce jet, de sorte qu'elle ne fût plus celle de
l'axe du vagin, mais qu'elle fût portée en avant et en haut.

Je m'arrêtai au premier de ces moyens, qui était tout à la
fois le plus médical et le plus décent.

Un tampon, porté dans le rectum, aida, non à faire bas-
culer l'utérus, ce qui me paraît fort difficile, mais à le
porter et à le soutenir dans un plan moins incliné.

En même temps que je plaçai ce tampon, je ramenai

autant que je le pus le col de la matrice en arrière, et je glissai entre lui et la paroi antérieure du vagin un cylindre préparé d'éponge. Cette espèce de coin, dont le volume devait nécessairement augmenter par les mucosités dont sa présence rendait la sécrétion plus abondante, avait pour mission de maintenir le col dans l'axe du vagin et d'exposer ainsi le museau de tanche au jet direct de la liqueur spermatique.

Le coït fut accompli au milieu de ces conditions, qui ne le gênaient d'ailleurs en rien, et le mois suivant les règles, contre leur habitude, ne parurent pas ; madame X... était enceinte ; sa grossesse n'offrit rien de remarquable ; elle est accouchée l'année dernière à Sens, son pays natal, et je ne puis dire, ne l'ayant pas revue depuis, si elle a eu une seconde fécondation.

Pour le fait que je viens de rapporter, je me suis demandé si la présence de l'éponge, appliquée contre les surfaces antérieures du vagin et du col utérin, n'avait pas été la source d'une excitation absente du museau de tanche, et nécessaire, comme je l'ai dit plus haut, pour la fécondation de la femme.

Sans doute, on peut jusqu'à un certain point faire une part quelconque à cette influence ; mais cette part doit être bien minime si on la compare à celle qui revient au changement de position éprouvé par le col utérin ; d'ailleurs, dans d'autres circonstances que je ne puis rapporter ici, cette excitation a complétement fait défaut, car il n'y avait de modifié que la direction du jet spermatique.

En résumé, les déviations du col de l'utérus, sur lesquelles je m'expliquerai plus longuement ailleurs, constituent fréquemment une cause de stérilité chez la femme ; mais l'obstacle que ces déviations apportent à la fécondation n'étant pas autre chose qu'un défaut de rapports topogra-

phiques entre l'organe chargé de donner et l'organe appelé
à recevoir, il advient que ces rapports, brisés dans certaines circonstances, peuvent se rétablir dans d'autres, et
alors on a le spectacle de gestations tardives ou de fécondations relatives, sans qu'il soit besoin de recourir aux explications métaphysiques des harmonies ou des contrastes.

Cependant, il ne faudrait pas croire que toutes les grossesses tardives ou relatives se peuvent expliquer par une
déviation utérine; l'erreur que je combats eût été trop grossière et m'aurait donné trop facilement beau jeu.

Mais, ainsi que je le disais plus haut, la stérilité de la
femme tient quelquefois à l'excitabilité trop grande ou trop
faible du col utérin, et cet état, dans ses manifestations au
delà ou en deçà, moins facilement constatable qu'une déviation, n'est pas tellement indépendant des sensations du
congrès qu'il n'en subisse parfois l'influence.

Or, s'il est incontestable que la femme, pendant le coït,
règle sa volupté sur le thermomètre des sentiments qui
l'animent, et qu'elle assiste à l'acte, selon l'homme qui l'accomplit, avec l'indifférence la plus complète ou avec le délire
érotique le plus prononcé, on est en droit d'admettre que
l'excitabilité utérine a également sa part dans ces fluctua-
tions de la volupté féminine.

Je sais bien, et je m'en suis expliqué plus haut, que le
plaisir vénérien n'est pas le stimulant de cette excitabilité;
mais il en est dans beaucoup de cas un indice, et j'estime
que, sans établir entre eux des rapports de cause à effet, on
est autorisé à leur prêter certaines relations de parenté.

Qu'on me permette un exemple : Voici deux femmes,
toutes deux d'un tempérament lymphatique, fibres lâches,
désirs vénériens languissants; on les marie chacune à un
homme vers lequel rien ne les pousse; admettons même

que l'une et l'autre aient au cœur un amour discret de jeune
fille et qu'elles n'apportent à la couche nuptiale que l'indifférence la plus profonde, que la froideur la plus marquée.
Au bout d'un temps plus ou moins long de stérilité, l'une,
entourée par son mari de soins et de prévenances, oublie
(car tout s'oublie dans ce monde, même l'amour le plus
insensé ! !), oublie son affection de jeune fille, et, vaincue
par les délicates attentions dont elle est l'objet, elle reporte
sur son mari la tendresse qu'elle avait jusqu'alors éloignée
de lui, et, s'animant enfin sous ces caresses, elle obtient un
fruit de son nouvel amour. L'autre, cédant au sentiment
qui la domine, ou, si l'on préfère, poussée par une fatalité
que les circonstances expliquent sans la légitimer, déserte
la couche maritale, et trouve au milieu des voluptés de
l'adultère une fécondité qui l'avait fuie dans le calme du
devoir.

Dira-t-on que chez ces deux femmes la faculté procréatrice est sous la dépendance de leur affection morale ?
mais s'il en est ainsi, si l'état de l'âme influe à ce point sur
la fécondité de la femme, on ne peut espérer la détruire
qu'en modifiant les aspirations morales, et alors le médecin
n'a plus que faire, il doit s'en remettre à la prévoyance de
ce petit dieu malin sur les yeux duquel les anciens avaient
mis un bandeau.

Et cependant les toniques à l'intérieur et surtout l'électricité sur place peuvent, sans lui donner le plaisir vénérien, restituer à la femme la faculté procréatrice. Les faits
de guérison de ce genre ne manquent pas dans la science,
et j'aurai l'occasion d'en parler plus longuement ailleurs.
Mais d'ores et déjà, dans les cas où l'électricité seule est
appliquée, quelle modification, je le demande, a-t-on
apportée soit à l'économie générale, soit aux sentiments

moraux de la femme? — L'action n'est-elle pas toute locale? et parce que le plaisir vénérien, un indice de l'excitabilité utérine, est sous l'entière dépendance tantôt du tempérament, et tantôt des affections de l'âme, en doit-on conclure que cette excitabilité obéit aux mêmes maîtres et aux mêmes excitateurs? — Mais s'il en était ainsi, jamais une fille violée, une femme prise de force ne deviendraient enceintes, car dans ces congrès étranges, il y a plus que de l'indifférence ou de la froideur, il y a quelquefois la haine, mais toujours le mépris et l'horreur pour l'homme qui l'accomplit.

Je le répète encore, le plaisir vénérien n'est point le stimulus de l'excitabilité utérine ; il n'en est qu'un indice et quelquefois le signal.

Cependant cet indice n'est pas infaillible, et l'on rencontre des femmes qui, avec une volupté contenue dans de justes limites, et au milieu des meilleures conditions de la santé générale et des affections de l'âme, n'ont aucune excitabilité du côté de l'utérus et restent stériles.

Mais ce sujet m'occupera ailleurs ; il me suffit ici d'établir que l'excitabilité de l'utérus, bien qu'indépendante du plaisir vénérien, peut cependant subir son influence ; et que cette influence, qui se traduit par un état essentiellement local, et qui n'emprunte rien aux idées d'harmonie ou de contrastes, rend parfaitement compte de certaines grossesses tardives et de certaines stérilités relatives.

En résumé, et telle est la conclusion que je tire des considérations qui précèdent, il y a trois sortes de stérilité : une qui est le fait de l'homme ; une qui appartient en propre à la femme, et une troisième qui résulte d'un vice dans les rapports des conjoints.

Dans cette dernière espèce de stérilité, la seule qui

m'ait ici occupé, le vice qui l'entraîne est toujours local ; tantôt il est le résultat d'un déplacement d'organe, et tantôt d'une modification vitale des tissus.

Il n'y a donc pas de stérilité relative dans le sens que l'on a jusqu'à présent donné à ces mots, c'est-à-dire une stérilité relative basée sur des analogies ou des dissemblances générales.

Pour moi toute stérilité relative est locale, et est tantôt une stérilité de position, et tantôt une stérilité de vitalité.

Les causes de la stérilité relative peuvent tout aussi bien se rencontrer chez l'homme que chez la femme ; elles sont cependant plus communes chez cette dernière.

La médication que réclame cette sorte de stérilité est purement locale, et l'on n'y doit point renoncer sous prétexte que les deux conjoints ont une incompatibilité ou une similitude, soit de tempérament, soit de constitution, soit de facultés intellectuelles, soit de passions, etc., etc.

La stérilité relative n'étant pas autre chose qu'un accident local, son histoire ne saurait exister ; elle se confond avec celle des accidents locaux qui, chez l'homme ou chez la femme, déterminent la stérilité.

SECTION PREMIÈRE.
STÉRILITÉ CHEZ L'HOMME.

Tandis que chez la femme l'acte de la reproduction implique, sans parler de la copulation, l'exercice de deux fonctions bien distinctes, dont l'une, la fonction ovarienne, a pour but de fournir le germe à féconder, et dont l'autre, la fonction utérine, a pour mission de mettre en rapport les éléments fécondants des deux sexes, chez l'homme le même acte est tout entier contenu dans la fonction spermatique.

Mais cette fonction, pour atteindre le résultat qu'elle se propose, c'est-à-dire pour porter dans les organes de la femme, avec les conditions posées par la nature, un liquide spécial appelé sperme, est soumise, pour ainsi parler, à trois étapes qui me serviront, comme on le verra par la suite, de points de ralliement : dans la première, le sperme se forme, c'est *la fonction de sécrétion ;* dans la seconde, le sperme formé est mis en réserve, c'est *la fonction de conservation ;* dans la troisième, enfin, le sperme est projeté au dehors, c'est *la fonction d'émission.*

Dans chacune de ces trois étapes et dans le parcours de l'une à l'autre, le sperme est exposé à des altérations diverses qui portent tantôt sur sa constitution intime, et par conséquent sur ses propriétés fécondantes, et tantôt sur les conditions de sa marche depuis l'organe de sécrétion jusqu'à l'organe d'émission.

La pathologie offre donc au sujet qui m'occupe une division rationnelle, et je l'aurais sans doute adoptée si la division physiologique que je me propose de suivre ne la contenait pas implicitement et n'était tout à la fois plus complète et plus simple qu'elle.

Mais pour comprendre les développements dans lesquels je vais entrer, il est nécessaire que le lecteur se reporte aux considérations générales qui sont en tête de cet ouvrage et dans lesquelles il trouvera la description des organes spermatiques et le mécanisme de la fonction qu'ils remplissent (1). Ces notions anatomiques et physiologiques devaient

(1) Voyez les pages 41 et suiv.

être rappelées dans une introduction, mais ne pouvaient trouver place au milieu d'un livre consacré à la pathologie, où elles eussent, sans grand profit, ralenti la rapidité du discours.

CHAPITRE Ier.

TROUBLES DE LA FONCTION DE SÉCRÉTION SPERMATIQUE.

Les causes qui peuvent jeter le trouble dans la sécrétion spermatique en amenant pour résultat final soit l'absence complète de cette sécrétion, soit une altération dans la nature intime du sperme, tiennent tantôt à un état général, soit physiologique, soit morbide, et tantôt à un état pathologique de l'appareil sécréteur lui-même.

Je vais les examiner sous ces deux chefs principaux.

§ I. — Troubles dépendant d'un état général.

1o Age. — Vieillesse.

Les deux extrémités de la vie sont peu propres à la fécondité ; la nature ne nous a dévolu la mission de perpétuer l'espèce qu'après le complet développement des organes et avant leur dépérissement, afin que nous puissions transmettre à nos descendants une plus grande somme de force et de vitalité.

L'établissement de la fonction génitale est chez l'homme le signal d'une transformation morale et physique dont je n'ai point ici à retracer les caractères, mais qui indique d'une manière certaine que l'individu a désormais acquis l'aptitude à la procréation.

38

En est-il de même lorsque cette aptitude disparaît? en d'autres termes la nature a-t-elle assigné un terme à peu près constant à l'exercice de la fonction procréatrice, et a-t-elle fourni des signes auxquels on puisse reconnaître l'anéantissement de cette fonction?

Les opinions les plus accréditées des physiologistes modernes relativement à la faculté fécondante des vieillards, semblent en contradiction avec des faits authentiques et qui d'ailleurs se renouvellent tous les jours, et surtout avec les recherches toutes récentes de M. Duplay, sur lesquelles j'aurai à revenir tout à l'heure.

Il est incontestable que dans l'ordre régulier des choses et dans la très grande majorité des cas, l'homme arrivé à un certain âge perd la faculté de se reproduire; en conséquence, comme dans les idées les plus généralement admises aujourd'hui, on place toute la puissance fécondante dans les zoospermes, on en a conclu que les animalcules manquaient chez les vieillards. « Le développement des spermatozoaires, dit J. Müller, commence durant la jeunesse dans la classe des mammifères; il n'a lieu qu'à l'époque de la puberté dans l'espèce humaine, et cesse dans l'âge avancé (1). » M. Longet n'est pas moins explicite que Müller : « Kartzœker, dit-il, Geoffroy, Andry ont remarqué les premiers qu'il n'y a pas de spermatozoaires chez l'enfant; Baker n'en a pas rencontré davantage chez les hommes épuisés par les excès vénériens. Enfin ils disparaissent complétement chez l'homme par le progrès de l'âge, c'est-à-dire en même temps que la puissance virile (2). »

Cependant Wagner émet une opinion toute contraire :

(1) *Manuel de physiologie,* traduit de l'allemand , 2ᵉ édit. Paris, 1851, t. II, p. 626.

(2) *Traité de physiologie,* t. II, p. 54.

« L'appétit vénérien, dit-il, diminue chez l'homme, mais la
faculté d'engendrer semble subsister pendant toute la vie
chez ceux qui jouissent d'une bonne santé... J'ai trouvé
chez les hommes très âgés des spermatozoaires dans les
testicules ; chez des hommes de soixante à soixante-dix
ans j'ai toujours trouvé des spermatozoaires dans les testicules ; fréquemment il n'y en avait plus dans le canal
déférent, mais en général les vésicules séminales en contenaient (1). »

Comme on le voit, il était assez difficile de se former
une opinion au milieu de ces contradictions d'autorités
également respectables, quand les recherches de M. Duplay, entourées de toutes les garanties de savoir, de talent
et de probité que l'on doit exiger d'un expérimentateur,
ont aplani bien des doutes sur cette face de la question.

Pour les lecteurs superficiels, la lumière apportée par
M. Duplay, loin d'avoir éclairé le difficile problème de la
fécondation, l'a replongé dans de nouvelles ténèbres, car,
dira-t-on, si la sécrétion spermatique s'effectue chez le
vieillard aussi normalement que chez l'adulte, et si le premier n'a plus comme le second l'aptitude de procréer, cette
aptitude évidemment ne réside pas dans la composition du
sperme, ou pour simplifier, dans la présence des spermatozoaires, et il en faut revenir à l'opinion de Burdach, qui
dit : « Ce n'est point aux spermatozoaires qu'est due la
faculté procréatrice ; ils ne sont qu'un effet accessoire et un
phénomène concomitant de cette faculté, motif pour lequel
ils manquent chez les enfants, les vieillards et les malades (2). »

(1) *Histoire de la génération*, traduction française, p. 14 et 31.
(2) *Traité de physiologie*, trad. par A.-J.-L. Jourdan. Paris, 1837,
t. I, p. 134.

Je dirai tout à l'heure comment l'opinion de Wagner et les résultats des observations de M. Duplay sont parfaitement compatibles avec la stérilité des vieillards, quoique admettant la continuation de la sécrétion normale du sperme. Pour le moment je dois m'arrêter un instant aux expériences de M. Duplay, car elles établissent un point fondamental dans la question qui nous occupe, et dont l'importance est immense, non-seulement en physiologie et en pathologie, mais encore aux points de vue de la morale, de la famille et de la médecine légale. On me pardonnera donc, eu égard à cette importance multiple, les emprunts textuels que je pourrai faire au travail de notre confrère.

M. Duplay a examiné chez 51 vieillards le liquide contenu dans les vésicules séminales et les canaux déférents, et trente-sept fois il a constaté dans ce liquide la présence des spermatozoaires. Ces animalcules ne se sont pas toujours présentés dans le même état. « Dans la majorité des cas (27 fois), dit M. Duplay, ils étaient parfaitement bien conformés, la tête était volumineuse, la queue longue et recourbée, enfin, ils ne différaient en rien de ceux que l'on observe dans le sperme de l'adulte ; quelquefois (2 fois) la tête était conformée comme chez l'adulte, mais la queue était moins longue et ne se terminait plus par un filament aussi long et aussi recourbé ; une fois les spermatozoaires, quoique se terminant par un prolongement très long et très recourbé, présentaient une tête moins volumineuse que dans les cas ordinaires ; une autre fois on voyait, dans le champ du microscope, un grand nombre de têtes de spermatozoaires, dont quelques-unes étaient suivies d'une sorte de tronçon de queue brusquement coupée ; cinq fois aussi j'ai observé un mélange de ces deux états des spermatozoaires. Ainsi, à côté de zoospermes bien conformés et présentant les mêmes caractères que chez l'adulte, on en rencontrait plusieurs à queue tronquée, et l'on voyait, à côté d'eux, de petits corps qu'il était facile de reconnaître pour des têtes de spermatozoaires. Dans un cas, j'ai constaté, avec la présence des animalcules spermatiques, celle d'une assez grande quantité de petits cristaux dont je n'ai pu déterminer la nature. Ajoutons que, quelquefois aussi, à côté des spermatozoaires bien développés, on apercevait un grand nombre de granules, soit isolés, soit contenus en certain nombre dans une vésicule commune, et entièrement analogue à celles d'où l'on voit les spermatozoïdes s'isoler, ainsi que l'ont signalé les physiologistes qui ont étudié les diverses phases de leur développement. M. Davaine, avec qui j'ai observé plusieurs fois cette particularité, était aussi fortement porté à croire que ces agglomérations de granules étaient des spermatozoaires en voie de développement.

» Quant à la quantité des spermatozoïdes, elle n'a pas été toujours la même : dans quelques cas, ils étaient aussi abondants que chez l'adulte ; ainsi, le champ du microscope en était couvert, on les voyait, très rapprochés les uns des autres, s'entrecroiser dans tous les sens. Chaque gouttelette de sperme soumise à l'examen en présentait la même quantité. J'ai constaté sept fois cette abondance excessive des animalcules spermatiques, et le sperme d'un de ces sujets a été soumis à l'examen de MM. les membres de la Société de biologie. D'autres fois, quoique encore abondants, les spermatozoaires l'étaient moins que dans le cas précédent ; ils étaient moins pressés les uns contre les autres, quoique le champ du microscope en présentât encore un grand nombre. J'ai observé seize fois ce second état. Enfin quelquefois les animalcules étaient rares ; on n'en apercevait plus que quelques-uns, isolés au milieu d'un liquide qui présentait de petites granulations et des débris de cellules épithéliales. Quatorze fois j'ai constaté cette rareté des spermatozoaires, qui souvent, quoique peu nombreux, étaient parfaitement développés.

» Les spermatozoaires se rencontraient soit dans toute l'étendue des voies spermatiques, ce que j'ai rencontré vingt-six fois, soit dans un seul point de l'appareil excréteur. Ainsi, trois fois, le sperme seul contenu dans les canaux déférents renfermait des zoospermes, et celui des vésicules n'en laissait apercevoir aucun ; une fois leur présence a été constatée dans le liquide des vésicules séminales et n'a pu l'être dans les canaux déférents ; enfin, il m'est arrivé sept fois d'en trouver dans une seule vésicule, quatre fois dans la vésicule droite et trois fois dans la gauche, à l'exclusion de celle du côté opposé et des deux canaux déférents (1). »

L'absence des spermatozoaires chez les quatorze individus restant de la statistique de M. Duplay, ne se peut expliquer par rien d'anormal. « Quant aux testicules, dit l'auteur que nous citons, leur tissu propre était sain sur les quatorze cas ; on observait toujours cet état de flaccidité de l'organe, qui est presque constant chez le vieillard, et que nous avons déjà signalé. Dans un seul cas, les testicules étaient excessivement petits et avaient subi une véritable atrophie. Cinq fois j'ai rencontré l'hydrocèle de la tunique vaginale, et, dans un seul cas, un kyste de l'épididyme (2). »

Enfin, comme il est impossible de reproduire ici tout le

---

(1) *Archives générales de médecine*, 4ᵉ série, t. XXX, décembre 1852, p. 393.

(2) *Ibid.*, p. 403.

travail de M. Duplay, je terminerai par les remarquables conclusions qu'il tire des faits étudiés par lui :

« 1° La sécrétion du sperme continue à s'effectuer chez les vieillards. Quoique, parmi ceux qui ont été soumis à notre observation, le plus âgé eût quatre-vingt-six ans, et que nous n'ayons pas eu l'occasion d'étendre nos recherches au delà de cet âge, tout porte à croire que la sécrétion spermatique se prolonge jusque dans un âge beaucoup plus avancé.

» 2° Cette sécrétion est généralement moins abondante que chez l'adulte; ce qui le prouve, c'est la prédominance du liquide sécrété par la membrane muqueuse des vésicules séminales, dans le sperme que renferment ces réservoirs. Cependant, par une exception rare, à la vérité, et même chez des octogénaires, la sécrétion du sperme paraît être aussi abondante que chez l'adulte, car le liquide que renferment les vésicules séminales de ces sujets privilégiés paraît aussi consistant que chez les sujets encore dans la force de l'âge.

» 3° Contrairement à l'opinion généralement admise par les physiologistes, les spermatozoïdes se retrouvent dans le sperme des vieillards. Les cas contraires, loin d'être la règle, doivent être considérés, d'après nos recherches, comme l'exception. Si dans certains cas, les spermatozoïdes sont moins nombreux que chez l'adulte, ou répandus moins uniformément que chez ce dernier dans toute l'étendue des voies spermatiques ; si, dans certains cas, ils présentent une conformation moins parfaite, dans d'autres aussi, et quelquefois chez des sujets très âgés, on les retrouve avec tous les caractères qu'ils présentent pendant la période moyenne de la vie.

» 4° Si les vieillards ne sont plus aptes à se reproduire, ce que l'on observe le plus généralement; et si, d'un autre côté, la présence des spermatozoaires constitue la qualité fécondante de la liqueur séminale, c'est moins à la composition de leur sperme qu'aux autres conditions de l'acte reproducteur qu'il faut attribuer l'infécondité des vieillards (1). »

A côté de ce remarquable travail, dont j'ai été heureux de reproduire textuellement les principaux passages, et qui, le premier, oppose des faits authentiques à une pure hypothèse des physiologistes, je crois inutile de mentionner quelques observations qui me sont propres, et qui, d'ailleurs, concordent exactement avec les résultats annoncés par M. Duplay. Aussi, bien convaincu de l'existence des spermatozoaires dans la liqueur séminale des vieillards, et, d'un autre côté, forcé d'admettre l'inaptitude de ceux-ci à se reproduire, j'ai cherché quelle pouvait être la condition de l'acte reproducteur qui faisait défaut au vieillard ; après une observation attentive du jeu et de l'importance de ces conditions, je crois avoir acquis la certitude que l'infécondité de l'âge avancé tenait, dans la *majorité des cas*, chez les individus surtout qui possèdent des animalcules spermatiques normaux, à une diminution notable de la force d'émission de la liqueur séminale.

Cette cause de stérilité, sur laquelle j'aurai à revenir plus loin, est quelquefois manifeste chez l'adulte ; elle se trahit d'ordinaire par une érection molle et flasque. Les masturbateurs, par exemple, offrent souvent auprès des femmes cette faiblesse d'érection, qu'il la faille attribuer à leur répugnance pour le sexe, ou à l'affaiblissement de leurs organes, et presque toujours alors ils sont inhabiles à se reproduire, bien que leur sperme contienne des animalcules

(1) *Archives générales de médecine,* décembre 1852, p. 403.

fécondants. Cette inaptitude à la fécondation se perpétue
tant que dure la faiblesse des érections, et la fécondité
reparaît avec le retour de la force érectile.

Pourquoi n'en serait-il pas de même pour le vieillard? Il
est incontestable que les fibres contractiles, quelles qu'elles
soient, qui concourent à l'expulsion du sperme, participent
chez lui à l'affaiblissement qui frappe toutes les parties de
l'organisme et qu'elles ne restent pas seules, énergiques et
vivaces, au milieu du dépérissement de toute l'économie.

Mais de même que, chez certains individus, la vitalité
générale conserve plus longtemps ses heureux attributs, de
même il est des vieillards dont les vésicules séminales et les
plans musculaires qui les recouvrent, gardent une force de
contraction qui n'est pas ordinaire à cet âge. Il en devait
être ainsi chez tous ceux dont l'histoire a noté le souvenir
de la paternité tardive : Caton le censeur, Massinissa, roi
de Numidie, Ladislas, roi de Pologne, etc., qui engen-
drèrent des enfants à l'âge de quatre-vingts et quatre-vingt-
dix ans. Sans doute, il est impossible de s'appuyer sur de
pareils exemples pour défendre l'opinion que j'émets ici,
car l'histoire, on le comprend, est muette sur ce point de
physiologie ; mais quand on a attentivement observé ce qui
se passe dans les cas d'impuissance, il est impossible de ne
pas admettre que la force d'émission du sperme joue un
grand rôle dans l'acte générateur.

Je sais bien que Spallanzani a fécondé des chiennes en
portant sur leur utérus la liqueur séminale du mâle ; mais
que prouvent ces expériences ? Les conditions de fécondation
sont-elles identiques dans la race canine et dans l'espèce
humaine ? Et puis, dans cette dernière, n'a-t-on pas vu
des hommes, avec une force d'éjaculation à peu près nulle,
féconder exceptionnellement une femme atteinte de prolap-

sus utérin? D'ailleurs, les expériences de Spallanzani, au point de vue qui nous occupe, n'ont peut-être pas toute l'importance qu'on serait tenté de leur donner au premier abord, si l'on réfléchit que l'illustre abbé expérimentait avec une seringue, et qu'il imprimait, par conséquent, au liquide une certaine force d'impulsion; enfin, ces expériences n'ont jamais été considérées avec raison que comme de curieuses exceptions aux lois ordinaires de la féconda- tion, et l'exception, que je sache, n'a jamais constitué une règle.

Pour moi, je le répète, la cause principale, sinon unique, de l'infécondité des vieillards dont le sperme est normal comme celui de l'adulte, réside dans la faiblesse de l'éjacu- lation, et se rattache, par conséquent, aux conditions de la puissance virile.

Je reviendrai plus loin sur le même sujet, alors que, dans le chapitre consacré aux troubles de la fonction d'émission, j'étudierai l'impuissance comme cause de stérilité; je renvoie donc à ce chapitre pour compléter les considérations dont je ne fais ici que poser les bases.

2° Tempérament. — Constitution. — État de maladie.

Tempérament. — Dans la sévère acception du mot, il n'est aucun tempérament qui soit à lui seul cause de stéri- lité; mais le tempérament peut être une prédisposition à certains troubles, à certaines exagérations fonctionnelles, qui, eux, sont des causes prochaines d'infécondité. Ainsi, il est incontestable qu'un coït accompli avec une exaltation de voluptés, proches parents de l'épilepsie, donne assez ordi- nairement, au point de vue de la génération, des résultats négatifs. Or, tous les tempéraments n'étant pas susceptibles d'atteindre ce haut degré de surexcitation, celui qui y prédisposera pourra donc être regardé comme une cause indirecte et éloignée d'infécondité.

Cependant, le tempérament n'est pas toujours et fatalement la source de voluptés étranges ; d'autres conditions sont nécessaires pour amener des plaisirs épileptiques, et parmi elles, il faut mettre au premier rang la tension de l'amour moral, le refoulement plus ou moins prolongé des désirs vénériens, la continence plus ou moins longue, etc.

D'ailleurs, cet état de surexcitation épileptiforme qui, quelquefois, est bien réellement un motif d'infécondité, est essentiellement relatif et passager : le changement l'altère, l'habitude l'émousse et la satiété le détruit.

Dans les conditions normales d'excitation vénérienne, conditions essentiellement variables avec chaque individu, il n'existe, je le répète, aucun tempérament infécond ; et s'il en est qui prédisposent à la stérilité par un excès en plus ou en moins d'excitation vénérienne, cette prédisposition se corrige, d'un côté, par l'habitude, et de l'autre, par un peu plus d'amour.

Constitution. — Il en est de même des constitutions, en tant qu'elles n'ont pas franchi les barrières de la santé ; je n'en sais aucune qui soit fatalement cause de stérilité, car on rencontre tous les jours dans le monde des hommes faibles et délicats procréer des enfants robustes et vigoureux.

Il est incontestable que chez les individus dont les sources de la vie sont languissantes, la sécrétion spermatique doit être moins énergique que chez ceux dont la vitalité est exubérante ; mais il importe peu, pour le succès de la fécondation, que cette sécrétion soit plus ou moins abondante, pourvu qu'elle s'accomplisse au milieu des conditions normales, c'est-à-dire pourvu que le sperme présente les propriétés physiques et chimiques qui le constituent liqueur fécondante. Sous ce rapport, je le répète, il n'est aucune constitution qui s'oppose à la sécrétion normale du liquide prolifique ; nous allons même voir que cette sécrétion n'est ni altérée, ni suspendue par des circonstances pathologiques qui transforment en véritable état morbide une constitution malheureuse.

État de maladie. — Il ne peut être ici question que des maladies chroniques ; au point de vue qui nous occupe, il n'est en aucune façon intéressant de savoir si les spermatozoaires vivent pendant une fièvre typhoïde, ou dans le cours d'une pneumonie, car les conditions au milieu desquelles se trouve l'organisme lui interdisent l'exercice d'une fonction dont l'accomplissement, alors même qu'il serait possible, compromettrait gravement la santé générale.

Il ne peut donc s'agir ici que de maladies chroniques dont la durée et la légèreté, ou l'intermittence des accidents, autorisent l'œuvre de la propagation de l'espèce.

Que ces états morbides se trouvent sous la dépendance d'une diathèse, ou soient plus simplement la transformation d'un état morbide aigu, ils ne semblent pas avoir une influence très marquée sur la sécrétion spermatique.

Dans les cas d'affections diathésiques, alors que le germe morbide ne s'est point encore traduit au dehors, le sperme ne subit aucune altération, puisque nous voyons ces vices pathologiques se transmettre d'une génération à l'autre ; lorsque la diathèse a fait explosion, lorsque, sortant de l'état latent, elle a attaqué les sources de la vie, comme chez les phthisiques et les cancéreux, par exemple, la sécrétion spermatique ne paraît pas davantage altérée ; on ren-

contre tous les jours des tuberculeux au deuxième et même
au troisième degré, qui deviennent pères; et combien n'y
a-t-il pas d'hommes qui ont des enfants avec des cancers
en pleine suppuration? Ces faits sont si constants et si avérés que quelques rêveurs, dans l'espérance d'une régénération complète de l'espèce humaine, ont entrevu la possibilité d'interdire le mariage aux individus atteints d'une
diathèse morbide transmissible par hérédité.

Le fait de l'existence des spermatozoaires pendant les
maladies chroniques, constaté par l'observation clinique, a
été confirmé par l'examen microscopique. C'est encore aux
recherches de M. Duplay qu'il faut avoir recours.

Parmi les trente-sept vieillards chez lesquels cet expérimentateur a rencontré des animalcules spermatiques, vingt
et un avaient succombé à des maladies aiguës et seize à des
maladies chroniques, *dont plusieurs,* dit l'auteur, *avaient
déterminé cet état de cachexie et de marasme dans lequel,
suivant l'opinion de certains auteurs, les spermatozoaires
disparaissent même chez l'adulte.*

Au nombre de ces maladies chroniques nous voyons :

Entérite chronique.   4
Affection organique du cœur   1
Tubercules pulmonaires   3
Bronchite chronique   2
Méningite chronique.   2
Ramollissement du cerveau.   2
Cancer de l'estomac   1
Squirrhe du pancréas   1

Cependant, sur les quatorze vieillards dans le sperme
desquels des animalcules n'ont pas été rencontrés, quatre
seulement avaient succombé à des maladies aiguës; les dix

autres se répartissaient, par rapport à la cause de leur mort, de la manière suivante :

Scorbut et méningite chronique.	1
Tubercules pulmonaires	2
Ramollissement chronique du cerveau. . . .	1
Suppuration énorme, marasme	1
Méningite chronique	1
Catarrhe chronique.	1
Myélite chronique	1
Cancer du côlon.	1
Paralysie, eschare, marasme.	1

En présence de ces résultats contradictoires, il serait déraisonnable d'admettre que l'absence des spermatozoaires, dans les dix derniers cas, est due à la maladie chronique qui a entraîné la mort, puisqu'on voit que, dans d'autres cas, les mêmes états morbides n'ont pas déterminé la disparition des animalcules spermatiques.

Et pourtant des auteurs, Davy entre autres, n'ont pas craint d'établir en loi que *les maladies chroniques qui se terminent par la mort arrêtent la sécrétion des animalcules spermatiques* (1). Mais il en est de cette loi comme de beaucoup d'autres trop facilement admises dans le sujet si peu connu qui nous occupe : elle n'est sanctionnée ni par l'observation clinique ni par l'étude nécropsique.

(1) *The Edinb. med. and surg. journ.*, et *Gazette médicale*, 1838, n° 31.

§ II. — Troubles dépendant d'un état local.

1° *Anomalies des testicules.*

Ces anomalies portent : 1° sur la position ; 2° sur le volume du testicule.

Je ne m'arrêterai ici qu'à la première de ces deux catégories, parce que la seconde, dans laquelle l'atrophie seule de la glande nous intéresse, rentrera dans l'histoire de cet état morbide que peuvent amener des circonstances accidentelles et que j'examinerai tout à l'heure.

Absence des testicules. — Jusqu'à Hunter, les anatomistes n'ont fait aucune difficulté d'admettre, non-seulement comme possible, mais encore comme assez commune, l'absence des deux testicules ; bien plus, cette absence ayant été constatée chez des individus qui avaient fait preuve tout à la fois de désirs vénériens, de virilité et de fécondité, on en avait naturellement conclu que les testicules n'étaient pas nécessaires à la fonction génitale ; aussi, Cabrol n'éprouvait aucune répugnance, dans des cas pareils, à conseiller le mariage. « Vous entendrez, dit-il, qu'estant moy à Beaucaire, je feus appellé pour avoir advis de moy par les parents d'un jeune homme de ladicte ville, aagé de XXII ans ou environ, pour scavoir si on le marierait ou si on le ferait d'église, veu qu'il n'avait point aucun testicule. Je leur conseillay de le marier, le voyant gaillard, non efféminé. Il est encore en vie et a eu deux enfants de son mariage (1). »

Et comme s'il eût senti combien peu était rigoureuse une semblable observation, le même auteur raconte l'histoire d'un homme qui fut pendu, pour viol, à Montpellier,

(1) *Alphabet anatomique*, p. 87.

et dont il fut chargé de faire l'autopsie. « Entre autres choses, dit Cabrol, le plus rare c'est qu'il ne lui feust trouvé aucun testicule, ni extérieurement ni intérieurement ; bien luy trouvasmes nous ses gardouches ou greniers autant remplis de semence qu'à homme que j'aye anathomisé despuis ; cela estonna merveilleusement toute l'assistance (1). »

Bien que l'opinion de Cabrol, sur l'inutilité des testicules dans l'acte générateur ne soit plus admise aujourd'hui, et qu'il ne se rencontrât pas un médecin capable de conseiller le mariage à un homme dont l'absence des testicules serait un fait parfaitement acquis, il s'agit de savoir si cette absence peut congénitalement se produire.

Dans un travail très remarquable sur les *anomalies de position et les atrophies du testicule* (2), M. Follin paraît disposé à attribuer à l'atrophie du testicule les cas où cette glande ne se rencontre pas. A l'appui de cette manière de voir, il cite deux faits qui lui paraissent concluants : « Le premier, dit-il, a été montré par moi à la Société de biologie en août 1850 ; le second a été communiqué par M. Gosselin, à l'Académie de médecine, dans la séance du 4 février 1851 (3). Je donnerai ces deux faits avec quelques détails, car, outre leur rareté, ils me paraissent avoir cela de remarquable qu'aucune autre lésion de l'appareil génital ne les accompagne ; ainsi, sur le scrotum, nulle cicatrice, et, dans les autres voies excrétoires du sperme, rien qui indique même une différence avec le côté opposé. »

Ces deux observations, que l'on trouvera dans le recueil

(1) *Alphabet anatomique.*
(2) *Études anatomiques et pathologiques sur les anomalies de position et les atrophies du testicule* (*Archiv. génér. de méd.*, juillet 1851).
(3) *Bulletin de l'Académie nationale de médecine.* Paris, 1851, t. XVI, p. 463.

que je cite, n'ont peut-être pas toute l'importance que
semble leur attribuer M. Follin, car rien ne prouve, en
effet, que le testicule manquant ait originairement existé,
et qu'il faille attribuer son absence à sa disparition progressive. On peut, avec une égale raison, croire à une
absence congénitale de la glande.

Cette anomalie ne serait pas, d'ailleurs, sans précédents :
Blandin (1) a noté un cas où il n'existait, d'un côté, ni
testicule, ni canal déférent, ni vésicule séminale ; et M. Velpeau (2) en rapporte un autre dans lequel l'artère et la veine
spermatiques étaient également absentes.

Tant que ce vice de conformation n'affecte qu'un seul
côté et que l'appareil spermatique existe intact du côté
opposé, le mal, au point de vue qui nous occupe, n'est pas
très considérable, et il serait facile de citer des faits qui
prouvent que la présence d'un seul testicule a suffi pour
accomplir la fécondation.

Mais le dommage serait plus réel et irrémédiable si les
deux glandes manquaient à la fois.

Quand un seul testicule est absent du scrotum, le diagnostic différentiel de cette absence peut offrir des difficultés insurmontables, car il n'existe alors aucun signe qui
puisse faire croire à l'arrêt de la glande dans la cavité abdominale. En admettant même l'opinion de M. Follin sur
l'atrophie du testicule retenu dans un point de son parcours,
opinion dont je parlerai longuement tout à l'heure, on n'a,
pour s'éclairer, ni le critérium des désirs vénériens ni les
ressources du microscope, car l'individu pourvu d'un testi·

(1) *Anatomie topographique*, p. 443.
(2) *Anatomie chirurgicale*, p. 192. — **Voyez** aussi Geoffroy Saint-
Hilaire, *Histoire des anomalies de l'organisation chez l'homme et les
animaux*. Paris, 1832, t. I, p. 390.

cule ressent les ardeurs de l'amour, comme le prouve le fait communiqué par M. Gosselin, et présente dans sa liqueur séminale des animalcules spermatiques.

Mais si les deux testicules manquaient, et surtout si cette absence était congénitale, le doute ne serait plus possible. L'individu n'a alors aucun des caractères qui constituent l'homme : ses formes arrondies et sa peau blanche et dépourvue de poils lui donnent quelque chose de féminin, que légitiment de plus la timidité et la pusillanimité de son âme. Les eunuques, dit-on, sont encore capables de donner la volupté aux femmes : c'est vrai, mais ils ne peuvent leur procurer le bonheur d'être mères ; le liquide qu'ils sécrètent et qu'ils perdent pendant le simulacre de leur volupté, est entièrement privé de spermatozoïdes et impropre à la fécondation.

En résumé, l'absence congénitale d'un testicule, accident sans influence bien marquée et sur les désirs vénériens et sur l'acte fécondant, se rencontre, à n'en pas douter, dans l'espèce humaine.

L'absence congénitale des deux testicules, cause radicale d'impuissance et de stérilité, est possible, et se traduit toujours par l'absence des désirs vénériens et des spermatozoïdes, et par la substitution des attributs physiques et moraux de la femme aux caractères constitutifs de l'homme.

Déplacements des testicules. — Depuis Hunter, les déplacements congénitaux des testicules ont, sous le rapport qui nous occupe, une importance considérable, car le grand chirurgien anglais a émis l'opinion que les testicules absents du scrotum, c'est-à-dire retenus dans un point de leur parcours, étaient atrophiés et, par conséquent, cessaient de sécréter le sperme.

Cette opinion, combattue par Richard Owen, annotateur

de Hunter (1), a été reprise par M. Follin, qui s'est attaché à montrer les transformations que subit la glande séminale retenue dans le ventre.

Outre une diminution notable dans son volume, le testicule, selon cet auteur, se modifie encore dans sa structure : tantôt il revêt une apparence fibreuse par suite du retrait de la substance séminifère, et tantôt il devient le siége d'une transformation graisseuse complète, par le dépôt, dans son intérieur, d'une matière grasse qui, comme dans le tissu musculaire, fait disparaître l'élément normal de l'organe.

Mais pour nous le fait le plus grave dans ces altérations des testicules, est l'absence absolue de tout zoosperme. « Nous devons déjà à un vétérinaire fort distingué, M. le professeur Goubaux, dit M. Follin, des détails intéressants sur la structure des testicules retenus dans le ventre chez le cheval (2). Outre des altérations dans le volume et dans l'aspect de la substance du testicule, devenue aussi molle que celle du fœtus, M. Goubaux a remarqué que le sperme contenu dans la vésicule séminale, du côté où le testicule était dans l'abdomen, n'offrait pas d'animalcules spermatiques. J'ai, dans trois cas, examiné le sperme contenu dans la vésicule séminale correspondante au testicule retenu dans l'anneau, et chaque fois j'y ai trouvé une absence complète de spermatozoïdes. L'examen comparatif du côté opposé m'a fait voir que les spermatozoïdes ne manquaient pas dans la vésicule séminale. Dans un quatrième cas, il n'y avait des spermatozoïdes ni d'un côté ni de l'autre. Il s'agissait là d'un homme mort à Bicêtre d'une affection des centres nerveux, datant de longues années. Mais ce qu'on trouve

(1) *OEuvres complètes* de J. Hunter, trad. par Richelot. Paris, 1843, t. IV, p. 63 et suiv.

(2) *Recueil de médecine vétérinaire pratique*, t. XXIV, p. 131.

constamment dans ce liquide, dépourvu de spermatozoïdes, c'est une abondante production d'une matière jaunâtre, qui se fragmente, comme les matières grasses, en globules arrondis, et me paraît en avoir quelques-unes des propriétés (1). »

Cette opinion de Hunter, si savamment défendue par M. Follin, n'est cependant pas à l'abri de toute critique. J'ai déjà dit que Richard Owen l'avait regardée comme fâcheuse et comme le résultat d'une fausse analogie. M. Cloquet a rencontré dans l'abdomen un testicule qui était d'un volume égal à celui qui se trouvait dans le scrotum. Un élève d'A. Cooper, désespéré de n'avoir aucun testicule dans les bourses, se suicida, et ses deux glandes séminales, retenues dans l'abdomen près de l'anneau inguinal interne, étaient d'une grosseur à peu près normale. M. Jarjavay rapporte deux faits presque analogues. « J'ai vu cette année, dit-il, à l'hôpital de la Charité, un homme de cinquante-cinq ans, dont la glande séminale droite n'était pas logée dans le scrotum. Sortie de l'orifice externe du canal inguinal, elle s'était placée un peu au-dessus de l'arcade aponévrotique de Poupart, vers le milieu de sa longueur; apparemment, les mouvements de flexion de la cuisse sur l'abdomen avaient ainsi occasionné la progression graduelle du testicule dans le tissu cellulaire sous-cutané; toujours est-il que ce testicule était aussi volumineux que celui du scrotum ; que de sa partie interne, coiffée de l'épididyme, qui était reconnaissable par le toucher, partait le canal déférent que les doigts sentaient même à son entrée dans l'orifice externe du canal inguinal, et que cet homme n'avait point été sobre de désirs vénériens ni du

(1) Archives générales de médecine, 1851, t. XXVI, p. 264.

coït. Chez un autre malade que j'ai observé dans le service de Blandin à l'Hôtel-Dieu, le testicule, encore contenu dans le canal inguinal, était le siége de douleurs vives, quoiqu'il n'existât aucune trace d'inflammation, douleurs qui portaient le malade à implorer la castration. Le testicule gauche, qui était dans le scrotum, avait le volume de l'état normal (1). » Un de mes amis, qui est mort chirurgien de marine à la Martinique, n'avait qu'un testicule dans le scrotum, et le volume de celui-ci n'avait rien d'anormal ; les désirs vénériens n'étaient point affaiblis, et le coït s'exerçait comme dans les conditions ordinaires.

Enfin, et, pour moi, ce fait est décisif contre l'opinion émise par Hunter, j'ai connu un homme de trente-deux ans, tapissier, doué de tous les attributs de la masculinité, marié, père de deux enfants, et dont le scrotum était veuf de tout testicule. Cet homme m'a assuré avoir toujours été dans cet état. Le scrotum ne présentait aucune trace de raphé, il était petit, ratatiné et comme rempli d'un tissu cellulo-graisseux. A travers ce tissu et du côté gauche seulement on sentait le cordon spermatique, mais il était impossible de distinguer le canal déférent. Le côté droit ne laissait rien soupçonner, et les testicules étaient insaisissables au toucher dans quelque point qu'on essayât de les chercher.

Sans doute ici comme dans les prescriptions de la loi, la recherche de la paternité est interdite, et, quoique je ne puisse admettre une argumentation qui ne tend à rien moins qu'à faire suspecter la vertu de toutes les femmes, je veux bien ne pas insister sur la paternité de cet homme, mais il faut au moins reconnaître que les désirs vénériens existaient et que le coït s'accomplissait normalement à l'époque

(1) *Traité d'anatomie chirurgicale*, t. I, p. 276. Paris, 1852-1854.

où je constatais moi-même l'absence des deux testicules dans le scrotum. Les circonstances, et c'est un point que j'ai toujours regretté dans cette observation, ne me permirent pas d'examiner le sperme de cet homme qui partit pour l'Afrique avec la colonie parisienne de 1848, et dont j'ai perdu toute trace depuis cette époque.

Tous ces faits sont-ils suffisants pour infirmer l'opinion qui veut que l'atrophie du testicule soit la conséquence fatale de son arrêt dans un point de son parcours? Évidemment non ; les observations de Hunter et celles plus récentes de M. Follin, doivent peser dans la balance et toujours être présentes à l'esprit du médecin consultant et à celui du médecin légiste.

Si des signes extérieurs ne peuvent accuser l'atrophie des testicules, si l'atrophie et le simple déplacement de ces organes se traduisent, dans la plupart des cas, par des caractères en quelque sorte négatifs, il reste, pour éclairer son diagnostic, d'un côté, l'énergie de la puissance virile, et de l'autre, l'examen microscopique du liquide rendu par les voies génitales.

Les déplacements des testicules se rangent dans quatre catégories que M. Follin énumère dans l'ordre suivant :

1° Cas où le testicule est retenu dans le ventre ou au canal inguinal dans ses rapports normaux avec l'épididyme et le canal déférent, le scrotum contenant du tissu cellulaire ;

2° Cas où le testicule est retenu dans le ventre ou au canal inguinal, l'épididyme et le canal déférent se trouvant en plus ou moins grande partie dans le scrotum en avant du testicule ;

3° Cas où le testicule s'est dirigé vers le périnée ;

4° Cas où le testicule a passé à travers le canal crural.

Je n'ai point à décrire ici ces quatre variétés de déplacement, dont l'histoire appartient à l'anatomie chirurgicale des testicules ; je dirai seulement qu'en admettant même dans sa plus grande rigueur l'opinion de Hunter, il ne faudrait déclarer un homme impuissant et stérile, pour cause d'atrophie testiculaire, que si les deux testicules étaient retenus dans le ventre ou à l'aine, car la présence d'un seul de ces organes dans le scrotum suffit non-seulement pour éveiller les désirs vénériens, mais encore pour satisfaire à toutes les conditions de la fécondité.

La possibilité de l'atrophie des testicules, que ces organes n'occupent pas leur place ordinaire, doit être pour le chirurgien un motif de surveillance dans les premiers temps de la vie, car alors il est peut-être possible d'amener le testicule dans le scrotum et de l'y retenir au moyen d'un bandage ; mais plus tard, lorsque l'anneau inguinal a perdu l'élasticité de ses parois, que le testicule a pu contracter des adhérences avec les parties voisines qui le pressent, sa sortie de l'abdomen n'est plus réalisable, et le malade est condamné à une infirmité inguérissable.

2° Atrophie des testicules.

J'ai déjà fait pressentir plus haut que la diminution dans le volume des testicules n'était pas toujours due à des circonstances accidentelles, et que l'on rencontrait quelques-unes de ces atrophies dont un vice de conformation était bien réellement la seule raison d'être. Aussi pour ne pas scinder cet article, ai-je réservé pour cette place l'histoire de cette anomalie, qui n'a une importance véritable pour nous que lorsqu'elle s'étend sur les deux testicules.

L'état anatomique du testicule atrophié n'est pas le même

dans tous les cas : tantôt, lorsqu'il n'y a pas fonte complète du tissu testiculaire, la tunique albuginée, flasque et décolorée, forme une poche trop vaste pour les restes de l'organe, et donne alors, comme dit M. Follin, la sensation obscure d'un liquide contenu dans cette loge fibreuse; tantôt la substance testiculaire, subissant une transformation, passe ou à l'état fibreux, surtout quand une phlegmasie est la cause de l'accident, ou à l'état graisseux, ainsi que M. Follin en rapporte un exemple; tantôt enfin, la disparition est complète, et il ne reste plus des testicules que les enveloppes sur lesquelles l'épididyme se conserve parfois dans une intégrité parfaite.

Quand un seul testicule est atteint, le diagnostic est ordinairement facile, parce qu'on a comme point de comparaison le testicule sain; mais quand les deux glandes ont subi un arrêt de développement, qu'il n'y a que simple diminution dans leur volume, on peut être embarrassé pour se prononcer, car la grosseur de ces organes est essentiellement variable selon les individus.

Mais s'il peut être intéressant pour l'histoire morbide du testicule de noter la limite exacte qui marque un changement en plus ou en moins dans son volume, il nous importe moins de prendre un tel souci, si ce n'est pour donner l'éveil au malade et prévenir une aggravation, voire même une fonte complète des organes.

Cependant cet embarras n'est pas tel que d'aucuns ont voulu le dire : quand l'atrophie tient à un arrêt de développement et que l'individu a atteint l'âge de la puberté, la différence dans le volume de ses testicules, comparé à celui des hommes de son âge, sera trop marquée pour laisser le moindre doute sur la véritable cause de cette différence; d'ailleurs l'appareil génital externe tout entier, la verge et le scrotum, n'ont pas suivi le développement progressif des autres parties du corps, et l'adulte offre alors, comme je le dirai tout à l'heure, un pénis et des testicules d'un enfant de cinq à huit ans.

Quand l'atrophie arrive d'une manière accidentelle, le malade a toujours, pour se guider, la comparaison de l'état passé et de l'état présent de ses testicules, de telle sorte qu'à moins d'une diminution imperceptible, le diagnostic n'offre pas dans la pratique les difficultés qu'ont élevées les auteurs en exigeant une mensuration absolue.

Le pronostic, au point de vue de la fécondité, est toujours excessivement grave; mais cette gravité n'est réelle, il ne faut pas se lasser de le répéter, que tout autant que l'atrophie attaque les deux testicules, et encore, dans ce cas, il est nécessaire que l'atrophie soit complète; car je dirai tout à l'heure que dans les simples arrêts de développement, par exemple, il n'est pas rare de voir l'appareil génital sortir un jour de sa léthargie, et les testicules, sous l'influence de cette vie nouvelle, acquérir le volume normal qu'ils possèdent dans l'âge adulte.

Le traitement, quand il sera possible d'espérer dans les ressources de l'art, sera nécessairement subordonné à la cause qui aura donné naissance à l'atrophie.

Ces causes sont nombreuses, et pour mettre quelque ordre dans leur énumération, je les rangerai sous six chefs principaux :

1° Arrêts de développement ou vices de conformation ;
2° Lésions de l'innervation ;
3° Compression ;
4° Inflammation ;
5° Actions de certaines substances ;
6° Causes diverses et inconnues.

1° *Arrêt de développement.* — Je ne reviendrai pas ici sur ce que j'ai dit plus haut de l'arrêt de développement qu'éprouvent les testicules retenus dans un point de leur parcours. Je n'entends parler en cette place que de l'atrophie des testicules parvenus dans les bourses.

Les cas de ce genre sont moins rares qu'on ne pense : Lallemand, Curling, Wilson, etc., en rapportent des exemples ; j'en ai moi-même observé quelques-uns, et j'ai longuement rapporté, dans la première partie de cet ouvrage (1), l'histoire d'un jeune Brésilien, que la ténuité de sa verge empêchait de goûter les voluptés du coït. Je ne rappelle ce fait que pour faire remarquer que la diminution des testicules, quelque considérable qu'elle soit, n'est pas toujours un motif d'impuissance et de stérilité, ainsi que le prouve le fait de Wilson, rappelé par M. Follin : « Wilson, dit-il, fut consulté par un homme de vingt-six ans, qui avait le pénis et les testicules aussi petits que ceux d'un enfant de huit ans. Cet homme se maria, devint père de famille, et à vingt-huit ans ces parties s'étaient accrues au volume de celles d'un adulte (*Lectures on the urinary and genital organs*). » L'exercice de la fonction génitale suffit, dans ces cas, pour amener les testicules à un volume plus considérable, comme on le voit par le fait de Wilson et par celui que j'ai cité moi-même.

Mais quand l'atrophie est complète, quand la substance testiculaire est entièrement absente de la tunique albuginée, l'art est impuissant, la stérilité est incurable, et de plus, tout le sens génital est mort : nul désir vénérien, nulle aspiration vers les voluptés amoureuses, que serait d'ailleurs incapable de faire goûter et d'éprouver elle-même une verge réduite à des proportions microscopiques.

(1) Voyez la page 160.

2o *Lésions de l'innervation.* — Les lésions de l'innervation comme causes d'atrophie des testicules ne peuvent
être mises en doute ; les faits abondent pour en constater la
réalité : Lawrence (1), Curling (2), Larrey (3), Lalle
mand (4), citent des exemples d'atrophie testiculaire survenue à la suite de blessures à la tête. Wardrop raconte
que le même accident survint chez un homme qui avait reçu
un coup violent au niveau de la région lombaire (5) ; enfin,
et pour terminer par une considération de physiologie comparée, M. Follin écrit : « M. le docteur Brown-Séquard,
dans ses belles expériences sur la section et la régénération
de la moelle chez les cobayes, m'a dit s'être assuré que les
testicules subissaient après cette lésion une diminution manifeste de volume (6). »

3o *Compression.* — L'effet que la compression amène
dans la consistance et le volume des testicules, que celle-ci
s'exerce sur la glande elle-même ou sur le canal déférent,
a été noté dès la plus haute antiquité par Hippocrate et
par Galien, et d'aucuns, depuis eux, ont considéré certaines
affections qui déterminaient une semblable compression,
l'hydrocèle, par exemple, comme des causes certaines de
stérilité. Cependant il faut se garder d'attribuer à quelques
uns de ces accidents une importance qu'ils n'ont pas, à moins
qu'ils n'aient acquis une durée et un développement considérables ; ainsi l'hydrocèle et le varicocèle, par exemple,
sont accusés d'être des motifs de stérilité, et j'ai vu plusieurs

(1) *Medico-chirurg. transact.*, t. IV, p. 214.
(2) *Treatise on the diseases of the testicle.*
(3) *Mémoires de chirurgie militaire*, p. 262.
(4) *Pertes séminales involontaires*, t. II, p. 42.
(5) *OEuvres* de Baillie, édition de Wardrop, vol. II, p. 315.
(6) *Archives générales de médecine*, juillet 1851.

fois des hommes portant l'une de ces deux affections satisfaire parfaitement aux conditions procréatrices.

Loin de moi la pensée de nier d'une manière absolue l'action délétère de ces maladies, mais j'estime que pour amener l'atrophie du testicule, cette action doit s'exercer longtemps et d'une manière assez énergique; d'ailleurs, il faut se garder de porter inconsidérément un pronostic fâcheux sur la capacité génératrice du malade, car il faudrait, pour que la stérilité se produisît, que la compression s'exerçât sur les deux testicules, et l'on sait qu'il est rare de rencontrer simultanément des deux côtés une hydrocèle ou un varicocèle. Cela est si vrai que M. Vidal (de Cassis) met au nombre des causes du varicocèle l'influence héréditaire, lui qui cependant fait valoir la stérilité comme un motif déterminant de l'opération.

Quoi qu'il en soit, il est impossible de nier l'action fâcheuse d'une compression longtemps continuée, que cette compression soit produite par une hydrocèle, par une hématocèle, par un varicocèle, par une hernie, par un éléphantiasis ou par toute autre phénomène, et cette possibilité doit entrer dans l'appréciation des causes de la stérilité chez l'homme.

Dans la très grande majorité des cas, surtout quand l'atrophie testiculaire n'est pas complète, on peut prévenir la fonte totale de la glande en faisant cesser la compression. M. Vidal (de Cassis) raconte qu'un jeune homme, porteur d'un varicocèle congénital des deux côtés, perdit sa voix de castrat et recouvra tous ses attributs mâles après la double opération du varicocèle (1).

_____

(1) *De la cure radicale du varicocèle par l'enroulement des veines du cordon spermatique.* Paris, 1850.

La gymnastique, un régime alimentaire fortifiant et excitant tout à la fois, et l'exercice modéré de la fonction génitale, sont, avec les bains de mer et quelques embrocations ammoniacales ou cantharidées, les seules ressources qui, après l'éloignement de la cause qui produisait la compression, puissent aider le retour de la fonction génitale, qui d'ailleurs le plus souvent revient d'elle-même sans le secours d'une thérapeutique quelconque.

4° *Inflammation.* — Hunter, qui reconnaît expressément que la compression peut amener l'atrophie des testicules, et il en cite comme preuves les cas de hernie dont Pott a rapporté des exemples et l'hydrocèle dont lui-même fut témoin, Hunter, dis-je, n'est pas moins explicite sur l'influence de l'inflammation, quelle que soit la cause de cette dernière : « D'autres fois il (le testicule) s'enflamme, dit-il, ou d'une manière spontanée, ou à cause de sa sympathie avec l'urètre ; il devient gros et commence ensuite à diminuer, comme dans la résolution d'une inflammation ordinaire ; mais cette diminution ne s'arrête point lorsque le testicule est réduit à son état naturel, elle continue encore jusqu'à ce qu'il disparaisse entièrement (1). »

Et Hunter rapporte trois faits de ce genre, dont je demande la permission de transcrire le second, parce qu'il nous offre l'exemple de la disparition successive des deux testicules. Hunter l'inscrit dans son livre comme lui ayant été communiqué par M. Nanfan.

« Un jeune homme d'environ dix-huit ans, qui n'avait jamais eu aucune maladie vénérienne, a perdu ses deux

(1) *Traité de la maladie vénérienne,* traduit par le docteur G. Richelot, avec des notes et des additions, par le docteur Ph. Ricord. 2e édit., Paris, 1852, p. 374.

testicules de la manière suivante : Le 3 février 1776, après
avoir patiné pendant quelques heures, sans avoir, à sa connaissance, reçu aucune lésion, il éprouva une violente douleur dans le testicule gauche, qui s'enflamma, et qui en
peu de jours acquit un volume considérable. Un chirurgien,
qui fut appelé auprès du malade, employa les moyens de
traitement ordinairement usités en pareil cas. L'inflammation
et le gonflement se dissipèrent graduellement dans l'espace
d'environ six semaines, et il ne resta plus qu'un peu d'induration. On appliqua alors un emplâtre mercuriel qui fut
abandonné après avoir été porté pendant quelque temps.
Depuis cette époque le testicule a continué à décroître graduellement, et maintenant il n'est pas plus gros qu'une fève
de marais ; le corps du testicule est entièrement détruit, et
ce qui reste paraît n'être autre chose qu'une partie de l'épididyme. Cette portion n'est le siége d'aucune douleur, à
moins qu'on ne la comprime ; elle est très dure et inégale
à sa surface. Le cordon spermatique n'est pas le moins du
monde altéré. Le 20 octobre 1777, le malade fut pris des
mêmes symptômes dans le testicule droit, sans cause appréciable, et je fus appelé à lui donner des soins. Il fut saigné
immédiatement, prit une mixture laxative, puis une mixture
saline avec le tartre stibié ; on fit des fomentations et des
embrocations sur le testicule avec l'esprit de Mindererus
et l'alcool. Le 27, on appliqua un cataplasme de farine de
graine de lin arrosé d'eau végéto-minérale. Ce traitement fut
continué jusque vers le milieu du mois de novembre. L'inflammation se dissipa, et le testicule parut être dans son
état naturel. Le 19 décembre, on m'appela de nouveau.
Le testicule paraissait s'indurer et diminuer de volume de la
même manière que l'autre, ce qui affectait vivement le
malade. Je prescrivis quelques pilules de calomel et d'émé-

tique, dans l'espoir d'accroître la sécrétion des glandes en
général et de déterminer quelque modification dans le testicule. Ce traitement parut d'abord produire un bon effet,
mais il ne tarda pas à devenir inefficace, et le testicule
commença à s'atrophier comme avait fait l'autre.

» Je fus appelé en consultation avec Adair et Pott, mais
nous ne trouvâmes rien qui pût offrir quelques chances de
succès. Je conseillai au malade de faire fonctionner l'organe
autant que ses penchants naturels pourraient l'y porter,
mais tout fut sans résultat. Le testicule continua à décroître
jusqu'à ce qu'enfin il n'en restât plus aucun vestige. »

De son côté, Hamilton (1) cite deux observations d'orchite parotidienne, avec atrophie du testicule consécutivement, et il ne serait pas difficile de trouver des exemples
d'orchite vénérienne suivie du même accident.

Ainsi donc, que la cause soit spontanée, métastatique,
vénérienne, traumatique ou autre, il faut reconnaître que
l'inflammation testiculaire amène dans certains cas la fonte
de l'organe. Il est difficile, pour ne pas dire impossible, de
noter les conditions qui favorisent ce dépérissement, et il
faut admettre, pour les cas où il se produit, une prédisposition spéciale, diathésique, pour ainsi parler, dont les
signes échappent entièrement à nos moyens d'investigation.

Le pronostic, qui ne peut être porté que lorsque le volume du testicule a commencé à diminuer, est toujours
grave, car il est à craindre, comme on l'a vu dans l'observation rapportée par Hunter, que la cessation de l'inflammation n'arrête pas la fonte du testicule. Selon toutes les
probabilités, le travail phlegmasique désorganise la sub-

(1) *Philos. transact.* Edinb., t. II, art. IX, p. 59.

stance testiculaire en le métamorphosant en une espèce de lymphe plastique, laquelle est plus tard lentement résorbée. C'est ce qui ressort à peu près de toutes les observations de ce genre : la diminution du testicule n'a jamais lieu pendant l'inflammation elle-même ; elle commence après la disparition de tous les symptômes de cette dernière, et quelquefois longtemps après, alors qu'on semblait ne plus rien devoir craindre sous ce rapport.

Cette manière de voir trace tout naturellement la conduite du chirurgien. Les antiphlogistiques sous toutes les formes seront appelés à combattre l'inflammation et à en diminuer les ravages ; et les fondants, tels que les préparations mercurielles et iodées, la ciguë, etc , etc., auront pour but de prévenir ou de dissoudre les engorgements et les nodosités que la phlegmasie pourrait produire.

Mais quand l'atrophie du testicule a commencé, il faut impérieusement éloigner les fondants, sous peine de hâter l'accident que l'on se propose précisément de combattre, et insister sur les toniques et même les astringents. Les eaux ferrugineuses, tant à l'intérieur qu'à l'extérieur, les bains de mer et même les bains de rivière, auront dans ces circonstances un avantage marqué. Le coït, ou tout au moins les excitations vénériennes modérées, sont à mon avis indispensables, car l'exercice régulier d'une fonction peut ramener l'organe dans les conditions normales de sa structure ; c'est ce que nous voyons tous les jours pour des muscles atrophiés auxquels le jeu des parties qui les soutiennent redonne la force et le volume qu'ils avaient perdus. Mais il ne faut pas, d'un autre côté, que ces excitations vénériennes et surtout que le coït deviennent des excès, car l'on précipiterait à coup sûr un dénouement funeste en augmentant par une excitation voisine de l'irritation la

puissance absorbante qu'il s'agit au contraire de modérer
et de conduire.

5° *Action de certaines substances.* — On ne doit pas
espérer trouver ici, je ne dirai pas la description, mais simplement l'énumération de cette foule de substances auxquelles l'imagination de nos pères prêtait les vertus les plus
surprenantes ; ce livre n'est point un recueil de fables ridi-
cules, et il nous importe peu de savoir, par exemple,
qu'Arnaud de Villeneuve recommandait, pour éteindre la
sécrétion spermatique, de porter dans sa poche un couteau
dont le manche serait fait avec le bois de l'*agnus castus*. Où
voit-on encore des femmes mettre leur chasteté sous la
sauvegarde de lits faits avec les feuilles du vitex, du nénuphar ou de la laitue ? Laissons donc toutes ces histoires
absurdes où la science et la raison n'ont que faire, et où
le merveilleux coudoie la jonglerie et le mensonge.

Cependant, ne poussons pas le scepticisme jusqu'à nier
l'action bien manifeste de certains agents sur les glandes en
général, et en particulier, sur les testicules. Parmi ces
agents, il en est un surtout dont l'influence désorganisatrice ne saurait être mise en doute ; je veux parler de l'iode.

Depuis que cette substance a été introduite dans la thérapeutique, son emploi a pris une telle extension qu'il a été
facile de recueillir de nombreux exemples de son action
délétère. M. Cullerier en a rassemblé un assez grand
nombre de cas (1), et j'en ai moi-même recueilli quelques-
uns.

J'ai souvent remarqué, en administrant l'iodure de mercure ou de potassium contre les accidents constitutionnels
de la syphilis, que les malades éprouvaient un allanguisse-

_____

(1) *Mémoires de la Société de chirurgie*, t. I.

ment notable dans les désirs vénériens et un affaiblissement manifeste dans leur puissance virile, avant même qu'il fût possible de constater et même de soupçonner une diminution dans le volume des testicules ; j'ai même connu une personne chez laquelle cette action des préparations iodées était si active qu'il lui suffisait, pour éprouver les accidents dont je viens de parler, de prendre une dose minime de ce médicament. Peut-on admettre, dans ces cas, que l'iode, avant même de commencer la désorganisation ou la fonte de la substance testiculaire, suspend, ralentit ou tout au moins pervertit la sécrétion séminale, au point d'amener un trouble notable dans la fonction dont cette sécrétion est tout à la fois l'excitant et la fin ? Ou bien l'iode, en dehors de son influence sur le tissu du testicule, exerce-t-il aussi un empire néfaste sur le sens copulateur ?

Cette dernière hypothèse, que rien ne justifie, doit s'effacer devant l'action bien réelle de l'iode sur la substance testiculaire ; aussi en attribuant à cette action l'allanguissement des désirs vénériens et l'affaiblissement de la puissance copulatrice, on rentre dans la loi physiologique qui place dans les testicules le siége et le moteur de la virilité. Il est probable qu'il se fait alors dans ces organes un travail sourd de désorganisation, dont les effets se font d'abord sentir pendant l'exercice de la fonction, avant de se traduire par un désordre anatomique de la glande. Le sperme, en effet, examiné au microscope, présente des animalcules et moins vivants et en moins grande quantité qu'à l'état normal.

Bien évidemment, une modification fâcheuse s'est opérée dans la sécrétion du sperme.

Si l'iode est continué longtemps, s'il est surtout administré en nature, comme dans le traitement de la phthisie pulmonaire par la méthode de MM. Chartroule et Piorry, cette modification se trahit par des signes non équivoques d'atrophie testiculaire. J'en ai vu un remarquable exemple dans lequel les inhalations des vapeurs d'iode avaient bien réellement amendé une phthisie pulmonaire, mais qui avaient amené dans l'espace de six à huit mois la fonte totale des testicules. Le malade, à l'époque où je l'examinais, avait vingt-sept ans, et ne possédait plus, dans le scrotum flétri et diminué à son tour de volume, que deux espèces de poches ratatinées et plates, suspendues au canal déférent, qui, lui, était dans toutes les conditions normales. Chez cet homme, l'impuissance était complète, la stérilité absolue.

En présence de pareils faits accomplis, l'art n'a qu'à se voiler la face ; il ne lui est pas permis de tenter l'impossible ; mais il peut heureusement intervenir avant que la destruction testiculaire soit entière ; alors, mais seulement alors, en éloignant la cause qui produit la fonte des testicules et en recourant aux toniques généraux, à une alimentation substantielle et à l'exercice modéré de la fonction génitale, on peut espérer arrêter une désorganisation funeste et conserver à l'organe atteint une force de sécrétion suffisante, non-seulement pour exciter l'ardeur vénérienne, mais encore pour produire et animer l'élément essentiel à la fécondation, c'est-à-dire les zoospermes.

6° *Causes diverses et inconnues.* — S'il fallait en croire un fait rapporté par Wardrop, le système circulatoire ne serait pas sans influence sur l'atrophie testiculaire. Cet auteur raconte que, chez un homme dont le scrotum ne contenait plus que la tunique albuginée, on trouva un anévrysme de l'aorte formé à l'origine des artères spermatiques qui étaient complétement oblitérées (1). Bien évi-

(1) *OEuvres* de Baillie, t. II, p. 345.

demment, ce n'est point à l'anévrysme, mais bien à l'oblitération des artères spermatiques, qu'il faut attribuer, dans ce cas, l'atrophie des testicules. La raison en est trop simple pour nous y arrêter davantage.

Mais en est-il de même des excès vénériens auxquels Larrey et B. Brodie prêtent une influence certaine? Il faudrait peut-être s'entendre sur la nature même de cette influence, avant de la nier ou de l'accepter sur la simple déclaration de ces deux hommes éminents.

Si l'on suppose que les excès vénériens amènent l'atrophie des testicules par suite de l'affaiblissement dont ils frappent l'organisme tout entier, je nie formellement cette action, parce qu'elle choque les notions les plus élémentaires de la physiologie.

Si, au contraire, on considère les excès vénériens comme une source féconde et permanente d'excitations testiculaires capables de déterminer dans ces glandes une inflammation désorganisatrice, je puis admettre cette explication que légitiment, jusqu'à un certain point, l'espèce d'empâtement et la douleur que l'on remarque dans les testicules après des excès de coït.

Ce ne serait donc que secondairement que ces excès amèneraient l'atrophie des testicules, et l'on retomberait alors dans les cas que j'ai examinés plus haut et qui reconnaissent l'inflammation pour cause.

Enfin, dans un certain nombre de circonstances, il est impossible de rattacher à quoi que ce soit l'atrophie des testicules. M. Follin fait une déclaration identique : «Depuis que mes études, dit-il, sont dirigées vers cet objet, j'ai trouvé dans les hôpitaux un certain nombre de malades dont les testicules étaient plus ou moins atrophiés, et la cause m'a échappé, à moins qu'on n'admette les excès véné-

riens ou autres, comme paraissent le croire Larrey et
B. Brodie (1). »

Je viens de dire la part qu'il fallait faire aux excès
vénériens, je n'y reviendrai pas.

3° *Dégénérescence des testicules.* — *Castration.*

Toute dégénérescence, quelle que soit sa nature, en
altérant profondément les conditions anatomiques du testicule, jette fatalement le trouble dans ses conditions physiologiques, tantôt en tarissant la source de la sécrétion spermatique, et tantôt en faisant perdre au produit de cette
sécrétion ses éléments ou attributs de liqueur fécondante.

Les transformations morbides que peut subir le testicule
sont nombreuses, que ces transformations soient bénignes,
comme dans les cas d'hydatides, ou qu'elles présentent le
caractère de malignité, comme dans le cancer.

L'histoire de ces affections est du domaine d'un traité
général de pathologie ; elle ne peut qu'entrer incidemment
dans les limites d'un ouvrage spécial sur les maladies de
l'appareil génital, et ne doit, par conséquent, figurer que
pour mémoire dans un livre de la nature de celui-ci.

Mais si le cadre qui m'est tracé m'interdit toute appréciation sur le squirrhe, l'encéphaloïde, les dégénérescences
fibreuses, osseuses, etc., du testicule, je dois m'arrêter un
instant sur les conséquences qu'entraîne la castration né-
cessitée presque toujours par la gravité de ces nombreuses
affections.

Quand l'opération n'enlève qu'un seul testicule, alors
que son congénère n'est pas malade, la faculté fécondante

(1) *Archives de médecine*, juillet 1851, p. 283.

est conservée ; elle n'est complétement éteinte que lorsque les deux testicules sont extirpés.

Quels sont les cas qui peuvent inspirer au chirurgien une si grave détermination ? Astley Cooper, pesant les circonstances de l'infection générale, se montre très circonspect quand il s'agit des maladies *malignantes* (c'est le terme dont il se sert pour désigner les affections de mauvaise nature, c'est-à-dire le squirrhe et le fongus hématode), et semble accepter la castration sans difficulté dans les cas de névralgie du testicule, ou ce qu'il appelle *testicule douloureux*. « Dans la névralgie du testicule, dit-il, le malade demande quelquefois avec instance l'amputation, quand les efforts de la médecine pour faire cesser les douleurs ont échoué, et quand les souffrances sont devenues si cruelles et si persistantes, que la vie lui est à charge par l'impossibilité où il est de vaquer à aucune affaire. »

Et A. Cooper ajoute :

« Dans ces cas, l'opération n'est dangereuse ni pour le moment, ni pour l'avenir, et ses suites n'exigent aucun soin particulier, excepté ceux qui auraient pour but l'amélioration de la santé générale (1). »

Je ne puis partager l'optimisme du chirurgien anglais ; une névralgie, quelque douloureuse et persistante qu'elle soit, ne me paraît pas un motif suffisant pour enlever des organes aussi importants que les testicules, et, dût l'opération ne porter que sur une seule de ces glandes, je conseillerai encore l'abstention, car c'est toujours une chose très grave que d'augmenter les chances d'infécondité.

Je ne puis reconnaître des motifs à la castration que dans

_____
(1) *OEuvres chirurgicales* d'A. Cooper, trad. par MM. Chassaignac et Richelot, p. 474.

une affection menaçant la vie du malade, ou dans un de ces
états qui, en tarissant la sécrétion spermatique, constituent
une incommodité insupportable, comme ces tumeurs
énormes connues sous le nom d'éléphantiasis.

Quoi qu'il en soit, après l'ablation des deux testicules, le
malade perd-il instantanément la faculté d'engendrer,
ou conserve-t-il pendant quelque temps encore le pouvoir de reproduire son semblable ? Cette question n'est
évidemment qu'un épisode dans mon sujet et ne présente
une importance réelle qu'en médecine légale. Aussi je ne
l'aborderai que d'une manière incidente, et me rangerai à
l'opinion d'Orfila, qui trouve surtout la solution du problème
dans les causes qui ont amené la castration (1).

Il n'est pas en effet déraisonnable d'admettre que, si
avant leur ablation, les testicules étaient sains, la faculté
fécondante ne se conserve encore pendant un certain temps,
due à la présence du sperme contenu dans les vésicules
séminales ; mais, ainsi que Marc le fait justement remarquer (2), cette faculté se doit perdre après une ou deux
éjaculations. Quand les testicules, au contraire, ont été
extirpés à la suite d'une dégénérescence quelconque, il est
déraisonnable d'admettre que la faculté fécondante survit
même temporairement, car, ainsi que je l'ai dit plus haut,
par l'effet seul de la dégénérescence, la sécrétion spermatique est depuis longtemps viciée ou abolie.

Les stigmates que la castration imprime à la victime
diffèrent selon que l'opération a été subie avant ou après la
puberté. Dans le premier cas, l'individu est pour toujours
privé des signes et des attributs de la masculinité ; la barbe

---

(1) *Traité de médecine légale*, 4ᵉ édit., t. I, p. 180.
(2) *Dictionnaire des sciences médicales*, art. CASTRATION.

est absente du visage; les poils rares et fins au pubis; le tissu graisseux et les formes arrondies prédominent comme chez les femmes ; les mamelles acquièrent un volume inaccoutumé pendant que les organes externes de la génération sont remarquables par leur petitesse ; la voix garde un timbre enfantin bien connu dans le plain-chant de la chapelle sixtine ; enfin, les facultés morales et intellectuelles subissent elles-mêmes une dégradation qui les harmonise avec l'avilissement de la nature physique.

Quand la castration a eu lieu après la puberté, les attributs acquis ne se perdent pas; seulement, la barbe devient moins longue et moins épaisse, et le moral subit un changement funeste : le malheureux mutilé, honteux de lui-même, inutile à l'espèce, tombe dans une mélancolie profonde qui souvent n'a d'autre refuge que le suicide.

4° Maladies des enveloppes du testicule.

J'ai déjà indiqué plus haut, alors que je parlais de l'atrophie des testicules, l'action morbide exercée sur ces organes par les affections dont le siége se trouve sur leurs enveloppes, qu'on les rencontre, soit dans les tuniques testiculaires, comme l'hydrocèle; soit dans le cordon spermatique, comme le varicocèle ; soit dans les tissus du scrotum, comme l'hématocèle, l'éléphantiasis; soit enfin dans plusieurs de ces éléments, comme certaines tumeurs solides ou certaines autres formées par l'accumulation d'un liquide.

Je n'aurai donc pas à m'étendre longuement sur ces affections.

Cependant, je ferai remarquer que l'atrophie testiculaire n'est pas toujours et fatalement un résultat de leur existence, et que, dans un très grand nombre de cas, la fonction spermatique n'est altérée ni par une hydrocèle, ni par un varicocèle, ni par une hématocèle, ni par toute autre tumeur, quelque volumineuse qu'on la suppose. Il n'est pas un praticien qui n'ait constaté la vérité de cette assertion.

De plus, dans les cas où par suite d'une maladie des enveloppes du testicule, la faculté procréatrice se suspend, on ne doit pas fatalement conclure à l'atrophie de la glande, car, ainsi qu'on va le voir, la stérilité, ou si l'on veut, l'absence des spermatozoïdes dans le liquide éjaculé, peut être le résultat d'une simple action mécanique et non celui d'une altération de la sécrétion testiculaire.

Voici le fait assez curieux sur lequel je m'appuie :

Un homme de vingt-six ans à peu près, employé dans un des manéges de Paris, portait une double hydrocèle, qui finit par prendre un volume assez considérable pour engager le malade à me consulter, malgré l'effroi que lui inspirait la pensée d'une opération quelconque. Marié et père déjà de deux enfants, il m'avoua que depuis quelque temps il paraissait avoir perdu ses facultés fécondantes ; je constatai, en effet, que le liquide éjaculé ne contenait pas de spermatozoïdes. Je crus à une atrophie testiculaire déterminée par l'hydrocèle, et, dans la pensée d'arrêter, s'il en était temps encore, la désorganisation complète de l'organe, je proposai la ponction de la double tumeur.

Le malade, ainsi que je l'ai dit, était très pusillanime ; il consentit à la ponction, mais ne voulut à aucun prix permettre l'injection d'une liqueur irritante, préférant, disait-il, se faire reponctionner si la tumeur se reproduisait.

Je dus céder devant une volonté si fermement arrêtée, et je ne pratiquai que la double ponction à vingt-quatre heures d'intervalle.

Comme on devait s'y attendre, surtout chez cet homme

qui montait tous les jours à cheval, l'hydrocèle reparut;
mais, dans l'intervalle qui s'écoula entre la ponction de la
tumeur et le retour de celle-ci au volume énorme qui avait
amené chez moi le malade, ce dernier avait recouvré ses
facultés fécondantes, car, outre la grossesse de sa femme
(ce qui peut-être n'eût pas été une preuve à l'abri de tout
reproche), je constatai la présence des spermatozoïdes dans
sa liqueur séminale.

Quand l'hydrocèle présenta de nouveau l'énorme volume
de la première fois, les animalcules spermatiques disparurent
encore du liquide éjaculé, et reparurent après une seconde
ponction de la tumeur.

Enfin, le malade se décida à supporter l'injection iodée,
qui le débarrassa tout à la fois de son hydropisie de la tunique
vaginale et de sa stérilité temporaire.

Les testicules n'étaient nullement atrophiés, et il est
impossible d'expliquer l'infécondité passagère de cet homme
autrement que par la pression exercée par l'hydrocèle sur
l'épididyme dont les parois, mises en contact, interceptaient
l'intérieur de ce conduit. La présence des spermatozoïdes
dans la liqueur séminale, après l'éloignement de l'obstacle
à la libre circulation du sperme, produit par la pression de
l'hydrocèle, confirme, ce me semble, cette manière de voir,
qui est, en quelque sorte, le corollaire de ce que je dirai
tout à l'heure de l'occlusion pathologique de l'épididyme.

En résumé, l'influence exercée par les maladies des enveloppes du testicule sur la faculté procréatrice, est de deux
sortes : 1° tantôt ces maladies n'ont qu'une action purement
mécanique; elles créent un obstacle à la circulation du
sperme, mais n'en tarissent pas la source; 2° tantôt, au contraire, elles suspendent la sécrétion spermatique, en amenant la désorganisation du tissu même de l'organe sécréteur.

Le volume des testicules, quand l'examen en pourra être fait, permettra, dans la majorité des cas, de distinguer ces états l'un de l'autre, et la gravité du pronostic sera nécessairement subordonnée au diagnostic porté et à la nature de la maladie qui détermine la compression.

Est-il besoin ici de parler de traitement ? Quand la stérilité est produite par une simple pression sur l'épididyme, l'éloignement de cette pression est tout ce qu'on doit faire ; quand elle est due à l'atrophie des testicules, les ressources de la thérapeutique sont minimes, ainsi que je l'ai dit dans l'article précédent auquel je renvoie le lecteur.

5° *Maladies des annexes du testicule. — Épididyme. — Canal déférent.*

Il y a à peu près dix ans, un de mes bons amis, vieux et distingué praticien de la province, me disait à l'occasion de la stérilité de son mariage sur laquelle je le questionnais : « Mon infécondité date de plus de vingt ans. Pendant le cours de mes études médicales à Montpellier, des abcès, sans motif vénérien, je te jure, envahirent mes épididymes de chaque côté, et furent successivement ouverts par Delpech. Les cicatrices qui résultèrent de ces petites opérations ont obstrué les canaux épididymaires, au point que la circulation du produit testiculaire est entièrement interrompue. Tu peux, d'ailleurs, t'assurer toi-même de la réalité du fait, car, même après un laps de temps aussi long, on sent encore un nodus à la queue de l'épididyme. »

Je constatai, en effet, sur la partie indiquée un point dur et comme fibreux.

« Ces sortes d'indurations, ajouta mon vieil ami, causes certaines de stérilité, sont peu connues ; mieux étudiées dans leur formation et dans leur marche, elles pourraient devenir le point de départ de nouvelles conquêtes pour la médecine. »

Ce vœu a été en partie exaucé par M. Gosselin, dont je dois ici consigner les intéressantes recherches.

Si M. Gosselin ne peut revendiquer l'honneur d'avoir indiqué le premier, comme cause de stérilité, l'oblitération de l'épididyme, il a pris sur tous ses devanciers un important avantage par la lumière inattendue que, grâce à l'anatomie pathologique et au microscope, il a jeté sur un sujet plongé encore dans les ténèbres.

Malheureusement, les observations de M. Gosselin ne portent que sur les indurations d'une seule espèce, sur celles qui succèdent à l'inflammation vénérienne du testicule. A vrai dire, la spécificité de la phlegmasie ne joue ici aucun rôle, et pourtant, il est intéressant de savoir si des inflammations spontanées ou traumatiques sont suivies de résultats parfaitement identiques avec ceux de l'orchite vénérienne.

J'essayerai, par des faits qui me sont propres, de suppléer au silence de M. Gosselin.

Les observations qui servent de base au travail dont je vais parler se rapportent toutes, on le comprend, à des épididymites bilatérales, car, si un des deux testicules reste intact, il est impossible d'apprécier expérimentalement les modifications survenues dans la fonction séminale, puisque le testicule sain continue à fournir les éléments de la sécrétion, c'est-à-dire les spermatozoïdes.

Les faits de M. Gosselin, consignés dans son travail le plus récent (1), sont au nombre de vingt et se partagent en

_____
(1) *Archives générales de médecine*, septembre 1853.

deux catégories, selon que les épydidymites étaient plus ou moins récentes.

Dans la première catégorie, composée de quinze faits, l'inflammation des épididymes remontait à quelques semaines ou à quelques mois. Tous les malades de cette catégorie se ressemblaient sous les trois rapports suivants : 1° ils conservaient, à l'époque où la guérison leur semblait être complète, une induration, sorte de noyau ou de durillon, au niveau de la queue des épididymes ; 2° rien ne leur paraissait changé dans leurs fonctions génitales : désirs, érections, éjaculations, tout était revenu comme avant la maladie ; le sperme n'offrait même aucun changement dans sa quantité, sa couleur et son odeur : il conservait toutes les propriétés chimiques que lui a reconnues Berzelius, ainsi que M. Gosselin s'en est assuré, dans un cas, avec le préparateur de chimie à la Faculté de médecine ; 3° enfin, le sperme, examiné au microscope, n'offrait, pendant les premiers temps, aucune apparence de spermatozoïdes.

La seconde catégorie, remplie par cinq observations, se rapporte à des épididymites datant de plusieurs années. Chez quatre de ces individus, dont les épididymes présentaient une induration comme dans les faits précédents, le sperme avait perdu sa propriété fécondante, tout en conservant ses caractères physiques et chimiques ; chez le cinquième, l'induration n'a pu être constatée que d'un seul côté, et l'on a trouvé des spermatozoïdes dans la liqueur séminale.

Enfin, ainsi que M. Gosselin l'avait établi dans un précédent mémoire (1), toutes les fois que les épididymites n'ont

____

(1) *Comptes rendus des séances de l'Académie des sciences.* séance du 14 juin 1847.

pas été suivies d'induration, la fonction séminale n'a subi aucun trouble, et des spermatozoïdes ont été vus dans le liquide éjaculé.

C'est donc à l'existence de cette induration, qui forme un obstacle mécanique à la marche du produit testiculaire, qu'il faut rapporter l'absence des animalcules spermatiques.

Cette hypothèse, qui me paraît être l'expression de la vérité, n'est point infirmée par la persistance des autres circonstances physiologiques de la fonction génitale qui semblent, au premier abord, lui donner un démenti. Les désirs vénériens et la puissance virile n'éprouvent aucune diminution, parce que la sécrétion testiculaire continue, quoique le produit de cette sécrétion, au lieu d'être rejeté au dehors par le canal de l'urètre, rentre dans l'organisme par la résorption ; le liquide éjaculé présente les caractères physiques et chimiques qu'il offre à l'état normal, parce que ces caractères sont ceux du produit de la sécrétion des vésicules séminales ; — dans les cas dont il s'agit ici, la liqueur éjaculée est du sperme vésiculaire duquel est complétement absent le sperme testiculaire. — Les considérations physiologiques, placées dans l'introduction de cet ouvrage (1), et relatives au rôle respectif joué dans la fonction séminale par les vésicules et les testicules, permettront au lecteur de se rendre compte des circonstances que j'indique ici, sans qu'il soit nécessaire de m'y arrêter plus longtemps. D'ailleurs, on pourra toujours recourir au travail de M. Gosselin, dont je ne puis, on le comprend, qu'analyser les parties les plus saillantes et les plus appropriées à mon sujet.

Cependant, au nom même de l'intérêt de ce sujet, qu'on

(1) Voyez la page 44.

me permette de reproduire les conclusions pathologiques
que l'auteur a tirées de ses recherches. Cette citation, tout
en abrégeant le discours, rendra ma pensée plus lucide, car
je partage sur ce point tous les errements de M. Gosselin.

« Cette oblitération, dit-il, occupe le plus souvent la
queue de l'épididyme; mais elle peut, à la rigueur, se trouver sur un autre point de cet organe. Comme, à partir de son
corps, c'est un conduit unique qui se forme en s'enroulant,
il suffit que le calibre de ce conduit s'efface en un point
pour qu'il y ait obstacle au passage du sperme.

» Elle n'occasionne pas de douleurs ; on voit, il est vrai,
des malades qui souffrent longtemps à la suite d'une orchite blennorrhagique ; mais je l'ai attribué, dans quelques-unes de mes observations, à un reste d'inflammation
au niveau du noyau, car les douleurs étaient augmentées
par la marche et les travaux pénibles, tandis que l'éjaculation n'avait sur elles aucune influence. La pression du
point induré les augmentait, tandis que les autres parties
de l'épididyme étaient peu sensibles.

» Elle n'entraîne pas de changement appréciable pour
les malades dans les fonctions des organes génitaux. Si
même on voyait, à la suite d'une orchite, les érections et
les éjaculations diminuer, il faudrait craindre une affection
tuberculeuse, et explorer, à l'aide du toucher rectal, les
vésicules séminales et la prostate.

» Quand l'oblitération existe des deux côtés, elle occasionne nécessairement la stérilité; quand elle existe d'un
seul côté, la fécondation est possible, à la condition que
l'autre testicule soit sain.....

» La durée de l'oblitération est variable. Je suis heureux
d'avoir pu démontrer aussi clairement que possible qu'au
bout de trois, quatre, cinq et même de huit mois, elle peut

disparaître et laisser libre la circulation du sperme. Je n'ai pas de fait qui me prouve que l'oblitération puisse disparaître après un temps plus long, mais il n'y a pas de raison pour regarder la chose comme impossible, je ne voudrais même pas assigner un terme au delà duquel on ne devrait plus compter sur la guérison. Pour obtenir à cet égard des résultats satisfaisants, il faudrait beaucoup plus d'observations que je n'en possède; je compte recueillir avec soin toutes celles que le hasard me permettra de suivre ; mais, vu leur rareté et les difficultés inhérentes à ce genre de recherches, il faudra nécessairement un temps assez long. Au point où en est aujourd'hui la question, on peut concevoir cependant que certains individus, après avoir été stériles pendant les premiers mois qui suivent une épididymite double, puissent, au bout d'un certain temps, redevenir aptes à la fécondation (1). »

Certes, il est difficile de rien reprendre à ce chapitre ajouté à l'histoire de l'épididymite blennorrhagique; mais au point de vue de ce livre, le cadre est trop restreint, et je dois rechercher si la blennorrhagie est la seule cause d'inflammation épididymaire, capable d'amener l'oblitération de ce conduit et, par suite, la stérilité.

Hippocrate a noté que les Scythes étaient pour la plupart stériles, et il attribuait leur infirmité à l'habitude qu'ils avaient de monter à cheval. Depuis le père de la médecine, la même observation a été faite bien souvent, et l'on rencontre tous les jours des hommes, cavaliers par état, qui, avec les apparences de la plus énergique virilité, sont inhabiles à la fécondation, surtout s'ils n'ont pas l'habitude de soutenir le scrotum dans un suspensoir. J'ai eu l'occasion

(1) *Archives générales de médecine*, septembre 1853.

d'examiner quelques individus de cette profession, et j'ai constaté sur plusieurs d'entre eux l'induration caractéristique décrite par M. Gosselin. Les chirurgiens des régiments de cavalerie pourraient sous ce rapport donner à la science des renseignements certains; c'est un intéressant sujet d'études que je leur signale. En attendant des faits confirmatifs plus nombreux, je crois que l'observation d'Hippocrate est vraie, comme à peu près toutes les propositions de ce grand homme, et que l'explication anatomique du phénomène se trouve tout entière dans l'organisation et la transformation fibreuse de la lymphe plastique au niveau de la queue des épididymes, et due à l'inflammation que finissent par amener, dans ces organes, les frottements et les chocs des testicules contre le pommeau de la selle.

En tirant de ce fait sa conséquence la plus logique, il faut admettre qu'il en sera de même de toute inflammation à cause franchement traumatique, et, par une nouvelle déduction, on arrivera à comprendre dans le même cadre toute inflammation épididymaire, quelle qu'en soit la cause, ainsi que le justifie le fait dont j'ai parlé au début de ce chapitre.

Généralisant donc l'étude de M. Gosselin, on doit reconnaître que toute épididymite double, qu'elle soit vénérienne, traumatique, métastatique, etc., etc., en favorisant le dépôt de la lymphe plastique sur un point de l'épididyme, peut devenir une cause de stérilité soit temporaire, soit définitive : temporaire, si la lymphe plastique qui forme obstacle au passage du sperme testiculaire est résorbée ; définitive, si l'induration persiste.

Pour prévenir, autant que possible, ce dernier résultat, le traitement, pendant la période aiguë de l'inflammation, devra tendre surtout à obtenir une résolution rapide. Les

.émissions sanguines locales, répétées plusieurs fois selon les forces et la constitution du malade, marqueront le début du traitement; les purgatifs, donnés tous les trois ou quatre jours, remplaceront ensuite les sangsues, et l'engorgement sera de bonne heure attaqué par les fondants, surtout par le mercure dont l'introduction dans les voies circulatoires, ainsi que le dit M. Gosselin, paraît favorable à la résolution des épanchements plastiques dans le testicule et l'épididyme.

Si, après la disparition de tous les symptômes inflammatoires, l'induration épididymaire persiste, il ne faut point hésiter à recourir à l'iodure de potassium à l'intérieur et même à l'iodure de plomb en frictions. Sans doute, il est à craindre, ainsi que je l'ai dit plus haut, que l'iode amène l'atrophie des testicules, et que, pour éviter un mal, on tombe dans un pire. Certainement le danger n'est pas à dédaigner, mais on peut jusqu'à un certain point s'en garantir en apportant à l'administration du médicament une réserve et une attention soutenues.

Est-il besoin de faire remarquer que toutes les considérations que je viens de présenter sur ce mode d'oblitération de l'épididyme, peuvent se rapporter au canal déférent? Sans doute, l'induration qui intercepte la libre circulation dans l'intérieur de ce canal est moins facilement appréciable au toucher que celle dont le siége est à l'épididyme, parce qu'elle est protégée par des parois plus résistantes, et dérobée quelquefois dans les profondeurs de l'abdomen; mais comme celle de l'épididyme, elle s'accompagne de désirs vénériens normaux, d'éjaculations aussi abondantes qu'à l'état ordinaire, et complétement privées de spermatozoïdes. Sous ces rapports, que l'induration se fixe à l'épididyme ou au canal déférent, les résultats sont parfaitement identiques.

L'inflammation n'est pas la seule source qui fournisse des obstructions au conduit vecteur du sperme testiculaire : les tubercules, le cancer peuvent y déposer leurs produits morbides, ainsi qu'on en a des exemples dans la science, et l'on comprend même qu'il puisse s'y former des dépôts d'autre nature, véritables calculs comme on en observe dans toutes surfaces creuses.

Le diagnostic différentiel de ces divers genres d'obstruction, surtout en dehors de l'épididymite, présente une obscurité sur laquelle peuvent jeter quelque jour les diathèses tuberculeuse et cancéreuse, mais que les antécédents et l'état actuel du malade n'éclairent, dans les autres cas, que d'une lumière douteuse.

La présence, dans le produit de l'éjaculation, de pus, de sang, de matière tuberculeuse, cancéreuse ou autre, n'est point un signe irréfragable, car ces matières peuvent également provenir du canal de l'urètre, de la prostate, des canaux éjaculateurs ou des vésicules séminales.

Cependant, comme la présence de ces matières morbides dans le sperme n'en éloigne point les spermatozoïdes, ainsi que l'ont constaté les observations des micrographes, on est en droit de conclure que la suppuration, la phlegmasie, la tuberculisation, le cancer, etc., de l'urètre, de la prostate, des canaux éjaculateurs et des vésicules séminales ne sont point de suffisantes raisons pour expliquer l'absence du sperme testiculaire, et qu'il se peut faire que les matières morbides, décelées dans le produit de l'éjaculation, s'étendent jusqu'au canal déférent et même jusqu'à l'épididyme. De cette manière, on arrive à déterminer : 1° par la quantité du liquide éjaculé, qu'aucun obstacle n'existe sur le parcours des voies spermatiques compris entre le méat urinaire et les vésicules séminales; 2° par l'absence des sper-

matozoïdes (en supposant qu'il n'y a aucune autre cause de
stérilité), qu'un obstacle les empêche d'aller du testicule à
la vésicule séminale; 3° enfin, par la présence d'une matière
morbide dans le produit de l'éjaculation, que l'obstacle est
probablement dû à la pénétration de cette matière morbide
dans 'e canal déférent et même dans l'épididyme.

Je dois à la vérité de dire que c'est par induction que
j'établis ce diagnostic différentiel; je ne puis l'appuyer encore sur aucun fait clinique, mais il m'a paru assez logique
pour être indiqué ici, afin que des recherches ultérieures et
diverses en constatent ou en infirment la réalité.

CHAPITRE II.

TROUBLES DE LA FONCTION DE CONSERVATION.

Les vésicules séminales dans lesquelles se passe toute la
fonction dont j'ai ici à examiner les troubles, remplissent
un double rôle à l'endroit du sperme testiculaire : 1° elles
lui offrent un asile en attendant son expulsion; 2° elles lui
préparent les moyens d'exécuter cette expulsion sûrement
et fructueusement.

Quand les vésicules séminales refusent au sperme l'asile
qu'elles sont destinées à lui procurer, en d'autres termes,
quand elles ne peuvent le garder en réserve et qu'elles le
laissent échapper en dehors des conditions normales de
son expulsion, c'est-à-dire l'excitation vénérienne, il y a ce
qu'on a appelé *spermatorrhée, pertes séminales*, etc.

Je me suis déjà longuement occupé de cette affection, et
je dois renvoyer le lecteur au chapitre qui lui est consacré(1).

(1) Voyez la page 388, et l'ouvrage de F. Lallemand, *Des pertes
séminales involontaires.* Paris, 1836-1842, 3 vol. in-8.

Sous le second rapport, c'est-à-dire sous celui des vésicules séminales considérées, non plus comme organes de
conservation du sperme testiculaire, mais comme organes
de sécrétion, on peut dire avec les auteurs qui ont enrichi
la science de nécropsies intéressantes, que « les vésicules
séminales sont susceptibles d'états morbides les plus variés,
depuis la simple inflammation et la suppuration, jusqu'aux
diverses dégénérescences tuberculeuses, soit que les tubercules se soient également développés dans les poches, ou
qu'ils s'y soient formés en même temps que dans d'autres
régions du corps, et plus particulièrement dans les cas de
sarcocèle scrofuleux. »

M. Civiale, qui a pris soin d'analyser toutes les lésions
cadavériques signalées par les auteurs sur les vésicules séminales, termine cet examen par les lignes suivantes qui
résument l'état actuel de la science sur cette partie de l'anatomie pathologique : « En résumé, dit-il, les affections
principales des vésicules séminales et des conduits spermatiques se rapportent, pour le plus grand nombre, à l'inflammation, soit aiguë, soit surtout chronique, et aux suites
qu'elle peut entraîner. Mais la phlegmasie elle-même a été
bien moins souvent observée que les altérations de texture
qui en procèdent. D'ailleurs, elle n'est jamais bornée, et
toujours elle s'accompagne de l'inflammation des parties
voisines, telles que le testicule, la vessie, le rectum et principalement la prostate. Elle paraît se terminer assez fréquemment par suppuration et bien plus souvent encore par
induration. Le pus, quand il s'est produit, s'échappe tantôt
par les voies naturelles, tantôt par des trajets fistuleux,
communiquant soit avec la vessie, comme l'a vu M. Andral,
soit avec le rectum, comme le dit M. Martin, soit avec
l'extérieur du corps, comme le constatent des faits récents

et comme je l'ai observé plusieurs fois. Il faut rapprocher
de la suppuration, du moins quant à ses produits, la tuberculisation des vésicules séminales, dont parle M. Louis,
et qui avait été mentionnée; les faits que je viens de rapporter prouvent en effet que cette terminaison n'est pas rare.
A l'induration se rapportent également la cartilaginification
et l'ossification, dont, indépendamment des cas précédemment décrits, il s'en trouve plusieurs dans les ouvrages de
Sandifort, Sœmmering et Voigtel. Enfin, les vésicules séminales ont été vues atrophiées par Baillie et Morgagni. Je me
borne à mentionner les calculs trouvés dans leur intérieur,
dont j'ai parlé dans un autre ouvrage, et dont Carmann,
Riedlin, Stalpart van der Wiel, Hartmann, Meckel, Hem-
mann, Baillie, etc., citent des exemples (1). »

Cependant la distinction que la physiologie établit entre les
attributs des vésicules séminales, en les considérant, d'un côté,
comme organes de conservation du sperme testiculaire, et,
d'autre part, comme organes de sécrétion, entraîne-t-elle une
distinction analogue dans l'ordre pathologique? en d'autres
termes, les affections des vésicules séminales, en tant qu'organes de conservation, sont-elles si distinctes des affections
des mêmes parties, en tant qu'organes de sécrétion, qu'il
soit possible de les étudier séparément et d'en former deux
classes dans le cadre nosologique?

Je ne le pense pas.

Peut-on admettre, en effet, que dans un espace aussi
étroit que celui que présentent les vésicules séminales, une
lésion quelle qu'elle soit, respectera telle propriété, alors que
les autres seront troublées et même anéanties? Voyez ce

_____

(1) *Traité pratique sur les maladies des organes génito-urinaires.*
Paris, 1850, t. II, p. 135.

qui se passe pour la plus simple de ces lésions, la phlegmasie. Elle détermine, tous les travaux modernes ne laissent aucun doute sur ce point, elle détermine la spermatorrhée, tout en activant, d'une manière morbide, le travail
sécrétoire des vésicules séminales, car comment expliquer,
sans cette sursécrétion, la quantité énorme de liquide que
perdent les tabescents?

Cependant, n'exagérons pas ces prémices jusqu'à établir
comme une loi que toute affection des vésicules séminales
est fatalement suivie de spermatorrhée ; les faits nous donneraient un éclatant démenti : on a trouvé sur le cadavre
d'individus dont rien, pendant la vie, ne faisait pressentir une
lésion du côté des voies génitales, des vésicules tuberculeuses, cancéreuses, purulentes, etc., etc.; rien, je le répète, ni douleur, ni pertes séminales, n'avait attiré l'attention du malade de ce côté, et, si la puissance virile avait
peut-être perdu quelque chose de son énergie, cet affaiblissement était mis sur le compte de la diathèse générale ou
sur celui de quelque affection concomitante.

Il semblerait, d'après ces faits, que les auteurs qui m'ont
précédé ont eu raison de regarder comme très difficile, sinon
impossible, un diagnostic exact des maladies des vésicules
séminales. Sans doute, avant l'intervention du microscope
dans les études médicales, certaines lésions devaient passer
inaperçues, ou leurs symptômes se confondre avec ceux
d'autres lésions voisines ou éloignées ; mais le microscope
a jeté sur le sujet qui nous occupe une lumière si vive et
si éclatante que l'on s'étonne de ne rencontrer les résultats
qu'il fournit dans aucune partie de l'ouvrage de M. Civiale,
qui se contente de cette simple note : « Quelques modernes
comptent beaucoup sur un nouveau moyen de diagnostic
qu'il ne faut pas négliger, mais qui n'a peut-être pas toute

la certitude qu'on lui suppose. Il s'agit de la présence des zoospermes, constatée au moyen du microscope dans les fluides expulsés naturellement ou trouvés dans les vésicules séminales et les conduits déférents. Sans vouloir atténuer la portée de ce moyen explorateur, je crois être en droit de faire remarquer que sa mise en œuvre réclame des soins et des précautions qu'on néglige trop souvent, et les divergences d'opinions sur ce sujet n'ont peut-être pas d'autre cause (1). »

On comprend difficilement comment M. Civiale n'a pas pris toutes les précautions nécessaires pour se procurer ce moyen de diagnostic qui eût nécessairement donné à ses appréciations une valeur qui leur manque.

Quoi qu'il en soit, et sans tenir compte de tous les phénomènes généraux dont les auteurs ont grossi l'histoire des maladies des vésicules séminales, et qui sont le cortége obligé d'une foule d'autres affections, même étrangères à l'appareil génital, je crois que les maladies que j'examine en ce moment ont des caractères assez tranchés pour les faire distinguer facilement dans le cadre nosologique.

Ces caractères sont ou cliniques ou microscopiques.

Les caractères cliniques varient avec l'affection qu'elles trahissent, et, pour les énumérer tous, il faudrait faire la symptomatologie de l'inflammation, du cancer, de la tuberculisation, etc., etc.

Mais au milieu de ce cortége changeant avec chaque affection, il est un signe constant, que l'on rencontre dans toutes les maladies des vésicules séminales, et qui est caractérisé par un trouble quelconque dans la fonction génitale.

Ce trouble est tantôt l'impuissance, c'est-à-dire l'inertie

(1) *Traité pratique sur les maladies des organes génito-urinaires,* t. II, p. 151.

absolue de la verge ; tantôt il se traduit par des érections lentes, difficiles et incomplètes ; tantôt l'éjaculation s'opère alors que le pénis n'a qu'une demi-rigidité, ou même quand il est dans une entière flaccidité, etc., etc.

Il est probable, pour expliquer la constance de ce caractère morbide, que les testicules ne restent pas étrangers aux affections des vésicules séminales et qu'ils y prennent une part plus ou moins active.

Les caractères microscopiques varient avec la nature de la maladie elle-même : ainsi on trouve mêlé au sperme, tantôt du sang, tantôt du pus, tantôt de la matière tuberculeuse, cancéreuse, etc., selon que l'affection des vésicules séminales est une phlegmasie avec ou sans suppuration, le tubercule, le cancer, etc., etc.

Mais la présence de ces matières morbides dans le produit des vésicules séminales n'est pas suffisante pour expliquer l'absence des zoospermes, car on sait que les micrographes, M. Donné (1) entre autres, ont rencontré des spermatozoïdes parfaitement vivants mêlés à du sang, du pus, etc., etc.

Il faut donc chercher ailleurs la cause de cette absence de spermatozoïdes dans le sperme des individus malades du côté des vésicules séminales.

Dans quelques circonstances, le phénomène est facile à expliquer. Quand de la matière tuberculeuse ou encéphaloïde remplit les vésicules séminales, ces produits morbides se peuvent rencontrer aussi dans les canaux déférents, de telle sorte qu'ils empêchent le sperme testiculaire de parvenir jusqu'à leurs réservoirs : on retombe alors dans les cas d'obstruction dont j'ai parlé plus haut.

Dans d'autres circonstances, comme dans l'inflammation

(1) *Cours de microscopie*. Paris, 1844, p. 306.

des vésicules, par exemple, l'absence des spermatozoïdes ne peut s'expliquer que par le trouble que cette phlegmasie, propagée jusqu'aux testicules, apporte dans la fonction sécrétoire de ces derniers. Il est difficile de spécifier la nature de ce trouble, car, dans la plupart des cas, rien d'anormal ne se révèle dans la forme, le volume et la sensibilité du testicule ; c'est probablement un désordre dynamique qui ne se trahit que dans les résultats de la fonction.

Cependant, l'absence des spermatozoïdes n'est pas un caractère constant et absolu dans les maladies des vésicules séminales, surtout quand ces maladies sont peu intenses ou à leur début. J'ai plus d'une fois rencontré ces animalcules dans le sperme d'individus atteints de spermatorrhée, mais dont les pertes séminales n'étaient pas fréquentes ou dataient depuis peu de temps. Il est probable que, dans ces cas, la lésion vésiculaire n'est pas assez forte ou pas assez ancienne pour pouvoir encore influencer la fonction testiculaire. Plus tard et sans que la lésion des vésicules s'aggrave, mais par le fait seul de pertes séminales qui ne sont pas en rapport avec la quantité de sperme sécrété, le testicule, pour réparer ces pertes incessantes, devient le siége d'une sursécrétion qui, après plus ou moins longtemps, finit par tarir la source même de la sécrétion, soit en épuisant la force dynamique de la glande, soit en appelant dans ses tissus une irritation morbide.

Comme on le voit, les affections des vésicules séminales, qu'elles soient caractérisées par des pertes de semence ou par la présence de matières morbides dans le produit de l'éjaculation, deviennent, après un temps plus ou moins long, le point de départ d'une impuissance et d'une stérilité toujours facilement constatables.

Leur gravité et leur durée sont, comme on le doit com-

prendre, en raison directe de l'affection qui leur donne naissance; mais, en général, on peut dire que le pronostic est
grave, tant à cause des organes affectés que parce que la
position de ceux-ci les dérobe à l'action immédiate des
moyens thérapeutiques.

Ces moyens aussi variables que les affections qui en réclament l'emploi, ont été longuement exposés ailleurs (1) pour
les cas de pertes séminales.

Quand les troubles de la fonction vésiculaire reconnaissent
pour cause une affection organique, comme la tuberculisation ou le cancer, il faut avoir le courage d'épargner au
malade les ennuis et les douleurs d'un traitement long et
inutile. Le mal est au-dessus des ressources de la médecine.
On doit se contenter de palliatifs et ne s'occuper qu'à adoucir
à la malheureuse victime les souffrances auxquelles elle est
fatalement condamnée.

CHAPITRE III.

TROUBLES DE LA FONCTION D'EXCRÉTION.

En quittant les vésicules séminales et avant d'arriver au
dehors, le sperme traverse deux nouveaux conduits : les
canaux éjaculateurs et le canal de l'urètre, et n'est lancé,
avec une certaine force, qu'à la condition de la rigidité de
la verge.

Il me reste donc à étudier les circonstances qui peuvent
mettre obstacle à cette nouvelle et dernière phase de la fonction spermatique; pour que cette étude ait toute la clarté
désirable en pareille matière, je la partagerai en trois pa-

(1) Voy. la page 401.

ragraphes : dans le premier, j'examinerai les affections des
conduits éjaculateurs et de la prostate ; dans le second, je
passerai en revue les accidents si nombreux et si variés dont
le canal de l'urètre est le siége ; dans le troisième, enfin,
abordant d'une façon plus complète que je ne l'ai fait précédemment, la question de l'éjaculation, j'aurai à me demander si l'impuissance est toujours et fatalement une cause
de stérilité.

§ I. — Affections des canaux éjaculateurs et de la prostate.

Pour obéir à la logique que m'imposait en quelque sorte
la marche du sperme à travers les nombreux organes qu'il
traverse, j'ai dù examiner séparément les affections des vésicules séminales et celles des canaux éjaculateurs et de la
prostate. Cette distinction purement physiologique ne saurait subsister dans l'ordre pathologique, et je suis le premier à reconnaître que les canaux éjaculateurs participent
toujours plus ou moins aux maladies des vésicules séminales.
Aussi les considérations que j'ai présentées à l'occasion de
ces dernières, sont-elles entièrement applicables aux conduits éjaculateurs et à la prostate.

Cela est si vrai que, dans les cas de spermatorrhée, par
exemple, où le caustique exerce une influence heureuse,
cette influence n'est pas due à l'action immédiate de la
cautérisation sur les vésicules séminales, puisque le nitrate
d'argent ne touche que la prostate et l'ouverture externe
des canaux éjaculateurs. C'est donc en modifiant l'état de
ceux-ci, que la pierre infernale finit par modifier celui des
vésicules séminales.

Cependant, cette liaison morbide n'est pas tellement
intime qu'il n'existe des cas où l'un de ces organes est

malade, tandis que l'autre est parfaitement sain, ou n'est tout au moins affecté que d'une manière insignifiante. Ainsi, lorsque dans le produit de l'éjaculation on constate de la matière tuberculeuse, cancéreuse, etc., et que, par le toucher rectal et le cathétérisme, on s'est assuré que cette matière ne vient ni de la prostate, ni du canal de l'urètre, ni de la vessie, il faut bien admettre la libre circulation des canaux éjaculateurs, et en même temps la présence dans les vésicules séminales du produit du tubercule ou du cancer ; car, ainsi que je le dirai tout à l'heure, si les canaux éjaculateurs étaient obstrués dans un point de leur parcours, il n'y aurait point d'éjaculation ; il n'y aurait qu'un suintement de fluide prostatique, dont la minime quantité suffit toujours, à défaut d'autre caractère, pour le distinguer du produit de la sécrétion vésiculaire.

D'autre part, il est telles affections de la prostate et même des conduits éjaculateurs, auxquelles restent parfaitement étrangères les vésicules séminales, ainsi que l'ont montré des nécropsies dans lesquelles la prostate et les canaux éjaculateurs étaient gorgés de pus, alors que les vésicules séminales étaient dans un parfait état d'intégrité.

Cependant, il faut le reconnaître, ces cas sont très rares. Quand de si graves désordres ont attaqué un point de l'appareil spermatique, il est commun de les voir se répéter sur toutes les parties de l'appareil, même sur les points les plus éloignés de leur source, ainsi que l'ont observé MM. Andral, Cruveilhier, Lallemand, Dalmas, Albert, etc., qui ont vu des lésions identiques exister à la fois sur la prostate, les canaux éjaculateurs, les vésicules séminales, les canaux déférents et les testicules.

Quoi qu'il en soit, au point de vue de la stérilité, les affections des conduits éjaculateurs et de la prostate peuvent se partager en deux grandes classes, selon les résultats qu'elles produisent.

Dans la première classe se rangent les lésions anatomiques susceptibles de mettre obstacle à la direction normale du sperme, soit en s'opposant à sa marche, soit en lui faisant prendre une route différente de celle qu'il doit suivre.

La seconde classe comprend les affections qui, laissant complétement libre cette portion de la voie spermatique, altèrent les conditions dynamiques par lesquelles s'accomplit la marche du fluide séminal.

Comme sans doute on le pressent, ces deux genres d'affections ont une symptomatologie tellement différente qu'il est impossible de les rapprocher et de les confondre. Tandis que dans les secondes, une certaine quantité de liquide spermatique s'écoule au dehors, les premières sont entièrement veuves d'éjaculation et se trahissent par un suintement, que dis-je? par une simple humidité produite par les glandes qui tapissent le canal de l'urètre.

Les premières créent à la marche du sperme un empêchement mécanique; les secondes, au contraire, ne lui opposent, qu'on me passe le mot, que des obstacles dynamiques.

Examinons donc séparément chacune de ces deux classes d'affections, où, comme on va le voir, il est nécessaire d'admettre des degrés.

1° *Obstacles mécaniques à la marche normale du sperme.* — Ces obstacles sont tantôt dans les canaux éjaculateurs eux-mêmes et tantôt dans la prostate.

Toutes les causes que nous avons vues précédemment susceptibles d'amener l'oblitération des canaux déférents, peuvent avoir une action analogue sur les canaux éjaculateurs;

l'inflammation, la tuberculisation, le cancer, l'ossification, ainsi que Lallemand l'a observé, le dépôt de concrétions terreuses, comme l'a constaté M. Mitchell, sont tout autant de causes qui peuvent empêcher le sperme de passer des vésicules séminales dans l'urètre.

Dans d'autres cas, l'obstacle siége dans la prostate ; l'induration de cette glande, ses dégénérescences, son hypertrophie, sa phlegmasie avec ou sans formation de pus, etc., sont également des circonstances capables d'amener, d'une manière ou d'une autre, l'oblitération de la partie des canaux éjaculateurs qui la traverse.

Ces oblitérations, que la cause siége dans les canaux éjaculateurs ou dans la prostate, sont souvent très difficiles à constater sur le vivant, quand l'oblitération n'a lieu que pour un seul côté des voies spermatiques. Dans ce cas, le côté resté libre fournit assez de fluide pour que la sollicitude du malade ne soit pas éveillée, et pour rendre beaucoup moins grave le pronostic, au point de vue seulement où nous sommes placé. Sans doute, quand on songe aux circonstances nombreuses qui, eu égard à la délicatesse et la multiplicité des organes, peuvent empêcher la fonction spermatique, il est toujours sérieux de constater une lésion dans un de ces organes doubles, car, par le fait de cette lésion, le malade a perdu plus que la moitié de ses chances de fécondité.

Cependant, en tout état de choses, il n'est point stérile, et, pour qu'il le devienne dans le cercle où nous sommes à présent enfermé, il faut que l'oblitération se produise dans les deux canaux éjaculateurs.

Cette simultanéité d'obstruction n'est pas commune ; elle a été cependant observée : MM. Lallemand, Ricord, Gaussail, Cullerier, etc., ont rencontré dans ces organes, tantôt de l'encéphaloïde, tantôt du tubercule, tantôt des granulations osseuses, et tantôt des matières morbides venues de la prostate.

Dans tous ces cas, l'éjaculation et même le suintement du fluide spermatique, sont impossibles. Pas n'est besoin d'examiner au microscope le pus, le liquide rendu, pour y chercher les spermatozoïdes ; la quantité de ce liquide, à défaut d'autre caractère physique ou chimique, suffit toujours pour en trahir la source. Cette absence d'éjaculation, ou plutôt de fluide spermatique, est un symptôme capital, qui, rapproché des signes fournis par le toucher rectal et le cathétérisme, peut permettre de fixer la désignation exacte du siége de la maladie.

Il est des circonstances où le fluide spermatique manque complétement, comme dans les cas rapportés plus haut, tant que la verge est en érection, mais s'écoule au dehors en bavant, ou mêlé à l'urine, dès que le pénis revient à la flaccidité. « De la Peyronie parle d'un homme qui avait déjà eu trois enfants, et qui, à la suite d'une gonorrhée dont il négligea le traitement, faisait de vains efforts pour éjaculer le sperme, qui ne sortait qu'en bavant, peu de temps après le coït ; l'urine, cependant, était rendue sans difficulté, ce qui ne permettait pas de supposer un rétrécissement ou tout autre obstacle dans l'urètre. A l'ouverture du cadavre, on trouva une cicatrice sur l'éminence de la portion du *verumontanum* qui regarde la vessie ; les brides de cette cicatrice avaient changé la direction des vaisseaux éjaculatoires, de manière que leurs ouvertures, au lieu d'être dirigées, comme elles le sont naturellement, vers le bout de la verge, l'étaient dans le sens contraire, c'est-à-dire vers le col de la vessie ; aussi, le sperme ne pouvant plus se diriger vers le bout du gland, était réfléchi vers le côté droit du col de la vessie (1). »

L'hypertrophie totale ou partielle de la prostate peut aussi changer la direction des conduits éjaculateurs et reproduire l'accident observé par de la Peyronnie.

Ce dyspermatisme, pour me servir de l'expression de Pinel, ou cet aspermatisme, pour employer une expression qui me paraît rendre plus fidèlement ce phénomène, n'est pas toujours la conséquence d'une lésion de la prostate ; il est tantôt sous la dépendance d'un rétrécissement de l'urètre, et tantôt sous celle de contractions spasmodiques de ce canal, et même de contractions semblables des conduits éjaculateurs.

Le diagnostic différentiel de ces diverses affections a la plus haute importance pour le traitement, car toute médication intempestive peut indéfiniment perpétuer l'impossibilité de l'éjaculation.

Le toucher rectal, le cathétérisme et l'écoulement de l'urine sont les bases du diagnostic différentiel de la lésion de la prostate et de celle de l'urètre. Il est impossible qu'un examen qui tiendra compte des signes fournis par ces trois modes d'investigation ne conduise pas à l'exacte détermination du siége de la maladie.

Mais cette certitude est plus difficile à acquérir quand l'aspermatisme reconnaît pour cause un spasme nerveux. Les signes sont tous alors négatifs. Malheureusement, il est certaines lésions de la prostate, telles, par exemple, que l'induration profonde d'un de ses lobes, qui échappent à tous nos moyens d'investigations, et qui, par cela même, peuvent faire croire à un état spasmodique. Dans d'autres circon-

_____

(1) *Mémoires de l'Académie de chirurgie*, t. I. — Orfila, *Traité de médecine légale*, 4e édit., t. I, p. 186.

stances, au contraire, une légère hypertrophie de la prostate peut simuler des désordres fonctionnels dont elle est parfaitement innocente, et qui tiennent bien réellement à un état nerveux de cette partie des voies spermatiques. C'est ce qui, en effet, m'est arrivé bien positivement une fois. Par le toucher rectal, j'avais constaté un développement anormal du lobe moyen de la prostate, et je crus que l'impossibilité dans laquelle se trouvait le malade d'accomplir l'éjaculation, n'avait pas d'autre cause que cette hypertrophie partielle de la glande, qu'expliquaient d'ailleurs plusieurs blennorrhagies successives et mal soignées. Convaincu de la bonté de mon diagnostic, j'insistai sur les émissions sanguines locales, et plus je recourais à ce moyen thérapeutique et plus il semblait au malade que son affection s'aggravait. Le malade se fatigua de l'inutilité de mes soins et alla consulter un confrère, qui, mieux inspiré que moi, et profitant probablement aussi de l'expérience fournie par mon traitement, ordonna les bains, les onctions opiacées et belladonées, les antispasmodiques et le camphre à l'intérieur. Sous l'influence de cette médication, le malade recouvra l'exercice normal de ses facultés génératrices, et je pus constater l'erreur que j'avais commise en retrouvant intacte l'hypertrophie de la prostate.

Que ce fait, dont les analogues se rencontrent tous les jours dans la pratique, et que, par un sentiment mal placé d'amour-propre, leurs auteurs mettent grand soin à cacher ; que ce fait soit une leçon profitable pour le jeune médecin, car rien n'est aussi difficile que le diagnostic différentiel des maladies de l'appareil génital.

Mais revenons, pour les résumer , aux lésions des canaux éjaculateurs et de la prostate qui mettent obstacle à la marche naturelle du sperme.

Ces maladies, qui forment la première classe des affections de ces organes, considérées au point de vue de la stérilité, doivent se subdiviser en deux ordres : 1° celles qui créent un obstacle permanent à la marche du sperme, et qui sont caractérisées par l'oblitération de cette partie des voies spermatiques, quelle que soit la cause de l'oblitération ; 2° celles qui ne font que détourner le sperme de sa route naturelle et qui ne s'opposent à sa sortie que dans l'état d'érection de la verge.

Ainsi que je l'ai déjà dit, l'aspermatisme, qui est lié aux affections du premier ordre, réclame une médication variable selon l'espèce de ces affections. Je ne reviendrai pas sur ce point qui m'a longuement occupé.

L'aspermatisme, caractérisé par l'impossibilité de l'éjaculation pendant l'érection du pénis, et la sortie de la liqueur séminale lorsque la verge reprend sa flaccidité, est la conséquence, sans parler encore des états morbides du canal de l'urètre, tantôt d'une lésion anatomique de la prostate, et tantôt d'un état spasmodique des canaux éjaculateurs, auquel participent souvent la prostate et le col de la vessie.

Dans le premier cas, lorsqu'il est possible de constater la nature de la lésion prostatique, le traitement de l'aspermatisme se confond entièrement avec celui de la lésion de la glande, puisque c'est cette lésion elle-même qui produit l'impossibilité de l'éjaculation. Je n'ai point à faire ici l'histoire de ces diverses lésions, et je ne puis que renvoyer le lecteur aux traités généraux ou spéciaux de pathologie.

L'état nerveux des canaux éjaculateurs, de la prostate et du col vésical qui, en se contractant spasmodiquement sous l'excitation vénérienne, empêchent l'éjaculation de se produire, rentre dans la seconde classe des maladies de ces organes qui, laissant complétement libre cette portion des voies spermatiques, n'altèrent que les conditions dynamiques au milieu desquelles s'accomplit la marche du fluide séminal; seconde classe de maladies que je vais maintenant examiner, et qui ne crée, à la marche du sperme, comme je viens de le dire, que des obstacles dynamiques.

2° *Obstacles dynamiques à la marche du sperme.* — L'éjaculation spermatique exige, pour son accomplissement, l'action réunie de plusieurs organes; il lui faut les contractions des canaux éjaculateurs, des vésicules séminales, des canaux déférents, et probablement aussi celles de l'épididyme, contractions multiples, comme on voit, auxquelles il faut encore ajouter celles des muscles du périnée et celles du muscle de Wilson, qui entoure de toutes parts la portion membraneuse de l'urètre.

Les considérations que je vais présenter dans cet aliéna devront donc s'appliquer à toutes les portions des voies spermatiques que je viens de nommer, car pour la facilité du discours, et afin de prévenir des répétitions incessantes, j'ai dû réunir dans un seul cadre toutes les conditions dynamiques de l'éjaculation.

Ces conditions ont un type normal, en deçà et au delà duquel il y a trouble et désordre.

En deçà de ce type, on rencontre l'inertie et ses dégradations.

En delà de ce type on trouve l'état spasmodique dont je parlais tout à l'heure.

Nous avons donc ici deux classes bien distinctes d'affections, caractérisées, la première, par la faiblesse et même par l'absence de contraction ; la seconde, au contraire, par une énergie morbide de ces mêmes contractions.

Dans le premier cas, le sperme testiculaire n'arrive plus aux vésicules séminales, parce que la *vis a tergo* est incapable d'exécuter par elle seule l'ascension du fluide dans les canaux déférents; il se résorbe sur place ou dans l'épididyme, et il se comporte exactement comme si un obstacle mécanique l'empêchait de circuler dans cette première portion des voies spermatiques; d'un autre côté, les vésicules séminales continuant à accomplir la fonction sécrétoire qui leur est dévolue et ne pouvant retenir le liquide ainsi produit, celui-ci s'écoule au fur et à mesure qu'il est formé, ou est chassé par le moindre effort qui presse sur les vésicules séminales. On a alors affaire à une véritable spermatorrhée, à cette variété des pertes séminales qui, ainsi que je l'ai dit ailleurs, cède à l'emploi des toniques ou des excitants, comme le seigle ergoté, la noix vomique, etc.

Dans le second cas, au contraire, lorsque la contractilité a dépassé le type normal, le resserrement spasmodique des conduits, juxtaposant leurs parois internes, efface complétement leur cavité, et empêche ainsi le liquide séminal de circuler dans les voies qu'il doit parcourir pour aller du testicule au méat urinaire. On peut avoir, de cette manière, un aspermatisme incomplet ou complet; incomplet, si le sperme est parvenu jusque dans les canaux éjaculateurs ou l'urètre, et qu'il s'écoule en bavant lorsque a cessé la contraction spasmodique qui le retenait; complet, lorsque la liqueur séminale ne se montre ni pendant ni après l'érection, ainsi qu'il arrive dans les cas d'obstruction ou d'oblitération des canaux éjaculateurs.

Comme on le voit, les désordres dus aux troubles de la contractilité des voies spermatiques, donnent naissance à deux ordres d'affections, aussi entièrement opposées sous le rapport de la symptomatologie que sous celui du traitement. Elles n'ont de commun que l'inaptitude à la fécondation dont elles frappent le malheureux qui en est atteint.

Le pronostic, au point de vue de la fécondité, est plus grave dans l'affection qui revêt la forme spermatorrhéique que dans celle qui est caractérisée par l'aspermatisme, parce que la perte incessante du sperme est elle-même une cause d'affaiblissement général qui perpétue et aggrave l'inertie des voies spermatiques.

C'est dans ces cas que les analeptiques et les fortifiants, les toniques à l'intérieur et à l'extérieur, les bains froids de rivière, les bains de mer, les eaux ferrugineuses, etc., secondent merveilleusement l'action des excitants tant internes qu'externes. La masturbation et les excès du coït étant souvent la cause de cet affaiblissement de la contractilité, on s'explique les succès que, dans ces circonstances, Tissot et d'autres médecins ont obtenus de l'emploi des eaux de Spa, de Passy, de Forges, etc., etc.

Dans les cas, au contraire, de surexcitation de cette contractilité, les calmants et les antispasmodiques seront administrés sous toutes les formes. Les bains tièdes prolongés pendant une heure sont des moyens dont on retirera presque toujours des avantages marqués. Les opiacés occupent dans cette médication une place que légitiment de nombreux succès, si on les associe aux antispasmodiques, parmi lesquels je place au premier rang la valériane, l'asa fœtida, le castoréum et le musc. Le camphre, par son action sédative, est appelé à rendre de très grands services, surtout s'il y a tendance au priapisme. Dans le même ordre d'indications vient se placer le lupulin, dont j'ai ailleurs fait connaître les propriétés anaphrodisiaques.

§ II. — Affections du canal de l'urètre.

L'urètre est le dernier canal que le sperme traverse pour arriver au dehors ; comme les autres conduits que j'ai examinés, ce dernier tronçon, qu'on me permette l'expression, peut être obstrué plus ou moins complétement, et par suite ralentir la marche du fluide séminal et même s'opposer entièrement à son passage.

De plus, par sa position au milieu des corps caverneux, le canal de l'urètre déterminant la direction du jet spermatique, que j'ai dit être une condition de l'acte fécondant chez l'homme, il advient nécessairement que les changements anatomiques, survenant dans le canal de l'urètre, doivent profondément altérer l'axe suivant lequel s'opère l'éjaculation.

En conséquence, eu égard à sa double fonction physiologique, l'urètre présentera donc deux ordres d'affections.

Le premier ordre contiendra celles de ces affections qui porteront sur la capacité du canal, c'est-à-dire qui mettront obstacle soit à la vitesse, soit à la sortie du sperme, en rétrécissant ou en oblitérant le conduit.

Le second ordre comprendra celles de ces affections qui, tout en permettant la sortie du sperme avec la vitesse imprimée par les vésicules séminales et les conduits éjaculateurs, modifieront la direction suivant laquelle le fluide séminal doit arriver dans les organes sexuels de la femme.

On va comprendre toute l'importance et la vérité de cette division.

1° *Obstacles à la sortie du sperme.* — Les obstacles par lesquels le sperme peut être arrêté dans sa marche à travers le canal de l'urètre, et empêché d'arriver dans les organes génitaux de la femme, siégent tantôt dans l'urètre même, tantôt dans le voisinage de ce conduit, et tantôt dans le fourreau de la verge, dont le prolongement en avant sous le nom de prépuce constitue, pour ainsi dire, le vestibule de ce canal.

Les obstacles qui siégent dans l'urètre même sont, ainsi que je l'ai précédemment indiqué, ou dynamiques ou mécaniques.

Les premiers sont assez rares. Sans doute on rencontre assez souvent des névralgies de l'urètre, localisées surtout à la fosse naviculaire ou au méat, mais ces névralgies ne déterminent presque jamais des spasmes capables de s'opposer à la sortie du sperme. Je n'en connais pas d'exemple et n'en ai pas moi-même observé. Bien plus, les douleurs que ces névralgies déterminent sont rarement assez intenses pour empêcher le coït : j'ai soigné un jeune Allemand atteint de cette affection, qui accomplissait l'acte copulateur pendant l'accès même de sa névralgie urétrale.

Quant aux spasmes de l'urètre, tous les chirurgiens ne sont pas d'accord sur leur réalité, du moins dans certaines parties du canal; personne ne conteste que la région membraneuse ne soit, en effet, contractile; mais des divergences se manifestent quand il s'agit de la contractilité de la région spongieuse.

Cependant, sans parler des exemples de spasmes morbides dans cette région, rapportés par MM. Bégin, Civiale, Amussat et Reybard, il est incontestable que cette partie du canal aide à l'expulsion de l'urine, et, que dans le cathétérisme, la sonde est tantôt arrêtée en ce point par la contraction des parois urétrales qui forment alors une véritable obstruction, tantôt repoussée au dehors par la même cause, et quelquefois, ainsi que le remarque M. Reybard, entraînée dans la vessie, comme si elle était attirée par une sorte d'aspiration (1).

Il n'y a pas de doute que c'est dans la région membraneuse que les spasmes de l'urètre se rencontrent le plus ordi-

_____

(1) *Traité pratique des rétrécissements du canal de l'urètre*, p. 33.

nairement; mais leur moindre fréquence dans la région
spongieuse ne doit pas faire conclure à leur impossibilité.
Pour moi, je ne puis ne pas les admettre dans l'une et
l'autre de ces deux régions.

Mais ces spasmes, sur la réalité desquels le cathétérisme
ne permet aucun doute, peuvent-ils se montrer en dehors
de l'excitation causée par la présence d'un corps étranger
dans l'urètre, en d'autres termes, ces spasmes peuvent-ils
se produire d'une manière morbide?

La sensibilité et la contractilité dont ce canal est doué
suffiraient pour répondre *à priori* par l'affirmative, si des
faits cliniques ne consacraient pas l'existence de ces affections
spasmodiques. J'ai rapporté dans la première partie de cet
ouvrage plusieurs observations de ce genre, puisées soit
dans les auteurs, soit dans ma pratique particulière, et je ne
puis que renvoyer le lecteur à ce passage de mon livre.

Mais bien plus communs que les lésions de la vitalité,
sont les obstacles purement mécaniques siégeant dans
l'urètre lui-même.

Ceux-ci se divisent en deux ordres, selon qu'ils ont été
amenés dans le canal, ou qu'ils se sont formés sur place.

Dans le premier ordre, se rangent tous les corps étrangers introduits dans l'urètre; dans le second, se trouvent les affections connues sous le nom générique de rétrécissements.

Les corps étrangers introduits dans l'urètre viennent
tantôt de l'extérieur et tantôt de la vessie.

La nature des premiers est excessivement variable : on
trouve dans la science des faits que l'on reléguerait volontiers dans le domaine de l'imagination, s'ils n'étaient attestés
par des témoins honnêtes et dignes de foi. Ce n'est point
ici la place de semblables observations.

Les seconds, c'est-à-dire les corps étrangers de l'urètre, venant de la vessie, sont presque toujours de petits calculs, expulsés naturellement ou sortis à la suite de l'opération de la lithotritie. Je dis presque toujours, parce qu'il peut arriver, comme cela s'est vu en effet, qu'un corps étranger introduit dans la vessie, après y avoir séjourné pendant quelque temps, finisse par être entraîné par l'urine et s'arrête dans l'urètre, retenu dans ce canal soit par un repli de la muqueuse, soit par toute autre cause.

Mais de tous ces obstacles à la marche du sperme à travers l'urètre, il n'en est pas de plus fréquents que ceux qui se forment sur place et que l'on connaît sous le nom de rétrécissements.

Je n'ai point ici à faire l'histoire de ces affections, dont les détails suffiraient pour remplir le cadre qui m'est imposé, et qui, d'ailleurs, ont trouvé des chroniqueurs plus autorisés que moi.

Je dirai seulement, pour me renfermer dans les limites de mon sujet, que, quelle que soit leur cause, traumatique ou inflammatoire, les rétrécissements de l'urètre sont toujours un obstacle à la marche régulière du sperme ; tantôt celui-ci est simplement ralenti dans son cours et s'échappe encore pendant le coït ; tantôt il est complétement arrêté et s'amasse derrière le rétrécissement qu'il franchit, en bavant, après la chute de l'érection, ou rebrousse chemin vers la vessie, et sort plus tard mêlé à l'urine.

Dans tous les cas, il y a stérilité, surtout quand les coarctations de l'urètre ne permettent en aucune façon la sortie du sperme pendant l'érection.

De ces rétrécissements qui siégent sur les parois du canal de l'urètre lui-même, il faut rapprocher les rétrécissements mécaniques, si je puis ainsi dire, dont la cause est une tumeur située sur le trajet ou dans le voisinage de l'urètre. « Il est des nodosités, dit M. Vidal (de Cassis), qui se forment dans les corps caverneux et qui rétrécissent plus ou moins l'urètre sans que ce canal soit directement affecté (1). »

Enfin, et pour terminer le paragraphe relatif aux obstacles qui s'opposent à la sortie du sperme, il faut mentionner l'occlusion accidentelle du prépuce qui, par les dangers dont elle menace la vie des malades, ne saurait être longtemps une cause de stérilité.

En résumé, les circonstances qui peuvent empêcher la liqueur séminale de circuler dans l'urètre sont de quatre sortes :

1° Les lésions vitales de l'urètre, surtout de sa contractilité ;

2° La présence d'un corps étranger dans l'intérieur du canal ;

3° La pression exercée par une tumeur voisine sur les parois du conduit qu'elle rapproche ;

4° Enfin, le rétrécissement et même l'oblitération complète du canal par un état morbide de la muqueuse urétrale ou des tissus sous-jacents.

Dans toutes ces circonstances, le pronostic ne saurait être le même, et je ne parle ici que du pronostic au point de vue de la fonction procréatrice ; en effet, un spasme de l'urètre qui peut n'être que le résultat d'une trop violente ardeur amoureuse, d'une trop vive excitation vénérienne, et dont le repos et quelques bains font justice, ne doit point être comparé à un rétrécissement de l'urètre dont la cause est quelquefois une profonde altération des

(1) *Traité de pathologie interne*, 4° édit., Paris, 1855, t. IV, p. 541.

tissus et qui réclame des soins minutieux et prolongés.

Rien ne rattache ces divers états les uns aux autres, car si les spasmes urétraux, par exemple, se montrent fréquemment sous l'influence d'un corps étranger introduit dans le canal, ils sont parfois essentiels et échappent à toute explication pathologique ou sympathique. Ces divers états n'ont qu'un caractère commun : celui de produire la stérilité, laquelle n'exige dans aucun cas un traitement indépendant de l'affection qu'elle accompagne.

Je n'ai donc pas à m'en occuper ici davantage.

2° *Obstacles à la direction normale du sperme.* — Dans le cercle des affections qu'il me reste à parcourir, viennent se placer les altérations de l'urètre capables, non de ralentir ou d'arrêter le sperme dans sa course, mais de le dévier de l'axe suivant lequel il doit arriver dans les organes génitaux de la femme.

Cet axe n'est autre que celui du méat urinaire, situé au sommet du gland, de manière à partager celui-ci en deux lobes latéraux semblables.

Donc, toutes les fois que le méat urinaire n'occupe pas cette position, la direction du jet spermatique n'est plus normale, et alors il s'agit de savoir si, dans des cas de ce genre, la fécondation est encore possible.

Mais avant d'aborder cette question intéressante, il me faut indiquer en peu de mots les divers points sur lesquels peut s'ouvrir l'urètre.

Je parlerai d'abord des vices de conformation, et dirai ensuite les états morbides qui peuvent amener des accidents analogues.

Les vices de conformation se peuvent ranger, pour les besoins de ma cause, sous quatre chefs principaux : 1° absence de l'urètre; 2° oblitération partielle du canal; 3° multiplicité des méats urinaires ; 4° déviations de l'urètre.

Les états morbides, au contraire, ne renferment que deux classes : 1° absence de l'urètre par suite de la disparition de la verge ; 2° perte de substance dans les parois de l'urètre, c'est-à-dire fistule urétrale avec ou sans oblitération partielle du canal.

1° *Absence congénitale de l'urètre.*—Ce vice de conformation se rencontre plutôt chez la femme que chez l'homme ; cependant ce dernier en a offert des exemples. P. Borelli cite une exstrophie de la vessie, avec division de la verge sur la ligne médiane, et dans laquelle cet auteur assure très positivement que l'urètre manquait dans son entier (1) ; quelquefois une portion de ce canal existe seule, et c'est ordinairement alors la portion inférieure. Pinel rapporte une observation dans laquelle la portion supérieure était complétement absente, tandis que l'inférieure était intacte ainsi que le vérumontanum, ce qui permit de sonder les canaux éjaculateurs et de constater la présence des conduits prostatiques (2).

2° *Oblitération partielle de l'urètre.* —L'urètre peut être oblitéré dans une portion plus ou moins étendue de son parcours, et alors les liquides qui traversent la partie restée libre s'écoulent par une ouverture plus ou moins rapprochée des bourses, selon l'étendue de la portion oblitérée.

Cette ouverture s'ouvre tantôt à la face inférieure et tantôt à la face supérieure de la verge. Le premier cas constitue l'hypospadias et le second l'épispadias.

Cette ouverture anormale existe quelquefois avec la perméabilité complète de tout l'urètre, de sorte que celui-ci

(1) *Observations médicales*, obs. XIX.
(2) *Mémoires de la Société médicale d'émulation*, t. IV.

présente alors deux ouvertures, dont la première est située
sur un point quelconque de la verge, et dont la seconde
occupe sa place ordinaire au sommet du gland.

Dans d'autres circonstances, l'oblitération de l'urètre ne
commence que sur un point assez éloigné de l'ouverture
anormale, de telle manière qu'une partie du liquide s'écoule
directement par cette ouverture, tandis que la partie qui ne
l'a pu franchir, est poussée jusque dans le cul-de-sac formé
par l'oblitération, et est obligée de rebrousser chemin pour
retrouver la seule issue qui lui est offerte.

3° *Multiplicité des méats urinaires.* — L'urètre peut déboucher au gland par plusieurs ouvertures. Fabrice de
Hilden donne à une de ses observations un titre qui ferait
supposer en même temps l'existence de deux urètres : *De
duplici ductu urinario* (1). Haller parle même de trois
ouvertures : *Tria ostia in uno glando* (2), et M. Vidal (de
Cassis) assure avoir observé un fait analogue : « Il y avait
encore ici trois ouvertures, dit-il ; deux perçaient le gland,
et la troisième était à la partie la plus inférieure de la fosse
naviculaire, à la base même du frein. Celle-ci était la plus
large ; les deux du gland, extrêmement étroites, ne laissaient
passer l'urine que quand elle était fortement projetée ; le
sperme ne pouvait les traverser, etc. (3). » Ce fait n'est
qu'une variété de l'hypospadias incomplet dont j'ai parlé
tout à l'heure, et caractérisé par deux ouvertures, dont l'une
est à sa place ordinaire, et dont l'autre siége entre le gland
et les bourses, plus rapprochée tantôt du gland et tantôt
des bourses.

(1) *Observations chirurgicales*, cent. 1.
(2) *Elementa physiologiœ*, t. VII, lib. xxvii, p. 470.
(3) *Traité de pathologie externe*, 4ᵉ édit., Paris, 1855, t. IV, p. 486.

Cette multiplicité d'ouvertures doit-elle faire admettre la multiplicité de l'urètre, comme quelques auteurs l'ont cru d'après l'observation de Fabrice de Hilden? Cette question n'est pas précisément pour nous d'une importance majeure, car il importe peu, pour le résultat qu'il s'agit d'atteindre, c'est-à-dire la fécondation, que le sperme s'échappe par deux voies différentes, pourvu qu'il s'échappe dans les conditions nécessaires à l'imprégnation, c'est-à-dire avec une certaine force et dans l'axe de la verge. Cependant, un urètre double modifierait assez profondément ces conditions pour qu'il soit nécessaire de rassurer les praticiens sur l'existence de cette anomalie. Il est incontestable, en effet, que plusieurs ouvertures ont été observées au gland, et que toutes ne communiquaient pas avec le même canal ; mais il est également certain qu'il n'a jamais existé qu'un seul urètre. Les autres conduits qui s'ouvraient à côté du méat urinaire étaient de fausses routes ou des canaux artificiels qui n'avaient aucun des caractères du canal de l'urètre.

4° *Déviations de l'urètre.*—Les ouvertures anormales que j'ai dit tout à l'heure constituer l'hypospadias et l'épispadias, ne sont pas toujours liées, ainsi que je l'ai fait remarquer, à une oblitération partielle de l'urètre ; elles sont quelquefois la conséquence d'une déviation de ce canal, comme il arrive le plus ordinairement dans l'épispadias, par exemple, où l'urètre longe le dos de la verge.

Quelquefois, les conditions normales des rapports de l'urètre avec les corps caverneux sont encore plus profondément modifiées que je ne viens de dire, et on voit l'urètre s'ouvrir à la région inguinale, ainsi que Haller en rapporte un exemple (1).

D'autres anomalies de direction peuvent modifier les

(1) *Elementa physiologiæ*, t. VII, lib. xxvii.

rapports de l'urètre et de la prostate, mais jamais assez profondément pour empêcher les canaux éjaculateurs de s'ouvrir dans l'urètre et apporter ainsi un obstacle irrémédiable à la fécondation. Je n'ai donc pas à m'en occuper ici.

Les lésions organiques que je vais maintenant examiner forment, ainsi que je l'ai dit, deux groupes :

1° *Absence accidentelle de l'urètre.* — Quand ce n'est point naturellement que l'urètre fait défaut, ce canal ne peut manquer que dans l'étendue de la verge, car s'il s'ouvrait derrière le pubis, l'urine ne tarderait pas à déterminer des accidents mortels.

L'urètre peut être accidentellement emporté dans la totalité ou dans une partie seulement du parcours que je viens de signaler, pendant que les autres parties de la verge gardent toute leur intégrité.

Dans ce cas, on se doit considérer comme en présence d'une espèce d'hypospadias avec oblitération partielle de l'urètre, et dont l'ouverture de celui-ci se trouve plus ou moins rapprochée du scrotum.

Dans d'autres circonstances, les corps caverneux subissent la destinée de l'urètre et sont emportés par un accident quelconque, gangrène, opération chirurgicale, etc.

La stérilité n'est pas toujours une conséquence de cette mutilation, et je dirai tout à l'heure comment la fécondation peut encore avoir lieu, même au milieu des conditions les moins favorables à son accomplissement.

2° *Plaies de l'urètre.* — *Fistules urinaires.* — Sauf la cause qui le produit et au point de vue où nous sommes placé, cet accident est analogue au fait d'ouvertures multiples de l'urètre. Les considérations que l'un m'inspirera seront donc entièrement applicables à l'autre.

Tels sont, en résumé, les anomalies et les états morbides

de l'urètre susceptibles de modifier la direction du jet spermatique; tous n'ont pas, sous le rapport de la stérilité, une importance égale. Je vais essayer de faire à chacun la part qui lui revient.

Élaguons d'abord ceux de ces états dont l'action est nulle sur la fonction de la reproduction.

La multiplicité des méats urinaires est dans ce cas, pourvu toutefois qu'une de ces ouvertures se trouve au sommet du gland. Si aucune n'occupait cette place, on tomberait alors dans les cas d'hypospadias ou d'épispadias dont je vais parler tout à l'heure.

Notons également, pour ne plus y revenir, les états congénitaux ou accidentels de l'urètre qui s'opposent radicalement à la fécondation et qui se trouvent d'une manière absolue au-dessus des ressources de l'art. De ce nombre est l'absence complète de l'urètre, soit que, conformément au fait cité par Haller, ce canal, s'affranchissant de ses rapports avec les corps caverneux, s'ouvre à la région inguinale, soit qu'il ait été détruit *en totalité* par une opération pratiquée sur la verge; et encore, dans ce dernier cas, qui est une allusion à l'amputation du pénis, faut-il que la verge ait été enlevée au niveau ou presque au niveau du pubis. Si une portion du membre viril était conservée, la fécondation et le coït seraient également réalisables; dans le cas contraire, qui crée une impossibilité absolue d'intromission, le jet spermatique, s'égarant à l'entrée du sanctuaire de la femme, ne saurait parvenir jusqu'à l'organe gestateur.

Je sais bien qu'artificiellement, surtout si la femme était affectée d'un prolapsus utérin, la fécondation pourrait à la rigueur se produire; j'ai même lu quelque part la description d'un appareil cylindrique destiné à conduire le sperme jusqu'au col de l'utérus et à remplacer ainsi le canal

de l'urètre absent. Ces artifices, indignes de l'honnêteté
médicale, seraient bien certainement repoussés par la très
grande majorité des femmes auxquelles on les proposerait,
et il en est peu qui voulussent acheter le bonheur d'être
mères au prix de l'impudeur que leur imposerait tout
instrument de cette nature.

Le terrain des affections congénitales ou accidentelles de
l'urètre étant débarrassé, d'une part, des états morbides sans
action sur l'acte de la fécondation, et d'autre part, des infirmités complétement irrémédiables, il nous reste un certain
nombre d'affections, plus fréquentes que les précédentes,
et qui peuvent, considérées à notre point de vue, se ranger
sous deux chefs principaux : l'hypospadias et l'épispadias.

L'hypospadias, qui est caractérisé, ainsi qu'on le sait,
par la situation de l'ouverture urétrale externe à la face
inférieure de la verge, constitue-t-il une cause radicale de
stérilité ? Moschion, Galien, Paul d'Égine, Albucasis chez
les anciens, répondent par l'affirmative ; non, dit Galien,
parce que les hommes ainsi conformés manquent de semence
féconde, mais parce que cette humeur, ralentie par la tor-
tuosité du canal, ne se porte pas directement dans l'utérus.
Chez les modernes, quelques auteurs, et principalement des
légistes, ont adopté cette manière de voir ; ainsi le professeur Mahon est sur ce point très explicite : « Toutes les
fois, dit-il, qu'il y a déviation du canal de l'urètre, soit qu'il
se termine à la face inférieure ou supérieure du gland, ou
bien encore de la verge, le coït peut, dans ce cas, avoir
lieu, mais il ne sera jamais prolifique ; et l'expérience vient
à l'appui de cette proposition, c'est-à-dire qu'aucun individu
ainsi conformé n'a jamais été propre à la génération (1). »

Cependant, Fabrice d'Aquapendente assurait déjà de son

_____

(1) *Traité de médecine légale et de police médicale*, t. I, p. 48.

temps qu'il avait vu des enfants engendrés par des hypospades (1). Les *Éphémérides des curieux de la nature*
contiennent, dans leurs années 1672 et 1679, des observations confirmatives de l'assertion de Fabrice ; et Ruysch,
qui avait primitivement partagé l'opinion de Galien, modifia
un peu sa manière de voir et déclara que l'hypospade
féconde rarement sa femme au lieu de porter en lui une
cause radicale de stérilité : *Homines hoc affectu laborantes
RARO impregnant uxores, utpote semine non recto tramite
prosiliente* (2).

J.-P. Frank a connu un hypospade père de trois enfants (3) ; J. Sédillot cite un exemple du même genre (4) ;
Petit-Radel (5), Morgagni (6) en rapportent aussi ; enfin,
M. Ricord m'a assuré avoir constaté cette anomalie sur
trois membres successifs de la même famille : l'aïeul, le fils
et le petit-fils.

En présence de tant d'autorités que devient l'opinion si
absolue de Mahon ? Doit-on la reléguer parmi cette foule
d'erreurs longtemps accréditées, et qui se dissipent à la
lumière d'une observation plus rigoureuse ? ou, la ramenant à des termes moins absolus, la doit-on regarder comme
l'expression d'une partie seulement de la vérité ?

Le lecteur va en juger lui-même.

L'ouverture anormale qui constitue l'hypospadias n'occupe pas constamment la même place ; tantôt elle se trouve

(1) *Opera chirurgica*, cap. 69.
(2) *Animadvers.* 4.
(3) *De curandis hom. morb.*, lib. VI, p. 513.
(4) *Journal général de médecine, de chirurgie et de pharmacie.* —
Recueil périodique de la Société de médecine de Paris, 14ᵉ année. Paris,
1810, t. XXXVII, p. 363.
(5) *Encyclopédie méthodique*, art. CHIRURGIE.
(6) *De sedibus et causis morborum*, epist. 46, art. 8, l. 3.

à la base du gland, à la fosse naviculaire ; tantôt plus ou moins près des bourses, et tantôt, enfin, au fond d'une division longitudinale du scrotum, où elle a été prise quelquefois pour la vulve et fait croire à l'hermaphrodisme.

De ces trois variétés d'hypospadias, il est incontestable que la dernière est une cause certaine de stérilité ; cependant elle ne condamne pas l'infortuné qui la porte à une infécondité éternelle, et il est une circonstance qui la rend facilement justiciable de la médecine ; c'est lorsque le canal de l'urètre est libre dans tout son parcours, et qu'une membrane seule oblitère le méat urinaire. Ainsi, on lit dans le tome VIII *du Recueil périodique de la Société de médecine de Paris* « qu'un soldat nommé Schmit, âgé de trente-quatre ans, portait depuis son enfance une perforation de l'urètre, située au périnée, par où sortaient les urines et le sperme. Le docteur Marestin, ayant reconnu, en introduisant un stylet boutonné par cette ouverture, que le canal de l'urètre était creux jusqu'à l'extrémité du gland, où il se trouvait bouché par une membrane qui avait probablement causé la crevasse du périnée, fit placer ce soldat comme pour l'opération de la taille, et soulevant la membrane avec un stylet boutonné, pratiqua une incision qui remédia complétement à cette infirmité. »

En dehors de cette circonstance heureuse, dont le médecin devra toujours s'assurer, cette variété de l'hypospadias est une cause radicale de stérilité, car le sperme ne va même pas lubrifier les organes génitaux externes de la femme, et tombe entre les jambes de ce triste infirme.

Mais en est-il de même des deux autres variétés ? Les faits que j'ai rapportés et dont j'aurais pu grossir le nombre, ne permettent plus de répondre par l'affirmative et forcent la conviction en faveur de la faculté fécondante des hypospades. Mais alors comment expliquer le mécanisme de ce pouvoir fécondant, puisque j'ai établi comme une des conditions de l'acte la projection du sperme contre la matrice ? Devons-nous adopter l'étrange hypothèse avancée dans le *Dictionnaire des sciences médicales*, par les auteurs de l'article HYPOSPADIAS, et qu'ils expriment ainsi : « S'il était permis de chercher à expliquer physiologiquement le mécanisme de l'imprégnation dans le cas qui nous occupe, on pourrait peut-être en trouver le moyen dans une force attractive de succion imprimée à tous les organes de la génération au moment de la copulation. Cette force, qui tendrait à diriger le sperme jusque dans l'utérus et les trompes de Fallope, peut être appréciée par opposition avec la force d'expulsion imprimée aux mêmes organes lors de l'accouchement, et qui est telle, que tous les corps étrangers introduits à cette époque dans le vagin en sont rejetés à l'instant. »

Cette hypothèse, qui n'est qu'une variante de celle de l'*aura seminalis*, ne repose sur aucun fait certain, sur aucune observation directe. Parce qu'un organe se débarrasse violemment des corps étrangers introduits dans son intérieur, il ne s'ensuit pas que ce même organe attire à lui les corps environnants; le premier phénomène trouve dans les lois de l'organisme une explication qui est l'alpha de la physiologie pathologique; le second, au contraire, exige une exception aux règles les mieux assises et le plus légitimement acceptées.

Non, l'utérus, s'il se contracte, ainsi que je l'ai dit ailleurs, sous l'action du contact immédiat du fluide spermatique, n'est pas doué d'une force de succion capable de lui amener la liqueur séminale.

Il faut trouver une autre explication à la fécondité des hypospades.

L'ouverture, qui constitue l'hypospadias, est modifiée

dans sa forme et dans sa direction, selon que la verge se
trouve à l'état de repos ou de turgescence ; dans le premier
cas, l'ouverture, plus ou moins arrondie par la flaccidité
des tissus, regarde directement en bas et même en arrière ;
pendant l'érection, au contraire, qui distend les tissus, cette
ouverture devient oblongue et prend la forme, pour ainsi
dire, d'un bec de flûte, et cela est si vrai que ce changement
commence à se produire par le redressement seul de la
verge contre les parois de l'abdomen.

Or, s'il était possible d'appliquer à ce bec de flûte, une
gouttière inférieure et se prolongeant jusqu'à l'extrémité
du gland, on simulerait une espèce de canal dont la paroi
supérieure serait formée par la face inférieure de la verge,
et la paroi inférieure par la gouttière dont je viens de parler,
canal artificiel dans lequel le sperme pourrait, jusqu'à un
certain point, librement circuler.

La muqueuse vaginale remplit à mon sens la fonction de
cette gouttière et prête un de ses plis longitudinaux au rôle
qu'elle doit ici remplir.

Cette explication, quoique toute mécanique, a l'immense
avantage de respecter les conditions physiologiques de la
fécondation et de rendre également compte des faits avancés
pour et contre la fécondité des hypospades, car dans les cas
d'un coït négatif, on doit constater que l'ouverture anormale ne subit pas, par l'effet de l'érection, les changements
de forme et de direction que j'ai dit se produire dans les cas
d'une copulation fécondante.

En résumé, que l'ouverture insolite de la face inférieure
du canal de l'urètre soit le résultat d'un vice de conformation
ou de quelque circonstance accidentelle, cette ouverture
n'est une cause absolue et radicale de stérilité : 1° que si
elle siége au périnée ou à la base de la verge avec oblitéra-

tion de la partie antérieure de l'urètre ; 2° que si, par l'effet de l'érection, elle ne subit aucun changement de forme et de direction, et reste tournée en bas ou en arrière.

Dans tous les autres cas, l'hypospadias congénital ou accidentel ne saurait être regardé, d'une manière absolue, comme une cause de stérilité.

Je dois, avant de terminer ce paragraphe, déclarer que l'explication que je viens de donner se trouve depuis long-temps dans la science, et que, pour la soutenir, Morgagni la corrobore par l'exemple du pénis des tortues et des vi-pères, dont le plancher inférieur de l'urètre manque natu-rellement et se trouve suppléé, pendant le coït, par la tuni-que vaginale.

Je ferai également remarquer que cet artifice dans le mécanisme de la fécondation serait annulé dans le cas où le gland, par une cause quelconque, se renverserait en arrière pendant le coït, et s'interposerait ainsi entre la matrice et l'ouverture urétrale. Cette aggravation se présente : 1° quand le gland ne participe pas à la turgescence de la verge, ainsi que Morgagni l'a observé; 2° quand le filet a une étendue trop peu considérable et ne s'est pas rompu.

A cette occasion, je signalerai la facilité avec laquelle les personnes peu exercées peuvent prendre pour un hypo-spadias une simple brièveté du frein. Je me souviens encore qu'au début de ma carrière, je commis une semblable er-reur, et qu'après la section du filet, dont l'indication était formelle, je dus modifier un diagnostic et un pronostic qu'il était impossible de dissimuler au malade. Il est vrai que celui-ci avait cinquante ans, n'avait pas toujours vécu dans une chasteté exemplaire, et que je n'avais pas assez d'expé-rience pour savoir qu'il est des filets qui ne cèdent que sous le bistouri ou les ciseaux.

L'épispadias, au point de vue qui nous occupe, ne diffère de l'hypospadias que par sa plus grande rareté, et que par la position de l'ouverture urétrale. Le mécanisme qui rend l'hypospade fertile, restitue la faculté fécondante à l'épispade, avec cette différence seulement que, dans ce dernier cas, la muqueuse vaginale forme le plancher supérieur du canal artificiel, tandis que dans l'hypospadias elle en forme la face inférieure.

§ III. — États congénitaux ou accidentels de la verge capables d'entraîner la stérilité.

Parmi les états congénitaux ou acquis de la verge, incompatibles avec la puissance fécondante, il ne peut être ici question que du volume du pénis pendant le coït, car en exceptant le canal de l'urètre dont je viens d'étudier les altérations, cet organe ne remplit qu'un rôle de sustentation dans l'acte de la fécondation.

Comme difformité congénitale, la petitesse extrême de la verge, soit en longueur, soit en circonférence, peut, dans les *conditions normales* de conformation de la femme, être une cause de stérilité. Le vagin n'étant point distendu par un pénis suffisamment gros, laisse en contact les plis de sa muqueuse, lesquels, interposés entre le museau de tanche et le gland du pénis, reçoivent le jet spermatique et l'empêchent d'arriver jusqu'à l'ouverture de l'utérus.

Dans certaines conditions anormales du côté de la femme, comme dans les cas de descente de matrice, la fécondation est rendue possible par ce déplacement même de l'organe utérin qui, lui, alors efface les plis de la muqueuse vaginale.

Un pénis trop volumineux, pouvant à peine franchir la vulve, amène aussi des résultats négatifs par un méca-

nisme entièrement analogue à celui d'une verge trop courte.
Je ne parle pas de la douleur éprouvée par la femme qui,
sous son influence, se livre à des mouvements bien souvent
contraires à la fécondation, comme on le verra plus loin.

Une verge trop longue, en dépassant l'ouverture inférieure de l'utérus et en allant perdre sa tête dans le cul-de-
sac vaginal, égare le fluide spermatique et l'éloigne de son
point de mire, qui est le museau de tanche. Un peu de
précaution du côté de l'homme ou un mouvement de recul
du côté de la femme peuvent facilement obvier à ce désa-
vantage.

Toutes les anomalies dont il vient d'être rapidement
question, sont rarement assez exagérées pour entraîner l'infécondité ; d'ailleurs, par cela même qu'elles n'affectent que
le volume de la verge, et que, d'autre part, la capacité du
vagin et la position de l'utérus sont essentiellement variables, il s'ensuit que ces anomalies ne sont les causes que
d'une stérilité relative, et qu'elles n'annulent aucune des
conditions de la fécondation chez l'homme considéré isolément.

Mais il n'en est plus de même quand la verge ne possède
pas la rigidité de l'érection, car alors une des conditions
de la fécondation chez l'homme, l'éjaculation, est fatalement détruite.

Il est incontestable que la stérilité n'est pas une cause
d'impuissance. Cette proposition a été bien souvent mise
hors de doute dans le cours de cet ouvrage. Mais en est-il de
même pour la proposition renversée ? En d'autres termes,
    puissance est-elle une cause de stérilité ?

En restant dans les conditions ordinaires du coït, je n'hésite pas à répondre par l'affirmative : oui, l'impuissance est
une cause de stérilité.

Mais en invoquant certaines conditions anormales, certains déplacements d'organes du côté de la femme, je réponds avec non moins de conviction : l'impuissance *peut ne pas être* fatalement condamnée à la stérilité.

Expliquons-nous. — Je note que, dans les lignes qui vont suivre, je limite le mot impuissance à la seule flaccidité de la verge.

De toutes les conditions que j'ai reconnues nécessaires, du côté de l'homme, à l'accomplissement de la fécondation, la flaccidité de la verge n'en détruit qu'une : le lancement du sperme contre le museau de tanche, c'est-à-dire l'éjaculation séminale.

Sans doute, on peut avec de l'art et de la patience introduire dans le vagin une verge mollasse et assister à la déplétion des réservoirs spermatiques ; mais quelque effort que l'on fasse, on n'obtiendra jamais les saccades par lesquelles est lancé le sperme dans les circonstances normales.

La liqueur séminale ne pénètre point alors dans l'utérus : 1° parce que, sortant sans force, elle ne franchit pas l'espace qui sépare le museau de tanche et le gland du pénis, en admettant même que les plis du vagin soient suffisamment effacés ; 2° parce que l'utérus, privé du choc de son excitant naturel, le sperme, se soustrait à cette contractilité que j'ai dit être si favorable à la conception.

Or, il est évident que si, par un artifice quelconque, on arrive à suppléer à cette double circonstance fâcheuse, les autres conditions de la fécondation restant intactes chez les deux sexes, on peut nourrir l'espoir d'un résultat positif.

La première indication, celle qui consiste à rapprocher le museau de tanche du gland du pénis, est remplie par un abaissement de l'utérus.

La seconde, qui se propose l'introduction du sperme dans

la matrice, est réalisée en premier lieu lorsque l'ouverture inférieure de l'utérus est largement béante, ainsi qu'on le rencontre chez quelques femmes ; et secondement, c'est-à-dire sous le rapport de la contractilité du museau de tanche, elle est obtenue par de légères frictions, soit sèches, soit avec du jus de citron, pratiquées, avant la conjonction, sur le col de la matrice, ou mieux encore, par l'effet d'un courant galvanique.

Quoique la théorie permette d'admettre la possibilité de la fécondation dans les conditions exceptionnelles que je signale, il ne faut pas se faire illusion sur la bonté d'un semblable moyen et fonder des espérances exagérées sur cette ressource extrême.

D'abord, les deux conditions, abaissement de l'utérus et dilatation de son ouverture inférieure, ne se rencontrent pas toujours, à point nommé, sur la femme ayant un intérêt quelconque à être fécondée par un impuissant ; en second lieu, la contractilité utérine peut parfaitement ne pas se produire, malgré le plaisir que par des manœuvres on communique à la femme, malgré les frictions, malgré le galvanisme, puisque nous savons que l'excitant normal de cette contractilité est le sperme lancé par saccades ; troisièmement, enfin, en dehors de ces difficultés que j'appellerai de relation, il s'agit de savoir si, par une loi fatale de corrélation inéluctable, l'impuissance, quelle qu'en soit la cause, n'entraîne pas nécessairement une altération du sperme capable de produire la stérilité.

Sans doute, il est parfaitement établi en physiologie que lorsqu'une fonction ne s'accomplit plus, les organes qui lui étaient consacrés finissent pas s'altérer et se perdre. Or, l'impuissance, sauf les cas exceptionnels de facilités relatives dont je viens de parler et au mécanisme desquels la nature reste étrangère, l'impuissance, dis-je, étant une cause radicale de stérilité par impossibilité de copulation, ne peut-on pas admettre qu'il existe une telle corrélation entre l'organe copulateur et l'organe sécréteur du sperme, que la lésion de l'un amène une lésion identique sur l'autre? Cette influence est vraie, jusqu'à un certain point, quand elle s'exerce des testicules sur la verge, car on sait que les castrats et les eunuques, s'ils ne sont pas complétement impuissants, ne jouissent que de facultés viriles très bornées.

En est-il de même de l'influence de l'organe copulateur sur l'organe sécréteur du sperme, et conséquemment sur le produit de cette sécrétion? Il est difficile de résoudre le problème d'une manière générale malgré les facilités que semble devoir fournir le microscope. Cependant, sans revenir sur les causes si nombreuses de l'impuissance, je vais essayer de formuler une réponse d'après les expériences que j'ai dirigées dans ce sens, et en rappelant que la propriété fécondante de la liqueur séminale n'a existé pour moi que dans la présence des zoospermes.

Quand l'impuissance ne s'accompagnait pas de spermatorrhée, quand elle n'était pas le résultat d'un affaiblissement général, d'une détérioration de l'organisme, en un mot, quand elle n'avait pour cause qu'un trouble de l'influx nerveux ou qu'elle était produite par la faiblesse des muscles qui concourent à l'érection, ainsi que j'en ai un exemple au moment où j'écris ces lignes, j'ai presque constamment trouvé des zoospermes dans la liqueur séminale, surtout lorsque l'impuissance ne remontait pas à une époque trop éloignée. Chez le malade dont je viens de parler et qui est actuellement en cours de traitement, la verge n'a qu'une demi-érection, malgré la vivacité de désirs vénériens et malgré des pollutions nocturnes qui se renouvellent une ou deux fois par semaine. La masturbation détermine l'excrétion du sperme, avec jouissance et avec des saccades assez faibles et proportionnées à la ténuité de l'érection. Chez ce malade dont l'impuissance est survenue, sans cause connue, pendant la traversée de Montevideo au Havre, la liqueur séminale contient des zoospermes. L'anaphrodisie date de six mois environ et s'améliore sensiblement sous l'action des courants galvaniques répétés tous les jours pendant vingt minutes.

Mais quand l'organisme est profondément altéré, quand l'impuissance est le résultat de pertes séminales ou autres, qui ont jeté la constitution dans l'affaiblissement et le marasme, les testicules participent à cette faiblesse générale sans que le trouble de leur sécrétion puisse raisonnablement être attribué à l'impuissance; ce sont deux phénomènes concomitants de l'altération de l'organisme, et ils n'ont entre eux que les relations qui unissent les symptômes d'une même affection.

En résumé, l'impuissance en elle-même, c'est-à-dire circonscrite dans le fait seul de la non-érection de la verge, n'empêche pas la sécrétion normale du sperme.

Mais, ainsi que je l'ai dit à l'occasion de l'impuissance idiopathique, l'impuissance étant rarement une affection isolée, et se liant presque toujours à un état morbide, soit de l'organisme général, soit de quelque partie de l'appareil génital, soit de quelque organe éloigné ou voisin de cet appareil, c'est à cet état morbide qu'il faut rapporter le trouble de la sécrétion spermatique.

Comme on le voit, en tenant compte, d'un côté, des difficultés, j'allais presque dire de l'impossibilité de l'accouplement, et de l'autre, de la fréquence des états pathologiques qui portent simultanément leur action sur l'organe copulateur et sur l'organe sécréteur du sperme, on peut dire que, dans presque tous les cas, l'impuissance est sinon la cause, mais tout au moins un signe de stérilité ; les cas contraires constituent des exceptions si rares, qu'on les peut établir dans la proportion de 1 sur 1000 (1).

CHAPITRE IV.

ÉTAT PATHOLOGIQUE DU SPERME.

Je ne me dissimule pas que le titre de ce chapitre paraîtra bien étrange à certaine école plus anatomiste que clinicienne, pour qui tout état morbide doit fatalement se traduire par une lésion organique, et qui comprendra difficilement qu'un liquide sécrété dans l'économie puisse être altéré sous le rapport physique, chimique, ou vital, avec intégrité des organes sécréteur, vecteur ou conservateur de ce liquide.

Quelque étrange que le fait puisse paraître, il le faut admettre, car il est; et, dût-on m'accuser de renouveler un humorisme depuis longtemps passé de mode, je ne puis, en présence d'observations que je vais faire connaître, ne pas noter ici un *état de stérilité* par altération du sperme tout à fait en dehors des conditions pathologiques, soit générales, soit locales, que j'ai énumérées dans les chapitres précédents.

Le fait que je consigne ici, quand on le considère au

(1) Il est bien entendu qu'il ne s'agit point ici de l'impuissance par sympathies morales, mais seulement de celle dont la cause est un trouble ou une lésion de la nature physique.

point de vue de l'intérêt social, prend quelquefois une importance très grande, parce qu'il est souvent le résultat d'institutions humaines évidemment trop en opposition avec les lois de la nature.

L'indication de quelques-uns de ces phénomènes sociaux va mieux faire comprendre ma pensée.

La loi du croisement des races, dont je me suis déjà précédemment occupé, vient se placer en première ligne, et je ne puis, à son égard, que répéter les considérations que je lui ai consacrées au début du livre sur la stérilité.

Le luxe, la vie molle et efféminée, la satisfaction trop complète de tous les besoins, sont encore des causes de cet état, et ne se traduisent par aucune lésion anatomique. Leur action, quelquefois méconnue chez les individus, est souvent manifeste chez les peuples. Rome, tant qu'elle honora et pratiqua la pauvreté, put suffire à elle seule, sans admettre les peuples conquis dans son armée, à une reproduction inouïe d'hommes qu'elle perdait dans ses guerres continuelles; mais quand le luxe, fruit de ses conquêtes, eut pénétré dans ses mœurs, une décroissance notable se manifesta dans le recensement des citoyens. Tite-Live se plaint de cette dégradation dans le chiffre de la population; Auguste ordonne aux chevaliers romains de se marier : vaine précaution! les mariages des chevaliers romains sont stériles ; le sénat s'emplit d'étrangers qui convoitent le trône devenu vacant; et bientôt l'empire, dans lequel le luxe fait la solitude, tombe aux mains des nations du nord, pauvres, mais fécondes.

En Asie, sous un climat fortuné et avec la faculté de prendre plusieurs femmes, les Orientaux manquent de bras pour défricher les terres.

En Europe, les villes les plus riches seraient bientôt

désertes si les contrées pauvres ne comblaient annuellement par des envois d'hommes le déficit qu'y occasionne la richesse. La Suisse, la Savoie, l'Auvergne et la Galice sont les grandes ruches de l'Europe moderne.

Dans nos cités même, une différence notable dans le nombre des naissances se remarque entre les quartiers pauvres et les quartiers riches.

Nous-mêmes, n'observons-nous pas les avantages que certains individus retirent de leur absence des villes et de leur séjour à la campagne, surtout quand ils se livrent aux fatigues de la chasse ou des travaux champêtres? Tel qui part stérile revient quelquefois avec des enfants. La thérapeutique des établissements thermaux n'a souvent pas d'autre secret, et cette influence peut marcher parallèlement avec celle qu'exerce sur les esprits préoccupés les plaisirs et les distractions dont on a soin de fournir les établissements de ce genre.

Puisque je viens d'écrire les mots de préoccupations intellectuelles, je répéterai avec le poëte :

> On dit que l'on n'a pas tous les dons à la fois,
> Et que les gens d'esprit, d'ailleurs fort estimables,
> Ont fort peu de talent pour former leurs semblables.

Certes, voilà bien des circonstances, et je pourrais en grossir le nombre, où la propriété fécondante est nulle ou *comme nulle* au milieu des conditions anatomiques normales. L'examen le plus attentif ne fait rien découvrir ; les testicules, régulièrement conformés et avec leur volume ordinaire, paraissent sécréter un sperme doué de toutes les propriétés fécondantes; l'épididyme, les canaux déférents, les vésicules séminales et les canaux éjaculateurs, libres dans leur intérieur, ne paraissent apporter aucune modification à la marche ordinaire de la liqueur spermatique ; les vésicules séminales, la prostate, les glandes de Cowper, sécrètent leur mucus comme d'habitude ; en un mot, l'investigation la plus minutieuse ne dénote rien de morbide dans une partie quelconque de l'appareil générateur; seulement, si l'on soumet le sperme au microscope, on le trouve tantôt complétement veuf d'animalcules, et tantôt animé par quelques zoospermes rares, petits et ne se livrant pas aux mouvements désordonnés auxquels ils sont en proie d'habitude.

On observe souvent aussi sur les animalcules qui semblent inaptes à la fécondation, cette altération, signalée par MM. Wagner et Pouchet, et qui est caractérisée par la chute, ou plutôt par le renversement de l'épithélium. Cette altération m'a surtout paru coïncider avec ce que j'ai nommé les avortements précoces, pour me faire croire que l'homme n'était pas toujours étranger à la débilité de la gestation.

Quoi qu'il en soit, comment expliquer cette altération du sperme qu'aucune lésion anatomique ne légitime? Dira-t-on que c'est un effet de l'influx nerveux? Je veux bien que l'innervation ne se dérobe pas à l'empire de certains faits dont j'ai tout à l'heure énuméré les principaux; mais la question ne fait que changer de place, et je demanderai alors en quoi consiste cette modification morbide de l'innervation. J'en vois bien les résultats dans le sperme, mais j'en cherche le mécanisme.

Sans doute, nous ne connaissons pas davantage le mécanisme de l'altération du liquide séminal; mais en restant dans les limites de ce dernier, nous avons le bénéfice de ne pas introduire dans le problème un élément qui n'aide en rien à sa solution.

Le sperme infécond, qu'on me passe l'alliance de ces deux expressions, conserve quelquefois toutes ses qualités physiques : consistance, odeur, couleur, on le dirait parfaitement apte à la fécondation ; mais, examiné au microscope, il ne décèle pas l'existence de spermatozoïdes, ou s'il en laisse apercevoir des traces, il est facile de s'assurer que ces animalcules n'ont ni la longueur, ni surtout la vivacité et l'intégrité de forme qu'ils présentent d'ordinaire.

Ce sont ces deux phénomènes, absence ou état anormal des spermatozoïdes, qui constituent réellement l'altération morbide de la liqueur séminale ; quelquefois celle-ci est plus claire et plus limpide que d'habitude ; elle a une odeur moins caractéristique, mais contient des spermatozoaires comme à l'ordinaire ; dans ces cas, elle conserve toutes ses propriétés fécondantes, et, au point de vue de la stérilité telle que je l'ai définie et non sous le rapport de l'avortement précoce, elle ne saurait être accusée d'être malade.

Il faut donc le dire bien haut : Dans la forme de stérilité qui m'occupe ici, deux circonstances seules peuvent directement éclairer le diagnostic : les antécédents du malade et l'examen microscopique du sperme.

Mais pour que ces deux indications aient toute la valeur que le médecin en doit attendre, il faut, au préalable, s'assurer de l'intégrité parfaite de l'appareil génital, et de l'absence de toutes les causes de stérilité, soit générales, soit locales, que j'ai passées en revue dans les divers chapitres précédents. Il faut se souvenir que les altérations du sperme, sans modifications de la santé générale et sans lésions anatomiques, si elles peuvent incontestablement se produire, constituent des cas rares, et qu'on ne les doit accepter qu'avec la plus grande circonspection.

De plus, une distinction capitale, et sur laquelle je ne saurais trop insister, se tire de l'absence complète ou simplement d'un état anormal des spermatozoaires ; dans le premier cas, la stérilité est radicale et absolue; dans le second, il peut n'y avoir qu'insuffisance de vitalité qui, se communiquant au produit de la conception, en détermine la mort avant le terme ordinaire de la gestation. Tandis que d'un côté l'art est obligé de confesser son impuissance, on est en droit d'espérer que, dans le second cas, il pourra favorablement intervenir lorsque l'histoire pathologique des zoospermes sera faite.

Quoi qu'il en soit, on peut dire déjà que le traitement des altérations des spermatozoaires ne saurait être uniforme : quand l'affection, par exemple, se rattache au dépérissement héréditaire amené par un défaut de croisement de familles, la médecine n'a que des ressources extrêmement bornées ; j'ai institué sur ce point quelques essais de thérapeutique, mais les résultats que j'en ai retirés ont été si complétement nuls, que je crois notre art tout à fait désarmé en pareille occurrence. L'hygiène ne m'a pas mieux réussi que la matière médicale, à ce point que j'estime cette espèce d'altération entièrement incurable.

Il n'en est point ainsi de celle qui reconnaît pour cause une vie molle et efféminée; la thérapeutique doit ici céder le pas à l'hygiène, et il n'est aucun agent pharmaceutique qui puisse remplacer les travaux champêtres ou les travaux manuels opérés en plein air; une nourriture sobre, frugale, mais restaurante ; l'éloignement des bals, des fêtes, des spectacles ; le coucher de bonne heure, le lever avec l'aurore, en un mot la vie agreste des habitants des champs ou des montagnes. Il serait facile de rapporter des exemples des résultats heureux obtenus par ces changements dans le mode d'existence, car on rencontre tous les jours dans le monde des époux dont la couche, longtemps stérile, ne s'est peuplée qu'au milieu d'une transformation complète dans la manière de vivre.

Enfin, et pour ne pas prolonger des considérations que tout me sollicite à abréger, je finirai, pour les cas d'excitation amoureuse trop violente, en disant avec Montaigne, dont j'ai déjà précédemment cité le précepte : « J'en scay à qui il a servy d'y apporter le corps mesme, demy rassasié d'ailleurs, pour endormir l'ardeur de cette fureur, et qui, par l'aage, se trouve moins impuissant de ce qu'il est moins puissant (1). »

SECTION DEUXIÈME.

STÉRILITÉ CHEZ LA FEMME.

—

La femme, dans l'acte de la génération, remplit un rôle essentiellement complexe, sans parler de la copulation dont je n'ai plus à m'occuper ici.

Comme l'homme, elle sécrète dans les profondeurs de ses organes un produit qui, pour arriver du lieu de sa sécrétion à celui de son excrétion, parcourt des voies aussi semées d'écueils et aussi fertiles en obstacles que celles que le sperme franchit pour aller des testicules au méat urinaire.

Pour l'accomplissement de ce premier acte de son rôle, la femme se suffit à elle-même; elle le remplit par les lois seules de son organisation, et le concours que quelques physiologistes ont prétendu que lui prêtaient certaines circonstances extérieures, telles que le climat, le coït, etc., est d'une importance secondaire et tout au moins douteuse.

_____

(1) _Essais_, liv. I, chap. xx, p 107, édit. 1743.

Mais après cet acte qui, avec la sécrétion spermatique, est en quelque sorte le prélude de la fonction génératrice, il faut, pour que celle-ci s'accomplisse, que la femme sorte de son égoïsme et réalise ce que, dans un style figuré, madame de Staël appelait un *égoïsme à deux.*

La part que la femme prend dans cette nouvelle phase de son rôle devient de plus en plus complexe. Ses organes étant le théâtre sur lequel va se passer le grand acte de la formation d'un nouvel être, elle doit recevoir et conduire jusqu'au produit de sa sécrétion propre l'élément indispensable que lui fournit le mâle, et, une fois ces deux éléments en présence, présider à leur union, et leur offrir un lieu convenable où le résultat de cette union rencontre toutes les conditions nécessaires à son développement ultérieur.

En prenant séparément chaque partie du rôle si compliqué de la femme dans l'acte de la génération, on trouve cet acte partagé en quatre étapes, si parfaitement distinctes, qu'il est impossible de ne pas les accepter comme bases d'une division méthodique.

Ces quatre étapes sont :

1° L'acte de sécrétion et de progression du produit femelle, c'est-à-dire l'ovulation, comprenant la fonction ovarienne et la fonction tubaire ;

2° L'acte de réception et de progression du produit mâle, comprenant les fonctions du col de l'utérus ;

3° L'acte de réunion du produit mâle et du produit femelle, comprenant la fonction d'imprégnation ;

4° L'acte de gestation, comprenant les fonctions utérines.

Cette division toute physiologique me paraît être le guide le plus sûr pour nous reconnaître au milieu des causes si nombreuses et encore si mal étudiées de la stérilité chez la femme ; aussi, après en avoir pesé les avantages et les inconvénients, je ne puis pas ne pas la préférer comme principe de la classification des maladies qui me restent à examiner.

J'aurai donc, au point de vue de la pathologie, quatre groupes bien distincts d'altérations fonctionnelles pouvant entraîner la stérilité chez la femme, et correspondant aux quatre actes physiologiques admis ci-dessus, à savoir :

Premier groupe. — Troubles de l'ovulation.

Deuxième groupe. — Troubles de la réception spermatique.

Troisième groupe. — Troubles de l'imprégnation.

Quatrième groupe. — Troubles de la gestation.

Chacune de ces divisions formera un chapitre de la pathogénie de la stérilité chez la femme.

CHAPITRE Ier.

TROUBLES DE L'OVULATION.

L'ovulation ou l'acte ovarien se compose, ainsi que je l'ai dit plus haut, de la fonction ovarienne et de la fonction tubaire ; j'aurai donc à examiner :

1° Les troubles de la fonction ovarienne ;

2° Les troubles de la fonction tubaire.

I. TROUBLES DE LA FONCTION OVARIENNE.

Quand on songe aux difficultés qui entourent le diagnostic des maladies des ovaires, on comprend de quelle importance pratique sont les relations que ces organes entretiennent avec une fonction dont les troubles sont aussi facilement appréciables que ceux de l'hémorrhagie menstruelle, et combien on doit s'assurer avec soin du degré de confiance qu'il faut accorder aux dérangements de l'une pour arriver à la connaissance des états morbides des autres.

Il est incontestable, et je ne sais aucun fait authentique qui prouve le contraire, que l'absence congénitale, la perte accidentelle et l'atrophie des ovaires sont constamment suivis de l'absence ou de la disparition du flux menstruel ; mais l'inverse est-il aussi vrai ? En d'autres termes, l'absence ou la disparition de l'écoulement cataménial dénote-t-elle toujours l'absence congénitale, la perte accidentelle ou l'atrophie des ovaires, et par conséquent l'impossibilité de l'ovulation ?

M. Bischoff (1), considérant l'hémorrhagie menstruelle comme un symptôme de menstruation dont le fait capital est l'évolution d'un œuf, avoue que ce symptôme peut manquer sans que le phénomène générateur, l'évolution de l'œuf, cesse de se produire. Dans ce cas, la fécondation est possible. « Il est tout aussi facile, dit-il, de prouver que la fécondation est liée à l'évolution menstruelle. Lorsqu'on a soutenu le contraire, on a confondu la menstruation avec l'hémorrhagie menstruelle. Il peut y avoir conception sans hémorrhagie, de même qu'il peut y avoir une évolution menstruelle sans aucun écoulement de sang. Le développement de l'œuf est le phénomène important de la menstruation, les autres peuvent manquer ; lorsqu'ils n'ont pas lieu, cela indique ordinairement une imperfection dans la fonction, et la stérilité est ordinairement, comme on le sait, le résultat de ce trouble fonctionnel. Cependant la conception peut avoir lieu, car les conditions essentielles de la menstruation sont remplies, mais ce sont des cas exceptionnels. On a dit qu'il pouvait y avoir fécondation dans des cas où ces conditions ont manqué et où l'hémorrhagie avait eu lieu ; mais aucun fait ne vient à l'appui de cette

(1) *Traité du développement de l'homme et des animaux.* Paris, 1843, in-8, avec fig.

manière de voir, tandis qu'il est prouvé au contraire que, lorsque l'ovaire manque ou qu'il est malade, et dans les cas où il n'y a pas d'ovules formés, la fécondation n'a pas lieu (1). »

En maintenant la distinction que M. Bischoff établit entre la menstruation et l'hémorrhagie menstruelle, il est incontestable que l'absence de cette hémorrhagie n'est pas un signe certain qu'une cause de stérilité réside dans l'ovaire. Mais alors on peut se demander si l'hémorrhagie menstruelle qui est produite par les vaisseaux de l'utérus à la suite des modifications apportées par la menstruation, n'indique pas, quand elle fait défaut, du côté de la matrice, un état morbide incompatible avec la conception. Dans l'affirmative, le siége de la stérilité serait déplacé : il se trouverait dans l'utérus au lieu d'être dans l'ovaire.

Ce n'est pas ici le lieu d'examiner cette question, qui trouvera naturellement sa place dans le chapitre consacré aux troubles de la fonction utérine, et, après l'avoir posée comme un jalon, je reviens en toute hâte à la menstruation et au flux cataménial.

Puisque l'écoulement menstruel n'est pas un signe assez constant de l'évolution de l'œuf pour constituer un symptôme irréfragable des altérations des ovaires, pouvons-nous espérer trouver, en dehors des menstrues, une certitude ou tout au moins certaines présomptions? Je le crois, et j'estime que l'absence de la menstruation, c'est-à-dire de l'évolution périodique d'un œuf, et par conséquent la stérilité dépendant d'une lésion ovarienne, se traduisent par un

(1) Voyez *Traité du développement de l'homme et des animaux*. Paris, 1843, in-8, fig. — *Zeitschrift für ration. Medicin*, v. Henle und C. Pfeuffer, 1853, t. IV, 1re livraison, et *Archiv. génér. de médec.*, mars et mai 1854.

ensemble de phénomènes qui, réunis et groupés, suffisent pour établir la certitude médicale. Je n'ai point à dresser ici l'inventaire de ces phénomènes dont l'énumération arrivera successivement avec l'étude de l'affection qui leur donné naissance, et je terminerai ces quelques considérations préliminaires par deux mots sur la question si controversée du temps auquel peut s'opérer la fécondation après l'époque menstruelle.

S'il est vrai, comme l'établit M. Bischoff, que *la fécondation et la conception sont intimement liées à la menstruation qui représente la période de maturité et d'expulsion de l'œuf*, il faut de toute nécessité que la fécondation et la conception soient contenues dans les limites du temps menstruel, à moins que le coït, l'alimentation, le climat ou toute autre circonstance, ne favorisent la maturité et ne déterminent l'expulsion de l'œuf.

Une semblable influence ne saurait être admise; sans doute le climat, l'alimentation, les habitudes, les excès de coït peuvent modifier le type de la menstruation, c'est-à-dire changer la physionomie des manifestations symptomatologiques par lesquelles elle se traduit d'ordinaire, comme l'écoulement sanguin, le gonflement des mamelles, les douleurs lombaires, la fétidité de l'haleine, etc., etc.; mais il faut toujours faire intervenir une cause pathologique toutes les fois que les règles reviennent avant l'époque fixée de leur réapparition. D'ailleurs, si ces circonstances exerçaient réellement l'empire qu'on leur suppose, il faudrait que le coït, par exemple, amenât un flux cataménial toutes les fois qu'il est exercé, ce qui n'est pas, ainsi que tout le monde le sait.

M. Coste, qui défend l'influence du coït sur la maturité et l'expulsion de l'ovule, se tire de ce mauvais pas en sup-

posant que si une hémorrhagie menstruelle ne se montre
pas après chaque copulation, *cela tient à ce que la cause
qui produit alors la menstruation arrête, en même temps
qu'elle féconde l'œuf, l'hémorrhagie qui est le symptôme
de la menstruation.* Il faudrait donc admettre, contre l'expérience de chaque jour, que toute, femme qui exerce le
coït est fatalement fécondée.

Sans doute, à l'approche de l'époque menstruelle, un
énergique plaisir vénérien peut hâter, par l'excitation qu'il
produit dans tout l'appareil génital, et l'on pourrait même
dire dans tout l'organisme, la rupture de la vésicule ovarienne et, par suite, l'apparition des menstrues ; mais, je
le répète, cette influence ne va point jusqu'à solliciter la
sécrétion et la maturité de l'ovule.

Si donc, cette maturité arrive à son heure, si l'expulsion
de l'œuf n'obéit qu'aux lois de sa destinée, il faut bien que
la fécondation s'accomplisse avant que l'ovule ait atteint
l'organe qui doit être ou sa tombe ou le théâtre de son
développement ultérieur.

En conséquence, s'appuyant sur des données expérimentales qu'il est inutile de rappeler ici, M. Pouchet estime
que l'ovule met de deux à six jours pour franchir l'espace
qui sépare l'ovaire de l'utérus, et que cette migration ne
commence qu'à la fin de l'époque menstruelle : « Soit immédiatement après la cessation du flux cataménial, dit-il,
soit seulement lorsqu'il s'est écoulé un, deux, trois ou
quatre jours après sa terminaison, cette vésicule s'ouvre et
laisse échapper l'ovule qu'elle contenait. L'œuf est alors
saisi par le pavillon et il entre dans la trompe, qu'il parcourt avec lenteur : je pense qu'il met ordinairement de
deux à six jours à la franchir et à se rendre de l'ovaire dans
l'utérus. Arrivé dans la matrice, il s'y trouve encore retenu

de deux à six jours par la *decidua* exsudée à la surface de la muqueuse vers le déclin de l'irritation qui suit l'époque menstruelle. » Et un peu plus loin : « Or, comme nous avons reconnu que la decidua tombait constamment du dixième au douzième jour de l'intermenstruation, il résulte conséquemment de ce fait que la conception ne peut s'opérer que du premier au douzième jour qui suivent les règles, et que jamais elle n'a lieu après cette époque (1). »

Beaucoup de physiologistes, parmi lesquels je citerai MM. Courty et Bischoff, ont adopté cette opinion à laquelle des faits nombreux ont été opposés ; ainsi, le docteur Kirsch (2) cite, entre autres, les lois de Moïse qui ne permettaient le coït qu'à partir du septième jour depuis la cessation des règles, c'est-à-dire du douzième environ depuis leur apparition ; ces lois étaient observées rigoureusement, et cependant on sait que les femmes juives étaient remarquables par leur fécondité. Des exemples de fécondation opérée pendant la seconde période de l'époque intermenstruelle ont été rapportés par MM. R. Wagner (3), Leuckart (4), Raciborski (5), et M. Bischoff lui-même avoue qu'il connaît *plusieurs cas où la conception a eu lieu douze et seize jours après la fin de la période menstruelle* (6).

(1) *Théorie positive de l'ovulation spontanée.* Paris, 1847, p. 274 et 275.

(2) *Zeitschrift für ration. Medicin*, v. Henle und C. Pfeuffer, 1852, t. II, p 127.

(3) Wagner's, *Handwörterbuch der physiologie*, art. GÉNÉRATION, p. 1016.

(4) Wagner's, *Handwörterbuch der physiologie*, art. FÉCONDATION, p. 886.

(5) *De la puberté et de l'âge critique chez la femme*, p. 458 et suiv.

(6) *Archives de médecine*, mai 1854, p. 550.

En présence de faits dont on ne pouvait nier la légitimité, les physiologistes qui défendaient l'opinion de l'impossi‑ bilité de la fécondation pendant la période intermenstruelle, prétendirent que dans les cas exceptionnels qu'on leur op‑ posait, du sperme, ayant conservé ses propriétés fécon‑ dantes, s'était logé dans les organes de la femme et avait attendu au passage qu'un nouvel ovule se détachât. Et comme preuves, ils apportèrent des vivisections dans les‑ quelles des spermatozoïdes vivants avaient été trouvés, dans l'utérus, plusieurs jours après la copulation.

Quelle que soit l'explication fournie par les physiologistes, il est constant que de nombreuses fécondations ont lieu à des époques plus ou moins éloignées de la cessation des règles, et qu'il faut se garder de considérer la dernière période intermenstruelle comme une époque passagère de stérilité pour la femme. Je reconnais incontestablement que la conception a plus de chances de se produire pendant les quinze jours qui suivent immédiatement les règles que pen‑ dant les quinze jours qui les précèdent, et ce fait a, en thé‑ rapeutique, une importance que l'on me verra souvent invo‑ quer dans le cours de cet ouvrage.

Je reviens maintenant à la pathologie proprement dite des ovaires.

§ I. — Anomalies des ovaires.

La seule anomalie des ovaires qui puisse ici nous inté‑ resser est leur absence ou leur atrophie qui, pour nous, équivaut à leur absence.

Il est évident que pour que cette infirmité trouve place dans le cadre de la stérilité de la femme, il faut qu'elle s'adresse simultanément aux deux ovaires, car si l'un de ces organes existe bien conformé, la conception peut se produire, ainsi que divers auteurs en ont rapporté des exemples (1).

L'absence complète des deux ovaires a été observée plusieurs fois ; et toujours, quand elle était congénitale, nonseulement l'hémorrhagie menstruelle et la fécondation n'avaient pas lieu, mais encore les autres parties de l'appareil génital participaient plus ou moins à cet arrêt de développement. Je ne me livrerai pas à l'énumération fastidieuse de tous les cas d'absence des ovaires rapportés par les auteurs, et je me contenterai de reproduire les conclusions générales que M. Chereau tire de tous ces faits, après les avoir scrupuleusement passés en revue : « L'absence congénitale des ovaires, dit cet auteur, n'est point accompagnée nécessairement de celle de l'utérus. Seulement ce dernier organe, n'étant pas soumis à l'influence sympathique des organes reproducteurs, ne prend pas à la puberté, le développement qu'il acquiert dans les circonstances ordinaires, et c'est pour cette raison qu'on le trouve alors plus petit et comme atrophié ; par contre, l'absence congénitale de la matrice n'est pas toujours accompagnée de celle des ovaires. L'absence complète des deux ovaires a une telle influence sur tout l'organisme, que la femme affectée de ce vice de conformation, ne se revêt plus des caractères propres qui la distinguent de l'homme ; le bassin ne s'élargit point, les mamelles n'acquièrent aucun développement et les règles sont nulles. Les parties génitales externes subissent aussi des modifications : le vagin est plus étroit, les

---

(1) Pour les faits de cette nature, voyez *Philosophical transactions*, année 1818, fait rapporté par Granville ; *Bulletin de la Faculté de médecine de Paris*, année 1817, p. 457, fait dû à Chaussier ; *Traité des accouchements* de Gardien, t. I, p. 457, etc., etc.

nymphes sont plus petites, le clitoris réduit à un petit tubercule (Morgagni) (1). »

§ II. — Lésions physiques des ovaires.

« La texture éminemment vasculaire, spongieuse, érectile de l'ovaire, dit M. Cruveilhier ; le grand développement, eu égard à son volume, de ses vaisseaux et surtout
de ses veines ; la nature de ses fonctions qui le fait parti-
ciper si activement à l'orgasme du coït, et les divers troubles auxquels est exposé l'acte de la fécondation ; l'âge du
retour qui porte principalement sur cet organe ; voilà les
circonstances principales qui expliquent et la fréquence et
le caractère particulier de ses maladies (2). »

Et, en effet, les ovaires ont une remarquable prédisposition à toutes sortes d'altérations anatomiques : « L'on
peut assurer sans crainte, dit M. Chereau, qu'il n'y a pas
chez la femme un organe qui présente une plus grande
variété d'altérations pathologiques que les ovaires : inflammation et ses conséquences, épanchements sanguins,
collections purulentes, dégénérescences squirrheuses, encéphaloïdes, fibreuses, stéatomateuses, tuberculeuses, productions mélaniques, cartilagineuses, osseuses, calcaires,
déplacements, hernies, etc., tout s'y trouve ; et, en outre,
ces organes sont quelquefois le siége d'altérations morbides que l'on ne rencontre nulle autre part aussi fréquemment (3). »

On ne doit point espérer trouver ici l'histoire patholo-

---

(1) *Mémoires pour servir à l'étude des maladies des ovaires*, premier mémoire, p. 117.

(2) *Anatomie pathologique*, avec planches, 5e livraison, p. I.

(3) *Loc. cit.*, p. 93.

gique de chacune de ces affections à laquelle se refusent les
limites de cet ouvrage, bien que la stérilité soit l'effet le
plus commun de ces maladies.

Cependant, pour que l'inaptitude à la fécondation soit
complète, il faut : 1° que les deux ovaires soient simultanément atteints ; 2° et qu'aucune partie de leur tissu ne
reste intacte.

Si l'un des deux ovaires conservait son intégrité, en
supposant son congénère aussi profondément altéré que
possible, la femme ne perdrait aucun des attributs de son
sexe, l'ovaire sain pouvant à lui seul déterminer l'hémorrhagie menstruelle et suffire aux nécessités de la conception.
Il serait facile, en effet, de trouver dans la science, des
exemples de fécondation dans des cas où, par suite d'atrophie, de dégénérescence, de déplacement, de hernie ou de
toute autre cause, un seul ovaire peut émettre l'ovule ;
mais, je le répète, lorsque les deux ovaires manquent à la
fois, ou sont profondément altérés, l'infécondité de la
femme est fatale et absolue.

Cependant, pour que l'altération des deux ovaires amène
ce résultat, il faut qu'elle atteigne toutes les parties du
tissu ovarien. Cette condition est indispensable. Morgagni
avait déjà fait cette remarque (1), que tous les observateurs
qui l'ont suivi ont pleinement confirmée. « On a vu, dit
M. Chereau, des femmes atteintes de dégénérescences
énormes des deux ovaires, et cependant devenir encore
mères ; mais un examen attentif a démontré encore dans ces
cas, qu'une portion de l'un des organes reproducteurs, ou
de tous les deux en même temps, était encore saine (2). »

Cette double condition que, pour se produire, la stérilité

(1) *De sedibus et causis morborum*, epist. XLV, art. 17.
(2) *Loc. cit.*, p. 99.

exige des altérations pathologiques des ovaires, diminue beaucoup, au point de vue où nous sommes placé, l'importance de ces altérations, qui, au premier abord, semblent devoir occuper une si large place dans l'étiologie de l'inaptitude de la femme à la procréation.

Tant que cette double exigence n'est pas entièrement remplie, non-seulement les droits de la femme à la fécondation ne sont point abolis, mais encore la fonction menstruelle persiste; celle-ci éprouve, il est vrai, des dérangements notables et de toutes sortes; mais tant qu'une partie du tissu de l'ovaire est capable de sécréter une vésicule graafienne, l'évolution et l'expulsion de cette vésicule peuvent s'effectuer comme dans l'intégrité la plus parfaite de l'organe sécréteur, et par suite, la fécondation se produire. C'est ainsi que s'expliquent les cas si nombreux de conception survenant au milieu des désordres les plus considérables de l'hémorrhagie menstruelle.

Il est bien difficile, pour ne pas dire quelquefois impossible, de déterminer d'une manière précise l'existence des deux conditions de stérilité dont je parle, surtout de celle qui est relative à l'altération totale du tissu de l'ovaire. Les moyens directs que nous possédons pour arriver à ce résultat sont: la palpation des parois abdominales, la percussion, l'auscultation, la mensuration, le toucher vaginal et le toucher rectal. Ce dernier est le plus important de tous, et j'estime que, sans lui, il est presque impossible de porter un diagnostic, je ne dis pas certain, mais seulement probable sur les maladies des ovaires; cependant, qu'on ne fonde pas sur lui de trop hautes espérances, car on aurait dans la pratique de nombreuses désillusions à essuyer. D'abord, toutes les faces de l'ovaire ne peuvent être explorées par le doigt introduit dans le rectum; ensuite, l'organe que

rien ne fixe cède sous la pression exercée sur lui et fuit ;
enfin, sans parler des obstacles ou tout au moins des embarras que crée assez souvent la présence d'une couche plus
ou moins épaisse de tissu cellulaire, on ne peut prétendre
explorer l'intérieur de l'ovaire, et il faut se contenter d'apprécier seulement les conditions relatives à sa forme, à son
volume et à son poids. C'est beaucoup, dira-t-on ; sans
doute, mais ce n'est pas assez, surtout pour la solution du
problème de la stérilité.

Aussi, tout en recommandant, d'une manière expresse,
de ne jamais négliger ce moyen d'investigation, j'estime
qu'on ne doit lui accorder qu'un certain degré de confiance, et ne pas en faire la base exclusive de son appréciation.

Je ne dis rien des autres modes d'examen dont les ressources sont encore plus aléatoires que celles du toucher
rectal, mais dont il faut cependant tenir compte, ne fût-ce
que comme termes de comparaison.

Heureusement nous avons, pour marcher au milieu des
ténèbres de cette nuit profonde, un guide à peu près infaillible, et dont le témoignage égale et surpasse, à lui seul,
tous les signes fournis par les moyens directs que j'ai
énumérés tout à l'heure. On devine déjà que je veux parler
de l'hémorrhagie menstruelle.

Sans doute, et je l'ai reconnu plus haut avec M. Bischoff,
il y a des menstruations sans hémorrhagie, et dans ces cas
alors il semble difficile de décider si l'absence de l'écoulement cataménial tient à une idiosyncrasie ou à une affection
des ovaires. D'abord, les faits de menstruation régulière
sans flux menstruel et avec intégrité de l'organe qui fournit
le sang, c'est-à-dire l'utérus, sont beaucoup moins fréquents qu'on ne pense, et doivent être relégués parmi ces

rares exceptions qui si souvent déjouent la prévoyance la plus ombrageuse ; ensuite, quand une hémorrhagie utérine n'accompagne pas le travail d'expulsion de l'ovule, il se produit sur un point de l'organisme, quelquefois même sur l'organisme tout entier, des modifications qui trahissent l'accomplissement de cette importante fonction. Les organes qui, par leurs sympathies ou leur voisinage, ont des relations avec l'appareil génital, ressentent les premiers les modifications dont je parle : les seins se gonflent et deviennent douloureux ; les lombes sont le siége de tiraillements pénibles, de tranchées, de véritables souffrances ; quelquefois, l'écoulement sanguin de l'utérus est remplacé par une épistaxis, par une hémorrhagie auriculaire ; on assure même l'avoir vu prendre pour théâtre la paume de la main, etc., etc. Quoi qu'il en soit, on peut dire que la menstruation régulière, c'est-à-dire l'expulsion d'un œuf arrivé à maturité, se trahit constamment par quelque phénomène ; que dans la très grande majorité des cas, ce phénomène est une hémorrhagie utérine ; mais que cette manifestation venant à manquer par un motif quelconque, il se produit un ensemble de signes sur la portée desquels il est impossible de se méprendre.

En est-il de même dans les cas d'absence ou de suppression hémorrhagiques par suite de l'altération des ovaires ? Non, certes non. Si l'hémorrhagie utérine ne s'est jamais montrée, et si cette absence est liée à la non-menstruation, on cherchera en vain quelque symptôme révélateur du côté des seins, des lombes ou de toute autre partie de l'organisme. Aussi je suis convaincu, et les faits sont ici d'accord avec la théorie, que les femmes qui ont été fécondées en l'absence du flux cataménial, ressentaient toutes, aux époques qui auraient dû être marquées par cet écoulement sanguin, des phénomènes insolites, soit généraux, soit localisés sur un point de l'économie.

Si l'affection des ovaires entraîne la suppression de l'hémorrhagie utérine, l'habitude des menstrues antérieures éloigne la pensée que cette suppression est due à une idiosyncrasie ; de plus, la sécrétion, le développement et l'expulsion de la vésicule graafienne ne se faisant plus par suite de la maladie des ovaires, on ne remarquera pas aux époques menstruelles les phénomènes insolites que j'ai dit remplacer l'hémorrhagie cataméniale dans les cas d'intégrité des ovaires.

Comme on le voit, l'absence ou la suppression de l'écoulement menstruel, liées à une lésion des ovaires, ne sauraient être confondues avec l'absence du même écoulement menstruel dépendant d'une idiosyncrasie.

Mais, dira-t-on, par cela même que l'écoulement menstruel est produit par la face interne de l'utérus, ne peut-il pas arriver que, par suite d'un état pathologique quelconque, cet organe se refuse à cette hémorrhagie, sans que pour ce motif la fonction ovarienne soit interrompue ou seulement même troublée ? Sans doute, et je reviendrai plus loin sur ce point intéressant et encore mal connu de la pathogénie utérine, la matrice peut ne pas fournir les éléments du flux menstruel, bien que l'ovaire sécrète un ovule, le porte à maturité et l'expulse. Nous retombons ici dans les cas de menstruation sans menstrues où celles-ci sont remplacées par les phénomènes anormaux dont il a été plus haut question.

Nous sommes donc en mesure de formuler les lois suivantes, qui me paraissent être l'expression la plus exacte de la vérité.

1° La menstruation régulière, c'est-à-dire la sécrétion,

le développement et l'expulsion d'une vésicule graafienne, peut, dans quelques rares circonstances, se produire sans hémorrhagie menstruelle, et cette absence être le résultat d'une idiosyncrasie. Dans ces cas, où la fécondation est possible, la menstruation est *toujours* trahie par quelque phénomène soit général, soit local.

2° La menstruation régulière, c'est-à-dire la sécrétion, le développement et l'expulsion d'une vésicule de de Graaf, peut se produire sans hémorrhagie menstruelle par suite d'un état morbide de l'utérus. Dans ce cas, la fécondation est possible, *eu égard, bien entendu, à la fonction ovarienne*, et la menstruation est *toujours* trahie par quelque phénomène soit général, soit local.

3° La menstruation régulière, c'est-à-dire la sécrétion, le développement et l'expulsion d'une vésicule de de Graaf, interrompue ou supprimée par une maladie des ovaires, suspend ou tarit *toujours* l'écoulement cataménial, et cette absence de l'hémorrhagie menstruelle n'est *jamais* remplacée *périodiquement* par un phénomène anormal quelconque.

Si maintenant à ces données déduites de la fonction menstruelle on ajoute les signes fournis, soit par les moyens directs énumérés plus haut, soit par les antécédents de la malade, soit par les altérations déjà subies par le reste de l'économie, etc., etc., on arrivera à un diagnostic à peu près certain de la stérilité dont le siége est dans les ovaires, dont la cause est une altération de ces organes, et dont, conséquemment, le pronostic et le traitement se confondent avec le pronostic et le traitement de cette altération elle-même.

Je dois donc renvoyer le lecteur à l'histoire pathologique de chacune de ces affections, car je ne puis les admettre dans le cadre trop restreint de cet ouvrage.

§ III. — Lésions vitales des ovaires.

Il ne peut être ici question que de cette vitalité par laquelle une vésicule est sécrétée, s'accroît et, en fin de compte, est expulsée ; les résultats des troubles de cette vitalité doivent se rencontrer sur la vésicule, et l'anatomie pathologique démontre, en effet, que cette vésicule est soumise, pendant son évolution, à des causes d'avortement dont la source est précisément dans une altération de cette activité vitale de l'ovaire, qui lui fait sécréter, développer et expulser un ovule.

Malheureusement l'histoire pathologique de ces lésions est encore à faire ; l'anatomie morbide les a seule éclairées de quelque jour, et dans la pauvreté où, sous ce rapport, se trouve la science, il nous faut bien nous contenter des études d'amphithéâtre, d'autant mieux qu'après avoir lu attentivement les observations relatives aux avortements des vésicules de de Graaf, on peut, sans grand dommage, au point de vue de la stérilité, appliquer à ces lésions les considérations que je viens de présenter sur les lésions organiques des ovaires.

Quoi qu'il en soit, je dois exposer ici les conclusions tirées par l'anatomie pathologique des faits observés par elle, et je ne puis mieux faire que de les emprunter à un des hommes les plus compétents en pareille matière, à M. Négrier (d'Angers).

« Les conclusions suivantes, dit-il en terminant son travail sur l'anatomie et la physiologie des ovaires, me paraissent être autant de déductions naturelles des recherches et des observations qui précèdent.

» 1° Les vésicules ovariques sont susceptibles d'éprouver des altérations qui, loin d'empêcher de reconnaître ces organes, concourent, au contraire, à démontrer la réalité des diverses phases de leur évolution.

» 2° Les altérations des organes vésiculaires sont incomparablement plus fréquentes que celles du parenchyme de l'ovaire, et sous cette dernière dénomination, j'entends parler du tissu fibro-celluleux et vasculaire qui constitue la masse principale de cet organe.

» 3° Les altérations des vésicules ovariques ont une cause prochaine commune, qui consiste dans un arrêt de développement : ce dernier est complet ou partiel.

» 4° Cette suspension de l'évolution vésiculaire peut déterminer un véritable avortement des vésicules à tous les degrés de leurs transformations.

» 5° Les conséquences de l'avortement complet ou partiel présentent des différences très grandes sous le rapport de leur gravité.

» 6° Le plus ordinairement, l'avortement complet des ovules et de leurs vésicules ne cause pas d'accidents qui puissent compromettre la vie, et les débris de l'organe disparaissent plus ou moins complétement par la résorption.

» 7° L'avortement complet peut être l'occasion d'une inflammation avec suppuration qui entraîne des conséquences graves.

» 8° L'avortement partiel, c'est-à-dire l'arrêt de développement d'une des parties constituantes d'une vésicule ovarique, détermine une altération plus ou moins profonde dans les fonctions des autres parties de cet organe, et un changement dans leurs rapports réciproques.

» 9° L'avortement incomplet qui a lieu quand les organes vésiculaires ne sont encore qu'à l'état de vésicule primaire, paraît être la cause de la plupart des hydropisies enkystées de l'ovaire.

» 10° Ces mêmes avortements partiels, lorsque les vésicules sont à l'état de bourses grises, sembleraient être l'origine des masses fibreuses, squirrheuses et encéphaloïdes des ovaires.

» 11° L'avortement partiel des organes vésiculaires, quand ils sont à l'état de vésicules *jaunes*, est la source des tumeurs enkystées de l'ovaire, qui contiennent une matière d'apparence butyreuse.

» 12° Enfin, c'est à des cas de fécondation sans séparation de l'ovule de sa vésicule qu'il faut attribuer l'origine de ces productions fœtales qu'on trouve dans l'ovaire, où elles se développent sous l'influence des adhérences vasculaires qui s'établissent entre elles et les membranes qui les renferment (1). »

Comme on le voit, ainsi que je l'ai dit plus haut, l'étude de la stérilité n'éprouve pas un grand dommage de l'absence des détails cliniques relatifs à l'avortement des vésicules ovariques, car ces accidents sont ou nuls ou le point de départ d'altérations dont j'ai examiné l'influence, sous notre point de vue, dans le chapitre précédent.

§ IV. — Altérations de position des ovaires.

Quand on songe, d'une part, à la multiplicité et à la variété des circonstances qui peuvent entraîner les ovaires loin de la position qui leur est assignée, et d'autre part, à l'influence considérable que ces dérangements exercent sur les conditions de la fécondation, on s'étonne de ne pas voir un nombre plus grand de femmes stériles que celui que l'on rencontre. C'est qu'ici encore la prévoyance de la nature a été extrême, et qu'elle a su proportionner la valeur de ses

(1) *Recherches anatomiques et physiologiques sur les ovaires dans l'espèce humaine*, p. 117 et suiv.

assurances, qu'on me passe le mot, à la gravité du danger.

La présence de deux ovaires est tout à la fois une garantie physiologique et une ressource thérapeutique : elle est une garantie physiologique parce qu'elle double les chances de l'exécution de la fonction confiée à ces organes ; elle est une ressource thérapeutique parce que dans les cas, par exemple, de déplacement d'un des deux ovaires, le poids ou les mouvements de l'autre peuvent ramener le premier dans sa position normale et lui permettre ainsi de reprendre ses fonctions interrompues.

Le mécanisme que j'indique ici doit se produire plus souvent qu'on ne pense, et je suis convaincu que dans beaucoup de cas la conservation de la faculté procréatrice chez la femme est due précisément à la mobilité dont les ovaires sont doués. Ainsi, admettons dans un de ces organes une de ces affections qui leur sont si communes, et dans lesquelles leur volume s'accroît et leur poids s'augmente ; à coup sûr un tiraillement va se produire, qui fera pencher tout l'appareil du côté de l'organe malade ; si l'ovaire sain est toujours resté dans sa position normale, il est à craindre, qu'obéissant à la force qui le sollicite, il s'éloigne de la trompe et ne puisse plus lui confier les ovules qu'il sécrète ; si, au contraire, il était déjà séparé de l'oviducte, ce mouvement de bascule peut l'en rapprocher et rétablir ainsi des rapports fonctionnels indispensables à la progression de l'ovule.

C'est dans ce sens qu'il faut considérer la multiplicité des ovaires comme une ressource thérapeutique.

Quoi qu'il en soit, cette multiplicité ne crée pas une immunité, et de même que nous avons vu précédemment que l'absence, l'atrophie, l'inflammation ou toute autre affection pouvait simultanément attaquer les deux ovaires, de même ceux-ci peuvent rompre à la fois les rapports qui les unissent aux trompes, et, sans espoir de fécondation, laisser tomber et se perdre dans les profondeurs du bassin le produit de leur sécrétion.

Ces changements de position sont simples ou compliqués : simples, si l'ovaire, altérant seulement ses rapports anatomiques, reste plus ou moins flottant dans le ventre ; compliqués, si l'ovaire, s'engageant dans une ouverture normale ou accidentelle, cesse de nager dans l'abdomen.

Dans le premier cas, il n'y a que *déplacement;* dans le second, il y a *hernie.*

Disons quelques mots de chacune de ces deux manières d'être.

Déplacements des ovaires. — Les déplacements des ovaires se rangent sous deux chefs, selon la cause qui les produit : tantôt ils sont la conséquence d'un état pathologique des ovaires mêmes, et sont déterminés par l'augmentation du volume et du poids de ces organes ; tantôt ils sont les résultats d'adhérences avec les parties voisines, et sont amenés et entretenus par la présence de brides ou de toute autre production anormale.

Dans la première variété, le déplacement s'opère de deux manières bien différentes : ou les deux ovaires voient simultanément augmenter leur poids et leur volume, ou un seul est malade pendant que son congénère reste sain. Dans le premier cas, le mécanisme du déplacement est direct : les deux ovaires quittent leur position par l'effet de leur propre poids ; dans le second cas, au contraire, le déplacement est indirect : l'ovaire sain n'abandonne sa place que parce que l'ovaire malade lui imprime un mouvement, soit de traction, soit de bascule.

Dans la seconde variété, les causes du déplacement sont

à coup sûr plus nombreuses que dans celle dont je viens de parler. La mobilité des ovaires flottant dans le bassin, leurs relations avec la masse intestinale non moins mobile qu'eux, et leurs rapports avec une membrane aussi facilement inflammable que le péritoine, expliquent la fréquence et la facilité de semblables déplacements.

L'utérus, dont j'examinerai plus loin les changements de position, a été également accusé d'entraîner les ovaires dans les mouvements anormaux qu'il exécute, ce qui créerait une troisième variété de l'affection que j'examine ici. Sans contester la réalité d'un semblable déplacement, je ferai remarquer qu'au point de vue où nous sommes placé, cette cause n'a peut-être pas toute l'importance que l'on serait porté à lui attribuer au premier abord, car l'utérus, en se déplaçant, entraîne tout à la fois la trompe et l'ovaire, et, par ainsi, ne doit point altérer les rapports qui unissent ces organes ; dans ces cas, les motifs de la stérilité, quand elle existe, se trouvent suffisamment légitimés par le déplacement de la matrice, sans qu'il soit nécessaire d'invoquer un phénomène étrange ou tout au moins douteux.

Quoi qu'il en soit, le diagnostic du déplacement des ovaires, hormis les cas d'augmentation du volume et du poids de ces organes, est toujours difficile et constamment obscur ; la palpation abdominale et le toucher rectal ne fournissent que des données incertaines, et la percussion est à peu près impuissante à trouver et à limiter deux organes que peuvent si facilement lui dérober quelques anses intestinales. L'hémorrhagie menstruelle est souvent, il est vrai, altérée dans son type ; mais ces altérations peuvent être rattachées à tant de causes, qu'il ne faut les accepter que comme une ressource essentiellement aléatoire.

Les antécédents de la malade, dans les cas surtout d'adhérences, ont une importance réelle, si l'on réfléchit au mécanisme de ces adhérences qui, presque toujours, succèdent à une péritonite ou à l'inflammation de quelque organe du bassin ; c'est ainsi qu'il me fut un jour possible de m'expliquer la stérilité d'une femme qui, deux années avant son mariage, mais après l'établissement de la menstruation, avait eu une phlegmasie assez intense des ganglions lymphatiques lombaires. Bien que l'autopsie ne m'ait pas fourni ses moyens de contrôle, puisque la femme vit encore, tout me porte à croire qu'à la suite de l'inflammation de ces ganglions, des brides se seront formées entre eux et les ovaires, poussés à leur rencontre par la pression des intestins, et par la position horizontale sur le dos. Les antécédents de la malade, bien plus que les autres symptômes qui n'avaient qu'une valeur négative, me mirent sur cette voie. Mais dans beaucoup de cas, ces antécédents n'auront eux-mêmes qu'une importance minime, et l'on retombera dans toutes les incertitudes d'un diagnostic excessivement obscur.

Heureusement, cette ignorance ne nous doit point inspirer de grands regrets pour le traitement, car parvînt-on à pénétrer la cause réelle du déplacement, je me demande quelle pourrait être la thérapeutique à employer? Je prévois bien qu'en cas d'adhérences, on pourrait tenter, par le rectum, de rompre ces adhérences ; mais, outre que l'entreprise me paraît difficile, elle exposerait à des dangers réels la femme qui s'y soumettrait, et j'estime qu'il vaut mieux, en ces circonstances, avoir le courage d'avouer son impuissance que de montrer une témérité compromettante tout à la fois pour la science et pour la malade.

Hernie des ovaires. — Cette affection n'est bien connue que depuis que Deneux a consacré à son histoire quelques

pages, qui sont encore le meilleur traité sur la matière (1).
Cependant la science en possédait quelques observations
bien authentiques avant le travail de l'accoucheur français,
et il paraît que c'est à Soranus d'Éphèse qu'il faut attribuer
l'honneur d'en avoir fait mention le premier. Après quinze
siècles d'un mutisme absolu, Bessière, célèbre chirurgien
de Paris, attira l'attention sur les hernies des annexes de
l'utérus, en signalant un fait qui lui avait montré le pavillon de la trompe de Fallope à côté d'une anse intestinale
dans l'anneau inguinal ; l'ovaire n'était pas compris dans
la tumeur. Ce fut César Verdier, le collaborateur de
J.-L. Petit, qui, plus de quatre-vingts ans après la communication de Bessière, fit connaître (2) un fait analogue à
celui de Soranus d'Éphèse, et enfin, Haller (3), en 1755,
en donna une nouvelle observation, qui fut la troisième
inscrite dans la science.

A partir de cette époque, les exemples de hernie
ovarienne deviennent plus nombreux. En 1757, Percival Pott (4) décrit une hernie inguinale des deux
ovaires, dont je parlerai tout à l'heure ; Camper (5),
Balin (6), Desault (7), Lallement (8), Lassus (9), Everard

(1) *Recherches sur les hernies de l'ovaire.* Paris, 1813.

(2) *Dissertation sur les hernies de la vessie,* insérée dans les *Mémoires de l'Académie royale de chirurgie,* t. II, p. 3.

(3) *Disputat. chirurg. select.,* t. III, p. 313.

(4) *OEuvres chirurgicales,* t. I, p. 492.

(5) *Demonstrat. anatom.-patholog.,* lib. II ; *Circa pelvis humanæ
fabricam et morbos.* Amsterdam, in-fol., 1760, p. 17.

(6) *Art de guérir les hernies.* Paris, 1768.

(7) Desault et Chopart, *Traité des maladies chirurgicales.* Paris,
1779, t. II, p. 325.

(8) *Mémoires de la Société médicale d'émulation,* t. III, p. 327.

(9) *Pathologie chirurgicale.* Paris, 1809, t. II, p. 101.

Home (1), Murat (2), P.-L. Verdier (3), etc., rencontrent
l'ovaire soit dans le canal inguinal, soit à l'anneau crural,
soit à l'ouverture ischiatique, soit à une solution de continuité faite accidentellement aux parois de l'abdomen; toutes
sont méconnues dans le diagnostic et constatées seulement
sur le cadavre ou après une opération qui met ces organes
à nu.

Sous ce dernier rapport et au point de vue spécial qui
nous occupe, aucune des neuf observations de hernie de
l'ovaire consignées dans la science, n'a une valeur égale à
celle du fait rapporté dans l'ouvrage de Percival Pott.

Qu'on me permette de reproduire cette observation in-
structive, la seule qui nous intéresse réellement : «Une fille,
dit le chirurgien anglais, âgée de vingt-trois ans, et d'une
bonne constitution, entra à l'hôpital de Saint-Barthelemy
pour deux tumeurs qui, situées aux aines, lui causaient
depuis plusieurs mois des douleurs si vives, qu'elle ne pouvait se livrer à ses occupations ordinaires.

» Cette fille, vigoureuse, d'une bonne santé et bien réglée,
avait le ventre libre et n'éprouvait d'autre incommodité que
celle qui résultait de la compression des tumeurs lorsqu'elle
se baissait, ou que, par d'autres mouvements, elles se trouvaient gênées. D'ailleurs, elles étaient sans inflammation,
molles, inégales à leur surface, très mobiles et placées à
l'extérieur des orifices tendineux des muscles costo-abdo-
minaux.

» Les saignées, les purgatifs et les tentatives de réduction

---

(1) *Introduction à la pratique des accouchements*, par Thomas Den-
man. Gand, 1802, t. I, p. 147.

(2) *Dictionn. des scienc. médical.*, art. OVAIRE, t. XXXIX, p. 35.

(3) *Traité pratique des hernies, déplacements et maladies de la matrice.* Paris, 1840.

faites par plusieurs chirurgiens ayant été sans effet, on se
détermina à l'opération. La peau étant divisée, on découvrit un sac membraneux et mince, dans lequel on trouva un
corps si ressemblant à un ovaire qu'il était impossible de le
prendre pour autre chose; on fit la ligature près de l'anneau et on le coupa. La même opération fut pratiquée de
l'autre côté et l'on découvrit absolument la même chose,
tant en opérant qu'en examinant les parties extirpées.

» Depuis lors, la femme jouit d'une bonne santé; mais
ses seins s'affaissèrent, les règles ne vinrent plus, et à la
place de l'embonpoint qui diminua, il s'établit une prédominance virile du système musculaire (1). »

Malgré tout le respect que m'inspire le nom de Percival
Pott, je ne puis ne pas m'étonner de la légèreté avec laquelle le grand chirurgien fit l'ablation des deux ovaires,
alors qu'il était possible de les faire rentrer dans l'abdomen, comme y parvint Lassus, par une compression prolongée. Il faut admettre, pour l'honneur de l'opérateur
anglais, que les ovaires étaient atteints de quelque dégénérescence, et qu'il eût été imprudent et maladroit en même
temps de les replacer dans une position qui les soustrait à
l'action de nos moyens curateurs; mais dans ce cas, il le
faut au moins reconnaître, le chirurgien devait justifier et
légitimer aux yeux de son lecteur une détermination aussi
grave.

Des neuf observations de hernie ovarienne que nous
possédons, trois seulement se rapportent au déplacement
simultané des deux ovaires : celle de Percival Pott, que
l'on vient de lire ; celle de Desault, qui trouva dans le même
sac la matrice, les deux trompes et les deux ovaires ; enfin,

_____

(1) *Loc. cit.*

celle de Murat, qui rencontra dans une hernie crurale, l'utérus, ses appendices et une partie du vagin.

S'il en fallait croire Portal, on devrait ajouter une quatrième observation de hernie ovarienne double aux trois que je viens de rappeler, et d'autant plus remarquable, que l'ovaire droit sortait par l'échancrure ischiatique, et que le gauche, rempli d'hydatides, faisait partie d'une épiplomphale. C'est à Camper que Portal (1) prête cette observation recueillie, dit-il, sur le cadavre. Deneux a vainement cherché dans l'ouvrage de l'anatomiste hollandais à justifier l'assertion du médecin français ; je n'ai pas été plus heureux que Deneux. Camper parle bien de la sortie de l'ovaire gauche par l'ouverture ischiatique, mais il se tait absolument sur le passage de l'ovaire droit par l'ombilic. Évidemment, Portal a commis une erreur de citation, et nous restons seulement avec nos trois faits bien authentiques, bien avérés de hernie double de l'ovaire.

Le déplacement que j'examine ici paraît n'exercer aucune modification sur la vitalité des ovaires. La femme opérée par Percival Pott avait continué à être bien réglée, malgré la présence de ses deux tumeurs inguinales ; et la turgescence dont ces organes sont le siége aux époques menstruelles a été notée sur les ovaires herniés par Mauriceau, Littre, Deneux, sur le cadavre, et par M. P.-L. Verdier sur le vivant.

Ce n'est donc pas en suspendant le travail physiologique de l'ovaire que la hernie de celui-ci met obstacle à la fécondation.

La cause de cet obstacle est purement mécanique et se trouve dans la rupture des rapports topographiques qui

_____

(1) *Cours d'anatomie médicale.* Paris, 1804, t. V, p. 556.

unissent l'ovaire et la trompe. Dans le cas où tous les appendices de la matrice sont compris dans le sac, il peut arriver que la trompe s'applique encore sur l'ovaire et que l'obstacle à la fécondation se trouve alors dans la courbure ou l'étranglement que la trompe subit à l'anneau et qui s'opposent au passage de l'ovule.

Ces explications, on doit le comprendre, sont purement hypothétiques, et je me suis déjà peut-être trop arrêté à une affection dont la rareté, surtout avec les conditions indispensables à la production de la stérilité, c'est-à-dire la hernie double des ovaires, me commandait plus de réserve et plus de brièveté.

§ V. — Corps étrangers des ovaires.

Je n'entreprendrai point ici l'énumération fastidieuse de toutes les productions qui ont été rencontrées dans les ovaires, parce que l'influence qu'elles exercent sur la faculté génératrice est identiquement la même que celle des lésions physiques étudiées plus haut. L'histoire de ces productions, presque toujours enfermées dans un kyste, rentre pour nous dans l'histoire des kystes de l'ovaire, et, d'une manière plus générale, dans l'histoire antigénésique des lésions physiques de ces organes. C'est donc au § II de ce chapitre que je dois renvoyer le lecteur.

II. TROUBLES DE LA FONCTION TUBAIRE.

Si l'on réfléchit au rôle important que la trompe utérine joue dans le mécanisme de la génération, et à l'étroitesse du canal qui la constitue, et par lequel passe l'ovule pour aller subir l'imprégnation du sperme, on comprendra de quelle valeur doivent être, au point de vue où nous sommes placé, les moindres altérations de cet organe. Cependant, ainsi que je l'ai déjà fait remarquer pour les testicules et les ovaires, les chances fâcheuses que créent de semblables conditions anatomiques et pathologiques sont diminuées de moitié par le fait seul de la duplicité de l'appareil. De plus, leur position dans les profondeurs de la cavité abdominale met les trompes à l'abri des violences extérieures, tout en les exposant, il est vrai, par la mobilité dont elles doivent jouir pour remplir leurs fonctions, à des déplacements dont on a déjà pu se faire une idée par ce que j'ai rapporté plus haut.

Cette mobilité est surtout manifeste au pavillon destiné, comme on sait, à venir s'appliquer sur l'ovaire pour recueillir l'ovule que celui-ci laisse échapper.

Quelle est la nature de cette union de la trompe et de l'ovaire? Y a-t-il simplement juxtaposition? ou se fait-il entre eux un lien de formation nouvelle, destiné à assurer les rapports passagers de l'un et de l'autre organe?

Chez certains animaux, la loutre, le putois, le phoque, etc., ces deux parties sont unies entre elles au moyen d'une espèce de capsule fournie par le péritoine, close de toutes parts, et dans laquelle sont renfermés l'ovaire et l'extrémité de la trompe. La même disposition a été signalée chez les carnivores par Rudolph Wagner (1), et chez plusieurs autres animaux par Von Baër (2); enfin, dans la race canine, cette capsule n'est pas close de toutes parts, mais

(1) *Lehrbuch der vergleichenden Anatomie.* Leipsick, 1827, p. 353.
(2) *De ovi mammalium et hominis genesi; epistola ad Acad. Cæs. Petropolitanam.* Leipsick, 1837, p. 72.

elle s'oblitère à l'époque du rut, ainsi que l'ont constaté Vallisnieri (1) et Emmert (2).

On est donc autorisé à se demander s'il n'en est point ainsi dans la race humaine, et dans l'affirmative, si l'absence de ce lien organique ne déterminerait pas la chute de l'ovule dans la cavité abdominale, et ne serait pas, par suite, une cause de stérilité ?

Jusque dans ces derniers temps, il avait été impossible de rien saisir qui ressemblât à une membrane de nouvelle formation, quand, en 1843, le docteur Joh.-Ernest Panck publia, en Allemagne, un mémoire (3) tendant à prouver, en s'appuyant sur une observation, que l'union de la trompe et de l'ovaire ne se faisait pas d'une manière mécanique, mais qu'elle s'opérait à l'aide d'une production organique, comme chez les animaux dont j'ai parlé plus haut.

Malheureusement, des observations analogues à celle du docteur Panck n'ont pas été faites depuis sa publication, soit que les occasions de semblables recherches se rencontrent rarement, soit que le fait noté par l'anatomiste d'outre-Rhin ait été une exception, peut-être même un phénomène pathologique.

Aussi, ne m'arrêterai-je pas davantage sur ce sujet, que j'ai dû cependant consigner ici, comme je me suis efforcé de le faire pour tous les faits et pour toutes les opinions qui s'adressaient à l'appareil générateur.

Je reviens à la pathologie des trompes de Fallope.

La situation des trompes dans l'abdomen et les rapports

(1) *Istoria della generazione*, 1721, in-4, cap. IV, §§ 5 et 19.

(2) *Archive für die Physiologie*, von Meckel, Halle, 1818, band IV, heft i, p. 7.

(3) *Entdeckung der organischen Verbindung zwischen Tuba und Eierstock beim menschlichen Weibe bald nach der Conception*. Leipsick, 1843.

intimes qu'elles entretiennent avec le péritoine, l'utérus et les ovaires, constituent des obstacles presque insurmontables au diagnostic de leurs maladies : leur position les soustrait à nos moyens directs d'investigation ; et leurs rapports de voisinage mêlent, dans une symptomatologie commune, les signes de leurs lésions avec ceux des affections péritonéales, utérines ou ovariennes.

Cependant, je ne veux pas dire d'une manière absolue que les trompes ne puissent pas être malades *essentiellement*: mais, qu'elles le soient seules ou consécutivement à l'affection d'un organe voisin, le diagnostic de leurs lésions est entouré de tant de mystères et leur traitement de tant de difficultés, que leur histoire se réduit, pour ainsi dire, à quelques faits d'anatomie pathologique.

Je ne rappellerai ici que les plus importants.

§ I. — Vices de conformation des trompes utérines.

Baillie est peut-être le seul auteur qui ait noté une anomalie de ces organes (1); elle consistait dans l'absence du corps frangé et dans l'oblitération de leur extrémité supérieure qui se terminait en cul-de-sac. Cette conformation existant sur les deux trompes à la fois, était fatalement une cause de stérilité par l'impossibilité de la jonction du produit mâle et du produit femelle, sans parler de la rupture des rapports nécessaires entre la trompe et l'ovaire, amenée par l'absence du corps frangé.

§ II. — Lésions physiques des trompes utérines.

Rupture de la trompe utérine. — En dehors des gros-

(1) *Anatomie pathologique des organes les plus importants du corps* raduit de l'anglais par Guerbois, 1845, p. 231.

sesses tubaires, par l'action desquelles on comprend très
bien que les trompes se crèvent, on s'est demandé si une
rupture se pouvait produire sur ces organes. La science
n'en possède qu'un exemple dû à Godelle (1), et dont l'intérêt est tout entier dans des détails d'anatomie pathologique.

Oblitération des trompes de Fallope. — L'oblitération
complète ou incomplète, mais suffisante cependant pour
intercepter le passage de l'ovule, est, de toutes les affections des trompes utérines, celle qui a été le plus communément observée sur le cadavre.

C'est que des causes nombreuses et de nature fort différente
peuvent amener ce résultat. Comme pour l'épididyme, l'inflammation est souvent le point de départ d'une matière
plastique qui réunit l'une à l'autre les parois du canal ;
tantôt c'est à un détritus cancéreux ou tuberculeux qu'il
faut attribuer l'obstacle ; tantôt c'est le produit d'une grossesse tubaire qui est la cause de l'oblitération ; quelquefois
même celle-ci est simplement due à la présence de mucosités.

La science possède des exemples de chacun de ces genres
d'obstruction, et il me serait facile d'en faire passer un
certain nombre sous les yeux de mes lecteurs. Mais quel
enseignement pratique retirerions-nous de cette exhibition
anatomo-pathologique ? Tout le monde comprend, sans que
j'y insiste davantage, l'influence néfaste qu'exerce fatalement
sur la génération l'oblitération des deux trompes utérines,
et l'histoire des faits nécroscopiques ne nous apprend malheureusement pas grand'chose sur la symptomatologie de
cette affection.

Comme je le faisais remarquer plus haut, les maladies

(1) *Nouvelle bibliothèque médicale*, t. I, p. 261.

des organes voisins avec lesquels les trompes ont des relations pathologiques si étroites, que beaucoup d'auteurs nient
qu'elles puissent être affectées d'une manière essentielle,
les maladies des organes voisins, dis-je, masquent les signes
propres aux lésions tubaires, et ce n'est que par une espèce
d'intuition que celles-ci peuvent être soupçonnées sur le
vivant.

Cependant un chirurgien anglais, M. Tyler Smith, s'appuyant sur la méthode d'exclusion, croit être parvenu, sinon
à diagnostiquer certainement l'oblitération des trompes, du
moins à acquérir certaines présomptions relativement à son
existence ; fort de cette espèce d'instinct secondé par l'expérience, il est allé même plus loin, et a eu la prétention,
bien souvent conçue avant lui, de pratiquer le cathétérisme, et par conséquent la désobstruction des trompes de
Fallope.

Je comprends que l'on puisse arriver, dans certains cas
éclairés par des renseignements de toutes sortes, à diagnostiquer d'une manière plus ou moins certaine l'oblitération
des trompes ; mais vouloir sur le vivant introduire une sonde
dans ces mêmes trompes, la prétention me paraît exagérée,
et si l'entreprise réussit, je crois qu'il en faut rapporter tout
l'honneur au hasard.

Quoi ! sur le cadavre et l'utérus étant ouvert, on ne parvient pas sans peine à faire entrer un corps étranger dans
les trompes, et l'on veut que, sur le vivant, cette opération
soit possible autrement que par l'effet du hasard, au milieu
des variations de forme, de longueur et de position de la
matrice, si difficilement appréciables pendant la vie, et dont
la détermination me semble pourtant nécessaire pour arriver
exactement à l'ouverture supérieure des trompes.

Je m'abuse peut-être sur les difficultés de l'opération,

car M. Tyler Smith a fait construire des sondes avec lesquelles, assure-t-il, il est non-seulement parvenu jusqu'aux
trompes, mais encore il a débarrassé ces organes des matières qui les obstruaient, et a rendu ainsi la fécondité à
des femmes qui en étaient privées.

J'ai essayé sur le cadavre les sondes du chirurgien anglais,
et je n'ai jamais pu parvenir à enfiler la trompe ; quelques
personnes qui étaient avec moi n'ont pas été plus heureuses,
et il m'a semblé que ces insuccès étaient non-seulement dus
au défaut d'habitude des opérateurs, mais encore et surtout
aux difficultés presque insurmontables de l'opération.

J'ignore si M. Smith, qui a publié un bon ouvrage sur ce
sujet (1), continue à Londres de pratiquer avec succès le
cathétérisme des trompes de Fallope, mais je sais qu'en
France personne ne s'est fait le champion d'une pratique
dont l'expérience a depuis longtemps montré l'inanité et
les dangers.

Cette conclusion est d'autant moins consolante que l'art
est complétement désarmé contre de semblables affections,
et qu'il nous faut remettre à la nature le soin exclusif d'une
guérison devenant, par cela même, plus que problématique.

§ III. — Lésions vitales des trompes utérines.

Sur ce sujet rien n'existe dans la science ; mais il n'est
pas déraisonnable d'admettre que, dans certains cas, les
trompes, comme atteintes de paralysie, ne se portent plus
sur les ovaires, et que, dans d'autres circonstances, au
contraire, elles sont prises de mouvements spasmodiques
qui rendent impossible leur jonction avec ces organes.

Je n'émets ici qu'une opinion hypothétique ; ces affec-

(1) *Parturition and the principles and practice of obstetrics.* Londres,
1849, in-12.

tions qui portent exclusivement sur la motilité et la sensibilité des oviductes, ne laissent aucune trace sur le cadavre,
et ressemblent, si elles existent, aux autres lésions des
trompes qui confondent leurs symptômes avec ceux des
maladies des organes voisins.

Je ne m'arrêterai donc pas davantage sur des idées purement spéculatives, qui n'ont même pas encore un premier
fait pour assurer leur probabilité.

§ IV. — Déplacement des trompes utérines.

En parlant de la hernie des ovaires, j'ai indiqué l'observation de Bessière, dans laquelle le pavillon seul de la
trompe fut trouvé à côté d'une anse d'épiploon, et celles de
Desault et de Murat, dans lesquelles l'utérus et ses annexes
occupaient le sac.

Je ne reviendrai pas sur ces divers faits, et je rappellerai
que M. Dolbeau a présenté, en 1854, à la *Société anatomique* une observation analogue à celle de Bessière, et que
le secrétaire de cette société, M. Bauchet, a résumé de la
manière suivante : « Une malade était entrée, dit-il, dans
le service de M. Velpeau, avec une tumeur rouge fluctuante
dans le pli de l'aine, au niveau du canal inguinal, tumeur
parfaitement irréductible et qui fut incisée. Il s'écoula du
pus ; puis, deux jours après, survint une péritonite qui en-
leva promptement la malade. On trouva à l'autopsie cette
poche purulente qui s'était formée dans un sac herniaire ;
dans ce sac, la trompe qui portait elle-même un kyste de
son pavillon. A l'ouverture intra-abdominale du canal inguinal se trouvait l'ovaire qui ne s'était pas hernié (1). »

Les considérations que j'ai présentées plus haut sur les

_____

(1) *Moniteur des hôpitaux*, 1ᵉʳ mai 1855.

déplacements et les hernies des ovaires, s'appliquent exactement aux déplacements et aux hernies des trompes, et me dispensent, par conséquent, de m'étendre davantage sur des affections dont l'anatomie pathologique retire à peu près seule tous les enseignements.

CHAPITRE II.

TROUBLES DE LA RÉCEPTION SPERMATIQUE.

Je n'examinerai dans ce chapitre que les affections du col de l'utérus. Pour être logique jusqu'au bout, je devrais aussi passer en revue celles du corps de cet organe, car le sperme ne fait que traverser le col et est réellement reçu dans la cavité de la matrice.

Mais outre que, dans cet acte de réception, le rôle le plus difficile est dévolu au col, le corps de l'utérus accomplit plusieurs autres missions sur lesquelles je dois m'arrêter plus loin, de telle sorte que je crois préférable, et pour le lecteur et pour moi, de réserver pour un seul cadre, qui sera le chapitre suivant, toutes les affections du corps et du fond de la matrice, et de n'admettre dans celui-ci que les lésions seules du col.

§ I. — Vices de conformation du col de l'utérus.

Absence du col de l'utérus. — *Atrophie.* — Ce vice de conformation se présente, ou avec l'absence du corps de la matrice, ou avec la parfaite intégrité de ce dernier.

Dans le premier cas, la fécondation est de tous points impossible et l'intervention de l'art complétement inutile.

Dans le second cas, l'imprégnation du germe n'est pas radicalement irréalisable.

Mais d'abord l'absence complète du col est-elle compatible avec l'intégrité du corps de l'utérus? Divers auteurs en citent des exemples; mais quand on les lit avec quelque attention, on se prend à douter de la réalité des résultats qu'ils annoncent. Je parle ici de l'absence congénitale du col, car il est bien évident, ainsi que je le dirai tout à l'heure, que cet organe s'atrophie quelquefois d'une manière morbide et disparaît souvent par l'effet de l'âge. Sans doute, le col de l'utérus peut ne pas avoir les dimensions qu'il présente d'ordinaire, quoiqu'il soit presque impossible de rien déterminer à cet égard à cause des nombreuses variations individuelles qu'offre cet organe; mais il y a loin cependant d'un volume moindre à une absence complète. On comprend difficilement, en effet, comment un arrêt de développement pourrait frapper cette partie de l'organe gestateur tout en respectant le reste de l'appareil générateur; aussi, je n'hésite pas à admettre que, dans les cas cités comme absence complète du col de la matrice avec développement normal du corps, on avait affaire à un déplacement de l'organe, à une forte déviation en arrière.

Mais si l'absence du col me paraît difficilement admissible, à l'état congénital, dans les conditions que je spécifie, elle est incontestable dans certaines circonstances morbides et surtout après l'âge critique.

Il y a alors atrophie du col.

Mais cette atrophie, quand elle est un peu considérable, marche rarement seule; elle s'accompagne presque toujours d'une diminution notable dans le volume de la matrice, ainsi qu'il arrive chez les vieilles femmes, et alors la stérilité

a sa source bien moins dans les altérations du col que dans
les changements subis par l'utérus tout entier.

Cependant l'atrophie du col peut être indépendante
d'une altération de l'organe gestateur, et alors il s'agit de
savoir si cette atrophie seule est capable d'empêcher la
fécondation de la femme.

Il est bien entendu que j'admets la libre communication
entre le vagin et la cavité utérine, car dans les cas de non-
communication la stérilité est indiscutable.

Le col de l'utérus, pour remplir l'acte de réception de
la liqueur spermatique, a deux moyens, si je puis ainsi
dire, qu'il trouve, l'un dans sa texture propre et l'autre
dans sa forme : eu égard à sa texture, il est constitué par
des fibres musculaires concentriques, qui, en se dilatant et
en se contractant tour à tour, offrent au sperme un accès
et une progression plus faciles ; par rapport à sa forme
allongée et au museau de tanche qui ressemble si fort au
gland de la verge, il va au-devant du pénis et forme
avec lui un canal continu qui permet au sperme de passer,
sans se perdre, de l'organe de l'homme dans celui de la
femme.

Ces deux moyens sont-ils indispensables à la fécondation,
et le sperme ne peut-il pas, en leur absence, pénétrer
dans l'utérus?

Là est toute la question.

Quand le col de l'utérus a ses proportions normales,
l'organe mâle et l'organe femelle s'abouchent, pour ainsi
dire, de telle façon qu'il est presque impossible au sperme de
s'égarer et de se perdre ; mais quand le col est atrophié, ou
seulement quand il n'a pas sa longueur ordinaire, ou quand
le membre viril est lui-même d'une dimension trop courte,
l'organe mâle et l'organe femelle sont séparés par un inter-

valle assez grand pour permettre au sperme, surtout si l'éjaculation n'est pas très énergique, d'abandonner la direction que lui imprime l'urètre. — Dans ces cas, la fécondation peut très bien ne pas se produire.

Mais si l'espace qui, dans ces circonstances, sépare l'organe mâle de l'organe femelle, vient à être comblé, soit par un abaissement de l'utérus, soit par une longueur plus considérable de la verge, les conditions physiologiques du coït fécondant sont rétablies, et l'introduction du sperme dans la matrice est rendue plus facile.

J'insiste sur ces considérations parce que, sans aller jusqu'à l'atrophie complète, le col de l'utérus a quelquefois des proportions assez exiguës pour amener les résultats que je signale, surtout quand ce défaut de volume n'est pas compensé, dans le coït, par une longueur de la verge plus grande qu'à l'ordinaire. Ces circonstances sont quelquefois une cause de stérilité relative à laquelle le médecin ne prend souvent pas garde, et qui, j'en suis convaincu, ont dû être confondues, en maintes occasions, avec ces prédispositions morales ou physiques, désignées sous le nom d'harmonie d'amour, et dont j'ai précédemment montré l'inanité de l'influence. — C'est un chapitre de plus à ajouter à l'histoire de la stérilité relative.

Comme on le voit, l'examen de l'organe mâle et celui de l'organe femelle sont ici nécessaires pour établir un diagnostic certain ; avec ces deux éléments, il est presque impossible de méconnaître le genre de stérilité auquel on a affaire.

Malheureusement, cette connaissance n'est pas d'un grand secours pour la thérapeutique, car la médecine ne doit jamais prescrire ce que défendent la loi, la morale et la religion. Il n'en serait pas de même si le médecin était consulté avant le mariage, surtout s'il s'agissait d'une veuve, car, dans ce cas, son intervention pourrait être utile en faisant connaître les résultats négatifs d'une union mal assortie.

Hors ces circonstances dont j'ai hâte d'abandonner l'appréciation, la stérilité résultant de l'atrophie du col utérin doit être considérée, dans des conditions données, comme entièrement au-dessus des ressources de l'art.

Hypertrophie du col de l'utérus. — Je ne veux parler ici que de l'allongement anormal du col de l'utérus se produisant en dehors de toute affection organique de l'organe. Cette augmentation de volume porte quelquefois sur la totalité du col et tantôt est limitée à une des lèvres du museau de tanche. Dugès et madame Boivin (1) citent des exemples de l'un et de l'autre cas ; et M. Duparcque rapporte (2) une observation qui montre tout à la fois le degré que cet allongement peut atteindre, et sa possibilité congénitale que tous les auteurs ne paraissent pas admettre.

Une semblable difformité doit, dans beaucoup de circonstances, empêcher la fécondation ; il advient, en effet, ou que le col utérin, poussé par la verge, se coude sur lui-même, soit en avant, soit en arrière, de manière à diriger en haut l'ouverture du museau de tanche, ou qu'il se croise avec le membre viril, de telle sorte que l'éjaculation va se perdre dans le cul-de-sac du vagin.

A ces circonstances purement mécaniques dont il faut bien reconnaître la possibilité, Lisfranc ajoute, comme cause de stérilité dans le cas qui nous occupe, la forme conique que revêt presque toujours alors le col de l'utérus. « Son sommet

(1) *Traité pratique des maladies de l'utérus et de ses annexes,* t. I, p. 193.

(2) *Traité des maladies de la matrice,* t. I, p. 156.

qui est en bas, dit-il, offre à peine le diamètre de 2 millimètres 1/2 environ (une ligne) ; il est percé à son centre
d'une petite ouverture qu'on dirait avoir été pratiquée avec
une vrille très fine ; toujours, jusqu'aujourd'hui, j'ai observé
que l'extrémité inférieure de la matrice gagnait en longueur
ce qu'elle perdait en largeur. La disposition sur laquelle
j'insiste, et que j'ai le premier indiquée, rend la conception
très difficile et même ordinairement impossible. Sur le très
grand nombre de personnes que j'ai touchées, ou que j'ai
examinées avec le spéculum, j'ai reconnu que la forme du
col utérin dont je m'occupe rendait les femmes stériles dix-
neuf fois sur vingt, et j'ai toujours appris, en les interrogeant, que celles qui avaient été assez heureuses pour
devenir enceintes n'avaient fait ordinairement qu'un enfant
et très rarement deux. J'écris ce que j'ai observé, et je ne
soutiens point que les faits ne puissent pas offrir des exceptions (1). »

Il est difficile de comprendre, à moins de recourir à l'explication mécanique que j'ai fait connaître tout à l'heure,
comment la forme conique du col ne peut permettre qu'une
ou tout au plus deux fécondations. Si cette forme est un
obstacle au passage du sperme dans le col de l'utérus, cet
obstacle doit exister tant que la forme conique elle-même
n'a pas été modifiée.

Je crains bien que Lisfranc n'ait pris ici l'effet pour la
cause : il est incontestable que dans l'allongement considérable du col de la matrice, le sommet de ce col gagne en
longueur ce qu'il perd en largeur, et ne présente plus qu'une
ouverture excessivement étroite ; or, l'étroitesse plus
grande de cet orifice le dispose fatalement à une occlusion

(1) *Clinique chirurgicale de l'hôpital de la Pitié*, t. II, p. 139.

plus facile, et l'on comprend alors la fréquence de la stérilité d'une part, et de l'autre le petit nombre de grossesses
que comptent les femmes affectées d'une anomalie pareille.

Pour obvier à cet inconvénient, Lisfranc propose l'amputation du col de l'utérus, et il cite même deux cas où cette
opération fut pratiquée avec succès, l'une par lui et la
seconde par un autre médecin qu'il ne nomme pas. « L'opération dont je viens d'entretenir le lecteur, dit-il en terminant, entrera-t-elle dans le domaine de la médecine opératoire? Je laisse à l'expérience le soin de décider cette
grande question. »

L'expérience, grâce à la prudente réserve des médecins,
n'a pu prononcer sur un problème dont la solution était
déjà donnée par la raison. Est-il nécessaire, en effet, de
pratiquer l'extirpation du col quand il suffit dans la très
grande majorité des cas, dans ceux surtout dont parle Lisfranc, de dilater l'ouverture utéro-vaginale trop étroite, ou
tout au moins de la débarrasser des mucosités, des brides ou
des adhérences qui en obstruent la cavité? Cette simple
manœuvre, tantôt de dilatation et tantôt de désobstruction,
amène les mêmes résultats que l'amputation, et n'expose
pas les femmes aux graves dangers qui, nécessairement,
accompagnent une semblable opération.

L'extirpation du col serait certainement plus logique si
elle se proposait de prévenir l'entrecroisement du col
utérin et de la verge; mais quand on songe que l'accroissement du col de l'utérus atteint rarement la longueur du
vagin; que même, dans ce cas extrême, la conception
peut encore avoir lieu, comme le démontre une observation de M. Duparcque; et qu'enfin, il est possible à
l'homme de parer à cet inconvénient en n'introduisant dans

la cavité vaginale que la moitié et même le tiers de la verge, on recule devant une opération si pleine de périls pour la vie de la malade, et dont les résultats peuvent être obtenus à des conditions moins onéreuses et pour la femme et pour le chirurgien.

J'estime donc que l'extirpation du col utérin doit être proscrite dans les circonstances dont il est ici question, et que la stérilité résultant de l'allongement trop considérable du col de la matrice sera combattue, tantôt par la dilatation de l'ouverture utéro-vaginale, surtout quand le museau de tanche présentera la forme conique signalée par Lisfranc, et tantôt par la position que le mari devra prendre pendant le coït, et par une moindre introduction du membre viril dans la cavité vaginale.

J'aurai l'occasion de revenir tout à l'heure sur chacun de ces détails, quand je parlerai de l'étroitesse et de l'occlusion de l'orifice inférieur de l'utérus et des déplacements divers de l'organe gestateur.

Oblitération de l'ouverture utéro-vaginale. — L'oblité- ration congénitale du col utérin, la seule qui m'occupe ici, peut, eu égard à son siége, se trouver, ou à l'ouverture vaginale, ou sur un point, ou sur la totalité du parcours du canal ; eu égard à son étendue, l'oblitération peut être complète ou incomplète.

Arrêtons-nous d'abord au siége de l'oblitération.

A l'orifice externe, l'oblitération est souvent constituée par la muqueuse vaginale qui tapisse sans interruption tout le museau de tanche ; il est facile de constater la nature de l'occlusion, soit par le toucher vaginal, soit par l'examen de l'organe à l'époque menstruelle. Par le toucher vaginal, le doigt sent, au milieu du museau de tanche, une légère dépression, qui n'est autre chose que l'ouverture utérine ; sa forme, son étendue et sa position ne laissent aucun doute sur sa nature ; de plus, aux époques menstruelles, cette disposition disparaît et est remplacée par une éminence due à la pression que le sang accumulé dans l'utérus exerce sur cette partie non adhérente de la muqueuse vaginale.

Il est bien évident que je fais ici abstraction des accidents que peut déterminer et que détermine en effet souvent cet obstacle à l'écoulement des règles. Cependant il arrive quelquefois que la nature se suffit à elle-même, soit en rendant moins abondant le fluide cataménial, soit en activant les forces de l'absorption, de telle façon que certaines femmes peuvent presque impunément porter l'anomalie dont il s'agit ici.

Mais si leur santé générale est quelquefois compatible avec cet état, leur fécondité est fatalement compromise jusqu'au jour où un libre passage sera ouvert au sperme ; heureusement, dans ce cas, cette condition est facilement réalisable, et le premier instrument venu, bistouri, trocart ou ciseaux, est bon pour fendre la muqueuse vaginale sur le point correspondant à l'orifice externe de l'utérus.

Je ne sais qui a proposé de choisir l'époque menstruelle pour cette opération, sous prétexte que la tumeur sanguine, alors apparente, la rend tout à la fois plus facile et plus sûre. Je ne partage pas cet avis. Comme facilité, la dépression que l'on sent bien distinctement au museau de tanche dirige la main du chirurgien non moins sûrement qu'une tumeur, et comme sûreté, il y a moins à craindre les accidents inflammatoires à l'époque intermenstruelle que pendant l'écoulement cataménial.

Quoi qu'il en soit, après l'incision de la muqueuse vaginale, il est nécessaire d'empêcher celle-ci de refaire l'oblitération par l'adhérence des bords divisés, et, à cet effet, on introduit et on laisse en place dans le conduit utérin, jusqu'à parfaite cicatrisation de la muqueuse, une mèche de charpie, ou mieux encore, un petit cylindre d'éponge qui fait en même temps l'office de dilatateur, alors, bien entendu, que le canal est parfaitement perméable.

Car cette perméabilité est quelquefois abolie, c'est-à-dire que le col de la matrice est plein, et que son centre n'est pas traversé, comme dans l'état normal, d'un conduit qui fait communiquer la cavité utérine avec la cavité vaginale.

J'ai observé deux fois ce vice de conformation ; dans les deux cas les femmes qui le portaient étaient remarquables par le peu de développement de l'appareil génital et des organes qui entretiennent avec lui des relations intimes. Ainsi chez une de ces femmes, âgée de vingt-trois ans, l'utérus avait tout au plus le volume qu'il présente à l'âge de dix ans ; la vulve, bien que des rapprochements amoureux eussent eu lieu, était étroite, et les lèvres à peine saillantes ; les poils du pubis, sans force, étaient clair-semés et ne frisaient pas ; enfin, les seins étaient d'une petitesse extrême, et leurs mamelons ignoraient cet éréthisme que produisent les désirs vénériens, les attouchements de l'homme et quelquefois la menstruation. L'hémorrhagie menstruelle, nécessairement absente, semblait avoir pris une autre voie et n'occasionnait même pas de congestions légères soit aux poumons, soit au cerveau, soit à tout autre organe, ainsi qu'il arrive souvent dans les cas de ce genre.

En présence d'un tel état de choses, le chirurgien, s'armant du fer rouge ou du bistouri, doit-il creuser le canal oublié par la nature ? — Evidemment la vie de la malade n'est pas compromise ; il faut simplement remédier à la stérilité radicale, absolue, qui la frappe. — Je n'hésite pas à répondre qu'en de pareilles circonstances, le chirurgien sage et prudent doit s'abstenir : au milieu des conditions que j'ai énumérées tout à l'heure, et dont on comprend maintenant l'importance, il arrive neuf fois sur dix que les ovaires participent à l'atrophie de tout l'appareil génital, et que là aussi existe une cause radicale, absolue de stérilité, de telle sorte que l'opération sur le col utérin ne remédierait en aucune façon à l'infirmité qu'il s'agit de faire disparaître, et qu'on aurait en pure perte gravement exposé la vie d'une femme.

J'insiste sur ce point, parce que c'est précisément ce qui est arrivé à une des deux malades qui m'ont offert le vice de conformation dont je parle. Consulté sur le traitement à suivre, sur l'opération à pratiquer, car la malheureuse était décidée à tout pour devenir mère, je répondis qu'il n'y avait rien à faire contre la stérilité qui me paraissait tenir non-seulement à l'oblitération du col utérin, mais encore à l'atrophie des ovaires. Un confrère très haut placé dans l'opinion médicale, consulté à son tour, ne partagea pas mon pessimisme, et fut d'avis de tenter le percement du col ; la malade, étrangère à Paris, entra dans une maison de santé où l'opération, sur l'avis du dernier consultant, fut pratiquée par un chirurgien qui n'était pas ce consultant lui-même. Ni lui, ni moi n'assistions à l'opération, car il arrive souvent que des malades, après avoir pris l'opinion de plusieurs médecins, confient à un autre le soin de réaliser le parti auquel ils se sont arrêtés. C'est ce qu'il advint en cette circonstance ; mais j'ai su plus tard que les accidents les plus graves s'étaient déclarés et que la vie de la malade avait été longtemps menacée par une métro-péritonite des plus intenses, si bien qu'au milieu des phénomènes inflammatoires qu'il fallut à tout prix combattre, on ne put entretenir l'ouverture artificielle qui avait été pratiquée, et que, lorsqu'on eut triomphé de la métro-péritonite, il eût été nécessaire de recommencer le percement du col, ce qui, j'aime à le croire, ne vint même pas à la pensée de l'opérateur.

Cependant, je ne proscris pas l'opération d'une manière absolue; mais j'estime que lorsqu'une décision aussi grave est prise, la malade doit avoir quelques chances de recouvrer une faculté pour laquelle elle expose son existence même. Le chirurgien est donc tenu, pour l'honneur de sa profession et dans l'intérêt de sa malade, de s'assurer de l'intégrité de tout l'appareil génital, et, s'il constate une autre cause irrémédiable de stérilité, de s'abstenir et de repousser une opération tout à la fois dangereuse et inutile.

§ II. — Lésions organiques du col de l'utérus.

Si l'on excepte quelques dégénérescences, qui même ne sont pas toujours une cause de stérilité, puisqu'on a vu des femmes portant un cancer au col de l'utérus être fécondées, je ne sais aucune lésion organique qui, par elle-même, empêche le sperme d'arriver dans la matrice. Sans doute beaucoup de ces affections, ainsi que je vais le dire, peuvent consécutivement créer des obstacles au passage du fluide séminal; mais il n'est, je le répète, aucune rougeur, aucune érosion, aucune ulcération qui, par leur nature seule, soient capables de s'opposer à la conception.

Mais il n'en est plus de même quand on les considère dans les conséquences que quelques-unes d'entre elles peuvent entraîner, et aussi au point de vue du traitement qu'elles réclament.

Sous ces rapports, les affections dont il s'agit n'aboutis-

sent pas toujours aux mêmes résultats : tantôt elles diminuent seulement le diamètre du canal utéro-vulvaire ;
tantôt elles donnent naissance à des brides qui le coupent
en deux sens ; tantôt, enfin, elles en déterminent l'oblitération complète par l'adhérence de ses parois.

Dans tous ces cas, les conditions de la progression du
sperme à travers le col de l'utérus sont assez profondément
modifiées pour que la liqueur séminale é prouve une véritable
impossibilité d'arriver jusque dans la matrice, et que, par
suite, la stérilité en soit la conséquence.

Rétrécissement du canal utérin. — Le simple rétrécissement du canal utéro-vulvaire est, des trois accidents que je
viens de signaler, le moins défavorable pour la conception ;
il est ordinairement amené, ou par la phlegmasie soit aiguë,
soit chronique, ou par l'engorgement du col utérin.

Le rétrécissement, qui est dû à la phlegmasie, offre
quelquefois dans sa formation un mécanisme identique avec
celui qui préside à certains rétrécissements du canal de
l'urètre ; ainsi il est constitué tantôt par le durcissement
de la muqueuse elle-même, tantôt par un bourrelet du tissu
cellulaire sous-jacent, et tantôt par une induration du tissu
même du col de l'utérus.

Dans d'autres circonstances, le rétrécissement, au lieu
d'être limité en un point, comme dans les cas précédents,
est le résultat de l'hypertrophie totale du col, de l'engorgement de tout le tissu de l'organe. Dans ce cas, l'ouverture extérieure tantôt disparaît, comme au fond d'un enton-
noir, et tantôt, au contraire, est proéminente par l'effet du
gonflement des lèvres du museau de tanche, qui la ferment
par la pression qu'elles exercent l'une contre l'autre.

Ces divers états sont faciles à distinguer : l'hypertrophie
du col ou son engorgement a des caractères tellement sail-

lants de grosseur et très souvent de douleur à la pression, que le simple toucher vaginal suffit presque toujours pour le faire reconnaître.

Quand le rétrécissement ne siége que sur un point du canal utérin, il est également aisé de le constater par le cathétérisme, mais il n'est pas aussi facile de déterminer la nature du rétrécissement. Sans doute, une main exercée pourra faire la part de ce qui revient ou au durcissement de la muqueuse, ou au bourrelet du tissu cellulaire sous-jacent, ou à l'induration du tissu même du col ; mais pour la majorité des médecins, j'estime cette distinction très difficile ; fort heureusement, elle n'a pas dans la pratique l'importance que l'on pourrait être tenté de lui attribuer, ainsi qu'on le verra tout à l'heure par ce que je dirai du traitement à leur opposer.

Le seul point réellement essentiel est de déterminer l'état pathologique du col, car la thérapeutique à employer sera toute différente, selon que celui-ci sera ou ne sera pas engorgé.

Je n'ai point à faire ici l'histoire de l'engorgement du col utérin, que je dois considérer en lui-même, indépendamment des maladies, ulcérations, dégénérescences, etc., dont il n'est le plus souvent qu'un épiphénomène.

Presque toujours, quelle que soit la forme que revête l'engorgement, et qui l'a fait appeler tantôt engorgement congestif, tantôt engorgement dur, l'affection est produite par un état phlegmasique qui réclame impérieusement et exclusivement l'emploi des antiphlogistiques. Je ne parle pas de l'engorgement œdémateux ou œdème du col utérin, qui n'a ordinairement lieu qu'à la suite des couches, et qui, selon M. Duparcque, se dissipe toujours avec la fièvre de lait, car une pareille affection ne saurait entrer dans le cadre d'un livre sur la stérilité. Or, si une phlegmasie est le point de départ de l'engorgement utérin, et conséquemment du rétrécissement du col de la matrice, il faut bien se garder, sous prétexte d'obvier à ce dernier accident, de recourir à des moyens qui auraient précisément pour résultats d'augmenter l'état inflammatoire ; par conséquent, tout dilatateur sera soigneusement proscrit, et l'on ne s'occupera que de l'engorgement dont la disparition entraînera celle du rétrécissement.

Mais il n'en est pas de même dans les cas de rétrécissements partiels sans engorgement, et par suite sans phlegmasie du col de l'utérus ; ici les corps dilatants sont d'une incontestable utilité, et rendent peut-être encore plus de services que dans les rétrécissements du canal de l'urètre.

La position mobile de l'utérus dans l'excavation du bassin, et la direction de son orifice vulvaire ne permettent pas de laisser à demeure des corps rigides et lourds, qui exposeraient la femme à des dangers réels, comme ne l'a que trop montré la discussion de l'Académie de médecine sur le redresseur intra-utérin de M. Simpson et de M. Valleix (1). Mais si des sondes métalliques ne sauraient être laissées en place, on peut sans inconvénient pratiquer le cathétérisme avec des sondes dont le calibre ira en augmentant. Le séjour de la sonde dans la cavité du col aura une durée proportionnelle aux efforts qu'il faudra faire pour surmonter le rétrécissement ; cependant, en thèse générale, la sonde peut être maintenue dans le canal utéro-vulvaire depuis cinq minutes jusqu'à une demi-heure et même davantage.

Mais si les dilatateurs rigides ne doivent point être placés

_____

(1) *Bulletin de l'Académie de médecine* ; Paris, 1854, t. XIX, p. 628 et suiv.

à demeure dans la cavité du col de la matrice, on peut leur substituer des substances qui, augmentant de volume sous l'action de l'humidité, produisent une dilatation lente et progressive, et presque toujours exempte d'accidents fâcheux.

De toutes les substances dont on pourrait tirer parti, l'éponge me paraît réunir les conditions les plus favorables : disposée à prendre la forme que l'on désire, facile à introduire dans la cavité utérine, assez légère pour être maintenue en place par les plis du vagin, et présentant à un haut degré les propriétés hydrophiles, elle me semble mériter, sous tous les rapports, la préférence sur les autres corps dilatants avec lesquels on a construit les diverses espèces de bougies.

On taille dans un morceau d'éponge préparée un cylindre dont le volume doit égaler le diamètre de l'ouverture utérine, et, après y avoir fixé un fil qui permette de le retirer, on le place dans la canule d'un trocart que l'on introduit dans la cavité du col de la matrice. Pendant qu'avec une tige on pousse le cylindre d'éponge vers le bord supérieur de la canule, on retire lentement celle-ci qui abandonne dans le canal utérin le cylindre qu'elle y a porté.

L'éponge peut rester plusieurs jours sans être retirée; il m'est arrivé de la laisser dix et même douze jours sans qu'elle déterminât le moindre accident; seulement la sécrétion muqueuse est considérablement augmentée, et l'hygiène, bien plutôt que la crainte de quelque accident, fait un devoir de remplacer le cylindre toutes les vingt-quatre ou toutes les quarante-huit heures.

Il arrive quelquefois que la dilatation, quelque méthodique et quelque bien faite qu'elle soit, est impuissante à faire disparaître le tissu anormal qui constitue le rétrécissement, et qu'il faut, comme dans les rétrécissements du canal de l'urètre, recourir à la scarification et à la cautérisation.

Ces deux opérations étant également nécessitées par la présence de brides ou de fausses membranes développées dans le canal utérin, je renvoie leur examen au paragraphe qui va suivre, et qui sera consacré en partie à l'étude de ces productions anormales.

Obstruction du canal utérin. — L'obstruction du canal utérin peut être amenée par des circonstances de diverses natures : tantôt elle est due à la présence d'un ou de plusieurs calculs; tantôt elle tient à des granulations qui, semblables à des bourgeons charnus, remplissent le col d'une véritable végétation; tantôt elle est occasionnée par la formation de brides ou l'exsudation de fausses membranes, comme dans l'observation de métrite diphthéritique que je rapporterai tout à l'heure; tantôt, enfin, et ce sont les cas les plus fréquents, elle reconnaît pour cause les mucosités sécrétées par l'utérus, et dont l'abondance ou le durcissement créent, au passage du sperme, un obstacle souvent infranchissable.

On comprend de quelle importance est, au point de vue du traitement, le diagnostic différentiel de ces simples causes d'obstruction, car en agissant à l'aveugle on s'exposerait à aggraver le mal au lieu de le détruire.

L'inspection au spéculum et le cathétérisme utérin sont ici d'une absolue nécessité.

Si l'obstruction est occasionnée par des calculs, la sonde en accusera la présence par un bruit et par un choc bien connus des chirurgiens; ni l'enchatonnement, ni la mobilité, ni la multiplicité des concrétions pierreuses ne rendront le diagnostic difficile et n'empêcheront de reconnaître la nature de l'obstacle. Une bride ou une cicatrice vicieuse, formées à une hauteur plus ou moins grande du canal, peuvent seules être confondues avec un calcul ; mais pour une main un peu exercée, cette confusion sera aisément écartée par la sensation d'une résistance plus ferme opposée par la pierre, et surtout par le bruit que produit en arrivant sur elle le bout d'une sonde métallique. Dans les cas de bride ou de cicatrice, l'obstacle semble céder devant l'effort de la sonde, et ne donne pas le bruit caractéristique des concrétions pierreuses.

Dans toutes les autres espèces d'obstruction ; l'examen au spéculum établit le diagnostic d'une manière certaine, et il n'est souvent pas nécessaire d'écarter les lèvres du museau de tanche pour constater la présence soit de granulations, soit de mucosités liquides ou solides.

Le pronostic de ces diverses affections, au point de vue de la stérilité, n'a rien de grave ; c'est ici que l'on peut, avec toute raison, appliquer le fameux axiome : *Sublatâ causâ tollitur effectus*, et c'est en effet là, à l'enlèvement de la production normale, que se résume tout le traitement de l'inaptitude à la procréation.

Dans les cas de calculs, ceux-ci seront saisis, s'ils peuvent l'être, et amenés au dehors. Une pince à pansement dont les branches sont seulement un peu plus longues que celles des pinces ordinaires, suffit dans la majorité des cas, surtout si le calcul n'est pas très volumineux. Mais il est des circonstances où la pierre violemment engagée dans le canal, après avoir franchi le sphincter utérin, refoule les tissus qui forment devant elle un bourrelet et en rendent par cela même l'extraction impossible. Dans ces cas, il faut se garder de toute manœuvre intempestive d'extraction, et se borner à repousser le calcul dans la cavité utérine, où au besoin on le broierait par les mêmes procédés employés pour broyer les calculs dans la vessie. Je ne sais si cette espèce de lithotripsie a jamais été pratiquée, mais l'opération que je signale ne me paraît pas être une déduction illogique des règles de notre art. Je n'ai point encore eu occasion d'observer par moi-même des calculs, soit dans l'utérus, soit dans le col de la matrice. Les auteurs qui m'ont précédé et qui parlent de ce genre d'affection, n'ont constaté les concrétions pierreuses que sur le cadavre, de sorte que je ne puis apporter aucun fait clinique à l'appui de la nécessité et en faveur de la possibilité d'une semblable opération. Mais, je le répète, en présence d'un calcul logé dans la matrice et qui ne pourrait être amené au dehors sans occasionner des déchirures du tissu, je n'hésiterai pas, à moins des contre-indications formelles, comme par exemple, un état inflammatoire de l'organe, à recourir au broiement de la pierre qu'on appelerait *lithotripsie utérine* pour la distinguer de la lithotripsie vésicale.

Dans les cas de granulations, de bourgeons charnus, de végétations, n'importe leur nature, la curette de Récamier rendrait d'incontestables services, si elle n'avait pas l'inconvénient d'exposer l'organe gestateur à une phlegmasie intense, et de pallier seulement le mal pour un temps fort court au lieu de le guérir. Sans doute, dans quelques circonstances qu'il serait assez difficile de spécifier, cette opération de *curage* peut n'amener aucun accident sérieux, puisque Récamier assure l'avoir pratiquée plusieurs fois; mais l'incertitude précisément qui plane sur les conséquences qu'elle peut entraîner l'a mise en une juste suspicion auprès des praticiens, et pour mon compte, je n'oserais, sans de vives inquiétudes, me transformer en une sorte de ramoneur du col de la matrice. Je donne de beaucoup la préférence à la cautérisation exercée avec un bâton de nitrate d'argent

que j'introduis rapidement dans toute la longueur du canal
utérin, et que je remplace ensuite par une mèche de charpie
fortement enduite de cérat pour prévenir l'adhérence des
parois cautérisées. Cette manœuvre n'empêche en aucune
façon un traitement général, s'il est nécessaire, comme dans
les cas de végétations syphilitiques, ou un traitement local
mieux approprié à la nature de l'affection. Le nitrate d'argent porté dans le canal utérin n'a d'autre prétention que
celle de débarrasser ce canal des obstructions qui en gênent
le parcours, mais il ne doit point s'élever jusqu'au titre de
spécifique. Sans doute, dans beaucoup de circonstances, son
action modifiera heureusement la vitalité des tissus et con-
courra ainsi à la disparition de la maladie mère, si je puis
ainsi dire ; mais cette action purement locale sera dans beaucoup de cas insuffisante et réclamera le concours d'une médication générale. Je n'ai point ici à faire l'histoire de cette
médication, mais j'ai dû la signaler comme un complément
indispensable du traitement de ce genre d'affections du col
de la matrice.

Si l'obstruction est formée par des brides, une nodosité,
une cicatrice vicieuse, ou par toute autre production de
tissu anormal, que la dilatation telle que je l'ai expliquée
plus haut est impuissante à faire disparaître, on ne devra
pas hésiter à recourir aux scarifications, ainsi qu'on les pratique sur le canal de l'urètre. Quel que soit l'instrument
dont on fasse usage, que ce soit celui de M. Amussat, celui
de M. Leroy d'Etiolles, ou celui de M. Reybard, on devra
toujours agir de haut en bas, c'est-à-dire de dedans en dehors, et ne pas intéresser les tissus sains du col de l'utérus.

Enfin, les mucosités que l'on rencontre si fréquemment
dans le canal utérin et qui sont plus souvent qu'on ne pense
un obstacle réel au passage du sperme, rentrent tellement dans

les considérations que j'aurai à présenter plus tard sur la leucorrhée, que je crois devoir réserver leur étude pour le chapitre consacré à l'influence exercée par les pertes blanches.

Cependant je ferai observer ici, pour n'y plus revenir,
que si les mucosités s'étaient durcies, il les faudrait considérer comme de véritables calculs et en opérer l'extraction de la manière que j'ai indiquée plus haut.

Oblitération du canal utérin. — Une grande différence
existe entre l'oblitération congénitale dont j'ai déjà parlé et
l'oblitération accidentelle qui fait le sujet de ce paragraphe.
Dans l'oblitération congénitale, en faisant abstraction des
cas constitués par l'imperforation de la muqueuse vaginale,
le col est plein, le passage au sperme n'a jamais existé,
et l'art, s'il intervient, est forcé de percer un canal à
travers des tissus compactes. Dans l'oblitération accidentelle, en admettant l'adhérence tout entière des parois du
conduit utérin, circonstance rare et extrême, la chirurgie
opère sur des tissus anormaux et a, pour se conduire et pour
garant de son entreprise, les limites mêmes du canal naturel.
Aussi, autant je me suis montré opposé à l'idée de créer un
canal alors que la nature n'en avait point marqué la voie,
autant j'estime que l'art doit avantageusement intervenir
dans les cas où il y a simple adhérence des parois d'un
conduit existant déjà.

L'inflammation, l'ulcération et la cautérisation du col
utérin sont les causes les plus ordinaires de son oblitération ;
celle-ci, comme je viens de le dire, s'opère par l'adhérence
d'un ou de plusieurs points, ou de la totalité de la muqueuse
utérine du col. On l'observe assez souvent à la suite de
chancres siégeant sur cette partie, et non moins fréquemment après des cautérisations au nitrate d'argent, n'importe pour quel motif, alors que le chirurgien n'a pas eu le

soin d'introduire une mèche de charpie ou de linge entre les deux lèvres du col.

Si à une époque où l'on fait abus des cautérisations, et si au milieu des cas si nombreux d'inflammations et d'ulcérations, spécifiques ou non, du col utérin qui se présentent à la pratique médicale, on ne rencontre pas plus souvent l'accident dont il est ici question, il faut l'attribuer à la sécrétion muqueuse qui, dans toutes ces circonstances, est accrue, et dont le produit fait précisément l'office du corps isolant dont je viens de parler, mèche de charpie ou languette de linge. De plus, dans les cas de cautérisation, l'eschare contribue aussi à isoler les surfaces avivées, car l'adhérence dont il s'agit se montre de préférence après une cautérisation légère, après l'action du nitrate d'argent, par exemple, plutôt qu'après celle du nitrate acide de mercure ou celle du fer rouge.

Cependant en dépit de ces circonstances heureuses, la matière plastique ne parvient pas toujours à être maintenue sur les parties où elle se forme, et alors, jetant des racines sur un point opposé, elle rapproche et réunit, en ces points, les parois du conduit utérin, et y détermine une oblitération complète sur une étendue plus ou moins considérable de son parcours.

Cet accident est sans doute une condition fâcheuse pour l'écoulement des règles ; mais il n'en faut pas déduire une impossibilité absolue, car des faits patents prouvent que le tissu vasculaire de l'intérieur de la matrice n'a pas seul le privilège de laisser échapper le sang des menstrues.

Mais si le flux cataménial peut venir au dehors malgré l'oblitération du col utérin, le sperme est incapable de pénétrer dans la cavité de la matrice, car pour lui le canal vagino-utérin est la seule et unique voie qui lui soit permise.

Il faut donc, sous peine d'empêcher à jamais la jonction du produit mâle et du produit femelle, rétablir le passage dans son intégrité ou tout au moins dans sa viabilité.

Comme pour l'oblitération congénitale et pour les cas d'obstruction, l'examen au spéculum et le cathétérisme permettront toujours de constater l'obstacle apporté à la progression de la liqueur séminale.

Je ne reviendrai pas sur les considérations que j'ai présentées à ces occasions et auxquelles je renvoie le lecteur.

Quant à l'opération à faire, elle consiste tantôt en un simple débridement et tantôt en une dissection des parois adhérentes; quelquefois même, quand l'oblitération ne porte que sur un point, il suffit de forcer l'obstacle avec le bout d'une sonde, et alors on retombe dans les cas de dilatation dont j'ai longuement parlé plus haut.

A moins d'un état de dégénérescence de l'organe ou de toute autre contre-indication formelle, le chirurgien doit toujours agir dans les circonstances qui nous occupent. L'opération en elle-même, quelle que soit l'étendue de l'oblitération, n'est ni difficile pour l'homme de l'art, ni dangereuse pour la patiente; tandis qu'elle est, au point de vue de la fécondation, de la plus haute importance, puisqu'elle remédie à une cause certaine de stérilité.

§ III. — Lésions vitales du col de l'utérus.

Le col de l'utérus, sous l'empire de l'excitation du coït, et surtout sous l'action du sperme violemment projeté contre lui, entre dans un état particulier d'excitabilité qui imprime à ses fibres circulaires et longitudinales des mouvements successifs de contraction et de dilatation. Ces con-

tractions et ces dilatations alternatives produisent un effet
à peu près analogue à celui des pompes aspirantes, présentent au sperme sortant de la verge une ouverture de
réception plus grande, et le facilitent en même temps dans
sa progression à travers le col.

Ces mouvements, ou si l'on aime mieux cette excitabilité
du col utérin, seconde si puissamment l'entrée et la marche
du sperme dans l'organe femelle, que son absence, et
même son insuffisance, doivent être, dans beaucoup de cas,
un empêchement à l'arrivée du sperme dans l'utérus, soit
en lui offrant une ouverture trop restreinte, soit en l'abandonnant à son propre poids dans le canal du col de la matrice. Sans doute, le hasard peut tellement aboucher l'orifice
du museau de tanche et le méat urinaire de la verge que la
liqueur prolifique arrive jusque dans l'utérus par la seule
force de projection qui lui est imprimée, surtout si le col
utérin est d'une assez grande brièveté; mais ces minutieuses
circonstances, si elles créent des exceptions dont il faut tenir
compte, s'éloignent trop des conditions générales et régulières de la fécondation pour entrer dans les prévisions de
la science et du bon sens le plus commun. Elles peuvent
servir à expliquer certains faits anormaux que, sans elles,
nous ne pourrions comprendre ; mais, je le répète, dans la
très grande majorité des cas, il ne faut point espérer en
elles pour remplacer l'excitabilité du col.

Cependant, il ne suffit pas que cette excitabilité existe
pour que la fécondation se produise ; il importe encore
qu'elle soit contenue dans de certaines limites afin d'éviter
la prédominance exclusive, soit des contractions, soit des
dilatations, dont le résultat, dans l'un et l'autre cas, est la
non-arrivée du sperme dans l'utérus.

En conséquence, les lésions vitales du col de la matrice

susceptibles de contrarier le passage de la liqueur séminale de l'organe mâle dans l'organe femelle, sont constituées, tantôt par la diminution et tantôt par l'augmentation de l'excitabilité nécessaire à la réception et à la progression d u sperme.

Nous avons donc ainsi deux classes d'affections, l'une par asthénie et l'autre par sthénie.

Mais avant d'aborder l'étude spéciale de chacune d'elles, qu'on me permette de revenir sur une question dont j'ai précédemment posé les termes, et qui comprend les relations que cette excitabilité utérine entretient avec le plaisir sexuel chez la femme, afin de savoir s'il est possible de formuler, d'après des données connues, le *critérium* de la fécondité chez le sexe féminin.

En restant dans les termes absolus de causalité, on est en droit de dire que le plaisir sexuel et l'excitabilité du col de la matrice ne découlent pas de la même source ; mais tout en avouant que l'un et l'autre obéissent chacun à un excitant spécial qui, pour la volupté, est le désir, et pour l'excitabilité utérine, le sperme, il faut reconnaître que les organes qui, respectivement, les manifestent, 1° sont sous la dépendance des lois générales qui régissent toute l'économie ; 2° qu'ils ont entre eux des relations de voisinage que rend plus intimes encore le but commun auquel ils concourent.

Avec ces prémisses, dont j'ai constaté la réalité par des expériences et des observations nombreuses dont la place n'est point ici, est-on autorisé à préjuger de la fécondité d'une femme d'après la somme de plaisir qu'elle prend à la copulation ? Je n'hésite pas à répondre par la négative.

Tous les jours, des femmes sont fécondées en apportant au coït l'indifférence, le dégoût et même la haine ; tous les jours, des femmes sont fécondées au milieu des souffrances qu'entraîne souvent la perte de la virginité, ou au milieu des douleurs morales et physiques du viol; évidemment, dans toutes ces circonstances la volupté, ou même la plus simple émotion amoureuse n'ont point été nécessaires pour l'excitabilité du col utérin ; celle-ci a obéi à son excitant naturel, le sperme, et le col de la matrice, pour se contracter et se dilater, n'a pas eu besoin d'un signal parti du consensus intime ou du clitoris. La fécondation s'est faite en dehors des relations que l'utérus entretient avec l'économie tout entière, par l'action seule de la vitalité propre de la matrice.

Cependant je possède plusieurs observations de stérilité chez des femmes atteintes de frigidité congénitale, parmi lesquelles se trouvent quatre cas d'absence originelle du clitoris. Y a-t-il ici simple concomitance ou bien le sommeil de l'appareil copulateur aurait-il gagné l'organe gestateur ? Du reste, dans les diverses observations que j'ai recueillies, rien ne faisait pressentir la frigidité et la stérilité; toutes ces femmes avaient normalement développées, sauf le clitoris, toutes les parties sexuelles de la génération ; les poils du pubis n'étaient ni moins fournis ni moins frisés qu'à l'ordinaire ; les seins avaient acquis un développement normal, et la menstruation s'accomplissait avec une régularité remarquable. Une de ces femmes, dont j'ai sous les yeux l'observation très détaillée, était un type de ce que, dans le monde, on appelle une femme passionnée : originaire de Marseille, et ayant dans les veines du sang arabe et italien, elle avait la peau d'une couleur brune, mais qui paraissait blanche à côté de ses longs cheveux noirs, dont l'abondance et la fermeté accusaient une vitalité exubérante. Ses yeux noirs, largement fendus en amandes, dardaient des rayons de voluptueuse convoitise, et sa taille cambrée, semblant en continuelle révolte contre les liens qui l'étreignaient, avait des mouvements si souples et si ondulés que l'imagination la plus paresseuse la rêvait se tordant sous l'étreinte d'un baiser. Cette femme était pour tous les hommes qui la voyaient, le prototype de la passion et de la volupté ; et cependant, douée de ce que j'ai appelé le tempérament intellectuel, elle n'avait jamais connu les délices de l'amour ; elle apportait au coït une froide indifférence, et sans un ardent désir d'avoir des enfants, elle n'eût pas déserté la couche conjugale qu'elle accusait de sa stérilité. Ses amants n'ayant pas été plus heureux que son mari, elle me consulta et me fit alors l'aveu de l'espèce de dégoût que lui inspirait la copulation.

Il me fut impossible de rien constater d'anormal dans son appareil générateur, et, subissant l'ignorance où me tenaient alors des études trop superficielles, j'instituai une médication qui n'amena aucun heureux résultat.

Je dirai tout à l'heure ce que l'expérience depuis cette époque m'a appris à ce sujet, et ce qu'en des circonstances semblables je prends pour guide de mon diagnostic et de mon traitement.

En cette place je reviens aux relations qui semblent exister entre le plaisir vénérien et la fécondité chez la femme.

Nous venons de voir, non-seulement que l'absence du plaisir copulateur, mais encore que l'existence de conditions tout opposées, c'est-à-dire de la douleur physique ou morale, n'étaient point des obstacles à la fécondation, et que si, dans quelques cas, la stérilité de la femme se montrait en même temps que sa frigidité, ce fait était une simple coïncidence bien plutôt qu'un résultat de cause à effet.

Mais si la fécondité de la femme, ou plutôt si l'excitabilité utérine paraît être indépendante, dans de certaines limites, de l'existence du plaisir vénérien, il n'en est plus de même quand ce plaisir atteint une puissance trop forte; la matrice retombe alors sous l'empire des lois générales de l'organisme et prend sa part de l'exaltation que le coït communique à l'économie tout entière.

C'est ce qui arrive en effet.

Les mariages d'amour à leur début et les femmes trop passionnées sont également stériles. Dans les ardeurs et les tressaillements d'un coït épileptiforme, l'utérus, spasmodiquement contracté, resserre et bouche l'ouverture du museau de tanche et force ainsi le sperme à se perdre sans profit dans la cavité vaginale; de plus, dans les convulsions de la volupté, les rapports d'opposition de l'organe mâle et de l'organe femelle sont altérés, et cette cause, toute mécanique, bien connue des femmes habiles dans l'art d'éviter les grossesses, joue un rôle plus important qu'on ne pense dans la stérilité des personnes à tempérament de feu.

Cependant, toutes les femmes qui trouvent dans la copulation des voluptés convulsives, ne sont pas fatalement condamnées à l'infécondité, et je pourrais citer de nombreux exemples de fécondation accomplie au milieu du délire érotique le plus prononcé. Dans ces cas, l'utérus ne participe pas à l'excitation générale, et tout l'éréthisme se concentre dans l'appareil copulateur; je suis convaincu que si l'on pouvait examiner la matrice dans ces rapides instants du délire cynique, on serait étonné de sa régularité fonctionnelle au milieu du désordre d'action qui caractérise toutes les facultés de l'organisme. Ici encore, le plaisir vénérien ne peut être pris comme thermomètre de l'excitabilité utérine, et c'est ailleurs qu'il faut chercher les signes de la diminution ou de l'augmentation de son énergie.

C'est ce que je vais essayer de faire dans les deux paragraphes suivants :

Diminution de l'excitabilité du col de l'utérus. — Les causes qui peuvent amener cet état sont nombreuses et variées ; elles sont générales ou locales.

Les causes générales sont celles qui portent une action débilitante sur toutes les parties de l'organisme, et à laquelle la matrice n'a pas le privilége de se soustraire ; parmi elles se placent ces divers états que j'ai déjà eu occasion d'examiner plusieurs fois et qui menacent la vitalité dans ses attributs les plus essentiels : telles sont une constitution chétive et souffreteuse, les maladies longues, les convalescences difficiles et prolongées, les pertes de sang abondantes ; en un mot, tout ce qui altère profondément les fonctions de la vie plastique.

Dans ces circonstances, le col de la matrice n'est pas seul à subir l'influence de ces causes générales d'affaiblissement ; l'organe tout entier, que dis-je, l'appareil tout entier de la génération participe à cet état de langueur et de marasme, et alors, l'inaptitude à la fécondation, se liant à une altération commune aux ovaires, à l'utérus et au col, se traduit toujours par un dérangement plus ou moins notable dans la menstruation. Dans ces circonstances, il n'est pas toujours facile d'assigner à l'inertie du col la part qu'elle prend à la stérilité, et l'on est tenté de se demander si celle-ci n'est pas due plutôt à l'affection des ovaires qu'à l'absence ou à la diminution de l'excitabilité utérine. Sans doute, les maladies des ovaires sont, ainsi que nous l'avons vu plus haut, des causes puissantes d'agénésie ; mais l'inertie du col utérin n'est pas une source moins abondante d'infécondité, de telle manière qu'en faisant aux ovaires la large part qui leur revient, il faut également réserver un rôle

à cette inertie dans les cas de stérilité dont nous nous occupons.

Il est peu aisé, j'en conviens, de tracer les limites
exactes de ces deux causes morbides dont les actions concourent au même résultat; mais cette difficulté de diagnostic
différentiel est de peu d'importance pour la thérapeutique,
car les deux affections, reconnaissant la même origine,
réclament un traitement identique.

Je ne reviendrai pas ici sur ce que j'ai dit plusieurs fois
dans le courant de cet ouvrage, relativement aux moyens
de combattre avec succès les divers états d'affaiblissement
général, et j'ai hâte d'arriver aux circonstances dont l'action toute locale détermine une diminution dans l'excitabilité
utérine.

Parmi ces circonstances, les abus vénériens doivent se
trouver en première ligne, que ces abus aient été des excès
de coït ou des excès de masturbation.

Parlons d'abord des premiers.

Les abus des organes sexuels par la copulation peuvent
avoir lieu de deux manières : ou le consensus intime reste
étranger au rapprochement des sexes et le coït se réduit
alors, selon l'expression de Champfort, au contact de deux
épidermes : c'est la copulation des filles publiques ; ou le
consensus intime intervient par le désir, et la volupté est
alors la conséquence, j'allais presque dire la récompense de
cette intervention. Dans le premier cas, il n'y a abus que
de l'organe copulateur, c'est-à-dire il n'y a abus que d'un
tissu organique, dont les altérations sont celles de tout
autre tissu analogue soumis aux mêmes influences; dans
le second cas, au contraire, il y a abus du sens générateur,
abus de tous ses attributs : désirs, tressaillements amoureux, volupté, etc., etc.

Pour les distinguer les uns des autres, je nommerai volontiers les résultats des premiers, *excès copulateurs* ; et ceux des seconds, *excès voluptueux*.

La distinction que j'établis ici est très importante, comme on va le voir par ce que je vais dire de l'influence de chacun de ces excès.

Je parlerai d'abord des excès copulateurs.

Avant les recherches de Parent-Duchâtelet, il était d'opinion courante que les prostituées étaient généralement stériles ; on ne se rendait pas un compte exact des motifs de cette infécondité, et, sans plus ample informé, on en faisait un attribut fatal de ce misérable métier.

Parent-Duchâtelet ne se contenta pas de raisons aussi légères et il entreprit de donner une base solide à l'opinion, quelle qu'elle fût, que l'on devait se faire de l'aptitude des prostituées à la fécondation.

Ses recherches l'amenèrent à des résultats bien différents de ceux sur lesquels reposait la croyance commune, et, s'il reconnut, en effet, qu'un petit nombre de prostituées parvient jusqu'au terme ordinaire de la gestation, il constata, qu'en général, ces malheureuses n'avaient point perdu l'aptitude à la fécondation. Soit qu'elles le provoquent par des moyens criminels, soit que les circonstances anormales de leur vie de débauche et de désordres le favorisent, un avortement plus ou moins précoce est le résultat ordinaire de leur conception. Sans nous arrêter à l'avortement provoqué par des manœuvres coupables et dont personne ne met en doute la fréquence, je rappellerai, comme confirmant les idées que j'ai déjà émises sur les avortements précoces et dont j'aurai plus loin à étudier l'étiologie, je rappellerai le passage suivant du livre de Parent-Duchâtelet, qui contient en même temps l'opinion d'un des

hommes les plus compétents en embryologie, de M. Serres :
« J'ai parlé plus haut, dit Parent-Duchâtelet, de l'irrégularité de la menstruation chez quelques prostituées et des
interruptions que présentaient chez elles cette évacuation
dans une foule de circonstances ; ne pourrait-on pas les
attribuer à une conception et à une véritable grossesse ?
Cette opinion, qui a été émise devant moi par plusieurs
médecins et physiologistes distingués, acquiert une grande
probabilité par les observations faites par M. Serres, lorsque
les prostituées étaient soignées dans une des divisions de la
Pitié. Je transcris ici les réponses que cet académicien fit à
mes questions : « Les pertes abondantes sont rares chez ces
» femmes, mais les plus jeunes ont souvent des retards dans
» leurs règles, qui se terminent par l'expulsion de ce qu'elles
» appellent un *bondon*. Pendant deux années je ne fis pas
» attention à cette expression ; mais, ayant dirigé mes re-
» cherches sur l'embryologie, j'examinai avec soin ces pro-
» ductions, et il me fut facile d'y reconnaître tous les carac-
» tères de l'œuf humain. J'ai pu, dans un court espace de
» temps, en recueillir un grand nombre, qui tous étaient
» sortis à une époque qui indiquait une conception de quatre
» à cinq semaines ; c'est toujours sur des filles de dix-huit à
» vingt-quatre ans que j'ai pu faire ces observations (1). »

Cette dernière phrase semblerait indiquer que l'exercice
prolongé du métier de prostituée fait même perdre le triste
privilége de l'avortement précoce par l'absence complète de
toute conception ; cependant, il est d'une notoriété incontestable que, lorsqu'une de ces malheureuses dit adieu au
lupanar, se marie ou rentre dans les conditions d'une vie
régulière, non-seulement elle montre, comme toute autre

(1) *De la prostitution dans la ville de Paris*, 2ᵉ édit., t. I, p. 235
et 236.

femme, l'aptitude à la fécondation, mais encore elle retrouve la faculté de porter à terme le fruit de sa conception et de lui communiquer une vitalité qui n'est pas inférieure à celle des autres enfants.

Comme on le voit, les excès copulateurs ne déshéritent la femme, ni dans le présent ni dans l'avenir, de ses droits à la maternité ; seulement ces excès, se produisant au milieu de circonstances générales ou spéciales qui prédisposent à l'avortement d'une manière étrange, font classer les malheureuses qui les commettent dans une partie du cadre nosologique où elles n'ont que faire, alors qu'elles devraient trouver place dans une division adjacente.

En est-il de même pour les excès amoureux ? Je ne le pense pas, et c'est cette différence dans les résultats amenés d'un côté par les excès copulateurs, et de l'autre par les excès voluptueux, qui m'a fait considérer comme très importante la distinction que j'ai établie entre eux.

Les quelques considérations qui vont suivre se rapportent à tous les excès voluptueux, qu'ils soient produits par le coït ou par la masturbation.

Sous le rapport des excès voluptueux par le coït, Paris est, sans contredit, la ville d'Europe qui offre le plus vaste champ à l'observation. Par l'état de ses mœurs, par la tournure de son esprit, par la légèreté de son caractère, par son amour du luxe et par les appâts sans nombre dont elle entoure les plaisirs, Paris possède une classe de femmes, intermédiaires entre la prostituée et la femme honnête, qui, tout en prenant des amants par intérêt et par espoir de lucre, se réservent le droit de les choisir, et se sauvegardent ainsi un excitant à la copulation autre que le gain. On prévoit que je veux parler de ces femmes entretenues et de ces femmes de théâtre que l'on ne rencontre que défigurées dans les autres capitales, et dont Paris possède des types aussi nombreux que variés.

Ces femmes, quel que soit le nom pompeux sous lequel elles cachent leur métier, ne font pas autre chose que de la prostitution clandestine, et, comme les prostituées soumises à la surveillance de la police, elles commettent des excès copulateurs ; mais se séparant ici de leurs rivales des rues, elles apportent dans ces excès un élément de plus, le plaisir. A leur début dans la carrière elles ont fréquemment des conceptions, et il n'est pas rare, quand elles consentent à cesser leurs orgies, leurs veilles remplies par la débauche, et à se mettre en garde contre les chutes et les coups très fréquents dans leur position, il n'est pas rare, dis-je, de les voir arriver au terme ordinaire de la grossesse. Mais après un temps plus ou moins court de cette vie exubérante de plaisirs et de voluptés, elles perdent toute aptitude à la fécondation et ne rendent même plus le *bondon* des filles publiques.

Contrairement à ce qui arrive chez les prostituées, elles ne recouvrent pas en général la faculté procréatrice alors qu'elles rentrent dans le calme de la vie conjugale, de telle sorte qu'on peut dire que les excès voluptueux compromettent chez la femme les droits à la maternité non-seulement dans le présent, mais encore dans l'avenir.

J'ai acquis la conviction que je viens d'exprimer en interrogeant plus de 200 de ces femmes, dont les unes étaient dans leurs débordements et dont les autres s'étaient mariées ou vivaient maritalement avec un seul homme.

Sur les 200 femmes dont j'ai recueilli les aveux, qu'elles n'avaient aucun intérêt à fausser, il m'a été permis d'examiner les organes génitaux d'au moins 150, et chez la plus grande majorité il m'a été impossible de rattacher la stérilité à une lésion organique quelconque. Chez presque toutes, la menstruation était régulière et éloignait la pensée d'une affection même légère du côté des ovaires et des trompes ; l'utérus n'accusait d'états morbides par aucun des signes qui, d'ordinaire, les décèlent ; enfin, le col de la matrice, examiné au spéculum, n'offrait dans sa forme, dans sa couleur et dans sa position, aucune altération capable de me rendre raison de la stérilité.

C'est alors que je pensais à la possibilité d'une lésion vitale, et que je songeais que peut-être la sensibilité et par suite l'excitabilité utérine s'étaient émoussées et usées dans les excès même auxquels l'une et l'autre avaient été soumises.

Le toucher et l'examen au spéculum ne pouvant rien me révéler, je n'eus d'autre ressource que de recourir à la thérapeutique, et de lever ainsi, par les résultats qu'elle me donnerait, les difficultés du diagnostic. L'électricité était évidemment l'agent qui sollicitait le premier mes préférences, et ce fut à lui, en effet, que je demandai d'abord la confirmation de mes soupçons.

J'expérimentai pour la première fois sur une jeune femme de vingt-trois ans, petite, nerveuse et douée d'un penchant très prononcé pour les plaisirs de l'amour. Élevée à la pension des légionnaires de Saint-Denis, elle avait une culture d'esprit qui contribuait à entretenir et à surexciter ses instincts vénériens. Dès sa sortie de la maison d'éducation, c'est-à-dire à dix-huit ans, elle était devenue femme entretenue et avait parcouru tous les échelons de débauche et d'orgies dont est fatalement accidentée la vie de ces malheureuses. Je la connus alors qu'elle était la maîtresse d'un de mes amis, qu'elle quitta bientôt pour s'attacher à un acteur en renom de Paris, avec lequel il lui

vint l'étrange pensée de se marier. Elle crut que pour décider son amant à accomplir cet acte, il lui fallait l'excuse
d'un enfant, et que, semblable à l'amour du poëte, son titre
de mère lui ferait aux yeux de son mari une nouvelle virginité. Que ce motif fût légitime ou chimérique, la jeune
femme ne rêva plus, dès ce moment, que grossesse, et,
dans son désir de réaliser un vœu toujours déçu, elle se rappela qu'à une époque où la gestation lui eût été une charge,
je l'avais interrogée et examinée au point de vue de sa stérilité, et elle pensa qu'ayant dirigé mes études de ce côté,
je pourrais lui rendre une faculté qui était alors le but unique de toute son ambition. Elle vint me voir. Aucun trouble général, aucune lésion locale de l'appareil générateur,
ne pouvant me rendre compte de cette inaptitude à la fécondation, je m'arrêtai, comme je l'ai dit plus haut, à la pensée
d'une altération vitale de l'utérus qu'expliquaient suffisamment d'ailleurs les excès vénériens précédemment commis.
En conséquence, m'appuyant sur les succès obtenus par
quelques praticiens au moyen de l'électricité (1), j'entrepris
mon expérience dans le double but de contrôler un diagnostic difficile et de tracer les limites d'action d'une ressource thérapeutique préconisée jusqu'alors sans indication
précise.

Je me servis d'une pile à aimant de l'invention de
MM. Bréton frères ; un des pôles était tantôt tenu dans la
main de la jeune femme et tantôt appliqué sur l'abdomen ;
l'autre, armé du pinceau métallique, fut immédiatement
porté sur le col de l'utérus à travers un spéculum de verre
qui, au besoin, aurait garanti de l'électricité les parties
adjacentes à la matrice.

(1) Voyez Duchenne, *De l'électrisation localisée et de ses applications
à la physiologie, à la pathologie et à la thérapeutique.* Paris, 1855, in-8.

Pendant un mois et deux fois par semaine, je soumis la jeune femme, ainsi qu'il vient d'être dit, à l'action du fluide électrique; les séances duraient de dix à vingt minutes. Pendant tout le temps du traitement, le coït avait été suspendu et la malade soumise à une très grande régularité dans le régime et dans les mœurs. Au bout d'un mois de cette médication, que j'exigeais très rigoureuse, je permis le rapprochement sexuel qui, cette fois, amena une conception. La femme est arrivée au terme ordinaire de la grossesse, l'accouchement n'a rien offert d'anormal, et l'enfant, qui a aujourd'hui deux ans, jouit de la santé la plus parfaite.

Cette observation se complète par quelques détails qui viennent encore à l'appui de ma manière de voir.

L'amant, comme aurait dû le prévoir la malheureuse femme si l'illusion n'était l'essence même de la nature humaine, et la légèreté d'esprit celle de ces infortunées qu'Alphonse Esquiros appelle si poétiquement les *vierges folles*, l'amant ne voulut pas légitimer l'enfant par le mariage, et ce refus rompit naturellement les liens qui l'unissaient à sa maîtresse. Celle-ci reprit la vie de femme entretenue, et la stérilité marqua de nouveau le retour à cette existence d'excès de toutes sortes.

Sans doute ce fait n'a peut-être pas toute la valeur qu'on est en droit d'attendre, et il faut probablement faire une part à la régularité du régime et au repos de l'organe sexuel, circonstances éminemment favorables, comme je l'ai dit plus haut, au retour de la faculté génératrice après des excès copulateurs. Certainement, je suis le premier à reconnaître l'influence qu'ont pu et même qu'ont exercée réellement ces compagnes ordinaires de l'aptitude à la fécondation; mais quand je me rappelle les faits assez nombreux de femmes qui, après des excès voluptueux prolongés plus ou moins longtemps, n'ont pu retrouver leur fécondité dans le calme d'une vie régulière ; quand je pense à la stérilité qui, pendant de longues années, succède à des excès de masturbation, alors que la malheureuse victime les rachète par un ardent désir de maternité constamment déçu au milieu des conditions les plus heureuses du mariage, je me demande si le repos des organes sexuels, si la régularité des rapprochements amoureux, en un mot, si de meilleures conditions sociales ont bien réellement, après des excès voluptueux, l'influence heureuse qu'il n'est pas possible de leur contester après les excès copulateurs. Ainsi que je viens de le dire, des exemples nombreux m'autorisent à ne pas leur accorder une importance trop considérable, et je pense que l'art doit bien plutôt compter sur les moyens thérapeutiques qu'il met directement en usage, que sur des prescriptions hygiéniques qui peuvent seconder un traitement, mais non en constituer la base.

Celle-ci doit être, à mon sens, puisée dans l'électricité.

Depuis l'observation que j'ai longuement rapportée plus haut, j'ai employé cette médication un nombre assez considérable de fois avec des chances diverses de succès. Sans doute ce moyen n'est pas infaillible, mais il réussit six fois sur dix ; et même dans beaucoup de cas où je l'ai vu échouer, la lésion vitale du col de l'utérus s'accompagnait d'une constitution misérable, d'un affaiblissement des forces de l'organisme, qui n'étaient probablement pas sans influence sur l'inertie utérine, et qui, à la place de l'électricité, réclamaient une médication générale fortifiante et tonique. D'ailleurs, une médication qui réussit dans plus de la moitié des cas où elle est employée, mérite une place honorable dans la thérapeutique, et je n'hésite pas à la réclamer pour l'électricité dans les circonstances qui nous occupent.

La lésion vitale qui fait le sujet de ce paragraphe, c'est-à-dire l'affaiblissement de l'excitabilité utérine, n'est pas toujours amenée par des excès voluptueux, soit de coït, soit de masturbation; toutes les causes qui président aux névroses peuvent lui donner naissance, et ces causes sont quelquefois si obscures que le diagnostic direct de l'inertie du col est presque impossible. Ni au toucher, ni à l'examen au spéculum, rien ne révèle l'existence d'une lésion vitale ; une leucorrhée n'est pas un signe auquel il faille attacher quelque importance, car il est de bien réelles inerties utérines sans flueurs blanches, et des flueurs blanches très abondantes sans inertie utérine.

Comme je l'ai déjà dit, on n'a que le *criterium* de la thérapeutique ; aussi dans tous les cas où la stérilité d'une femme ne trouvera son explication ni dans une altération appréciable d'une partie quelconque de l'appareil génital, ni dans les conditions générales de l'organisme nécessaires au libre exercice de la faculté procréatrice, on devra diriger un courant électrique du côté du col de l'utérus, d'autant mieux que ce moyen, alors même qu'il échoue, ne compromet ni la santé générale de la malade, ni les fonctions génitales elles-mêmes. Si des excès de coït ou de masturbation entrent dans l'histoire des antécédents de la femme, la lésion dont je parle peut être légitimement admise, et alors l'électricité doit être employée avec plus de confiance que dans les cas où le diagnostic est pour ainsi dire négatif.

Il est évident que si l'inertie utérine était liée à quelque trouble des fonctions générales , ainsi que je le signalais plus haut à l'occasion de certains faits observés par moi, il est évident, dis-je, qu'à l'emploi de l'électricité il faudrait ajouter la médication nécessaire pour combattre ces troubles, et remplir toutes les indications que des états spéciaux pourraient réclamer.

Mais ces préceptes sont trop élémentaires pour m'arrêter davantage, et j'ai hâte d'arriver à la seconde forme que présentent les lésions vitales du col de l'utérus, c'est-à-dire à l'augmentation de son excitabilité.

Augmentation de l'excitabilité du col de l'utérus. — L'excitabilité morbide du col de l'utérus revêt trois formes : elle se présente tantôt à l'état spasmodique, tantôt à l'état névralgique, et tantôt à un état latent qui ne se révèle par aucun signe pathognomonique. Il est assez difficile de préciser les circonstances qui font prendre à l'affection telle forme plutôt que telle autre, car je les ai vues toutes les trois se produire au milieu de conditions parfaitement identiques.

Cependant il est une cause qui semble plus spécialement donner naissance à l'état latent, et comme cet état n'occasionne pas de douleur, ne trouble en aucune manière la santé de la femme, on a fait très peu attention à lui d'abord, et, par suite, à la circonstance qui, très fréquemment, en est la source. Cette cause, je me hâte de le dire ici, bien que je me réserve de l'étudier plus longuement ailleurs, cette cause est le coït incomplet, c'est-à-dire pour la femme l'excitation voluptueuse sans réception de la liqueur spermatique dans ses organes.

Des trois formes que revêt l'excitabilité morbide du col de l'utérus, une seule, la forme spasmodique, me paraît pouvoir empêcher l'entrée du sperme dans la matrice ; les deux autres, et la forme spasmodique peut également amener le même résultat, prédisposent seulement à ce que j'appelle les avortements précoces ; or, comme j'ai l'intention de consacrer le dernier chapitre de cet ouvrage à *cette espèce d'impossibilité de faire des enfants*, je renvoie naturellement à ce chapitre les considérations que j'ai à présenter sur cet état morbide, sans même m'arrêter ici à la forme spasmodique dont la place est dans un des paragraphes suivants, consacré aux changements de position que subit le col de l'utérus soit pendant le coït, soit en dehors de la copulation.

§ IV. — Corps étrangers dans le col de l'utérus.

Sans parler des productions morbides, telles que tumeur, polype, etc., qui m'ont déjà occupé à l'occasion de l'oblitération accidentelle du col de l'utérus, je dois signaler la possibilité de l'introduction dans la cavité du col d'un corps étranger, venu du dehors. Mais la présence de ce corps étranger pressant sur une muqueuse et contre un organe aussi vasculaire que l'utérus, ne tarderait pas à déterminer des accidents très graves; par conséquent, la stérilité qu'elle déterminerait serait excessivement passagère et tellement liée à un de ces états aigus dont j'ai avec soin évité l'histoire, que je crois inutile de m'arrêter sur des accidents dont il suffit d'écrire le titre pour en comprendre tout à la fois l'importance et le traitement.

§ V. — Altérations de position du col de l'utérus.

Si l'on se rend bien compte du mécanisme par lequel le fluide séminal passe de l'organe mâle dans l'organe femelle, on comprendra comment une déviation du col de l'utérus devient facilement une cause certaine de non-fécondation. De plus, en réfléchissant aux conditions diverses qui peuvent rompre les rapports d'opposition du méat urinaire de l'homme et du museau de tanche, on explique, comme je le disais plus haut, beaucoup de faits qui paraissent étranges, tels que la conception après un long temps de stérilité, ou la fécondation facile avec un individu et impossible avec un autre, etc.

Je ne prétends pas dire que toutes les bizarreries signalées dans les résultats de la fonction génératrice trouvent leur explication dans une altération des rapports de l'organe mâle et de l'organe femelle; mais j'estime que le nombre de ces bizarreries serait de beaucoup diminué, si, dans leur appréciation, on tenait un plus grand compte de la position du col utérin considérée, non pas tant d'une manière absolue que relativement à la verge pendant le coït.

. La difficulté de sa constatation est peut-être le motif qui a empêché d'accorder à cette circonstance toute la portée qu'elle possède, car, hâtons-nous de le dire, l'utérus, et surtout son col, subissent, pendant la copulation et à l'insu de la femme, des mouvements qui altèrent les rapports d'opposition qui doivent exister entre l'ouverture de la verge et celle du museau de tanche, pour que la fécondation s'accomplisse.

Incontestablement, il est facile, dans la majorité des cas, de reconnaître une déviation utérine permanente, et il ne viendra à l'esprit de personne de contester un déplacement, quand, par exemple, le col de la matrice sera appliqué contre la paroi abdominale, ou que, recourbé en arrière, il présentera son ouverture à la concavité du sacrum; il ne viendra également à l'esprit de personne de ne pas admettre une inflexion de l'utérus, quand celui-ci, incliné sur lui-même, formera tumeur au cul-de-sac du vagin.

Ces déplacements sont à ce point manifestes et tellement grossiers, pour ainsi dire, qu'ils sont aisément constatés et reconnus par le doigt le moins exercé au toucher vaginal.

Mais il est des déplacements qui ne se produisent qu'à l'occasion du coït; que la copulation voit naître et disparaître avec elle; que la pathologie ordinaire peut bien dédaigner, parce qu'ils n'ont aucune influence sur la santé de la femme, mais dont la pathologie spéciale de la stérilité doit tenir grand compte, puisqu'ils se montrent au moment même où la position normale de l'organe est le plus nécessaire.

Ces déplacements passagers et fugaces, qui ne laissent aucune trace après la copulation qui en fournit tout à la fois la cause et le mécanisme, ont peu attiré l'attention jusqu'ici, parce qu'il est presque impossible de les prendre sur le fait, qu'on me passe l'expression, et parce que nous avons l'habitude de n'accepter que ce que nos moyens d'investigation nous font directement constater. Cependant, ces déplacements sont bien réels, et je vais essayer de montrer que, dans quelques cas, il est possible de les reconnaître aussi sûrement qu'une déviation permanente, et que, dans d'autres, on est autorisé à les admettre aussi légitimement que lorsqu'on admet, par exemple, une affection de la moelle ou du cerveau dans une paralysie partielle.

J'aurai donc à examiner séparément, car, ainsi qu'on le verra, leur histoire est toute différente :

A. Les déplacements utérins dépendants du coït ;

B. Les déplacements utérins indépendants du coït.

A. Déplacements utérins dépendants du coït.

Il est peu de femmes dont l'utérus, et surtout le col, se trouvent exactement dans l'axe du vagin, et qui, à une exploration attentive, ne décèlent une déviation légère, tantôt en avant, tantôt en arrière, ou tantôt sur les côtés; mais cette déviation est insuffisante pour produire la stérilité, ou, en nous servant d'un langage explicatif du phénomène, pour empêcher le passage du sperme de la verge dans la matrice, car beaucoup de ces femmes arrivent à la conception.

Chez celles dont le résultat de la copulation est négatif, et qui n'ont pas d'autres motifs de stérilité, il faut admettre que cette déviation légère s'accroît, pendant le coït, au point d'altérer assez profondément les rapports d'opposition de la verge et du museau de tanche pour ne plus permettre la transmission du sperme de celle-ci dans celui-là.

Cette supposition est-elle admissible ou faut-il la reléguer parmi les rêveries pathologiques dont l'esprit abuse quelquefois dans un vain amour de classification? Pour moi, c'est plus qu'une hypothèse, c'est une réalité, et j'espère que le lecteur, quand il connaîtra les motifs et les faits sur lesquels je m'appuie, partagera, lui aussi, la conviction qui me dicte ces lignes.

Les causes qui, pendant le coït, peuvent agir sur la stabilité de l'utérus, sont de deux sortes :

1° Elles sont mécaniques ;

2° Elles sont vitales.

Voyons donc l'influence de chacune de ces circonstances.

1° *Causes mécaniques du déplacement utérin pendant le coït.* — Les déplacements qui tiennent à cette cause ne se peuvent produire que par une mobilité extrême de l'utérus, au moyen de laquelle l'organe gestateur subit l'influence des mouvements divers qu'exécute le bassin ; cette mobilité est presque toujours constatable en dehors du coït, grâce aux différences de position qu'affecte le col utérin selon la situation que l'on donne à la femme soumise au toucher vaginal.

Cette mobilité est amenée par diverses causes : tantôt elle est due à la laxité des tissus qui doivent maintenir la matrice en place ; tantôt elle s'explique par l'engorgement d'un

point de l'utérus qui, insuffisant pour déterminer une inflexion, entraîne tout l'organe par son propre poids lorsqu'une
position favorable du bassin lui vient en aide ; tantôt enfin,
la cause de ce mouvement de bascule siége dans un des deux
ovaires.

Dans les cas de ce genre, le coït n'agit que par la position que la femme prend pour l'accomplir ; aussi, comme je
le disais plus haut, on peut, en reproduisant cette position,
constater directement la déviation utérine. Je tiens à ne
faire entrer dans mon esprit aucune pensée, et à ne laisser
sortir de ma plume aucune expression que ne puissent accepter l'honnêteté et la science ; mais je dois dire dans l'intérêt
de celle-ci et grâce aux pures intentions qui m'animent, que
j'ai connu une dame, mère de quatre enfants, dont les rapports sexuels ont toujours eu un résultat négatif dans la position horizontale, et que, les quatre fois où elle est devenue
mère, elle a été fécondée alors que le bassin se trouvait dans
la position verticale. En cette position, le col de l'utérus
était bien dans l'axe du vagin ; mais dès que la femme se couchait, je constatais une version très prononcée, tantôt en
avant, tantôt en arrière, tantôt sur les côtés, selon qu'elle
se mettait sur le dos, sur le ventre ou sur les flancs. Cette
mobilité en tous sens m'a toujours fait croire à une grande
laxité des ligaments, d'autant mieux que la femme, d'un
tempérament lymphatique très accusé, avait toutes les chairs
d'une mollesse extrême.

Quand la direction du déplacement est déterminée par
l'augmentation de poids d'un des deux ovaires ou d'une
portion de l'utérus engorgée, la déviation de la matrice, on
le comprend, ne se produit que dans une seule position, et
il y a alors bien plus de chances de fécondation que dans le
cas précédent. Ici encore la constatation du déplacement est

facile, et même dans quelque cas, la cause peut en être reconnue par le toucher rectal.

S'il fallait admettre avec Hippocrate que chez les femmes
chargées d'embonpoint, la stérilité est due à une déviation
de l'utérus amenée par la pression que l'épiploon exerce sur
l'organe gestateur, on pourrait supposer le même pouvoir à
la vessie distendue par l'urine et à l'intestin gorgé de matières fécales. M. Huguier est même allé jusqu'à ériger en
principes de thérapeutique contre les déplacements utérins,
la rétention des urines dans la vessie et la conservation des
excréments dans le rectum; mais ces moyens bizarres, pour
ne rien dire de plus, sont tout aussi incapables de redresser
un utérus renversé que de produire le renversement du même
organe. Chez la femme dont j'ai parlé plus haut, et dont la
matrice avait une mobilité si grande, la réplétion du rectum
et celle de la vessie étaient sans aucune influence, ainsi que
j'ai pu m'en assurer plusieurs fois en pratiquant le toucher,
la femme étant debout.

Je crois donc que les déplacements mécaniques de l'utérus pendant le coït naissent de la position que prend la
femme, et s'expliquent par l'une des deux circonstances que
j'ai indiquées, ou par toutes les deux à la fois, c'est-à-dire
laxité des ligaments, inégalité de poids sur un point quelconque de l'organe gestateur.

Au point de vue de la stérilité, ces accidents n'ont aucune
gravité, puisqu'ils n'ont pas empêché la femme dont je parlais tout à l'heure de devenir mère quatre fois; c'est qu'en
effet il suffit, pour contre-balancer leur influence, de conseiller à la femme une position convenable pendant le coït, et
dont un examen préalable détermine les éléments.

Quant à la cause du déplacement, qu'il est utile de combattre, moins pour obtenir la fécondation rendue facile par

quelques précautions dans le coït, que pour prévenir des accidents ultérieurs plus redoutables, il faut d'abord en rechercher la nature et y conformer sa thérapeutique.

Dans les cas de laxité des ligaments, surtout s'il y a prédominance du système lymphatique, on recourra aux toniques sous toutes les formes, au quinquina, aux martiaux, et l'on prescrira une hygiène dont j'ai plus d'une fois dans cet ouvrage exposé les principes, et sur lesquels je ne puis ni ne dois ici m'arrêter davantage.

Cependant, comme thérapeutique locale, il faudra insister sur les injections vaginales froides, toniques, au besoin même un peu aromatiques, telles que la décoction de quinquina, de thym, de romarin, et même une solution faible d'alun; de plus on prescrira, en même temps que ces moyens, des lavements froids, des bains de siége froids, et surtout, si la chose est possible, des bains de mer, avec l'eau de laquelle des injections vaginales seront pratiquées.

Dans les cas où des accidents nerveux empêcheraient l'usage des moyens que je viens d'indiquer, on se trouvera bien des fumigations vaginales faites avec des plantes aromatiques dont on verse la poudre sur un brâsier placé sous les organes génitaux; on peut encore administrer les vapeurs des mêmes plantes aromatiques, soit sous forme de douches, soit même en simples fumigations.

Quand l'engorgement d'une portion de l'utérus, ou quand une affection des ovaires est la cause déterminante du déplacement, on doit se renfermer dans les limites d'une médication que je n'ai point à exposer ici et pour laquelle je renvoie le lecteur aux ouvrages généraux qui la renferment.

2° *Causes vitales des déplacements utérins pendant le coït.* — Quelques pages plus haut, en parlant de l'augmentation de l'excitabilité du col de l'utérus, j'ai dit que cette excitabilité morbide se présentait sous trois formes, dont l'une pouvait empêcher l'entrée du sperme dans la matrice par les mouvements spasmodiques qui s'emparaient du col de l'utérus.

Ces mouvements dont la femme a rarement conscience au moment du coït, surtout si celui-ci est voluptueux, mais qu'elle perçoit quelquefois en dehors de la copulation, comme une espèce de crampe qui s'irradie dans plusieurs parties du bassin ; ces mouvements, dis-je, sont de véritables déplacements pour les résultats qu'ils amènent, et doivent par cela même nous arrêter un instant ici.

J'ai dit précédemment qu'aucun lien direct n'unissait l'organe récepteur du sperme et l'appareil copulateur, et, que par conséquent, on ne pouvait pas mesurer le degré de la vitalité utérine sur l'énergie des jouissances érotiques ; j'ai cependant fait observer que la matrice et l'appareil sensuel avaient nécessairement entre eux des rapports de voisinage, et étaient l'un et l'autre soumis aux lois de la sensibilité générale ; que, par conséquent, sans établir une échelle de gradation commune à tous deux, on pouvait jusqu'à un certain point préjuger de l'activité de l'une par la puissance de l'autre, comme, par exemple, on peut, d'après l'ardeur avec laquelle s'accomplit le coït, établir l'état de la circulation et de la respiration.

Ces rapports entre les spasmes cyniques et ceux du col utérin, qui découlent, je le répète encore, non d'une sympathie directe, mais des lois générales de l'économie, ont été de tous temps notés, non-seulement par les médecins, mais encore par les poëtes. Mercurialis, en rapportant deux vers de *Lucrèce*, se range à l'avis de l'auteur de *la nature des choses : Est et aliud quod peto,* dit-il, *audiatis sine risu, scilicet forma et ratio concubitus ; quia si mu-*

lieres in concubitu retractent clunes et frequenter agitent, non concipiunt. Rationem adfert Lucretius philosophus (iv De naturâ) *his duobus versibus :*

> *Eicit enim sulci recta regione viaque*
> *Vomerem, atque locis avertit seminis ictum.*

Hac ratione, dicebat Lucretius, doctas meretrices frequenter clunes agitare, non ut delectentur, sed ut non fiant gravidæ.

M. Bischoff n'est pas moins explicite que Mercurialis : « Comme les deux actes, dit-il, l'éjaculation et les mouvements de la matrice n'ont probablement lieu qu'au moment de la plus vive excitation, l'une des causes les plus fréquentes de la stérilité d'un si grand nombre d'accouplements, pourrait bien être le défaut de coïncidence entre eux, qui s'oppose à ce que le sperme entre dans la matrice (1). »

Comme on le voit, non-seulement l'existence des spasmes utérins, mais encore leur coïncidence avec les spasmes cyniques ont été depuis longtemps reconnues, et l'on s'étonne que, devant une explication si naturelle de la stérilité de certaines femmes, des écrivains se soient égarés à la poursuite d'une harmonie d'amour, et n'y aient vu qu'une union mal assortie de tempéraments, de passions, d'inclinations, que sais-je ?

Mais ne revenons plus sur une théorie imaginaire qui s'évanouit au flambeau du réalisme qui éclaire aujourd'hui la science, et reconnaissons qu'en s'appuyant sur les données générales de la physiologie, on peut prévoir, sinon prédire à coup sûr, les cas où la matrice sera, pendant le coït, agitée de mouvements spasmodiques.

(1) *Traité du développement de l'homme*, traduit de l'allemand par A.-J.-L. Jourdan; Paris, 1843, p. 24.

Ces prévisions, on le comprend, se tirent des circonstances mêmes qui augmentent l'excitation érotique ; les unes morales, comme l'amour comprimé, la lecture des romans, les concerts, les spectacles, etc. ; les autres physiques, telles que le tempérament, les habitudes de mollesse, la répétition fréquente du congrès, etc.

Mais je le répète encore, parce qu'on ne saurait trop le redire, les spasmes cyniques n'impliquent pas fatalement les spasmes utérins, et de même que les premiers peuvent atteindre une activité considérable sans la manifestation des seconds, de même ceux-ci peuvent se produire au milieu du calme d'un coït indifférent.

Par conséquent, le congrès ne doit pas être accusé de susciter les spasmes utérins, et si ces derniers se montrent pendant l'accouplement, il ne faut voir dans ces deux faits qu'une simple coïncidence, qu'un pur phénomène du hasard.

Cependant, par cela même qu'il arrive que, quelle que soit la froideur que la femme apporte à la copulation, il se produit dans ses organes sexuels, par la seule présence de la verge, une action, toute locale si l'on veut, mais qui, prolongée, finit quelquefois par se changer en excitation voluptueuse, on peut admettre que la même influence se fait aussi sentir sur l'utérus et que le coït devient ainsi la cause occasionnelle de ses mouvements spasmodiques.

Quoi qu'il en soit, il faut reconnaître que la source de ces derniers est surtout dans les circonstances diverses qui déterminent l'état spasmodique d'un organe quelconque. Sous ce rapport, l'utérus ne se soustrait pas aux lois générales de l'organisme, et cette subordination me dispense de passer en revue toutes les causes assignées aux troubles de l'innervation.

Cependant, parmi ces circonstances, il en est une spéciale

à l'acte sexuel, et sur laquelle je devrais par conséquent m'arrêter un instant; je veux parler du coït incomplet pour la femme. Mais, ainsi que je l'ai déjà dit plus haut, cette circonstance, bien que pouvant amener la forme spasmodique de la surexcitabilité utérine, est si souvent la cause d'un état latent d'excitabilité, que je crois en devoir remettre l'histoire au chapitre consacré à l'influence de cet état latent. Il doit me suffire ici de signaler cette cause, et, pour son examen, renvoyer le lecteur au dernier chapitre de cet ouvrage.

Les accidents qui font le sujet de ce paragraphe n'ont aucune gravité, même au point de vue de la fécondité de la femme. Si les spasmes utérins semblent obéir à la loi qui règle l'exaltation des voluptés vénériennes, l'âge, les habitudes, la satiété, les distractions, les préoccupations d'esprit, la fatigue corporelle, etc., en modérant celles-ci, calment aussi les premiers. — Anciennement on plaçait une grande confiance dans certains agents de la matière médicale, appelés *hypnotiques*, et dont l'emploi serait en effet rationnel dans les circonstances qui nous occupent, si leurs propriétés anaphrodisiaques avaient des bases un peu plus solides que toutes les fables que l'on s'est plu à écrire sur leur compte : ni le nymphea, ni l'agnus castus, ni le nitrate de potasse, ni les semences froides n'éteignent les désirs et ne refroidissent les transports amoureux. — J'aurais plus de confiance dans les bains de siége froids, d'autant mieux que leur action s'étend jusque sur l'utérus, ainsi que le prouve la pratique des éleveurs d'animaux, qui font des affusions froides sur la croupe, par exemple, des ânesses, au moment où elles sont abandonnées par le mâle Je reviendrai plus tard sur cette idée du bain de siége froid administré immédiatement après le coït.

Les antispasmodiques, alors qu'il ne faut agir que sur l'utérus, jouent un rôle notable dans la médication, et parmi eux, je signale surtout l'asa fœtida, le castoréum et la valériane, comme ayant une action en quelque sorte spéciale sur l'organe gestateur.

Dans ces derniers temps, on a proposé le cathétérisme intra-utérin comme modificateur de la sensibilité utérine ; j'ai plus d'une fois retiré des avantages de ce moyen ; mais comme il réussit surtout dans les cas de névralgie, je renvoie son appréciation au chapitre où cette affection est abordée.

B. *Déplacements utérins indépendants du coït.*

La détermination de l'axe de l'utérus peut être intéressante sous le rapport anatomique, mais elle est à coup sûr d'une minime valeur sous celui de la pathologie, de celle surtout qui fait de la stérilité le sujet de ses études ; c'est qu'à ce point de vue cet axe est celui du vagin, qu'il est toujours facile d'apprécier malgré les variations de capacité auxquelles est soumis le *conduit de la pudeur*, en d'autres termes, c'est que l'axe de l'utérus se confond avec celui du vagin, ou pour mieux dire, c'est que ces deux organes n'ont qu'un seul axe partant du milieu de la vulve et allant aboutir au sommet de la matrice, après avoir passé par l'ouverture du museau de tanche et le canal qui lui fait suite.

Les déplacements de l'utérus dont il me reste à m'occuper se font tantôt dans la direction de cet axe et tantôt en dehors du plan tracé par cet axe.

Cette distinction donne naissance à deux groupes de déplacements qui, eux-mêmes, se subdivisent en deux genres, selon que la totalité de l'organe ou seulement la portion la plus mobile, c'est-à-dire le corps, prennent part à la déviation.

La direction des déplacements constituant le premier groupe, est nécessairement celle de l'axe du vagin, et les diverses variétés de la maladie ne peuvent être que des degrés plus ou moins prononcés de ces déplacements.

La direction, au contraire, des déviations composant le deuxième groupe, se montre dans tous les sens; mais pour la facilité de l'étude, on a ramené toutes ces formes à quatre types principaux, selon que le déplacement se fait, par rapport au corps de l'utérus, en avant, en arrière, à gauche ou à droite.

Nous pouvons donc maintenant dresser le tableau suivant de tous les changements de position que subit la matrice :

PREMIER GROUPE. Déplacements selon l'axe du vagin. . . . .

> *Premier genre.* De la totalité de l'utérus : *élévation exagérée; abaissement et chute.*
>
> *Deuxième genre.* Du corps seulement : *renversement, inversion, introversion de la matrice.*

DEUXIÈME GROUPE. Déplacements hors de l'axe du vagin . . .

> *Premier genre.* De la totalité de l'utérus : *antéversion, rétroversion latéroversion.*
>
> *Deuxième genre.* Du corps seulement : *antéflexion, rétroflexion, latéroflexion.*

C'est dans cet ordre que je vais rapidement examiner ces diverses altérations de position, en indiquant pour chacune d'elles le mécanisme au moyen duquel le sperme est empêché d'arriver jusque dans la cavité utérine.

I. DÉPLACEMENT SUIVANT L'AXE DU VAGIN.

A. *De la totalité de l'utérus.*

Déplacement en haut. — Il est incontestable qu'une élévation exagérée de la matrice peut se produire à la suite d'une maladie de l'utérus, des trompes, des ovaires, et surtout, comme l'a très bien indiqué madame Boivin (1) à la suite d'une péritonite ou d'une métro-péritonite, qui, par la formation de brides ou d'adhérences pathologiques, déterminent une fixité anormale de l'utérus. Cette élévation peut encore être amenée par une tumeur siégeant dans le bassin, et dont le volume, en s'accroissant, refoule tous les organes qui l'environnent ; on comprend que d'autres causes analogues amènent le même résultat, et il ne peut venir à l'esprit de personne de contester la possibilité d'un pareil déplacement.

Sans doute, le phénomène doit être admis en tant que résultat d'une force, pour ainsi dire, mécanique ; mais en présence des obstacles qu'opposent à ce déplacement la masse intestinale d'abord et le propre poids de l'utérus ensuite, est-il permis de supposer que cette élévation puisse être indépendante de toute lésion antérieure et se produire idiopathiquement, c'est-à-dire d'une manière essentielle ? Je ne le pense pas, bien que le docteur Andrieux en rapporte une observation que sa brièveté seule m'engage à reproduire : « J'ai eu occasion, dit-il, de toucher une femme qui n'avait point eu d'enfants, chez laquelle il me fut impossible d'arriver jusqu'au col ; ce ne fut qu'après avoir fait vider le rec-

(1) *Recherches sur les causes les plus fréquentes de l'avortement,* in-8, 1828.

tum et la vessie, et avoir prescrit une course à pied à la suite d'un bain de deux heures, qu'il me fut possible d'atteindre, en pressant fortement sur l'hypogastre, une des lèvres du museau de tanche. Cette femme me demandait le moyen de devenir mère, et lorsque je lui déclarai que ce n'était point à l'aide de breuvages qu'elle pourrait arriver à son but, elle ne se présenta plus chez moi. Est-elle devenue enceinte ? Je l'ignore (1). »

Comme on le voit, cette observation est nulle pour l'étiologie du déplacement, et ne peut être invoquée ni pour ni contre l'essentialité de l'affection.

Sans doute, il n'est pas facile de déterminer le point précis où commence l'état morbide et où finit l'état normal. La hauteur à laquelle se trouve le col est essentiellement variable, et il n'est pas un médecin qui, sous ce rapport, n'ait rencontré des différences nombreuses sans que la santé de la femme en fût le moins du monde troublée.

Au point de vue spécial qui nous occupe, ces différences de situation n'ont pas également une importance bien grande et n'exercent qu'une influence minime sur la fécondation.

Cependant, si l'élévation de l'utérus était exagérée à ce point qu'un trop grand intervalle séparât le gland du membre viril et le museau de tanche, il pourrait arriver que le jet de la liqueur séminale, ayant à franchir un trop grand espace, eût le temps de se dévier de sa direction rectiligne et allât ainsi se perdre dans le cul-de-sac du vagin.

Sans doute, la stérilité qui résulterait d'une pareille disposition anatomique ne serait que relative, car pour la prévenir, il suffirait d'une verge dont la longueur serait en

(1) *Traité complet de l'impuissance et de la stérilité.* Brioude, 1849, p. 221.

harmonie avec celle du vagin ; mais cette harmonie est bien souvent irréalisable, et son application ne peut, dans l'immense majorité des cas, être conseillée par le médecin.

Heureusement, cette infirmité est peu fréquente et rarement poussée au point d'empêcher la fécondation. Quand elle existe, elle est, comme je l'ai dit plus haut, liée à une affection de l'utérus, des trompes ou des ovaires ; ou bien encore, elle est amenée par la présence d'une tumeur ou par des adhérences, suites d'une péritonite ou d'une métrite. Dans tous ces cas, c'est à ces causes diverses qu'il faut adresser la médication pour ne pas compromettre la santé générale de la femme dans des tiraillements inutiles et intempestifs.

Cependant, on pourra recourir à quelques moyens inoffensifs et dont l'action locale peut, en toutes circonstances faciliter l'abaissement de l'utérus : tels sont, par exemple, les bains chauds longtemps prolongés, la marche, l'équitation, la danse, et enfin une ceinture épigastrique dont la pression s'exercerait de haut en bas.

Hors ces moyens, j'estime dangereux et inutiles les tiraillements exercés sur l'utérus, soit directement, soit à l'aide d'un spéculum-ventouse, soit de toute autre manière.

Déplacement en bas. — Quand les déplacements de cette espèce sont peu prononcés, ils constituent bien plutôt une condition favorable qu'un obstacle à la fécondation, en ce qu'ils diminuent l'espace que doit franchir le jet de la liqueur séminale.

Quand ils sont plus considérables, que l'utérus remplit la totalité ou la presque totalité du vagin, la copulation seule est rendue difficile et demande pour son accomplissement certaines précautions.

Enfin, quand le déplacement est complet, quand l'utérus

pend au dehors de la vulve, le congrès est impossible, et la fécondation, que l'on prévoit pouvoir s'effectuer encore, n'a lieu qu'au milieu de conditions anormales et insolites.

Comme on le voit, les déplacements de cette espèce dont les trois degrés que je viens d'énumérer ont été désignés sous les noms d'*abaissement*, de *prolapsus* et de *chute de matrice*, n'exercent qu'une bien faible influence sur la fécondité de la femme. Souvent, comme je l'ai déjà dit, ils sont une condition favorable à la conception, surtout lorsque le congrès s'accomplit avec un homme dont la force d'éjaculation n'est pas considérable ; cette circonstance à laquelle on n'a pas donné toute l'attention qu'elle mérite, peut, dans quelques cas, expliquer la faculté procréatrice que certains individus, tels que le vieillard, le débauché usé avant l'âge, etc., montrent avec telles femmes et perdent avec telles autres. C'est un chapitre de plus à rayer de l'histoire des bizarreries de la génération.

Quand le déplacement est assez considérable pour que l'utérus franchisse la vulve, la conception, ai-je dit, peut encore avoir lieu, mais alors elle s'accomplit sans copulation et au milieu de circonstances étranges. Je ne sais si la fécondation a jamais été réalisée dans des conditions si peu engageantes, mais on comprend très bien qu'elle puisse avoir lieu par le dardement du sperme contre l'ouverture du museau de tanche mis à découvert.

Quoi qu'il en soit, par cela même que la fécondation est possible, il convient de la ramener dans les conditions ordinaires de son accomplissement, et pour cela faire, on repousse l'utérus dans l'intérieur et on le retient en place par des moyens contentifs, dont je n'ai point à m'occuper ici, et au premier rang desquels se trouvent les pessaires, les tampons d'éponge et les ceintures hypogastriques, dont je dirai

tout à l'heure quelques mots à l'occasion des déplacements
de l'utérus hors de l'axe du vagin, c'est-à-dire à l'occasion
des versions.

B. *Déplacement du corps de l'utérus. — Renversement de la matrice.*

Le déplacement dont il s'agit ici est, sans contredit, le
plus bizarre de tous ceux que subit l'utérus : le fond de
celui-ci se déprime en cul de bouteille dans l'intérieur
même de son corps, se précipite vers l'ouverture inférieure,
s'y engage et vient faire hernie au museau de tanche. Tout
le corps de la matrice peut ainsi s'invaginer et même, selon
Dugès et madame Boivin (1), la portion la plus inférieure
de la matrice, c'est-à-dire le museau de tanche, se retourner
quelquefois elle-même.

Ce phénomène étrange se montre le plus souvent à l'état
aigu, si je puis ainsi dire, mais on l'a aussi observé à l'état
chronique.

A l'état aigu, il est presque toujours amené par quelque
manœuvre intempestive ou brutale d'obstétrique, ou par la
brièveté du cordon ombilical, et s'accompagne d'accidents
graves qui, en menaçant prochainement la vie de la femme,
le font sortir du cadre de cet ouvrage.

Mais il n'en est plus ainsi quand le renversement de la
matrice se produit en dehors de l'enfantement; il n'altère
point alors la santé de la femme, et, comme nous le verrons
tout à l'heure, celle-ci ne se doute même pas, la plupart du
temps, de l'infirmité qu'elle porte.

Il me faut donc arrêter un instant sur cet accident heureusement fort rare qui, malgré une étrange observation

(1) *Traité pratique des maladies de l'utérus*, t. I, p. 221.

que je ferai connaître, me paraît être une cause fatale de stérilité.

Par cela même que le mécanisme de l'accouchement et les manœuvres obstétricales rendent le mieux raison du renversement de la matrice, la plupart des auteurs rattachent à ces causes le phénomène que nous étudions. Cependant, Dailliez cite un fait tiré de la pratique de Baudelocque, où le renversement se montra chez une jeune fille vierge (1), mais où malheureusement l'autopsie ne confirma pas le diagnostic du célèbre accoucheur. Ce cas est peut-être unique dans la science et vient à l'appui des idées de Puzos, qui admettait des renversements de cause interne. Je ne rapporte point le fait de Baudelocque, parce qu'il n'a qu'une demi-certitude et qu'il n'est pas, en effet, à l'abri de tout reproche sous le rapport du diagnostic.

Mais si le renversement de l'utérus n'a jamais été observé d'une manière authentique et directe sur des femmes qui n'ont pas enfanté, il a été rencontré assez loin de l'époque de l'accouchement pour croire qu'il n'avait avec lui que des relations nulles ou tout au moins problématiques.

Bien plus, il existe un fait de fécondation avec renversement de la matrice, et cette observation est trop curieuse pour que je ne cède pas au désir de la consigner ici : « La femme de Julien Roussin, métayer à Chambresais, près Château-Gonthier, âgée de vingt-huit ans, accoucha fort heureusement d'un enfant bien portant au mois d'octobre 1777; mais la sage-femme, en la délivrant, renversa la matrice, et borna ses soins, faute de savoir, à la repousser dans le bassin. Dix mois après, la femme Roussin, qui n'avait

_____

(1) *Précis des leçons de Baudelocque sur le renversement de la matrice*, p. 38, édit. de 1803.

éprouvé que des accidents très simples, se soupçonna
grosse, parce qu'elle éprouvait des dégoûts et des incom-
modités presque inséparables des premiers temps de la grossesse. Au terme de trois mois, elle ressentit dans le bas-
ventre, et surtout dans les reins, de légères douleurs, qui
augmentèrent graduellement jusqu'au cinquième jour ;
alors elles devinrent très fortes, elles expulsèrent une masse
considérable, que MM. Thuilier, médecin, et Vager, chirurgien de Château-Gonthier, virent et reconnurent pour la
matrice renversée. Sans croire à l'existence d'une grossesse,
M. Vager tenta trois jours de suite, mais inutilement, la
réduction de cette matrice ; ne pouvant l'obtenir, il consulta de nouveau M. Thuilier et M. Paroissien, chirurgien,
qui lui conseillèrent de la repousser seulement dans le bassin,
comme l'avait fait la sage-femme, puisqu'on ne pouvait
espérer de faire plus. Six jours après, la femme, qui ne se
croyait plus enceinte, rendit un fœtus bien formé, long de
5 pouces, qui n'était nullement altéré, que M. Vager vit
et examina presque à l'instant de son expulsion. M. Che-
vreul crut longtemps que la femme n'avait qu'un polype,
que ses confrères de Château-Gonthier s'étaient trompés
en le prenant pour la matrice ; mais il leur rendit justice en
1782, après avoir examiné la femme et s'être assuré que
le renversement de ce viscère existait réellement et était
entier ; alors il pensa que le fœtus s'était développé dans
une des trompes (1). »

L'ouvrage auquel nous empruntons cette observation
bizarre, la fait suivre des observations de M. Moreau, auxquelles je ne puis mieux faire que d'adhérer. « Nous ne sau-
rions, dit ce professeur, accepter cette explication. Si la

(1) *Bibliothèque du médecin praticien.* Paris, 1843, t. I (*Maladies des
femmes*), p. 364.

conception avait eu lieu dans l'une des trompes, on n'aurait
pas vu le fœtus sortir de la cavité du vagin, mais de l'un
de ses conduits, dont des orifices, placés près du fond de
l'organe renversé, se trouvaient en dehors de la vulve;
ou dans les essais qui furent tentés pour réduire l'utérus,
on aurait trouvé l'une des trompes gonflée, son orifice
dilaté. Rien de cela n'a été observé, nous serions porté à
croire qu'il n'y a eu primitivement qu'une simple précipitation, et si plus tard le renversement s'est opéré, il n'a eu
lieu qu'au moment de l'avortement. En adoptant cette supposition tout le merveilleux disparaît. »

Quoi qu'il en soit de ce fait, peut-être unique dans la
science, le renversement de l'utérus doit être considéré
comme un obstacle radical à la fécondation, et que, par
conséquent, on doit, par tous les moyens possibles, en
tenter la réduction. Celle-ci n'est pas toujours facile, et la
tumeur a, comme nous l'avons vu, une tendance très prononcée à se reproduire. Aussi on doit s'estimer heureux
de pouvoir contenir dans le vagin la matrice même renversée, afin d'éviter l'ablation de cet organe, opération dont
quelques rares succès ne peuvent contrebalancer les nombreux revers, qu'elle soit faite par la ligature, ou par
l'instrument tranchant.

II. DÉPLACEMENTS EN DEHORS DE L'AXE DU VAGIN.

A. *Déplacements de la totalité de l'utérus.—Versions.*

Depuis que Levret, par sa noble franchise à publier une
erreur qu'il avait commise (1), a fixé l'attention sur l'anté-

(1) *Journal de médecine et de chirurgie*, janvier 1783, t. LIX,
p. 35 et suiv.

version, et depuis que Grégoire, chirurgien français, a compris dans ses leçons d'accouchement la description de la rétroversion de laquelle Walter Wall fournit bientôt à G. Hunter l'occasion de donner une observation (1), l'étude des déplacements de l'utérus en dehors de l'axe du vagin a fait de très grands progrès, quoique beaucoup de points de leur histoire soient encore enveloppés de doutes et de ténèbres.

Est-il besoin de légitimer la place que je donne ici à ces déviations, et, par tout ce que j'ai dit précédemment, ne comprend-on pas le rôle important qu'elles jouent dans l'étiologie de la stérilité ? Il n'est pas nécessaire, pour que l'infécondité se produise, que le déplacement atteigne des limites extrêmes, car j'ai souvent rencontré des déplacements qui l'occasionnaient et qui respectaient en même temps toutes les autres fonctions qui, d'ordinaire, sont plus ou moins altérées par la pression que l'utérus exerce sur leurs organes.

La version est constituée par le déplacement de la totalité de l'utérus hors de l'axe du vagin, de telle sorte que le col de l'organe se trouve fatalement dans une direction opposée à celle qu'occupe le corps ; c'est la position de cette dernière partie qui détermine la désignation que l'on donne à la déviation. Quand le corps de l'utérus se porte en avant, qu'il vient s'appuyer contre l'arcade du pubis, ou faire saillie à travers les parois de l'abdomen, le col se recourbe en arrière et porte plus ou moins son ouverture vers la concavité du sacrum ; il y a alors *antéversion*. Quand au contraire le corps de la matrice est déjeté en arrière, le col vient s'appuyer contre l'arcade du pubis, et il y a *rétroversion* ; enfin, quand le corps de l'utérus se porte à droite ou à gauche, le col se déplace dans un sens opposé, et il se

(1) *Medic. observations and. inquiries*, t. IV, p. 401.

produit alors une *latéroversion* à droite ou à gauche, selon la direction qu'a prise le corps.

L'obstacle à la fécondation qui naît de ces changements de position est tout mécanique; il est constitué par le défaut d'opposition harmonique entre le méat urinaire de l'homme et l'ouverture du museau de tanche, qui ne permet plus à la liqueur séminale de passer du premier dans la seconde, et qui la laisse inutilement se perdre dans les profondeurs du vagin. Dans la rétroversion et les latéroversions, l'arcade du pubis ne permettant pas au col de se recourber sur lui-même et opposant à son déplacement une limite qu'il ne peut franchir, l'éjaculation spermatique se fait contre le cul-de-sac du vagin, à la partie postérieure dans le premier cas, et sur les côtés dans les latéroversions. Dans l'antéversion, au contraire, la concavité du sacrum laissant un vaste champ de déplacement au col, celui-ci se recourbe plus ou moins, porte en arrière et en haut son museau de tanche, et présente au sperme qui vient le frapper l'angle qui se forme au point de sa courbure.

Ce mécanisme est important à connaître, car au point de vue de la fécondation, le seul qui me doive occuper ici, il établit une différence notable entre la rétroversion et l'antéversion, non pas tant peut-être pour le traitement que pour la possibilité de la conception en dehors de toute thérapeutique, et par le seul effet de la position des conjoints pendant le coït.

Dans la rétroversion et les latéroversions (il est bien entendu que je fais la part des cas exceptionnels qui peuvent se présenter), le col de l'utérus, empêché par l'arcade du pubis dans son mouvement de bascule, ne cesse pas d'avoir le museau de tanche dirigé en bas, dans le sens où se fait l'ascension du fluide spermatique; seulement l'opposition harmonique entre la verge de l'homme et le col de la matrice est détruite par la déviation de celui-ci hors de l'axe du vagin, et par la persistance, au contraire, du membre viril dans la direction de cet axe. Il faut donc ou ramener le col dans l'axe du vagin et, par conséquent, dans celui de la verge, ou dévier celle-ci dans la direction du col, de manière à rétablir l'opposition harmonique des deux organes dans un axe accidentel, artificiel pour ainsi dire. — Ce dernier moyen est possible, comme je le dirai tout à l'heure.

Dans l'antéversion, au contraire, le museau de tanche est non-seulement dévié de son axe, mais encore il dirige son ouverture dans un sens diamétralement opposé à celui par lequel s'effectue l'ascension du sperme; par conséquent, il ne servirait à rien de remettre les deux organes dans le même axe, si au préalable on n'avait pas ramené l'ouverture utérine dans sa direction normale, c'est-à-dire dans la direction de la vulve. L'intervention de l'art est donc d'une absolue nécessité, et sans elle, quelques efforts que fassent et quelque position que prennent les conjoints pendant le coït, la conception est radicalement impossible.

Sans doute, toutes les versions n'arrivent pas au degré extrême dont je viens de parler, et il en est de très nombreuses qui sont sans aucune influence non-seulement sur la santé de la femme, mais encore sur sa faculté procréatrice. Ce n'est pas à dire pourtant que la condition d'opposition de l'organe mâle et de l'organe femelle puisse être éludée sans inconvénient, ou qu'une légère déviation de l'utérus soit sans importance pour le maintien de cette condition; loin de moi cette pensée, car j'estime que la condition d'opposition est une nécessité absolue pour la fécondation, et que cette condition est rompue par la plus légère déviation utérine, en admettant que la verge reste exactement dans l'axe du vagin, ou par une déviation de la verge, quand c'est le col de la matrice qui reste dans cet axe. Les femmes adroites au coït et intéressées à des rapprochements stériles savent très bien toutes ces choses, et parviennent, avec un peu d'habitude, par un mouvement du bassin au moment de l'éjaculation, à rompre l'axe de la verge et du col de l'utérus.

Mais par cela même que la déviation utérine est légère, il faudra peu d'efforts pour amener la verge dans l'axe nouveau du col, et si l'on réfléchit aux conditions diverses au milieu desquelles le coït s'accomplit, même dans la vie maritale et la plus régulière, on admettra facilement qu'une de ces circonstances, en rétablissant momentanément les rapports d'opposition de l'organe de l'homme et de l'organe de la femme, amène une fécondation impossible sans cette circonstance fortuite et incomprise par les conjoints.

Quand la déviation utérine est plus prononcée, sans qu'elle aille cependant, pour la rétroversion, jusqu'à la retraite du col sous l'arcade du pubis, et pour l'antéversion, jusqu'à la courbure en arrière du même col utérin, la fécondation est encore possible sans les secours de la médecine, mais à la condition cependant de certaines précautions prises par les conjoints au moment du coït. — On comprend que c'est de la posture dont je veux ici parler. — Le lecteur, par les explications que j'ai précédemment données, doit suffisamment saisir le mécanisme qu'il faut réaliser, pour qu'il soit inutile de m'appesantir davantage sur un sujet qui touche de trop près au domaine de la luxure.

Enfin, quand la déviation a atteint des limites inaccessibles à toutes les précautions copulatrices, l'art doit intervenir et ramener les parties déplacées dans leur axe normal.

Mais ici apparaissent les véritables difficultés du problème, et des points litigieux se présentent en foule.

Je signalerai les principaux, ceux surtout qui touchent le plus directement à mon sujet.

Les déplacements utérins sont-ils essentiels, ou simplement les résultats d'un état morbide quelconque ?

Là est le point de départ de toutes les contradictions.

Si les déplacements de la matrice peuvent exister sans lésion organique, s'ils peuvent se produire par la seule force de la nature et persister par l'effet d'une circonstance fortuite, légère, comme la présence d'une anse intestinale, etc., il est incontestable que le redressement direct et mécanique est non-seulement utile, mais encore l'unique moyen de réussite.

Mais si le déplacement de l'utérus est amené et entretenu par une cause morbide, quelle qu'elle soit, le redressement mécanique sera impuissant à remettre l'organe à sa place, et dans beaucoup de circonstances, il sera même compromettant pour la santé et même pour la vie de la femme.

Comme on le voit, la question prend une importance pathologique qui n'est plus exclusivement de mon sujet, mais qui, cependant, l'intéresse assez vivement pour que je ne la laisse pas tout à fait dans l'ombre.

Les deux manières d'expliquer les déplacements utérins ont eu chacune son école et ses partisans. La première, celle qui consacre l'essentialité des déviations, a été, dans ces derniers temps, soutenue avec un certain éclat par M. Simpson, en Angleterre, qui, conséquent avec ses principes, a imaginé un appareil auquel son nom est resté, et à l'aide duquel il ramène mécaniquement l'utérus dans sa position normale.

Les idées et l'instrument de M. Simpson ont été importés et adoptés en France par M. Valleix, qui a fait subir aux unes et à l'autre des modifications inspirées par l'expérience et la profonde érudition qui distinguait ce praticien.

M. Simpson, de son côté, et M. Valleix du sien, procla-
maient l'inocuité de leur méthode et annonçaient des succès
presque constants, non-seulement dans le redressement de
la déviation, mais encore (et ici c'était le médecin anglais
qui était le plus explicite) dans le traitement de la stérilité
dépendant de ces déplacements.

Mais bientôt ces chants de triomphe furent troublés par
la nouvelle de revers très graves. « Non-seulement, disaient
les contradicteurs, les instruments de MM. Simpson et Valleix ne redressent pas la matrice, mais encore ils exposent la
femme à des dangers qu'il est parfois impossible de conjurer. » Et coup sur coup, MM. Cruveilhier et Broca pré-
sentèrent, à l'Académie de médecine (1), des observations
de femmes mortes à la suite de l'application du pessaire de
M. Valleix.

Comme on le pense bien, l'émotion fut grande, et l'Académie de médecine voulut enfin édifier les praticiens sur une
méthode thérapeutique que patronnaient deux hommes importants et honorables, mais contre laquelle se dressaient
des faits terribles.

Ce fut M. Depaul qui, au nom d'une Commission, porta
les premiers coups, non-seulement aux instruments de
MM. Simpson et Valleix, mais encore à l'essentialité des
déplacements utérins. A l'appui de sa thèse, il fournit des
faits très graves puisés dans la pratique même de M. Valleix, et la discussion qui s'engagea à la suite de ce rapport
ne laissa aucun doute sur l'inanité et les dangers de ces
moyens purement mécaniques.

Cependant, il est incontestable que, durant tout le temps
que l'utérus est soumis à l'action de la sonde, il demeure

_____

(1) *Bulletin de l'Académie impériale de médecine.* Paris, 1854,
t. XIX, p. 352 et 357.

dans la position que l'instrument lui impose, et qu'il ne revient à sa position normale que lorsqu'il est de nouveau abandonné à lui-même.

Or, si l'on réfléchit que, dans beaucoup de cas, la déviation de la matrice est la cause unique de la stérilité de la femme ; que l'affection qui donne naissance au déplacement est par elle-même incapable de produire l'agénésie ; et que même, dans quelques circonstances, une grossesse est un palliatif à ces affections, comme dans l'état atonique et certains engorgements partiels de l'organe gestateur, on est conduit à rechercher un moyen qui, en permettant le coït et en exonérant la femme de tous dangers, maintienne l'utérus redressé, sinon d'une manière constante, du moins pendant la durée de la copulation. La sonde de M. Simpson et le pessaire de M. Valleix ne remplissent aucune de ces conditions. Sans revenir sur les dangers qu'ils font courir à la femme, il faut reconnaître que le rapprochement sexuel est impossible pendant leur application, et que, par conséquent, les espérances qu'ils peuvent donner reposent sur la continuité du redressement qu'ils ont opéré, continuité qui est loin d'exister, ainsi que l'a prouvé la discussion de l'Académie de médecine (1).

Les pessaires ordinaires, non pas, bien entendu, les pessaires en *bilboquet*, dont la tige s'oppose au coït ; mais les pessaires en *gimblettes*, répondent mieux au but que l'on se propose, car, pour l'effet que l'on veut produire, l'action principale du pessaire doit porter sur le col. Cependant, ces instruments offrent des inconvénients de plus d'un genre, dont le plus grave, dans le sujet qui nous occupe, est la facilité avec laquelle ils se déplacent. Il ne faut pas avoir appli-

(1) *Bulletin de l'Académie impériale de médecine*, t. XIX, p. 742 à 976 *passim*.

qué un très grand nombre de pessaires pour savoir en effet
que huit fois sur dix ces appareils quittent la position qu'on
leur a donnée, basculent sur eux-mêmes et prennent une
direction verticale en abandonnant le col à l'irrégularité de
ses déplacements.

De plus, en occupant une assez grande place dans la
cavité vaginale, ils peuvent rendre le coït sinon complète-
ment impossible, du moins le contrarier d'une manière assez
notable pour forcer la femme à les enlever au moment de la
copulation. L'effet que, sous ce rapport, les pessaires produisent, est de deux sortes : 1° ils gênent les mouvements et
l'entière intromission de la verge dans le vagin ; 2° ils peuvent inspirer à l'homme un sentiment de surprise, d'effroi
ou de dégoût qui lui rend le coït impossible. Je connais plusieurs faits de ce genre, et les femmes savent si bien l'impression que l'homme éprouve de la présence d'un pessaire
au moment du rapprochement sexuel, que les unes l'enlèvent
avant de s'abandonner aux attouchements amoureux, et
que les autres s'abstiennent de toute copulation si elles
n'ont pas eu le temps de le faire disparaître.

Sans nous arrêter à un sentiment de coquetterie dont, en
définitive, il faut toujours faire la part chez la femme, les
pessaires ont des inconvénients si graves que l'on s'occupe
constamment, soit à les remplacer, soit à leur faire subir des
modifications plus ou moins heureuses.

Si, nous renfermant dans les limites de la stérilité amenée
par une déviation de la matrice, nous faisons abstraction
des buts divers que l'on se propose par l'application d'un
pessaire, nous sommes obligé de reconnaître que les pessaires ordinaires ne remplissent pas les conditions que nous
recherchons, c'est-à-dire la possibilité du coït, en prenant
ces mots dans leur plus large acception, et le redressement,

sinon constant, du moins momentané du col de l'utérus. Il faut donc chercher un moyen qui satisfasse à cette double indication : un morceau d'éponge taillé en cylindre me paraît réunir tous ces avantages, et, je me hâte de le dire, l'expérience a pleinement confirmé les espérances que la théorie permettait d'entrevoir.

Après avoir constaté la direction et le degré du déplacement, on taille un cylindre d'éponge dont le volume doit à peu près égaler la moitié du diamètre vaginal, et dont la longueur doit être suffisante pour embrasser la moitié du col utérin ; on graisse le cylindre ainsi préparé pour en faciliter le glissement, et on le conduit, avec le doigt indicateur, derrière la déviation du col, de manière à lui faire occuper l'espace compris entre le col et la paroi vaginale que regarde le museau de tanche. Les mucosités vaginales dont la sécrétion est augmentée par la présence de l'éponge, gonflent celle-ci, et par suite de cette augmentation de volume, le col est repoussé et maintenu loin de la paroi vaginale contre laquelle il appuyait auparavant.

Sans doute, car je ne me fais pas illusion sur l'importance de ce moyen, l'éponge serait insuffisante si elle devait maintenir longtemps la déviation réduite, et surtout si elle avait à vaincre une résistance trop énergique de la part de l'utérus ; mais dans la très grande majorité des cas, et dans le seul but que nous voulons atteindre, le cylindre d'éponge répond à toutes les indications, pourvu qu'il ne dépasse pas les lèvres du museau de tanche, et qu'il rejette suffisamment le col du côté opposé à la déviation.

A côté du fait que j'ai précédemment raconté (1), et dans lequel l'application du cylindre d'éponge fut suivie du plus heureux succès, je pourrais placer plusieurs observations

(1) Voir les pages 585 et suivantes.

où des résultats analogues ont été obtenus ; mais je crois ce genre de preuve inutile pour un moyen depuis longtemps dans la science, et dont les bons effets ne sont mis en doute par personne.

Je le répète, qu'on ne me prête pas la pensée de donner à ce moyen une importance thérapeutique que je ne lui suppose pas. Palliatif momentané d'un déplacement utérin, l'éponge ne peut ni en éloigner la cause, ni s'y opposer d'une manière continue ; elle est d'un grand secours pour faire cesser la stérilité, mais complétement insuffisante pour guérir une déviation. Le traitement médical, définitif de celle-ci, importe sans doute beaucoup au sujet de ce livre ; mais il rentre tellement dans la pathologie commune que je renvoie le lecteur à l'histoire générale des maladies utérines.

B. Déplacements du corps seul de l'utérus. — Flexions.

Quand le corps seul de l'utérus est dévié de son axe et que le col reste dans sa position normale, le déplacement est appelé flexion, et, comme la version, il prend le nom d'antéflexion, de rétroflexion ou de latéroflexion, selon que le renversement de l'organe a lieu en avant, en arrière ou sur les côtés.

Le mécanisme par lequel la flexion devient une cause de stérilité est tout différent de celui que je viens de décrire à l'occasion de la version ; tandis que dans celle-ci la stérilité est produite par la rupture des rapports d'opposition entre l'organe mâle et l'organe femelle, dans la flexion où l'harmonie de ces rapports reste intacte, la stérilité est amenée par l'occlusion du canal utérin résultant du renversement de la matrice sur elle-même. Au point de sa courbure, l'utérus forme un angle rentrant dans lequel ses parois, mises en contact, interceptent le passage au sperme et l'empêchent ainsi d'aller faire sa jonction avec l'ovule.

Mais pour que cet empêchement soit complet, pour que cet obstacle soit absolu, il faut, on le comprend, que le déplacement de l'utérus atteigne certaines limites, car si le canal n'est pas entièrement bouché et si les parois utérines ne sont pas étroitement collées l'une contre l'autre, le sperme, grâce aux contractions de l'organe gestateur, peut franchir le défilé et aller remplir son rôle comme dans les circonstances ordinaires.

Les conditions de ce mécanisme rendent suffisamment compte de la place secondaire que, relativement aux versions, les flexions occupent dans l'étiologie de la stérilité. Si un déplacement du corps de l'utérus est chose assez commune, pour que quelques anatomistes l'aient considéré comme un état normal jusqu'à la première gestation (1), une flexion capable d'intercepter complétement le canal utérin, et, par suite, d'entraîner la stérilité, est une chose assez rare et contre les observations de laquelle il importe de se mettre en garde.

Cependant, malgré leur peu de fréquence, on ne peut entièrement les révoquer en doute, et l'étiologie agénésique les doit faire entrer dans son cadre; mais, hâtons-nous de le dire, arrivée à ce point extrême, la flexion utérine détermine des accidents, soit du côté du rectum, soit du côté de la vessie, sans parler des douleurs dans les reins, dans les lombes, etc., qui, bien plus que le rétablissement de la faculté procréatrice, sollicitent l'attention du médecin.

En présence de ces accidents et de ces douleurs, et avec

_____

(1) *Quelques mots sur l'utérus*, thèse inaugurale de M. Boullard. Paris, 1853.

les données fournies par le toucher vaginal, et au besoin par le toucher rectal, le diagnostic ne saurait être difficile. Le corps de l'utérus fléchi sur lui-même vient faire tumeur au cul-de-sac du vagin, à travers lequel le doigt le moins exercé le reconnaît et le limite.

Là n'est pas l'embarras; il est tout entier dans la thérapeutique.

Tout à l'heure, dans la version, le chirurgien avait la ressource d'agir sur le col et d'imprimer à tout l'organe un mouvement de bascule qui le ramenait dans sa position normale; dans la flexion, cette ressource n'existe pas, et il faut atteindre une partie perdue dans l'excavation du bassin, et sur laquelle nous n'avons que des moyens indirects d'action.

Par la méthode de MM. Simpson et Valleix, surtout avec la sonde du premier, on agit bien directement sur le corps de l'utérus; mais cette ressource, comme je l'ai déjà dit précédemment, est tout à la fois dangereuse et aléatoire.

Les pessaires utérins, si ce n'est peut-être celui de M. Hervez de Chégoin, qui, même dans les cas de version, veut qu'on agisse sur le corps et non sur le col de la matrice, les pessaires utérins, disons-nous, n'ont qu'une influence négative. Les pessaires vaginaux répondraient mieux à l'indication qu'il s'agit de remplir, s'ils pouvaient être fixés d'une manière plus solide qu'ils ne le sont ordinairement, et s'ils n'étaient pas un obstacle insurmontable pour le coït.

Les cylindres de linge ou d'éponge, introduits dans le rectum, outre qu'ils n'obvient qu'à une variété de flexions, mettent obstacle à l'exercice d'une des fonctions les plus importantes de l'économie, et sont, par cela même, relégués dans le domaine de la théorie, à côté des espérances que l'on avait fondées sur la plénitude de la vessie et sur celle de l'intestin.

En dehors de la position et des ressources fournies par un bandage contentif, j'estime que tout moyen mécanique doit le plus souvent échouer dans le redressement du corps de l'utérus. Il importe donc de recourir au traitement médical et de combattre la cause elle-même de la déviation, sans perdre son temps dans des tentatives vaines et qui pourraient bien ne pas être toujours exemptes de dangers.

CHAPITRE III.

TROUBLES DE L'ACTE D'IMPRÉGNATION.

Je ne reviendrai pas ici sur la discussion que soulèvent deux points de l'histoire de la conception que j'ai traitée dans une autre partie de cet ouvrage (1), et qui sont relatifs : 1° au lieu où se fait la rencontre du produit mâle et du produit femelle ; 2° au mode d'union de ces deux produits.

Sous le premier rapport, je me suis rangé à l'opinion qui place dans l'utérus même, ou dans la partie de la trompe la plus voisine de cet organe, l'acte de l'imprégnation ; et en ce qui regarde le second point, c'est-à-dire la manière par laquelle cette imprégnation s'opère, j'ai franchement avoué notre ignorance, et je me suis abstenu de toute décision en présence d'observations contradictoires et de théories que rien ne légitime.

En conséquence, après avoir suivi séparément le produit mâle et le produit femelle, depuis le lieu de leur sécrétion respective jusque dans celui où leur réunion doit se faire, il ne me reste plus qu'à chercher les obstacles qui

(1) Voyez les pages 93 et suiv.

peuvent s'opposer à cette réunion même, et qui, nécessairement, dérivent, ou de l'organe qui sert de scène à l'acte qui
va s'accomplir, ou des conditions qui président au *fusionnement* du spermatozoïde et de l'ovule.

Mais les conditions de ce fusionnement nous étant inconnues, comme je l'ai dit, il serait oiseux et absurde de rechercher les caractères de ses modifications. Notre ignorance crée ici une lacune qui n'est peut-être pas aussi
regrettable qu'elle semble le paraître, car il est à présumer
que toutes les causes d'altération du produit mâle et
du produit femelle ont agi sur eux pendant le long trajet
qu'ils parcourent à travers des écueils sans nombre, et
qu'au moment suprême de leur union, l'obstacle à leur
fusionnement ne réside plus en eux, et ne provient que
de l'organe chargé de protéger et de favoriser ce fusionnement.

Cet organe est, comme je l'ai dit plus haut, l'utérus.

C'est donc à lui que nous allons maintenant demander
compte des nouvelles causes de stérilité qui nous restent à
examiner.

Mais avant d'aller plus loin, enlevons à l'utérus la large
part qu'on lui a faite jusqu'à présent dans l'histoire de
l'infécondité; la place qui lui revient est très minime :
au point de vue de la réception du sperme, le col de la
matrice est, comme nous l'avons vu, l'acteur principal,
l'utérus proprement dit ne remplit qu'un rôle secondaire;
au moment suprême où le spermatozoïde va s'unir à
l'ovule, l'utérus est également passif et n'est pas autre
chose, si je puis me servir de ces expressions, que le terrain sur lequel a lieu la rencontre de l'élément mâle et
de l'élément femelle. Son rôle véritable, sa grande et importante mission commence dès que s'est opérée cette

rencontre ; l'utérus est alors réellement actif ; il devient l'agent, que dis-je, la source à laquelle le nouvel être va puiser sa vitalité, et l'on comprend que la moindre de ses altérations suffit pour porter atteinte à cette fonction ; aussi, la pathologie utérine, après avoir déchu dans l'histoire proprement dite de la stérilité, reprend-elle tous ses droits et en acquiert peut-être de nouveaux, comme je le dirai dans l'histoire de l'avortement précoce. On ne s'étonnera donc pas de me voir passer rapidement ici sur cette pathologie, car, je le répète, si les affections qui la composent exercent une action très étendue et légitime sur le développement de l'œuf fécondé, elles ont, hormis quelques cas que je vais spécifier, une influence à peu près nulle sur la faculté procréatrice de la femme et sur l'acte de la fécondation.

§ I. — Anomalies de la matrice.

Absence de l'utérus. — L'absence complète de l'utérus est plus rare qu'on ne pense : dans la très grande majorité des cas, il y a simplement atrophie de l'organe ou formation d'une poche membraneuse. Cependant, on ne peut la nier d'une manière absolue ; mais qu'elle soit complète ou incomplète, l'absence de la matrice est une cause de stérilité dont il est oiseux de faire ressortir l'importance ; il suffit d'en marquer la possibilité, et, sous ce rapport, les exemples divers que j'ai rapportés ne peuvent laisser aucun doute (1).

L'absence de la matrice offre à la physiologie des ovaires et du sens génital, un sujet intéressant d'étude que j'ai effleuré dans une autre partie de cet ouvrage (2), à laquelle

(1) Voyez la page 539.
(2) Voyez les pages 536 et suiv.

je renvoie le lecteur pour les diverses observations relatives à ce vice de conformation.

Division de la matrice. — Cette anomalie n'est pas précisément une cause d'agénésie; elle est plutôt, qu'on me passe l'expression, une chance de stérilité; et, en effet, si l'un des deux ovaires est malade, ou si l'une des deux trompes est lésée dans sa fonction, et si la cloison qui divise l'utérus se prolonge jusqu'à l'ouverture inférieure de cet organe, il faudra, pour que la fécondation s'accomplisse, que le sperme pénètre dans la division attenante à l'ovaire et à l'oviducte sains; or, la liqueur séminale peut être empêchée de suivre cette voie par l'effet de circonstances diverses, parmi lesquelles je citerai seulement la position des deux conjoints pendant le coït, une inflexion latérale de la matrice, l'obstruction, par des mucosités, de cette partie de l'ouverture du museau de tanche, obstruction rendue plus facile par la diminution même de l'orifice., etc., etc.

Bien évidemment, si la cloison membraneuse, au lieu d'être longitudinale et de partager la cavité utérine en deux portions latérales, était horizontale, située au-dessous des ouvertures des trompes de Fallope, de manière à diviser la matrice en deux parties, l'une supérieure et l'autre inférieure, bien évidemment, dis-je, cette disposition serait une cause absolue de stérilité, puisqu'il ne pourrait plus y avoir contact immédiat entre le produit mâle et le produit femelle.

Heureusement, cette anomalie doit être très rare, car je n'en connais dans la science aucun exemple bien authentique. Tous les faits de matrice bilobée, au contraire, se rapportent à une division longitudinale et rentrent, par conséquent, dans les cas de possibilité d'agénésie, sans augmenter le cadre de ceux où la stérilité est fatalement nécessaire.

§ II. — Lésions organiques de l'utérus.

Lésions de continuité. — Il ne s'agit point ici des plaies et des contusions de la matrice, qui, en dehors des cicatrices vicieuses qu'elles peuvent laisser après elles, ne sauraient empêcher l'ovule d'arriver et d'être retenu dans l'organe gestateur; il ne peut non plus être question de la rupture de l'utérus, car cet accident entraîne presque toujours la mort de la malade; je ne veux parler en cette place que des perforations qui se produisent, quand elles ne sont pas congénitales, à la suite de quelque affection chronique, comme le carcinome, par exemple, et qui, se prolongeant jusqu'au rectum ou la vessie, établissent une communication fistuleuse entre ces organes et la matrice.

Sans doute, une semblable perforation n'est pas fatalement une cause de stérilité : l'ovule, parvenu dans l'utérus, peut s'y loger loin de la fistule et recevoir encore l'imprégnation du sperme; mais il peut arriver aussi, surtout si la face interne de l'utérus est le siége d'une sécrétion abondante, que l'ovule soit entraîné vers la fistule et porté de là dans le rectum ou la vessie, soit par son mouvement propre, soit par la contraction des fibres musculaires de la matrice, soit par le courant des mucosités utérines.

C'est encore, comme on le voit, une chance de stérilité.

Cette lésion est bien rarement justiciable des ressources de notre art, surtout quand la communication se fait avec la vessie ou la partie la plus supérieure du rectum. Dans la plupart de ces cas, fort rares, il faut en convenir, on doit attendre la guérison de la nature et la fécondation du hasard.

Métrite. — La métrite, qu'elle soit aiguë ou chronique, ne saurait être par elle-même une cause de stérilité. Nous

lui verrons tout à l'heure jouer un rôle important, alors
que j'examinerai les conditions qui président aux avortements précoces. Mais, en cette place, elle n'a quelque valeur
que par les accidents dont elle peut être suivie.

M. Chomel (1) a vu, à la suite de la métrite chronique, le
col oblitéré par une adhérence immédiate ; ne peut-on pas
admettre que cette adhérence se fixe sur un point même de
la cavité utérine, et que des brides transversales forment une
espèce de cloison infranchissable à l'animalcule spermatique
et à l'ovule ?

Quoique je n'aie point, par devers moi, de faits de cette
nature et que je n'en aie rencontré aucun exemple dans les
auteurs, je conçois la possibilité d'une semblable lésion, et,
le cas échéant, la certitude de la stérilité.

Il serait fort difficile de constater un pareil état sur le
vivant, et je ne sais vraiment à quel symptôme le diagnostic
devrait s'arrêter. On pourrait bien pratiquer le cathétérisme
utérin, explorer avec une sonde tout l'intérieur de l'utérus ;
mais outre les dangers qu'une semblable manœuvre ferait
courir à la malade, je doute fort, à moins d'une expérience
consommée, que l'on parvînt à un résultat sérieux, car les
causes d'erreur sont ici flagrantes et nombreuses.

Cette ignorance, ou plutôt cette absence d'un diagnostic
certain, doit nous donner peu de regrets en présence des
ressources douteuses et en petit nombre que l'art mettrait
entre nos mains. Sans doute, un instrument porté dans
l'utérus pourrait essayer de couper les adhérences et dégager ainsi l'ouverture des trompes ; mais qui oserait entreprendre une pareille manœuvre quand la vie de la
femme n'est pas sérieusement menacée ? Et puis où trouver

_____

(1) *Dictionnaire de médecine*, t. XXX, art. UTÉRUS (INFLAMMATION).

une garantie de succès, alors que l'on opère en dehors de tout moyen capable de diriger la main du chirurgien ? Et puis encore, en admettant la section des adhérences, comment prévenir leur reconstitution, que ne manquerait pas d'amener l'inflammation même déterminée par le caustique ou l'instrument tranchant?

Évidemment, ce sont là des impossibilités insurmontables qui, fort heureusement, grâce au peu de fréquence de l'affection, mettent rarement à l'épreuve la hardiesse du chirurgien.

Diphthérite utérine. — La métrite chronique avec formation de fausses membranes était une affection non encore décrite, quand j'en rencontrai un exemple dans un journal espagnol, *el Siglo medico.* Je traduisis littéralement cette observation, due à M. Benavente, et je l'insérai dans le journal que je rédige (1). On lira sans doute avec intérêt le récit d'un fait tout nouveau dans la science, et qui montre une cause encore inconnue de stérilité chez la femme. Voici cette observation :

« Dona F... E..., non mariée, âgée de vingt-huit ans, d'un tempérament sanguin-nerveux, vint consulter M. Benavente le 7 octobre 1851 : elle avait toujours eu les règles difficiles et douloureuses ; le 1ᵉʳ mars 1847, époque correspondante aux menstrues, elle consulta pour la première fois un médecin, qui constata tous les symptômes d'une métrite aiguë, c'est-à-dire douleur, sensation de poids et tuméfaction dans la région hypogastrique, dysurie, constipation, soif, nausées, chaleur générale, pouls fréquent et dur, céphalalgie occipitale, etc., etc. ; les antiphlogistiques, la diète et le repos triomphèrent de cet état au bout de

(1) *France médicale*, t. II, année 1855, p. 23.

cinq jours, et la scène se termina par une légère perte sanguine du côté du vagin. Les mêmes phénomènes morbides se représentèrent tous les mois, pendant près d'un an, avec des exacerbations plus ou moins marquées, et finirent par complétement disparaître sous l'influence de soins prolongés, à ce point que la malade put croire à une guérison définitive.

» Mais un événement tragique, qui arriva dans la nuit du 7 mai 1849, occasionna un nouveau désordre dans les organes de dona Florentina.

» Sa maison fut assaillie par des voleurs. Surprise, en allant fermer une porte intérieure, par deux hommes masqués qui, s'assurant d'elle fortement, la menacèrent de la mort si elle appelait son père, la jeune fille s'y refusa avec une fermeté virile, éteignit la lumière qu'elle portait et essaya de s'échapper par une porte étroite qui se trouvait près de là ; mais au passage, elle reçut un coup de poignard dans la poitrine, dont la garantit le busc de son corset, et, ressaisie par les bandits et voyant sa vie compromise, elle fit un effort désespéré et se délivra de ses assassins.

» Malgré toutes les précautions possibles, les symptômes inflammatoires se représentèrent du côté de l'utérus à l'époque menstruelle suivante, accompagnés cette fois d'une réaction générale alarmante : fièvre intense, agitation, convulsions, soubresauts des tendons, assoupissement, etc., accidents qui résistèrent à la médication antiphlogistique locale et générale la mieux ordonnée, et qui ne s'amendèrent qu'à la suite d'une légère métrorrhagie. Dès ce moment, tout rentra dans le calme, et, au bout de quinze jours, la malade put vaquer à ses affaires.

» Les règles ne reparurent pas le mois suivant ; mais la seconde époque menstruelle depuis la crise dont nous ve-

nons de parler, offrit un nouveau symptôme et une terminaison inattendue : outre les phénomènes ordinaires dont il
a déjà été question, la malade se plaignit d'un ténesme
utérin, d'une douleur qui l'obligeait à faire des efforts pour
rejeter quelque chose ; on visita et l'on observa ce qui suit :
la membrane muqueuse du vagin était sèche, rugueuse,
engorgée et sensible ; le col utérin était rétracté, comme si
une production étrangère se trouvait dans l'intérieur de
l'organe ; ce fut alors que la malade déclara que, précédemment, dans les cas analogues, on lui avait extrait de la
matrice des fragments d'un tissu membraneux. On essaya
de dilater le col utérin avec l'éponge préparée et la pommade de belladone, et après plusieurs tentatives réitérées,
on réussit à saisir avec les doigts et à extraire trois fausses
membranes : une de 4 pouces de longueur sur 3 de largeur,
et deux plus petites de formes irrégulières ; immédiatement
après l'extraction de ces corps, un flux de sang eut lieu,
dura deux jours et termina cet étrange accès.

» La malade me raconta, dit M. Benavente, que, pendant trois ans, depuis le mois de septembre 1849 jusqu'en
octobre 1852, elle avait souffert constamment de ces attaques aux époques de ses règles, qui, il est vrai, ne se mon-
traient plus que tous les deux ou trois mois ; et que ces
attaques se terminaient toujours par l'expulsion de plusieurs
membranes de formes et de grandeurs différentes, de manière qu'il y en avait une si grande quantité d'extraites
qu'elle possédait deux flacons très grands qui en étaient
pleins.

» Elles sont de texture cellulo-fibreuse, résistantes,
élastiques ; quelques-unes de l'épaisseur de la dure-mère et
les autres minces, demi-transparentes, de couleur blanche
et grise ; la surface interne lisse et brune, et l'externe iné-

gale et offrant encore des lambeaux de tissu cellulaire qui
ne laissent aucun doute sur l'adhérence de cette surface. La
forme affectée par ces membranes est très variable : elle est
quadrangulaire, triangulaire, semi-lunaire, etc. ; mais celles
de ces productions qui appellent plus particulièrement l'attention sont de forme sphérique, entièrement semblables à
une matrice.

» J'ai en ma possession trois de ces fausses membranes
conservées dans de l'alcool, et j'en ai donné une à mon ami
D. Pedro Gonzalez Velasco, pour son cabinet anatomo-
pathologique, où pourront la voir et l'examiner tous les
médecins de Madrid qui en auront le désir.

» Après avoir réuni tous ces antécédents et examiné
scrupuleusement la malade, je reconnus qu'il s'agissait
d'une affection non encore décrite par les nosographes, et il
me parut, eu égard aux caractères qu'elle présentait, que la
dénomination qui lui convenait le mieux était celle de *métrite chronique pseudo-membraneuse.*

» La coïncidence de ces attaques avec les périodes menstruelles aurait pu faire croire à une espèce de disménor-
rhée, si les symptômes de la métrite chronique, tels qu'engorgement de l'utérus, sensation de poids dans l'épigastre,
tiraillements dans les aines, etc., etc., n'avaient pas persisté
d'une époque menstruelle à l'autre. Eu égard aux caractères particuliers des fausses membranes, on ne pouvait pas
davantage penser au môle hydatide, décrit par madame Boivin, et qui est toujours le résultat d'un coït fécondant.
D'ailleurs, dans les cas dont parle la célèbre accoucheuse,
et sans tenir compte des phénomènes qui précèdent l'expulsion du môle, celui-ci nous offre un sac membraneux
sans ouverture, et contenant dans son intérieur un liquide
plus ou moins semblable à l'eau de l'amnios. Dans le cas qui

nous occupe, au contraire, les membranes ont toutes une ouverture naturelle, de la forme quelquefois de celle du col utérin, et ne peuvent, par conséquent, contenir aucun liquide ; aussi, la malade perd-elle seulement une petite quantité de sang après l'expulsion de la fausse membrane.

» Quel est le mode de formation de ces tissus morbides ? Il est probable que la face interne de l'utérus, alors qu'elle est le siège d'une phlegmasie spéciale, exhale une lymphe plastique qui se condense et adhère à la membrane muqueuse de la matrice, comme il arrive dans tous les cas d'inflammation dipththéritique ; le tissu ainsi formé acquiert d'autant plus de volume qu'il séjourne plus longtemps dans la cavité utérine, par la simple raison que la congestion sanguine qui se produit aux époques menstruelles lui fournit de nouveaux aliments pour se développer. L'analogie permet de comparer au mode de formation de la caduque celui de ces fausses membranes, avec cette différence seulement que la première dépend d'un acte physiologique, et que les secondes sont produites par une affection morbide.

» Je ne puis m'expliquer comment il se fait que la métrite chronique, une affection aussi commune, n'ait jamais été observée sous la forme que je viens de décrire. J'ai l'espérance que, l'éveil étant à présent donné, on ne tardera pas à en signaler de nouveaux exemples. »

Sans doute, la stérilité déterminée par la présence de fausses membranes dans l'intérieur de l'utérus n'est que temporaire, c'est-à-dire d'une durée égale à celle de cette forme de métrite chronique ; mais si l'on fait attention à la persistance avec laquelle se perpétue l'inflammation chronique de la matrice, on avouera que cette cause de stérilité, comme nous en avons d'ailleurs la preuve dans l'observation qui précède, a une action trop prolongée pour ne pas fixer l'attention du praticien. On devra donc recourir aux moyens préconisés contre cette forme de la phlegmasie, et qu'il ne m'appartient pas de rappeler ici, puisque leur action sur la stérilité n'est que consécutive.

Dégénérescences. — Il suffit d'écrire le titre de ce paragraphe pour saisir immédiatement l'influence fâcheuse que doivent exercer sur la fécondation les maladies diverses qu'il exprime. Qu'elle soit en effet maligne ou bénigne, la dégénérescence de la matrice, en faisant perdre aux tissus les conditions anatomiques qui les constituent, altère fatalement les fonctions vitales de l'organe. Comment concevoir, par exemple, la continuation de la contractilité dans un organe musculaire dont les fibres sont tantôt métamorphosées en une espèce de bouillie, comme dans l'encéphaloïde ; tantôt rendues inextensibles, comme dans le fibroplastique ; tantôt durcies, comme dans l'ossification, etc., etc.

Je n'ai point à faire ici l'histoire de cette partie de la pathologie utérine ; l'étude du cancer, de la tuberculisation, de l'ossification et des autres espèces de dégénérescences de la matrice ne rentre pas dans les limites restreintes de l'ouvrage que j'écris ; je me dois contenter d'en marquer l'importance au point de vue de l'objet qui m'occupe, et d'en abandonner la description aux traités généraux des maladies des organes reproducteurs chez la femme.

D'ailleurs, si nous en exceptons le cancer et ses diverses formes, et la tuberculisation dont la réalité n'est pas admise par tous les auteurs, nous sommes forcé de reconnaître que, généralement, les dégénérescences utérines arrivent à un âge où depuis longtemps déjà la faculté procréatrice s'est éteinte, de telle sorte qu'en entreprenant l'examen de ces affections, nous ressemblerions fort au héros de Cervantes, qui épuisait ses forces et son courage contre des ennemis imaginaires. — Quant au cancer, son étude m'entraînerait dans de telles discussions étiologiques et symptomatiques, que je paraîtrais, à coup sûr, faire bien plutôt un travail de pathologie générale qu'une œuvre limitée et restreinte au seul cas de stérilité.

Je le répète donc, il me paraît suffisant d'énoncer le titre de ce paragraphe, pour que chacun comprenne le rôle néfaste que jouent, dans la fécondation de la femme, les dégénérescences diverses qui rentrent dans son cadre.

§ III. — Lésions vitales de l'utérus.

Dans le chapitre précédent, je me suis longuement étendu sur les lésions vitales du col de l'utérus, parce que ces lésions, comme on a pu s'en convaincre, exercent bien réellement une influence fâcheuse sur l'aptitude procréatrice de la femme; il n'en est plus de même quand elles siégent sur le corps même de l'organe; la faculté génératrice n'en est pas affectée, et ces lésions, d'ailleurs, rarement indépendantes des lésions analogues du col, n'ont une réelle importance que dans la production de l'avortement précoce, de telle sorte que les considérations que je pourrais présenter sur elles se trouvent tout à la fois dans le chapitre précédent et dans celui qui suit, auxquels je dois nécessairement renvoyer le lecteur.

§ IV. — Corps étrangers de l'utérus.

Il en est de ce paragraphe comme de celui qui précède : pour l'intelligence de la question relative à la stérilité, il suffit d'en écrire le titre; mais pour les développements que le sujet comporte, il faudrait faire un des chapitres les plus étendus de la pathologie utérine ; on conçoit en effet que la cavité de la matrice n'est pas assez grande pour que l'ovule, quelque petit qu'il soit, trouve à s'y loger quand des calculs, une tumeur ou un polype la remplissent. En admettant même que la vésicule germinale arrive jusque dans l'utérus, sa jonction avec le sperme est rendue impossible par la présence du corps étranger, qui fait alors l'office d'un véritable écran. Dans ce cas, l'ovule est résorbé soit dans la trompe, et le plus souvent dans l'utérus lui-même.

Cependant si l'obturateur n'occupait pas en totalité la cavité utérine, la fécondation pourrait encore se produire, ainsi qu'on en a des exemples, et alors le corps étranger ou la tumeur anormale est quelquefois expulsé avec le produit de la conception. « Quand la grossesse complique les polypes, dit Lisfranc, ces productions organiques accidentelles, qui siégent à des hauteurs différentes dans la matrice, sont tantôt expulsées par le fœtus au moment où il se dégage lui-même de la capacité de l'utérus, tantôt elles restent dans cet organe après l'accouchement. Le docteur Rhodamel m'a montré une tumeur polypeuse du volume d'un gros œuf de poule ; elle était située dans le col de la matrice ; elle proéminait légèrement dans le vagin ; elle fut chassée des organes génitaux par le produit de la conception à mesure qu'il en sortit lui-même. J. Hatin pratique un accouchement qui n'offre rien d'extraordinaire ; le délivre sort spontanément, tout se passe bien d'abord ; mais vers le quinzième jour, une perte rouge se manifeste ; nous sommes appelé ; nous touchons la malade et nous partageons l'opinion de notre confrère, qui avait constaté la présence d'un polype ; cette tumeur formait au-dessous du col utérin une très légère saillie ; elle pénétrait dans l'utérus à une hauteur qu'il était impossible de reconnaître ; la femme avait perdu une très grande quantité de sang ; elle était presque anémique. M. Bouillaud la vit avec nous ; je portai une ligature dans le fond de la matrice ; l'écoulement de sang fut immédiatement arrêté ; il ne survint aucun accident, la malade guérit parfaitement (1). »

Il n'a pu être question jusqu'ici que des corps étrangers solides dont le maintien dans la cavité utérine n'implique pas l'occlusion de celle-ci ; mais si le corps étranger était un liquide ou un gaz, comme dans les cas d'hydromètre et de tympanite, la fermeture, quelle qu'en soit la cause, de l'orifice utéro-vaginal serait un motif de stérilité de plus à ajouter à ceux que détermine déjà la présence du corps étranger.

Les obstacles qui, en fermant l'ouverture inférieure de la matrice, s'opposent à l'écoulement des fluides contenus dans l'intérieur de l'organe gestateur, m'ont assez occupé précédemment pour qu'ici je ne m'étende pas davantage sur eux.

CHAPITRE IV.

TROUBLES DE LA FONCTION DE GESTATION.

Les considérations que j'ai placées en tête de la partie de cet ouvrage relative à la stérilité me dispensent de certains développements, nécessaires en la place que je désigne, mais qui peut-être ici eussent été un hors-d'œuvre ; ce chapitre, en effet, est un simple appendice de mon travail, et ne saurait rentrer dans les limites que je m'étais

(1) *Clinique chirurgicale de l'hôpital de la Pitié*, t. III, p. 156.

imposées, car, je le répète, le cadre de la stérilité ne va pas au delà de l'imprégnation de l'ovule, et, cette imprégnation obtenue, on se trouve dans le domaine de la grossesse, et partant dans celui des ouvrages d'obstétrique.

Pour toutes ces raisons, je serai très bref dans ce qui me reste à dire.

Les causes, de la chute de l'œuf avant l'époque normale de la parturition, se trouvent tantôt dans l'ovule lui-même, et tantôt, c'est le cas le plus commun, dans l'organe gestateur.

Quand l'avortement précoce a sa raison d'être dans les conditions de l'ovule, la source de cet état que tout porte à considérer comme un état débile, se rencontre soit dans le produit mâle, soit dans le produit femelle.

Il m'est impossible, quant à présent, de déterminer d'une manière précise les circonstances qui altèrent la vitalité du zoosperme ; l'histoire pathologique des animalcules spermatiques est encore à faire ; j'ai entrepris ce travail, dont je publierai un jour les résultats. Cependant, je puis dire déjà que l'altération signalée par MM. Wagner et Pouchet, et qui consiste dans la chute de l'épithélium, me paraît être une cause d'affaiblissement de ces animalcules ; plusieurs fois j'ai rencontré cette disposition sur les spermatozoïdes d'individus dont le coït donnait toujours des résultats négatifs, et quelquefois même j'ai pu constater que les femmes qui avaient reçu les caresses de ces hommes présentaient les symptômes, énumérés ailleurs, de l'avortement précoce. L'opinion que j'avance ici n'est point une certitude, je le répète ; sans être absolument une théorie spéculative, elle n'a pas encore suffisamment subi le contrôle de l'expérimentation pour être acceptée en toute confiance ; je la livre comme un doute de mon esprit, comme un premier jalon dans l'histoire pathologique du zoosperme.

Il en est à peu près de même pour les conditions d'affaiblissement qui se trouvent dans l'ovule. La connaissance de ces conditions est encore plus difficile à acquérir que celle des conditions relatives à l'animalcule spermatique, car l'ovule ne peut être soumis, comme ce dernier, à notre investigation directe. Cependant, les causes générales d'affaiblissement, dont l'action se fait sentir sur toutes les fonctions de l'organisme, exercent incontestablement une influence fâcheuse sur la vitalité du produit de la sécrétion ovarienne, et peuvent servir à expliquer, jusqu'à un certain point, la stérilité dont sont accusées les chlorotiques, les femmes anémiques, en un mot toutes celles dont le sang est appauvri par un motif quelconque. Sans doute, l'utérus, qui prend sa part de l'affaiblissement général, rend tout aussi bien compte, comme nous le verrons tout à l'heure, de l'avortement précoce, et il n'est peut-être pas nécessaire d'admettre une hypothèse dont il est bien difficile de constater l'exactitude. — Comme on le voit, je ne me fais point illusion sur ce point, et j'arrive à un sujet moins rempli d'ombres et de ténèbres.

C'est la part dévolue à l'utérus dans la production du phénomène que j'examine.

Cette part est très-grande, car je ne sais pas un seul état pathologique de l'organe gestateur qui ne soit capable d'amener le dépérissement et la chute précoce de l'œuf. Cependant je ne veux pas dire que l'évolution fœtale ne se puisse faire et ne se fasse en effet qu'au milieu des conditions les plus normales d'une matrice saine ; non, car il n'est pas rare de rencontrer des utérus profondément malades porter jusqu'à terme le produit de la conception, et ne le dépouiller d'aucun genre de vitalité. Mais de même que tout état morbide a besoin, pour se produire, non-seulement d'une cause déter-

minante, occasionnelle, mais encore de certaines conditions
idiosyncrasiques dont l'essence nous est inconnue, et qui,
au milieu de circonstances en apparence identiques, rendent
l'action d'une cause morbide tantôt terrible et tantôt nulle ;
de même, l'avortement précoce ne s'accomplit, sous l'influence d'un état pathologique quelconque de l'utérus,
que tout autant qu'existe cette espèce de prédisposition
fatale.

Néanmoins, en laissant de côté comme on le fait communément, une inconnue qu'il est impossible de dégager dans les
problèmes de notre art, on peut dire que tout état morbide
de l'utérus, par cela même qu'il modifie les conditions organiques ou dynamiques de cet organe, est susceptible de troubler sa fonction gestatrice, et conséquemment de déterminer
la chute de l'œuf.

Je n'ai point à faire ici l'histoire de la pathologie utérine,
je ne veux et ne dois m'arrêter un instant que sur deux
circonstances qui ne sont pas ordinairement comprises dans
le cadre de cette histoire.

Ces circonstances sont la masturbation et le coït incomplet
qui, ainsi qu'on va le voir, n'est, pour la femme, qu'une
variété de masturbation.

Pour l'un et l'autre cas il se passe dans toute la matrice,
et surtout au museau de tanche, un phénomène analogue à
celui qui se produit dans l'appareil génital de l'homme, lorsqu'à la suite d'une vive excitation érotique l'éjaculation du
sperme n'est pas le dénoûment d'une érection prolongée.
Moins riche en nerfs que les testicules et le cordon spermatique, mais plus abondamment pourvue qu'eux de vaisseaux
sanguins, la matrice, si elle ne trahit point, comme les organes
de l'homme, une sensibilité douloureuse, n'en est pas moins
le siége d'un travail pathologique dont le résultat se traduit

tantôt par une lésion des tissus et tantôt par une altération de la vitalité.

Sans reprendre ici la thèse si souvent débattue dans le cours de cet ouvrage, des relations synergiques entre le plaisir vénérien et l'excitabilité utérine, je rappellerai que j'ai été conduit à conclure que, s'il n'était pas possible de formuler comme une loi l'existence de ces relations, on était autorisé à admettre certains rapports légitimés par le voisinage des organes respectivement affectés à l'accomplissement de ces deux faits, de telle sorte que la matrice reste rarement tout à fait étrangère au spasme cynique.

Comme chez l'homme, il semble que le spasme cynique chez la femme n'est complet et physiologique qu'à la condition de la présence du sperme; on dirait que ce liquide est nécessaire pour calmer l'excitation à laquelle est en proie tout l'appareil génital, et que, semblable à une rosée bienfaisante, il apporte la fraîcheur et le calme à des ardeurs trop dévorantes.

Si l'action en quelque sorte antispasmodique du sperme ne se fait pas sentir à l'utérus au moment de la plus grande exaltation amoureuse, si celle-ci est obligée de s'épuiser et de s'éteindre dans ses propres tressaillements, les congestions successives dont la matrice et surtout son col sont le siége à la suite de ces excitations répétées, amènent tantôt une sorte de phlogose et tantôt un état nerveux, l'une et l'autre incompatibles avec la fonction gestatrice de l'utérus. C'est ainsi que, dans la plupart des cas, s'expliquent la prétendue stérilité des femmes qui se sont livrées à la masturbation, et celle bien plus étrange encore de ces infortunées qui, après avoir eu le bonheur d'être mères, ne peuvent plus jouir de cette félicité, lorsque, rompant avec des habitudes que leur avait inspirées la crainte d'une trop nombreuse progéniture, elles reviennent à accomplir le coït dans son intégrité et à recevoir le sperme de l'homme.

L'inspection du col utérin fait souvent reconnaître l'altération à laquelle ont donné naissance les plaisirs solitaires ou les voluptés incomplètes : l'engorgement, des érosions, des ulcérations dénotent fréquemment un état phlegmasique, et sont quelquefois le point de départ d'accidents bien plus graves ; j'ai la conviction, et je ne suis pas le premier à émettre une semblable opinion, que la fréquence si grande aujourd'hui des cancers utérins s'explique par les habitudes du coït incomplet que les nécessités de notre ordre social ont imposé à presque toutes les classes de la société.

Quand c'est l'innervation de l'appareil génital qui est atteinte, les désordres se traduisent tantôt par un état spasmodique, tantôt par une véritable névralgie et tantôt par un état latent difficile à saisir et à préciser.

Dans les deux premiers cas, le diagnostic ne saurait être douteux ; il l'est davantage dans le troisième ; mais on est toujours mis sur sa trace par les symtpômes mêmes de l'avortement précoce qu'il détermine.

Aucun de ces états pathologiques n'est au-dessus des ressources de l'art ; la médication est quelquefois longue, surtout quand elle a à combattre les phénomènes nerveux ; mais je le répète, il est excessivement rare que les uns et les autres résistent aux moyens curatifs dont la science est armée, et que je n'ai point à exposer ici.

Après la masturbation et le coït incomplet dont l'action véritable m'a paru méconnue jusqu'à aujourd'hui et qui occupent, comme on vient de le voir, une large place dans l'histoire de l'avortement précoce, il faut placer toutes les pertes qui se produisent par l'utérus.

La leucorrhée, ou flueurs blanches, qu'elle soit sympto-

matique ou essentielle, n'acquiert une certaine importance
pour l'explication du phénomène qui nous occupe, qu'à la
condition d'être très-abondante, car son action est exclusivement mécanique. Sans doute, si la leucorrhée est produite
par une métrite ou par une asthénie de l'utérus, et si l'ovule
s'échappe peu de temps après son imprégnation, on ne doit
en aucune façon attribuer ce résultat aux pertes blanches,
mais bien à l'état organopathique de la matrice. Pour que
les flueurs blanches, je le répète, concourent à la sortie anti-
cipée de l'ovule, il faut que par leur abondance elles noient,
pour ainsi dire, et entraînent avec elles l'œuf fécondé, avant
que celui-ci ait eu le temps de jeter ses premières racines sur
la face interne de l'utérus. Mais quand la leucorrhée atteint
ce degré d'intensité, il est rare que son action ait à s'exercer
sur l'ovule fécondé ; elle est bien plutôt, ainsi que je l'ai dit
ailleurs, un obstacle soit à l'entrée du spermatozoïde dans
l'utérus, soit à la rencontre du produit mâle et du produit
femelle, de telle sorte que les flueurs blanches sont une cause
de stérilité véritable bien plus que le point de départ de l'avortement précoce.

Mais il n'en est pas de même des métrorrhagies : outre
l'action mécanique dont l'explication est bien plus compré-
hensible ici que dans les cas de leucorrhée, les pertes sanguines tarissent dans l'utérus les sources mêmes de la vie et
le frappent de débilité, à ce point que la gestation est, pour
ainsi dire, rendue impossible.

Cette transformation vitale de l'utérus n'est pas toujours
sous la dépendance d'une cause aussi locale qu'une métrorrhagie ; elle a souvent son point de départ dans des conditions
générales d'affaiblissement, telles que l'anémie, la chlorose, la
débilité succédant à des maladies longues et graves, etc., etc.

Mais qu'elles soient l'effet d'un phénomène purement local,

ou qu'elles soient amenées par un dépérissement général de
l'organisme, les altérations subies par l'utérus sont identiques ;
tantôt, frappée d'une atonie profonde, la matrice sent tarir
en elle toutes les sources de la vie, et devient incapable de
concourir à la nutrition et au développement d'un nouvel
être ; tantôt, au contraire, subissant tous les désordres de
l'innervation qui suivent ordinairement les défauts de la vie
plastique, elle est le siége de spasmes, de tressaillements douloureux qui empêchent l'ovule de prendre racine, pour ainsi
parler, sur la face interne de l'utérus, et qui brisent dans
leurs efforts désordonnés les premières attaches que tente
cet ovule.

L'état de débilité de l'organe gestateur, qu'il s'accompagne
ou non de phénomènes nerveux, est très-commun, et il doit
en être ainsi, eu égard à cette multitude de circonstances qui
agissent sur la vitalité générale, sans parler de celles dont
les effets se concentrent sur la matrice elle-même ; seulement
cet état de débilité n'a pas la même intensité chez toutes les
femmes, car tandis que chez l'une, l'ovule sera abandonné
dès le premier mois de son imprégnation, il sera supporté
chez l'autre jusqu'au cinquième ou septième mois de la
grossesse, époque à laquelle son poids dépasse et brise la
force de soutènement que lui avait jusqu'alors prêté la matrice.
Tous les accoucheurs sont parfaitement au courant de ce
phénomène, car à toute femme qui a précédemment fait de
fausses couches, ou en qui ils signalent les conditions ato-
niques générales ou locales dont je parle, ils ordonnent, dès
le début de la grossesse, et surtout pendant les premiers mois
de la gestation, le repos le plus absolu, le plus complet, dans
la position horizontale ; et ils ont raison, car si cette indication est nécessaire pour prévenir une fausse couche au
sixième ou septième mois, elle est surtout indispensable

pour éviter l'avortement dans le premier mois de la grossesse.

Je ne veux point empiéter ici sur les ouvrages d'obstétrique ; j'en ai dit assez pour montrer que parmi les circonstances qui mettent de bonne heure obstacle à la fonction de gestation, doivent se placer toutes celles qui amènent l'avortement à une époque plus ou moins avancée de la grossesse. J'aurais pu me contenter de cette simple indication, en faisant seulement remarquer que l'action de ces causes est bien plus active au début de la gestation, alors que l'embryon n'a presque aucune force de réaction à leur opposer ; et si je me suis arrêté quelques instants sur l'influence fœticide de la masturbation et du coït incomplet, j'en ai trouvé mon excuse dans l'ignorance où nous étions encore à l'endroit de cette influence (1); j'avoue même que, si je n'avais craint d'outrepasser sans mesure les limites que m'imposait ce livre, j'aurais plus profondément sondé un terrain qui me semble neuf, et j'aurais montré combien de dangers, en apparence insignifiants, entourent les premiers moments de notre formation.

(1) Cette action funeste de la masturbation et du coït incomplet que je signalais un des premiers dans les termes ci-dessus, a été confirmée et appuyée de preuves par M. le docteur Bergeret, médecin en chef de l'hôpital d'Arbois, dans un volume intéressant : *Des fraudes dans l'accomplissement des fonctions génératrices.* In-18. Paris, 1868.

EXPOSÉ DES TRAVAUX LES PLUS RÉCENTS

Pendant longtemps les accoucheurs autorisés, Dugès et madame Boivin, Deneux, Capuron, les deux Dubois, etc., semblèrent avoir seuls le privilége de s'occuper de gynécologie; malgré les travaux recommandables de Lair, de Nauche, de Duparcque, de Blatin et Nivet, etc., ils avaient, dans cette partie de la science, une notoriété incontestée et leur pratique, franchissant aisément le cadre de l'obstétrique, embrassait toutes les maladies de l'appareil génital depuis la jeune fille jusqu'à la femme au delà de la ménopause.

Aujourd'hui les choses ont complétement changé de face, en France du moins : les accoucheurs se renferment davantage dans le domaine de la parturition et de la puerpéralité et abandonnent les maladies des organes génitaux de la femme à des hommes qui ne font pas spécialement profession d'obstétrique; il suffit de citer parmi ces derniers Aran, Becquerel, MM. Huguier, Nonat, Courty, Bernutz, etc., dont les travaux récents nous occuperont tout à l'heure.

A l'étranger, au contraire, toute la gynécologie est encore entre les mains des accoucheurs, et il suffit de nommer Simpson à Édimbourg, Churchill à Dublin, Scanzoni en Allemagne.

L'Amérique a précédé la France dans la voie où elle est engagée aujourd'hui et lui a montré, dans une intervention active de la chirurgie, des ressources thérapeutiques dont elle

n'avait pas toujours osé faire usage. Ainsi s'explique le retentissement qu'a eu chez nous l'ouvrage de M. Marion Sims,
dont la hardiesse, discutable souvent, a séduit et entraîné
beaucoup de convictions.

Ce sont tous ces travaux parus dans ces derniers temps,
tant en France qu'à l'étranger, qu'il nous faut examiner au
double point de vue de l'impuissance et de la stérilité.

Dans le bilan que nous allons dresser des progrès accomplis
dans cette partie de la science, la gynécologie tient la principale place, car pour l'homme, en dehors de l'ouvrage de
Curling et des recherches tératologiques de Godard, dont nous
nous occuperons plus loin, nous n'avons enregistré que quelques faits sans grande importance, qui n'ont donné lieu ni à
de nouvelles explications ni à de nouvelles théories.

§ Ier. — Du vaginisme.

Ce mot a été proposé en 1861 par M. Marion Sims dans
un mémoire qu'il présentait à la Société obstétricale de Londres pour désigner « l'hypéresthésie excessive de l'hymen et
de la vulve, associée à cette contraction spasmodique et involontaire du sphincter qui s'oppose au coït » (1).

Sans doute ce sujet avait été entrevu par les observateurs
qui nous avaient précédé, et, pour ne parler que des travaux
parus en France, depuis Guillemot qui, en 1828, publia dans
le *Journal universel des sciences médicales*, la première
observation authentique de coarctation vulvo-vaginale, la
question avait été préparée par les travaux de Dupuytren, de
Lisfranc, de Tanchou, d'Hervez de Chégoin et surtout de
M. Huguier.

Mais c'est à partir de 1860 que les communications de

(1) Chirurgie utérine, traduit par Lhéritier, p. 384. Paris, 1866.

MM. Debout, Michon et Marion Sims donnèrent à cette question l'importance qu'elle méritait et la marquèrent du sceau de la nouveauté par la physionomie, le traitement et le nom qu'ils imposèrent à l'affection.

Le vaginisme est caractérisé par deux phénomènes dont la présence simultanée constitue toute la maladie ; ces deux phénomènes sont la douleur et la contraction du sphincter vulvo-vaginal.

Dans le repos de l'organe copulateur, c'est-à-dire en dehors du coït et des investigations médicales, la douleur est assez généralement peu intense ; quelquefois ce n'est qu'une sensation de sécheresse, de tension aux parties sexuelles ; dans d'autres circonstances la douleur s'accentue par la marche, par l'émission des urines ou des règles, et surtout par le moindre frottement ; une dame à qui je donnais des soins ne pouvait s'asseoir un peu brusquement ni croiser les jambes sans éprouver une douleur vive qui lui arrachait un cri ; dans quelques cas et chez les femmes éminemment nerveuses, le souvenir seul des souffrances endurées éveille une sensation pénible et souvent même douloureuse.

La douleur ne revêt pas chez toutes les malades le même degré d'acuité ; il y a ici, comme dans tous les états pathologiques, des inégalités qui vont de la simple hypéresthésie à la souffrance la plus excessive.

Mais c'est surtout par le coït que la douleur devient intense ; cet acte est pour la malade un véritable supplice qu'elle redoute d'abord et auquel elle finit par se refuser d'une manière absolue. Si par amour, par raison ou par tout autre motif, elle s'arme d'assez de courage pour braver les tourments qui l'attendent, ses forces la trahissent souvent et la malheureuse tombe, au milieu de cris et de mouvements désordonnés, dans un évanouissement qui la rend insensible à tout. Mais malgré cette résignation de la femme et malgré son insensibilité syncopale, le coït est même rendu presque toujours impossible par la contracture vaginale.

L'examen des malades permet d'établir tout à la fois le siége de la douleur et celui de la contracture.

L'hypéresthésie s'étend à toutes les parties de la vulve depuis le méat urinaire jusqu'à la fourchette; mais il y a quelquefois des points plus douloureux les uns que les autres : tantôt la sensibilité la plus vive se remarque à l'orifice de la glande vulvo-vaginale, tantôt elle se trouve au point où l'hymen prend son origine ou plus bas à la fourchette même, là où cette membrane s'épanouit.

Les grandes et les petites lèvres ne restent pas étrangères à cette hypéresthésie de toute la vulve et sont elles-mêmes le siége d'une sensibilité douloureuse que le moindre frottement exaspère.

Sous l'empire de cet état douloureux, le sphincter vaginal se contracte d'une manière spasmodique, entraînant presque toujours avec lui la contracture du sphincter anal et celle du muscle transverse du périnée.

Si la douleur fait repousser par la femme le rapprochement sexuel, celui-ci est rendu impossible par le resserrement de l'anneau vulvaire dont l'étroitesse permet à peine quelquefois le passage d'un simple stylet.

Dans ces conditions la femme est doublement inhabile au coït et par suite à la fécondation.

Aux motifs tirés de l'impossibilité d'introduire le pénis dans le vagin, Scanzoni croit devoir ajouter une autre explication pour rendre compte de la stérilité qui accompagne le vaginisme. Selon lui les contractions du sphincter vaginal se communiquent non seulement aux fibres du releveur de l'anus qui l'avoisinent, mais encore à celles qui arrivent au

vagin sous les aponévroses pelvienne et recto-vaginale, de
telle sorte que ces contractions non-seulement empêchent
l'entrée du sperme dans le vagin, mais encore repoussent
violemment la moindre quantité de liquide qui aurait pu·
s'y introduire.

Quelle que soit la réalité de cette explication, le vaginisme
arrivé à un certain degré frappe la femme qui en est atteinte
tout à la fois d'impuissance et de stérilité.

Heureusement, comme nous le dirons tout à l'heure,
l'affection n'est pas au-dessus des ressources de l'art et cède
ordinairement à de simples moyens médicaux, sans qu'il soit
nécessaire, ainsi qu'on l'a préconisé, de recourir à des opérations sanglantes et qui, quelquefois même, ne sont pas
sans danger.

Mais pour établir d'une manière rationnelle les bases de
cette médication, il importe de se bien fixer sur les origines
de l'affection et de pénétrer les causes qui lui donnent
naissance et l'entretiennent.

En ce point de pathogénie deux opinions sont en présence : pour les uns, le vaginisme est toujours sous l'empire
d'une lésion organique soit de l'appareil copulateur, soit de
quelque partie plus profonde de l'appareil génital ; pour les
autres, sans contester l'influence des lésions organiques
locales ou éloignées, l'affection est dans beaucoup de cas
idiopathique et rentre dans le cadre des affections nerveuses
spasmodiques.

Les premiers, prenant pour terme de comparaison la fissure à l'anus, donnent pour type des lésions locales, causes
du vaginisme, la fissure de la muqueuse qui recouvre l'anneau vulvo-vaginal ; puis, s'appuyant sur la loi établie par
Boyer que les fibres musculaires recouvertes d'une muqueuse
deviennent le siége d'une contracture spasmodique quand la

muqueuse s'enflamme, ils reconnaissent pour causes du vaginisme, la vulvite, la vaginite, simples ou spécifiques, les érosions, l'eczéma, l'herpès ; des érosions diverses, des excroissances verruqueuses, polypeuses ; les corps étrangers dans le vagin, l'accouchement, etc., en un mot tout ce qui peut produire un état inflammatoire de la muqueuse vulvo-vaginale.

Enfin, appelant à leur aide les actions réflexes, ils placent également parmi les causes du vaginisme les lésions d'organes plus ou moins éloignés du siége de l'affection, telles que certaines maladies de l'anus, du rectum, de l'utérus, des ovaires, etc., etc.

Sans nier l'influence de ces divers états pathologiques sur la production du vaginisme, nous nous rangeons volontiers à l'opinion de ceux qui admettent, dans un grand nombre de cas, l'essentialité de l'affection ; pour nous, cette conviction nous est venue non-seulement après de nombreuses observations personnelles, où il nous a été impossible de constater la moindre lésion organique, mais encore après avoir lu attentivement les faits rapportés par les adversaires mêmes de l'essentialité.

Cette manière de voir trouvera une nouvelle confirmation dans les différents modes de traitement qu'il nous reste à exposer, et qui tous se recommandent, à des degrés divers, à l'attention du praticien.

Le traitement du vaginisme peut être médical ou chirurgical.

Le traitement médical est général ou local.

Le premier comprend tous les agents de médication antispasmodique et narcotique et s'adresse surtout aux constitutions essentiellement nerveuses ; l'arsenic a, de son côté, rendu de réels services dans les cas où la vulve est le siége d'eczéma, de prurit, etc.

Mais le médicament par excellence, celui que quelques
praticiens considèrent comme le.spécifique du vaginisme est
le bromure de potassium, dont l'action est inexplicable si des
lésions organiques précèdent toujours la contracture douloureuse du sphincter vaginal. Raciborski, qui s'était fait son
avocat le plus chaud, le donnait, au début, à la dose de
2 grammes par jour et arrivait jusqu'à 4 et 6 grammes dans
le même espace de temps.

Nous ne partageons pas la confiance absolue que le
bromure de potassium inspire à quelques-uns. Nous l'avons
souvent administré, et sauf deux ou trois circonstances où
il nous a paru modifier heureusement des dysménorrhées
existantes, il ne nous a pas donné les résultats d'un spécifique ; il nous a semblé seulement un adjuvant utile à la médication locale.

Celle-ci, bien évidemment, doit d'abord s'adresser à la
lésion, s'il en existe une, et sera par conséquent aussi
variable que les accidents qu'il faudra combattre ; la vulvite,
la vaginite, l'herpès, l'eczéma, la fissure, etc., pour ne
parler que des affections locales, exigent chacune un traitement topique spécial que nous n'avons pas à décrire ici.

Mais parmi les moyens locaux plus particulièrement dirigés
contre la contracture douloureuse du vagin, se placent les
bains généraux ou de siége, tièdes, simples ou contenant du
son, de la jusquiame, de la morelle, etc. ; les lavements narcotiques ou antispasmodiques de laudanum, de belladone,
de castoréum, de valériane, d'asa-fœtida, etc. ; les fumigations avec les mêmes agents; les embrocations avec le
liniment chloroformé ou la pommade belladonée; les cataplasmes émollients, laudanisés, appliqués sur la vulve; les
injections hypodermiques ou sous-muqueuses pratiquées
avec le sulfate neutre d'atropine ou le chlorhydrate de mor-

phine; enfin les suppositoires belladonés dans lesquels on peut, à l'exemple de M. Gueneau de Mussy, incorporer du bromure de potassium.

Le traitement chirurgical s'est enrichi dans ces dernières années d'opérations qui ne sont ni sans douleur ni sans danger, et auxquelles nous ne conseillerons d'avoir recours que lorsqu'auront échoué toutes les autres médications.

Parmi les moyens que le chirurgien doit d'abord tenter se trouve la dilatation, qui peut être faite soit d'une manière graduelle, soit d'une manière brusque.

La dilatation graduelle est pratiquée avec toutes espèces de corps dont on augmente progressivement le volume : de ce nombre sont les mèches enduites de pommade belladonée, l'éponge préparée, la racine de gentiane, des appareils en caoutchouc, en bois, en ivoire et enfin les doigts mêmes de l'opérateur dont à volonté il gradue l'écartement.

La dilatation brusque ou forcée a été inspirée par le procédé que Récamier employait contre la contracture anale.

On commence d'abord par anesthésier la malade, puis, l'insensibilité obtenue, l'opérateur introduit dans le vagin ses deux doigts indicateurs, et, les recourbant en crochet, il tire en sens inverse et transversalement l'anneau vulvo-vaginal qu'il distend facilement.

Cette distension peut également s'opérer avec le spéculum trivalve ou bivalve que l'on introduit fermé et qu'on retire brusquement ouvert.

Pour être profitable, la dilatation forcée exige des soins consécutifs sur lesquels on ne saurait trop insister : non-seulement il faut continuer la dilatation progressive avec les mèches belladonées, les éponges préparées, la racine de gentiane, etc., mais encore persévérer dans les moyens

médicaux dont nous avons parlé plus haut, tels que bains,
lavements, suppositoires, embrocations, etc.

Parmi les opérations sanglantes toutes n'offrent pas le
même degré de gravité. L'*incision de la muqueuse*, imaginée par Michon, est sans inconvénient et peut être tentée
quand ont échoué les moyens exposés ci-dessus. Cette
opération consiste à pratiquer sur la muqueuse vaginale
quelques incisions superficielles et à faire ensuite la dilatation
progressive avec des mèches belladonées.

La division du sphincter vulvaire avait été faite en
France bien longtemps avant que M. Marion Sims la préco-
nisât en Amérique. M. Huguier est le premier qui en ait eu
l'idée et le premier aussi qui l'ait pratiquée en 1834. Plus
tard, Pinel-Grandchamp et Dupuytren suivirent cet exemple,
ainsi que Michon qui, en 1850, y ajouta la dilatation
d'arrière en avant et latéralement.

Malgré de semblables recommandations, la division du
sphincter vulvaire ainsi que celle du sphincter anal ne doivent point être entreprises à la légère. Nous sommes loin de
les proscrire de notre arsenal thérapeutique, mais nous estimons qu'il les faut réserver pour les cas rebelles et qui ont
résisté à tous les autres traitements.

A côté de la statistique de M. Marion Sims qui, sur
trente-neuf cas de vaginisme opérés par la section du
sphincter, compte trente-neuf guérisons, nous trouvons la
statistique de Scanzoni qui affirme avoir guéri plus de cent
malades sans avoir eu jamais recours à une opération
sanglante.

Nous sommes certainement de cet avis, dans lequel nous
confirme notre expérience personnelle.

§ II. — Élongation hypertrophique du col de l'utérus.

L'histoire des abaissements de l'utérus a été singulièrement modifiée par un mémoire que M. Huguier a publié
en 1860 (1), et ramenée dans des limites beaucoup plus
étroites que par le passé.

Sans doute · les abaissements idiopathiques ne doivent
point être rayés de la pathologie gynécologique, mais leur
existence, que l'on croyait anciennement si commune, doit
être restreinte et céder la place à une autre affection beaucoup plus fréquente, et avec laquelle, jusqu'à M. Huguier,
l'abaissement était presque toujours confondu.

Nous voulons parler de l'allongement hypertrophique du
col de la matrice.

M. Huguier, dont le travail laisse peu à désirer, a distingué
l'hypertrophie cervicale selon qu'elle siége à la partie
vaginale du col, ou à la partie sus-vaginale, c'est-à-dire
au-dessus de son insertion au cul-de-sac du vagin.

Cette distinction, adoptée par tout le monde et que nous
suivrons à notre tour, n'indique pas une indépendance
absolue de l'une de ces parties à l'endroit de l'autre; mais,
tout en admettant que l'une de ces portions de l'organe ne
peut acquérir un volume un peu considérable sans que l'autre
ne participe à son tour à cette augmentation, il faut reconnaître que, selon le siége qu'elle occupe, l'hypertrophie
présente des signes physiques distincts et produit des troubles fonctionnels différents.

---

(1) *Mémoires sur les allongements hypertrophiques du col de l'utérus dans
les affections désignées sous le nom de descente, de précipitation de cet organe,
et sur leur traitement par la résection ou l'amputation de la totalité du col
suivant la variété de cette maladie.* Paris, 1860, in 4° avec pl.

Nous allons donc examiner séparément : 1° l'hypertrophie sous-vaginale ; 2° l'hypertrophie sus-vaginale, au double point de vue de la facilité du coït et de la stérilité.

1° *Hypertrophie sous-vaginale du col.* — De tout temps l'hypertrophie qui nous occupe a été signalée soit comme une anomalie, soit comme un état morbide, entraînant presque fatalement le prolapsus de l'utérus ; mais c'est depuis la publication du travail de M. Huguier que cette affection a pris dans la nosologie la place qu'elle mérite réellement.

L'hypertrophie sous-vaginale se présente dans trois conditions très-différentes qui légitiment les trois variétés suivantes :

1° Hypertrophie congénitale ;

2° Hypertrophie par défaut d'*involution ;*

3° Hypertrophie morbide.

La première variété, mise en doute par quelques-uns, mais admise par le plus grand nombre, n'a de l'importance qu'au point de vue de la stérilité, car le plus souvent elle ne s'accompagne d'aucun des phénomènes douloureux dont nous parlerons tout à l'heure à l'occasion de l'hypertrophie morbide.

M. Bennet, en Angleterre, assure avoir rencontré chez des vierges des cols d'une longueur de 9 centimètres, et qui s'échappaient de la vulve sous forme d'un doigt volumineux. M. West a également vu de ces allongements se présenter à l'orifice vulvaire et s'accompagner des symptômes relatifs aux prolapsus, surtout à l'époque des règles.

Mes observations ne contredisent pas les assertions de M. West ; mais, contrairement à M. Bennet, je n'ai jamais rencontré chez des vierges ou des femmes nullipares un col présentant 9 centimètres de longueur.

Néanmoins il n'est pas nécessaire que le col ait un pareil

allongement ni qu'il y ait franchi l'orifice vulvaire, pour comprendre combien sa présence près de cet orifice rend difficiles et quelquefois impossibles les rapports sexuels, non-seulement à cause des douleurs éprouvées par la femme, mais encore par l'obstacle tout mécanique que le col hypertrophié oppose à l'intromission. De plus, la stérilité accompagne presque toujours cet état, soit par suite de l'impuissance dont nous venons de parler, soit à cause de la forme conique du museau de tanche qui nous occupera tout à l'heure, soit à cause du rétrécissement du canal cervical amené par l'hypertrophie des tissus du col.

Cette dernière considération sera d'un grand poids dans la détermination à prendre pour remédier à cette infirmité, et attirera notre attention quand nous exposerons le traitement de l'hypertrophie sous-vaginale du col.

La seconde variété, que nous avons appelée *hypertrophie par défaut d'involution*, nous a été inspirée par les travaux de M. Simpson; elle trouvera sa place plus naturellement qu'ici dans l'exposition que nous ferons, dans un paragraphe spécial, de ce que les Anglais appellent *involution*, et des modifications imprimées à l'utérus par un excès ou par un défaut de cette involution.

Il ne nous reste donc plus à examiner que l'hypertrophie morbide de la portion sous-vaginale du col qui constitue notre troisième variété, et qui est tout à la fois la plus commune et la mieux connue.

L'hypertrophie morbide ne se forme jamais spontanément; elle ne se produit au contraire que d'une manière lente, à la suite de lésions plus ou moins profondes du col, telles que congestions répétées, inflammation et ulcération prolongées de la muqueuse, etc. Selon le professeur Courty, ces lésions seraient même insuffisantes à produire l'hypertrophie sans le réveil de la tendance de l'utérus à l'état hypertrophique.

Quoi qu'il en soit de cette dernière considération, l'existence d'un allongement morbide du col suppose toujours un état pathologique antérieur dont la connaissance importe tout à la fois au pronostic et au traitement.

Les femmes atteintes de l'hypertrophie qui nous occupe éprouvent des tiraillements dans la région des lombes, dans les fosses iliaques et même dans l'abdomen. Debout, il leur semble que l'utérus va s'échapper de la vulve; couchées, elles sentent une pesanteur à droite ou à gauche et un changement des tiraillements; assises, elles éprouvent comme un refoulement des organes et s'exposent à une douleur vive si elles prennent cette position sans précautions et sans ménagement.

Le toucher et l'examen au spéculum font constater une augmentation considérable dans le volume du col qui peut atteindre celui d'un œuf de poule et même celui du poing; cet accroissement a surtout lieu chez les femmes qui ont eu précédemment des enfants, car chez les vierges et les nullipares le col atteint rarement de semblables proportions.

Le museau de tanche subit des déformations de toutes sortes que le professeur Courty énumère avec autorité : « Tantôt, dit-il, la portion sous-vaginale du col est effilée vers le bas, conique, en forme de trompe ou de bec d'oiseau à double mandibule, l'orifice se trouvant à l'extrémité du cône ou sur l'une de ses faces; tantôt elle est cylindroïde, globuleuse ou élargie par le sommet en forme de massue; tantôt les deux lèvres du museau de tanche sont également hypertrophiées et l'orifice utéro-vaginal est au milieu; tantôt elles sont inégalement hypertrophiées et l'orifice est reporté sur l'une ou l'autre face et même entièrement cachée par celle des deux lèvres qui est plus hypertrophiée que l'autre;

tantôt enfin l'hypertrophie, ayant porté davantage sur les couches externes de l'organe, semble incliner les bords de l'orifice vers la cavité du col; tantôt, au contraire, l'hypertrophie, ayant porté davantage sur ses couches internes, détermine un retournement des deux lèvres en dehors, et une sorte d'inversion de l'orifice du col qui s'étale, s'épanouit comme une fleur, laissant voir sur la convexité du museau de tanche, la muqueuse de la cavité même du col, soit également, soit inégalement sur les deux lèvres, suivant que l'hypertrophie a porté également ou inégalement sur ces deux portions de l'organe (1). »

Quelquefois l'hypertrophie du col entraîne l'abaissement de l'organe tout entier par l'augmentation du poids que l'hypertrophie détermine; cette complication a surtout lieu dans les cas de relâchement du vagin et des ligaments, déterminé par des accouchements antérieurs; il est toujours facile, avec un peu d'attention, de constater cet abaissement de l'utérus en tenant compte des dimensions et de l'élévation que présentent les culs-de-sac vaginaux antérieur, postérieur et latéraux. « Ainsi, disent MM. Bernutz et Goupil, chez neuf de nos malades, le col se trouvait à peine éloigné de l'orifice vaginal de 20 à 30 millimètres, tandis que le cul-de-sac antérieur était encore distant de 50 à 55 millimètres et le cul-de-sac postérieur à 70 ou 80 millimètres; ces mesures suffiraient donc à elles seules pour démontrer qu'il n'y avait aucun abaissement de l'utérus, qu'il était seulement simulé par l'allongement du col (2). »

Rappelons que cette mensuration des culs-de-sac vaginaux est d'une extrême importance dans le diagnostic différentiel

---

(1) *Traité des maladies de l'utérus et de ses annexes*, 1re édit., p. 633.
(2) *Clinique médicale sur les maladies des femmes*, t. II, p. 632.

de l'abaissement de l'utérus et de l'allongement hypertrophique du col.

Et maintenant, quel rôle faut-il attribuer à l'hypertrophie sous-vaginale du col dans le sujet qui seul nous doit intéresser ici, c'est-à-dire l'impuissance ou la stérilité de la femme? Si cet état morbide ne met obstacle ni au coït ni à la fécondation, son histoire doit être réservée aux ouvrages de pure gynécologie et ne peut nous occuper davantage. Si, au contraire, l'hypertrophie du col gêne le rapprochement ou s'oppose à l'imprégnation, son étude rentre dans notre domaine, et nous devons rechercher les moyens de la combattre et de rendre à la femme l'aptitude au congrès et à la fécondation.

D'après tout ce qui précède, la question soulevée ici doit être résolue d'une manière affirmative, et cette affirmation légitimer la place et l'attention que nous donnons à l'hypertrophie sous-vaginale du col.

Sans doute, et nous sommes loin de le contester, toutes les hypertrophies du col ne sont pas des causes fatales, certaines et constantes de stérilité. M. Huguier et d'autres observateurs ont rapporté des faits d'hypertrophie coïncidant avec un état de grossesse; nous-mêmes, si c'était ici leur place, nous pourrions augmenter le nombre de ces exemples; mais malgré ces cas que l'on peut mettre au rang des exceptions, il faut reconnaître que la stérilité et bien souvent la difficulté du coït résultent de l'état hypertrophique du col de l'utérus.

Au point de vue du coït l'obstacle est tout mécanique : l'intromission du pénis dans la cavité vaginale est rendue impossible par l'augmentation de volume que prend quelquefois le col et qui, par son allongement, bouche d'une manière complète l'orifice vulvaire. Dans les cas même où cet orifice n'est pas occupé par le col faisant saillie au-dehors, l'espace laissé libre dans le vagin est insuffisant pour permettre un coït complet ; alors l'organe mâle heurte violemment l'organe femelle et le congrès devient un supplice auquel la femme se refuse ou qu'elle n'accepte qu'avec une douloureuse résignation.

Au point de vue de la fécondation, en ne nous occupant que des cas où le col hypertrophié n'a pas franchi l'orifice vulvaire, l'harmonie de rapport entre le méat urinaire de l'homme et le méat utérin est rompue, à moins que l'homme n'ait la précaution de mesurer l'intromission d'après l'espace laissé libre dans le vagin ; dans le cas contraire le pénis croise le col de l'utérus et le sperme va se perdre inutilement au fond de la cavité vaginale.

La conicité du col est depuis longtemps connue comme une cause de stérilité, soit parce qu'elle facilite le croisement de la verge et du col, comme nous venons de le dire, soit parce que l'ouverture cervicale se trouve alors anormalement placée et qu'elle est affectée de rétrécissement qu'explique l'hypertrophie de l'organe.

Si l'hypertrophie ne porte que sur une des lèvres de l'ouverture, sur l'antérieure le plus communément, la stérilité n'est pas moins certaine que dans les cas précédents, parce que la lèvre hypertrophiée retombe sur la lèvre saine et ferme ainsi tout passage au sperme.

Nous pourrions multiplier ces explications en passant en revue toutes les formes que peut revêtir la partie sous-vaginale du col hypertrophié ; mais nous pensons qu'avec ce qui précède un examen plus détaillé serait inutile et fastidieux ; nos lecteurs ont tous les éléments nécessaires pour juger cette cause de stérilité et comprendre la place que nous avons donnée ici à l'hypertrophie sous-vaginale du col de l'utérus.

Si quelquefois l'impuissance et presque toujours la stérilité sont certaines dans l'état pathologique qui fait le sujet de ce chapitre, il faut nous hâter de reconnaître que ces résultats de l'hypertrophie du col ne sont point au-dessus des ressources de notre art.

La thérapeutique médicale, il faut l'avouer, offre peu de chances de succès. Cependant on pourra tenter l'action des fondants (iode, mercure, brome), après avoir fait disparaître toutes les traces d'inflammation ou de congestion, s'il en restait encore ; on mettra la malade à un régime sévère, capable de diminuer le mouvement nutritif, et l'on secondera cette action générale par des sudations, le traitement arabique, etc.

Mais, nous le répétons, tous ces moyens ne doivent inspirer qu'une confiance très-limitée, et l'honneur de la médication revient à la thérapeutique chirurgicale, à la résection du col hypertrophié.

Cette opération, pratiquée plusieurs fois par Dupuytren, très-souvent par Lisfranc, dans le but de remédier à la stérilité résultant de la conicité du col, a été remise en honneur par M. Huguier comme le moyen le plus sûr et le plus expéditif de débarrasser la femme d'une infirmité douloureuse et pénible.

Quoique l'opération soit à peu près exempte de souffrances, on peut anesthésier la malade, si elle le demande.

On la place sur le dos, les jambes largement ouvertes, exposée à un jour favorable ; si le col fait saillie à la vulve, il suffit de faire écarter les grandes lèvres par un aide, ou les parois vaginales par des dilatateurs pour arriver au point où la section doit être faite.

Si le col est dans le vagin, on le met à découvert par les moyens ordinaires (dilatateurs, spéculum bivalve, à bec-de-canne, etc.), et on saisit le museau de tanche avec les pinces de Museux, un tenaculum ou des pinces à crochet ; il faut avoir soin, comme le recommande M. Huguier, de n'exercer aucun tiraillement sur le col et de l'amputer sur place.

A cet effet on le pousse d'abord en haut, et alors, avec un bistouri à long manche, on pratique une incision demi-circulaire à la partie postérieure et *à un demi-centimètre au-dessous* de l'insertion du vagin.

Puis, ramenant le col en bas, on termine l'opération par une incision demi-circulaire antérieure, qui vient rejoindre les deux bords de la première incision.

Pour se mettre en garde contre tout danger d'hémorrhagie, il faut avoir la précaution, après avoir bien lavé la plaie du col, de tamponner le vagin, en appliquant sur le col amputé de petits tampons d'ouate imbibés dans une solution de perchlorure de fer au 30e.

Quelquefois il est préférable de se servir de longs et forts ciseaux courbés sur le plat, surtout quand les tissus sont durs et qu'on a quelque difficulté à manœuvrer le bistouri.

M. Marion Sims préconise un autre procédé que nous devons faire connaître :

Avec de forts ciseaux il incise des deux côtés le col de façon à disjoindre les deux lèvres du museau de tanche, jusqu'à la hauteur qu'il désire ; puis il enlève un de ces lambeaux et laisse passer deux ou trois époques menstruelles avant d'exciser l'autre.

Mais un jour, devant emporter en une seule fois le col et n'ayant pas à sa disposition l'écraseur de M. Chassaignac, il se vit forcé de faire l'opération avec des ciseaux, comme nous l'avons dit ci-dessus ; puis il ajoute : « Je fixai un tenaculum à la lèvre antérieure du museau de tanche et j'attirai doucement le col en avant ; je le tins fermement dans cette

position, et après l'avoir fendu des deux côtés avec des ciseaux, [près de l'insertion du vagin, j'enlevai vivement la
moitié antérieure, puis la postérieure ; j'avais l'intention de
laisser la plaie se cicatriser de la manière ordinaire, par gra-
nulation, ce qui aurait demandé de trois à cinq ou six semaines ; mais en examinant la plaie et en attendant que le
saignement cessât, l'idée me vint tout à coup de recouvrir la
surface coupée avec la membrane muqueuse vaginale, de la
même manière que nous recouvrons avec la peau la plaie
d'un bras ou d'une jambe amputée par la méthode circulaire ; je traversai immédiatement, d'avant en arrière, les
bords de la plaie avec quatre sutures d'argent, deux de chaque côté du canal cervical, ce qui ramena la membrane vaginale par-dessus la plaie du col qu'elle recouvrit complète-
ment, sauf une petite ouverture ovale réservée au centre et
correspondant à celle du canal cervical. — La plaie guérit
par première intention ; les sutures furent retirées neuf ou
dix jours après (1). »

Depuis cette époque M. Marion Sims a adopté cette manière d'opérer et la croit supérieure à tout autre mode opératoire.

2° *Hypertrophie sus-vaginale du col.* — C'est surtout
dans cette partie de son travail que la sagacité de M. Huguier s'est montrée dans tout son jour ; le premier il a tiré
des déductions pratiques, non-seulement de ses observations
et expériences personnelles, mais encore des observations
et des expériences faites avant lui et dont leurs auteurs n'a-
vaient su tirer aucune conséquence, relativement à l'existence, au diagnostic et au traitement de l'hypertrophie sus-
vaginale du col.

(1) *Notes cliniques sur la chirurgie utérine*, p. 246.

Le travail de M. Huguier est complet ; on peut le suivre dans la voie qu'il a ouverte, mais on ne peut espérer ni le corriger ni le trouver en défaut.

« La maladie que l'on a désignée jusqu'à ce jour, dit M. Huguier, sous les noms de prolapsus, de précipitation, de chute complète de l'utérus, n'est, très-généralement, autre chose qu'une hypertrophie longitudinale de la portion sus-vaginale de l'organe, dont le corps et le fond sont restés dans la cavité pelvienne, bien que le vagin soit entièrement renversé et que la tumeur pendante entre les cuisses ait une longueur égale ou supérieure à celle de l'utérus à l'état normal. »

Et le professeur Courty, citant le même passage, ajoute : « L'exactitude de cette proposition est prouvée par les recherches historiques, l'anatomie pathologique et les faits cliniques. »

En s'allongeant, la partie sus-vaginale du col descend dans le vagin, en renversant celui-ci et en entraînant en avant la partie de la vessie qui lui est adhérente, et en arrière le repli vagino-rectal du péritoine et quelquefois aussi le rectum lui-même.

Le déplacement de tous ces organes rend compte des phénomènes éprouvés par les femmes présentant à la vulve de semblables tumeurs.

Du côté de l'utérus dont le col hypertrophié occupe le centre de la tumeur dont nous parlons, on constate de la douleur et une sécrétion abondante de muco-pus. La menstruation est longue, abondante, s'accompagnant souvent de métrorrhagie. Les rapports sexuels sont presque impossibles et la stérilité est à peu près constante.

Du côté de la vessie, les besoins d'uriner sont fréquents, mais la miction est difficile parce que le réservoir urinaire est soustrait à la pression des viscères et que le canal de l'urèthre est fortement fléchi dans le point où il traverse le ligament sous-pubien et le muscle de Wilson ; de là les efforts que font les malades pour porter la tumeur en haut et en arrière, et de là aussi l'écoulement de l'urine sur la muqueuse vaginale et vulvaire qu'elle irrite et qu'elle excorie.

Du côté de l'intestin, constipation mécanique qui oblige la malade, pour la défécation, à porter la tumeur en haut et en avant.

La station debout est presque impossible, ainsi que la moindre marche ou le moindre travail ; des tiraillements et des douleurs se font sentir dans la région lombaire, dans les aines, dans le ventre ; à tant de souffrances s'ajoutent bientôt les troubles de la nutrition qui portent une atteinte grave à tout l'organisme.

Pour les phénomènes locaux, les signes sont ceux du prolapsus de l'utérus ; tout l'intérêt consiste donc à établir le diagnostic différentiel de ces deux états morbides.

La base de ce diagnostic différentiel repose sur la mensuration de la partie sus-vaginale du col, qui sera d'autant plus étendue que l'élongation sera plus considérable ; ainsi, dans le prolapsus, l'hysteromètre pénètre à une profondeur de 6 à 7 centimètres, tandis que dans l'hypertrophie, il pénètre à 9, 10, 12, 15 et même quelquefois jusqu'à 20 centimètres.

Concurremment avec ce moyen précieux de diagnostic, M. Huguier en indique plusieurs autres que nous n'allons qu'effleurer, en engageant nos lecteurs, pour plus de détails, à recourir au mémoire qui nous sert ici de guide.

Le toucher rectal fait reconnaître le col hypertrophié et, au-dessus, le corps de la matrice, tandis que, dans le prolapsus, il laisse sentir un vide à la partie moyenne et latéralement deux cordes douloureuses formées par les ligaments ronds et les trompes.

Le même toucher rectal fait percevoir le bout d'une sonde introduite dans la vessie et dirigée vers le rectum, quand il y a prolapsus; tandis que cette perception est presque impossible, alors que la sonde vient heurter le corps de l'utérus ou le col hypertrophié.

La palpation abdominale exige une certaine habitude et quelques conditions favorables pour donner des signes un peu certains ; chez les femmes chargées d'embonpoint, ce moyen de diagnostic sera difficile et douteux.

Les tentatives de réduction et de maintien de la tumeur éclaireront mieux le praticien que la palpation abdominale. Dans le prolapsus, le premier temps de l'opération, c'est-à-dire le passage de la tumeur à travers l'orifice vulvaire peut être difficile, impossible même, surtout à l'époque des règles; tandis que le second temps de l'opération, c'est-à-dire l'ascension de la tumeur dans la cavité vaginale est facile et peu douloureuse ; de même aussi est sans souffrance le maintien de la tumeur, au moyen de pessaires ou de tout autre bandage. Dans l'hypertrophie, c'est l'inverse qui se produit : le passage de la tumeur à travers l'anneau vulvaire est ordinairement facile et sans douleurs; tandis que son refoulement en haut est difficile et douloureux, non-seulement par la tension des ligaments, déterminée par l'ascension de l'utérus dans l'abdomen, mais encore par la pression que cet organe exerce sur les parties voisines.

Quoi qu'il en soit, l'hypertrophie sus-vaginale du col n'est pas une cause moins fréquente d'impuissance et de stérilité que l'hypertrophie de la portion sous-vaginale dont nous avons parlé tout à l'heure.

La tumeur formée, comme nous l'avons dit, du col hypertrophié, d'une portion de la vessie, du repli vagino-rectal du péritoine et quelquefois même du rectum, emplit le vagin, dont la capacité est encore rétrécie par le renversement de sa paroi, et s'oppose, on le comprend, surtout quand la tumeur occupe l'orifice vulvaire, à l'intromission du pénis, et devient ainsi une cause mécanique d'impuissance et par suite de stérilité.

Cependant la tumeur peut ne pas arriver jusqu'à la vulve, ou bien elle est artificiellement remontée dans le vagin, de manière à permettre l'entrée de la verge, et par conséquent le coït; la fécondation est alors possible, ainsi que le constatent quelques observations conservées dans la science; malheureusement ces faits sont exceptionnels, car, dans presque tous les cas d'hypertrophie sus-vaginale un peu prononcée, il survient consécutivement des altérations des trompes et des ovaires qui mettent obstacle à la fécondation : « Je ne connais, dit M. Huguier, aucune femme qui ait conçu, une fois que l'utérus allongé avait été assez prolapsé pour avoir causé la chute et le renversement complets du vagin ; ce qui ne veut pas dire que cela n'ait jamais lieu, la science se chargerait de réfuter cette assertion ; il suffit, en effet, pour que la fécondation ait lieu, que la voie utéro-ovarique soit restée libre. » Malheureusement, comme nous l'avons dit, cette voie est presque toujours altérée dans l'hypertrophie sus-vaginale comme dans le prolapsus, ce qui rend, à notre point de vue, son pronostic plus grave que celui de l'hypertrophie sous-vaginale.

Malgré l'incertitude des résultats à atteindre sous le rapport qui seul nous préoccupe ici, nous devons essayer les douteuses ressources que la science met à notre disposition, et ne penser à une opération toujours grave, l'amputation de la partie hypertrophiée, que lorsque tous les moyens auront échoué et que l'infirmité rendra la vie insupportable à la femme.

Les moyens médicaux sont bornés, à l'intérieur, au seigle ergoté et à l'iodure de potassium ; à l'extérieur, aux frictions avec toutes les pommades fondantes et résolutives ; à la position horizontale avec le bassin relevé, aux lavements froids, etc., etc.

Quand l'extrémité supérieure du vagin est seule renversée et que la tumeur ne dépasse l'ouverture vulvaire que de 5 à 6 centimètres, on peut espérer la maintenir réduite au moyen de pessaires ovalaires ou en 8 de chiffre, qui appuient sur les parties latérales, sans froisser ni le rectum ni la vessie.

Souvent le maintien de ces pessaires est rendu impossible par le relâchement du vagin, et il faut alors recourir à une espèce de plaque obturatrice soutenue par des courroies élastiques, que les malades ne supportent pas toujours.

Les moyens chirurgicaux capables de retrécir le vagin et l'orifice vulvaire, tels que la cautérisation, l'excision, les sutures, etc., ne réussissent pas mieux que les moyens protéiques, car l'utérus franchit l'obstacle, entraîné par son propre poids.

Devant l'insuffisance de toutes ces ressources, M. Huguier a proposé, sous le nom d'*amputation conoïde du col*, la résection d'une partie ou de la totalité du col, entraînant celle de l'extrémité supérieure du vagin, après l'avoir préalablement dégagé de ses attaches avec le rectum et la vessie. M. Huguier a pratiqué cette opération délicate et a été imité par quelques autres chirurgiens.

La péritonite, la mort même de la malade peuvent avoir lieu à la suite de cette opération ; nous n'insisterons pas davantage, parce qu'elle ne sera jamais proposée pour remédier à une stérilité que les lésions, presque toujours concomitantes des trompes et des ovaires, rendent absolue et certaine.

§ III. — Arrêt d'involution.

Pendant la grossesse l'utérus, eu égard à l'augmentation considérable de son volume, subit une espèce d'hypertrophie physiologique, en raison de laquelle le retour de l'organe à son état normal, après l'accouchement, peut, à son tour, être considéré comme une sorte d'atrophie physiologique.

En Allemagne et en Angleterre on a mieux étudié qu'en France le mécanisme de ces deux phénomènes, dont le dernier seul nous intéresse.

Ce travail du retour de la matrice vers son volume normal, après l'expulsion du produit de la conception, est appelée en Angleterre *involution*.

L'involution peut être entravée dans sa marche ou s'opérer avec excès. M. Simpson désigne le premier cas sous le nom de *subinvolution*, et le second sous celui de *superinvolution*.

La subinvolution maintient le volume de l'utérus dans l'état où il était pendant la grossesse, et ce volume, dans les conditions de vacuité où se trouve l'organe, constitue une véritable hypertrophie qui, malgré son origine toute physiologique, devient pathologique par sa continuité.

La superinvolution, en dépassant les limites de la diminution normale du volume, amène l'atrophie de l'organe, qui est désormais perdu pour la fécondation.

Nous n'aurons donc à nous occuper ici que de la subinvolution devant laquelle l'art n'est pas désarmé, s'il faut en croire M. Simpson, qui en a observé trois cas.

Le diagnostic de cette étrange affection est plus facile à établir que la détermination des causes qui la peuvent produire. Sous ce rapport MM. Simpson, Montgomery et Fl. Churchill, ne nous apprennent absolument rien, et nous en sommes réduit aux circonstances occasionnelles qui seraient la métrite, la fréquence des avortements et l'absence d'un repos suffisant après les couches.

Les femmes atteintes d'arrêt d'involution ont la sensation d'un poids dans le bassin, une grande lassitude, de la constipation, de fréquentes envies d'uriner, phénomènes dus à la pression que l'utérus hypertrophié exerce sur le rectum et sur le bas-fond de la vessie. De plus les règles reviennent fréquemment ou d'une manière anormalement abondante.

La palpation abdominale, combinée avec le oucher vaginal, fait facilement apprécier l'augmentation du poids et du volume de l'organe, pendant que le cathétérisme permet de constater la vacuité de la cavité utérine.

Comme on le voit, le diagnostic ne saurait offrir beaucoup de difficultés, malgré la complication que peuvent apporter les changements de position de l'organe, si faciles avec un développement aussi considérable de poids et de volume.

Au point de vue de la stérilité le pronostic est toujours positif, car, s'il n'en était point ainsi, M. Simpson eût conseillé une grossesse à la place de l'hypertrophie artificielle dont nous allons parler tout à l'heure.

Heureusement cette stérilité n'est que temporaire et disparaît avec l'affection qui lui a donné naissance.

Les moyens qui peuvent ramener l'utérus à son volume normal sont les antiphlogistiques sous toutes les formes, quand le médecin est appelé d'assez bonne heure à combattre l'état aigu. Cette circonstance est rare, car ce n'est que plusieurs mois après l'accouchement que la malade s'inquiète de la persistance de phénomènes qu'elle mettait jusque-là sur le compte des suites de couches.

C'est donc presque toujours en dehors de l'acuité et d'un état inflammatoire que l'art intervient ; M. Simpson préconise surtout les contre-irritants appliqués sur l'abdomen, tels que l'huile de croton, la pommade stibiée, la teinture d'iode, et surtout les vésicatoires, petits et fréquemment répétés.

En même temps que ces moyens destinés à réveiller la faculté d'absorption, on emploie les résolutifs à l'intérieur et localement sur le col de l'utérus. Les iodures, les bromures et les mercuriaux sont toujours les fondants 'par excellence,' auxquels cependant il faudrait associer les martiaux dans les cas de chlorose, ou le médicament approprié à la présence d'une diathèse.

Mais nous avons hâte d'arriver au moyen ingénieux, imaginé par M. Simpson, pour combattre les cas de subinvolution rebelles et tenaces.

Pensant avec raison qu'un nouveau travail hypertrophique s'opérant sur l'utérus déjà hypertrophié, pourrait ramener la faculté d'absorption, après la disparition de la cause de cette hypertrophie temporaire et avec les ressources que la médecine pourrait mettre au service de la nature, le professeur d'Édimbourg imagina d'introduire un corps étranger dans l'intérieur de l'utérus, dont la tendance, dans ce cas, est de s'irriter et d'augmenter de volume, comme dans les cas de môles, de tumeurs, sans parler de la grossesse. Les corps à introduire peuvent être des éponges préparées, des pessaires intra-utérins, n'importe, pourvu que se produise l'évolution rétrograde, au premier symptôme de laquelle on agit activement avec les moyens indiqués plus haut, auxquels on pourrait associer l'usage du seigle ergoté.

Cette méthode ingénieuse 'ne réussit pas toujours du premier coup ; il faut y revenir à plusieurs reprises pour triompher des cas les plus rebelles.

§ IV. — **Stérilité diathésique.**

Il faut dire tout d'abord qu'à notre connaissance il n'existe
pas de diathèse, soit héréditaire, soit acquise, dont l'existence seule amène la stérilité ; celles mêmes qui, en s'attaquant aux sources de la vie, troublent ou mettent en danger
les fonctions générales de l'économie, respectent la fonction
reproductrice, tant que l'appareil génital n'est pas lui-
même le siége d'une des manifestations de la diathèse ; ainsi
les femmes scrofuleuses, syphilitiques, cancéreuses, tuberculeuses, etc., ne sont point stériles, et ne le deviennent que
lorsqu'une partie essentielle de l'appareil générateur est devenue le siége d'une lésion ou d'une production morbide déterminée par la diathèse ; ainsi la scrofule et la syphilis, en
envahissant le col utérin, peuvent modifier la muqueuse ou
les tissus sous-jacents du canal cervical, de manière à provoquer soit le rétrécissement et même l'occlusion de ce canal,
soit une espèce de catarrhe utérin dont la sécrétion est un
obstacle à l'entrée des spermatozoaires, alors même qu'elle
ne les tue pas ; ainsi encore le cancer de l'utérus est généralement une cause de stérilité par la désorganisation qu'il
apporte à cet organe, et l'affection tuberculeuse, à son tour,
amène le même résultat, quand elle envahit les ovaires, ce
qui n'est pas excessivement rare.
Par ces exemples, que nous avons choisis avec intention,
deux remarques sont à faire : 1° Le pronostic à porter sur
ces diverses stérilités est loin d'être le même, et les espérances de guérison sont subordonnées à la nature même de la

diathèse ; il n'y a, pour comprendre cette distinction important-
tante, qu'à mettre en regard, d'un côté, les diathèses scrofu-
leuse et syphilitique, et de l'autre, les diathèses tuberculeuse
et cancéreuse ; 2° La manifestation diathésique offre un tel
caractère de fixité, qu'il la faut affaiblir ou détruire sur place,
sans tenter de la transplanter ailleurs et de l'attirer sur un
organe éloigné et moins important.

Les choses ne se passent pas toujours ainsi, car, dans
d'autres circonstances, ce caractère de fixité n'existe pas et
la manifestation diathésique, fugace ou voyageuse, peut,
plus ou moins facilement, être délogée et chassée sur un
autre point de l'organisme. Dans cette catégorie se placent
les diathèses catarrhale, herpétique, rhumatismale, arthritique, etc., dont les manifestations sur l'appareil génital de
la femme peuvent être déplacées et portées ailleurs, soit
par une médication locale qui les chasse, soit par une médication révulsive qui les attire sur un autre point de l'organisme.

Il y a quelques années une semblable opinion eût passé
pour une hérésie ; Aran, dont le livre a paru en 1860, écrivait : « D'après quelques médecins, la diathèse herpétique
exercerait une action très-importante dans la production des
maladies de l'utérus et de son système, et, par suite, on a décrit des ulcérations herpétiques du col utérin, des catarrhes
utérins herpétiques, etc. Si les partisans de cette doctrine
veulent dire que, dans un certain nombre de cas, les maladies de la peau, et, en particulier, les affections eczéma-
teuses, peuvent se propager de l'extérieur à l'intérieur, de la
face interne des grandes lèvres au vagin et au col, la chose
est certaine, quoique beaucoup plus rare qu'ils le disent ;
mais, s'ils entendent par là le développement d'emblée d'une
affection utérine sous l'influence de la diathèse herpétique, de

la même manière que cette diathèse pourrait amener l'explosion d'une affection cutanée, s'ils admettent une espèce d'alternance ou de balancement entre les manifestations qui se produisent vers la peau et celles qui ont eu lieu vers l'utérus, il m'est impossible de ne pas élever beaucoup de doutes et de ne pas faire remarquer que les faits qui ont été rapportés par les partisans de l'herpétisme sont fort peu concluants. » (1).

Cette négation catégorique de l'influence exercée par les diathèses sur la production des affections utérines, partagée par d'autres écrivains de la même époque qu'Aran, n'est guère plus admise aujourd'hui par les gynécologistes : Le professeur Courty, après avoir pleinement admis cette influence, ajoute : « Or, toutes les diathèses en quelque sorte peuvent se localiser sur l'utérus ; il en est ainsi du cancer, du rhumatisme, de la goutte, des dartres, des scrofules, de la syphilis, etc. » (2).

Pendant que M. Bernutz ne laissait aucun doute sur les manifestations utérines de la syphilis à tous les degrés, M. Noël Gueneau de Mussy publiait un travail très-intéressant de clinique sur l'*herpétisme utérin ou affections herpétiformes de l'utérus* (3).

Pour nous l'opinion de l'influence diathésique sur la production des maladies utérines est depuis longtemps un article de foi, à ce point que, sans même en discuter la possibilité, nous avons publié un travail sur le traitement des affections utérines par les eaux minérales (4), dans lequel est exposé

(1) *Leçons cliniques sur les maladies de l'utérus et de ses annexes*, p. 102.
(2) *Loco citato*, p. 162.
(3) *Archives de médecine*, octobre et novembre 1871.
(4) Félix Roubaud, *Les Eaux minérales dans le traitement des affections utérines*, 1870.

le rôle considérable qui revient dans ce traitement aux conditions diathésiques.

Nous n'avons pas la prétention d'aborder ici chaque diathèse en particulier et d'étudier les lésions produites par chacune d'elles sur l'appareil génital et capables d'entraîner la stérilité. Cette analyse ne saurait avoir sa place dans un travail d'ensemble sur l'état actuel de la science gynécologique.

Mais sans descendre dans les détails de toutes les manifestations diathésiques ayant pour siége les organes génitaux, il importe, avant de terminer, de rappeler les lois générales qui ressortent de l'étude de l'influence diathésique sur la stérilité.

Voici les lois, telles que nous les avons formulées dans un travail sur la matière : (1)

1° Aucune diathèse, par le fait seul de son existence, n'entraîne la stérilité ;

2° Pour qu'une diathèse amène la stérilité, il faut qu'elle envahisse une partie essentielle de l'appareil génital, ovaire, trompe ou utérus, de telle sorte que la stérilité est le résultat des désordres amenés par la lésion diathésique plutôt que celui de la diathèse elle-même ;

3° La cessation ou la persistance de la stérilité sont subordonnées à la disparition ou au maintien des lésions génitales ;

4° Ces lésions, au point de vue du pronostic de la stérilité, doivent être divisées en deux classes : 1° Les diathèses, et par conséquent les lésions qui en dépendent, qui sont au-dessus des ressources de l'art, telles que les lésions cancéreuses, tuberculeuses, etc., qui rendent la stérilité absolue

(1) Félix Roubaud. *De la stérilité diathésique*, 1872.

et incurable ; 2° Les diathèses et par suite les lésions qui en découlent, qui subissent l'influence d'une médication appropriée et qui, par conséquent, n'entraînent qu'une stérilité temporaire et guérissable ;

5° Parmi les lésions diathésiques, accessibles aux ressources de notre art, les unes disparaissent avec l'affaiblissement ou la guérison de la diathèse elle-même (scrofule, syphilis), tandis que les autres peuvent simplement être délogées de l'appareil génital, de telle sorte que la stérilité cesse malgré la persistance de la diathèse dont les manifestations se sont transportées sur un autre point de l'organisme ; les choses se passent souvent ainsi dans les lésions des diathèses rhumatismale, catarrhale, congestive, herpétique, arthritique, etc.

Cette distinction est, dans la pratique, d'une importance capitale, car la médication métastatique nous a donné des résultats merveilleux dans les cas de stérilité diathésique à manifestations voyageuses.

§ V. — De la fécondation artificielle.

Dans le courant du dernier siècle, Swammerdam et ensuite Roësel eurent l'idée de tenter la fécondation artificielle pour apporter un argument nouveau et irréfutable à l'opinion qu'ils soutenaient de la préexistence du germe des œufs de la femelle.

Ces premiers expérimentateurs ne réussirent pas dans leurs tentatives et l'honneur en fut réservé, vers la fin du même siècle, à l'abbé Spallanzani qui, plus heureux que ses prédécesseurs, parvint à féconder artificiellement des amphibies, des ovipares et enfin des vivipares.

La fécondation artificielle d'une chienne fit grand bruit

dans ce qu'on appelait alors la *République des lettres*, et Rossi, ami de Spallanzani, se hâta de lui écrire : « Je ne sais même si ce que vous venez de découvrir n'aura pas quelque jour dans l'espèce humaine des applications auxquelles nous ne songions point et dont les suites ne sont pas légères. »

Malgré ces prévisions, Spallanzani ne poursuivit pas ses tentatives sur la femme, et il nous faut arriver à ces dernières années pour trouver les premiers essais relatifs à la réalisation de la prédiction de Rossi.

Nous ne parlons pas du cas de fécondation artificielle rapporté par Hunter dans les *Transactions de 1799*, parce que ce fait manque de toute authenticité et ne mérite que l'oubli.

Après un long temps de silence, M. Dehaut rappelle la question de la fécondation artificielle chez la femme, dans une petite brochure parue en 1865 sous le titre suivant : *De la fécondation artificielle dans l'espèce humaine comme moyen de remédier à certaines causes de stérilité chez l'homme et chez la femme.*

Ce travail, qui ne s'appuie sur aucune expérience, paraît être une pure conception de l'esprit, quoique l'auteur décrive les instruments dont on doit se servir.

L'année suivante, en 1866, parut la *Chirurgie utérine*, de M. Marion Sims, qui contenait, avec tous les détails rationnels, une observation de fécondation artificielle, suivie de succès. Nous reviendrons tout à l'heure sur ce fait qui seul mérite quelque attention.

Dès ce moment l'éveil donné par M. Marion Sims est suivi par d'autres expérimentateurs qui se hâtent de faire connaître leurs tentatives, pour la plupart heureuses.

La *Réforme médicale*, rédigée alors par notre excellent ami, M. le docteur Marchal (de Calvi), inséra, en 1867, dans ses colonnes, un premier fait sans grande importance, communiqué par M. Lesueur, et un second appartenant au docteur Gigon (d'Angoulême), dont l'opération remontait à 1846.

Enfin l'année suivante, en 1868, M. le docteur Girault énuméra, dans l'*Abeille médicale*, dix cas de fécondation artificielle chez la femme, dont le premier datait de 1838.

Tels sont les documents dont la science est à cette heure en possession sur cette question intéressante et tout à fait neuve.

Il importe donc, à cause même de cette nouveauté, de ne pas admettre, sans un sérieux examen, tous les éléments d'un problème dont les conséquences, selon les expressions de Rossi, ne sont pas légères.

Nous éloignerons l'observation de M. Lesueur au même titre que celle de Hunter, parce que, dans l'une et l'autre, l'opération a été faite par le mari et par conséquent en dehors de tout contrôle scientifique.

De plus, dans ces deux cas, l'injection spermatique a été simplement vaginale et ne rentre plus dans les conditions de la fécondation artificielle qui exige l'injection intra-utérine.

Il ne reste donc plus, en réservant le fait de M. Marion Sims qui nous occupera plus loin, que onze observations, dont une appartient au docteur Gigon et les dix autres au docteur Girault.

Ces onze observations ne sont remarquables que par les lacunes qu'elles présentent.

Dans aucun cas on ne s'est d'abord assuré de la qualité du sperme employé. Aucun des deux expérimentateurs n'a noté ni la température du liquide séminal, ni la quantité de semence injectée, ni la longueur de la canule qui a pénétré dans le col utérin.

M. le docteur Gigon s'est servi d'une canule en caoutchouc dont une extrémité a été introduite dans le canal cervical et dont l'autre a été adaptée à une seringue en verre, dans laquelle le mari avait éjaculé son sperme dans un *cabinet voisin*.

M. le docteur Girault a eu recours à une sonde d'homme, percée d'un trou au cul-de-sac, qu'il introduisait dans le col, et, après avoir versé dans la sonde le sperme recueilli dans un vase, il soufflait doucement et à plusieurs reprises, à l'extrémité libre de la sonde, de façon à pousser le sperme dans la cavité utérine.

Quand on songe combien l'existence des spermatozoaires est compromise par le contact de l'air, de la lumière et le changement de température, on s'étonne que les expérimentateurs n'aient pas indiqué les précautions qu'ils avaient prises pour ménager la vitalité des animalcules.

Dans l'observation de M. Gigon le sperme est reçu dans une seringue dont la température n'est pas marquée, est transporté d'une pièce dans une autre et n'arrive enfin à l'utérus qu'après avoir traversé une canule dont la température n'est également pas indiquée.

Dans les dix observations de M. Girault, la même absence de précautions se remarque, et il n'est même pas fait mention du temps écoulé entre l'éjaculation et l'injection utérine.

Dans tous ces cas, les instruments dont on s'est servi, canule ou sonde, étaient d'une grossièreté à compromettre le succès de l'opération.

M. Marion Sims, au contraire, a pris toutes les mesures capables de la faire réussir : il a exactement mesuré la longueur du tube qui doit pénétrer dans le col, et qu'il fixe à 1 pouce 9/60ᵉ (3 centimètres environ) ; il a exactement maintenu à l'instrument la même température qui, selon lui, doit être de 98° Fahrenheit, ni plus ni moins ; enfin, et c'est ici qu'éclate toute la prévoyance de l'expérimentateur, le sperme a été pris dans le cul-de-sac du vagin, dans lequel il venait d'être éjaculé.

Après plusieurs essais, M. Marion Sims s'est convaincu qu'une demi-goutte de sperme suffisait pour la fécondation ; il avait, à cet effet, adapté à la seringue dont il se servait une vis agissant sur le piston et avec laquelle il était facile de calculer la quantité de liquide à injecter ; une révolution entière de la vis chassait une goutte ; une demi-révolution n'en chassait qu'une demi-goutte.

M. Sims n'a réussi qu'une fois ; il a cependant expérimenté près de deux ans sur une demi-douzaine de personnes différentes ; il a fait 55 injections dont il croit devoir en retrancher la moitié, « comme ayant été mal faites, ou faites avec des instruments mal construits et dans des circonstances mal choisies, ce qui donne en dernière analyse une conception sur 27 essais environ. »

Comme on le voit la proportion n'est pas encourageante ; aussi M. Sims, après avoir rappelé que le docteur George Harley, professeur au Collége de l'Université, à Londres, a constamment échoué dans les expérimentations faites à plusieurs reprises, déclare qu'il a entièrement abandonné cette étude et qu'il ne compte pas y revenir.

Cependant la question n'est pas complétement jugée ; l'opération est trop délicate pour que la moindre négligence ne la fasse pas échouer ; j'ai fait construire par M. Mathieu un instrument de précision qui, en même temps, aspire le sperme et le projette dans la cavité cervicale ; l'opération est ainsi réduite à un seul coup de piston et l'instrument n'est pas changé de place.

A cette heure mes observations ne sont ni assez nombreuses ni assez concluantes pour être rendues publiques ;

mais je puis assurer que les résultats déjà obtenus soit par quelques expérimentateurs dont l'habileté et la sincérité sont au-dessus de tout soupçon, soit par-moi-même, font espérer qne la thérapeutique gynécologique s'enrichira d'une ressource d'autant plus précieuse qu'elle s'adresse à des états jusqu'à présent incurables.

Il nous reste maintenant à examiner la légitimité de la fécondation artificielle, eu égard aux cas où elle a été tentée jusqu'à ce jour, et à dire les circonstances où, toute autre ressource faisant défaut, il est permis de recourir à ce moyen extrême.

En ne tenant compte que des opérations faites par des hommes de l'art, nous arrivons au chiffre de 12, dont une appartient à M. Gigon, une autre à M. Sims et les dix dernières à M. Girault.

Au point de vue des causes de la stérilité, ces 12 observations se répartissent de la manière suivante :

Longueur exagérée du col et étroitesse de l'orifice cervical. . .	4
Écoulements divers de l'utérus et du vagin.	2
Engorgement des lèvres du museau de tanche.	2
Descente de matrice . . . . •	1
Antéversion et écoulement	1
Hypospadias.	1
Cause inconnue.	1
	12

En dehors de l'hypospadias, toutes les autres causes de la stérilité étaient curables ; il est vrai que quelques-unes exigeaient une opération chirurgicale devant laquelle les malades ont reculé, et qu'alors l'homme de l'art s'est trouvé dans l'alternative ou d'abandonner la patiente ou de tenter la suprême ressource de ceux qui n'en ont plus.

En thèse générale on ne doit recourir à la fécondation artificielle que dans les cas où la cause de la stérilité nous est inconnue, dans ceux où la femme repousse absolument l'intervention chirurgicale, comme dans les cas de col allongé et conique, de retrécissement des orifices et du canal cervical, etc., et dans ceux où auront échoué tous les autres moyens, comme dans certaines flexions, dans certains cas d'adhérence soit du col, soit du corps de l'utérus, etc., etc.

Les infirmités qui légitiment la fécondation artificielle sont peut-être plus nombreuses du côté de l'homme que du côté de la femme, car chez cette dernière, quand elle y veut consentir, l'art triomphe assez fréquemment de la stérilité.

Chez l'homme, au contraire, presque tous les vices de conformation de la verge, en s'opposant au *coït physiologique*, empêchent le sperme de se projeter sur le museau de tanche : l'hypospadias, l'épispadias, l'atrophie et l'hypertrophie du pénis, etc., sont dans ce cas ; puis viennent les états morbides, tels que rétrécissement de l'urèthre, aspermatisme, impuissance, etc., enfin des infirmités qui empêchent le coït, comme l'obésité extrême, les hernies énormes, certaines tumeurs, etc.

D'autres circonstances peuvent encore se présenter où la fécondation artificielle est légitime ; nous n'avons pas la prétention d'indiquer ici tous les cas où cette opération peut être proposée ; mais nous estimons que, malgré certains points de vue auxquels on peut se placer, ce moyen ne doit être repoussé ni par le médecin, ni par la malade, ni par sa famille, alors que sont rigoureusement observées les conditions de décence et d'honnêteté.

§ VI. — Stérilité chez l'homme.

L'étude de la stérilité chez l'homme ne s'est enrichie d'aucun chapitre nouveau et les observateurs n'ont fait que confirmer l'affection que nous avions le premier décrite sous le nom d'*as-

permatisme. Le mot et l'état pathologique qu'il représente sont désormais passés dans la science, et on les trouve dans tous les dictionnaires de médecine parus depuis la publication de notre travail.

Les anomalies du testicule ont été pour Godard un sujet de recherches qui ont rempli sa vie trop courte pour la science. Il a rassemblé avec un soin minutieux tous les faits connus se rapportant surtout à l'absence de la glande et à ses diverses variétés d'ectopie, et les a rapprochés de ses observations personnelles qui sont nombreuses. Malheureusement toutes ces recherches et toutes ces investigations sont disséminées dans plusieurs mémoires, et la mort n'a pas permis à leur auteur de les réunir dans un ensemble complet et d'en tirer les conclusions que l'étude de tous ces matériaux n'eût sans doute pas manqué de lui fournir.

Cependant il comprenait que ses travaux n'avaient pas pour unique but la satisfaction d'une simple curiosité tératologique, mais qu'ils devaient éclairer les points encore obscurs de l'action physiologique du testicule dans certaines anomalies, et par conséquent écrire un chapitre nouveau dans l'histoire de la stérilité de l'homme.

E. Godard n'a pas eu le temps de composer ce chapitre ; mais il en a jeté les bases dans une note perdue dans le mémoire qu'il présenta, en 1856, à la Société de biologie, sur la monorchidie et la cryptorchidie (1).

Nous demandons la permission de transcrire en entier cette note qui, même encore aujourd'hui, résume tout ce que nous savons sur l'influence que certaines anomalies du testicule exercent sur la puissance et la fécondité de l'homme.

(1) E. Godard, *Études sur la monorchidie et la cryptorchidie chez l'homme.* (*Mémoires de la société de biologie,* 2e série t. III, année 1856. Paris 1857.)

« L'impuissance et la stérilité, dit E. Godard, se rencontrent bien plus souvent qu'on ne le suppose généralement. Ces deux infirmités, souvent indépendantes l'une de l'autre, sont parfaitement distinctes. La première consiste dans l'impossibilité d'exercer le coït, elle est rarement absolue; la seconde dépend tantôt de ce que le sperme n'est ni sécrété ni éjaculé; d'autres fois elle résulte de l'état anormal de ce liquide qui est privé de spermatozoaires..

» Nous croyons devoir rappeler dans quelles affections congénitales ou acquises du testicule nous les avons rencontrées soit simultanément, soit isolément.

» Nous ne dirons rien des castrats, n'ayant jamais observé d'hommes ayant subi pareille mutilation.

» Quant à ceux dont l'appareil génital n'est représenté des deux côtés que par les canaux déférents, ils entrent difficilement en érection, *mais n'éjaculent jamais.* Chez eux l'impuissance est presque absolue et la stérilité est complète.

» Les individus dont les deux testicules ne se sont pas développés, se rapprochent beaucoup des précédents, et pour l'extérieur, les goûts et l'aptitude à la reproduction. Sans doute ils ont des érections, mais ils éjaculent au plus une ou deux gouttes d'une semence inféconde; car chez eux, comme nous l'avons constaté, les testicules sont à peine du volume d'une noisette et les vésicules séminales ont tout au plus le diamètre d'une plume de pigeon.

» Les hommes dont les deux testicules se sont atrophiés spontanément à la suite d'un coup ou de l'orchite blennorrhagique, se trouvent dans les mêmes conditions.

» Les hommes dont les deux glandes séminales sont le siége de l'épanchement plastique qui constitue le testicule syphilitique, sont presque complétement impuissants et *absolument stériles.* Nous avons constaté ce fait en 1854. Ceux au contraire qui ont seulement de petits noyaux plastiques au niveau du corps d'Hygmor, *qui est le lieu où ils se déposent tout d'abord*, sont puissants et féconds, ainsi que nous l'avons vérifié plusieurs fois par l'examen du sperme éjaculé.

« L'affection tuberculeuse double des testicules amène quelquefois l'impuissance, et toujours la stérilité ; bien plus, ceux qui sont atteints de cette affection éjaculent au plus une ou deux gouttes d'un liquide privé de spermatozoaires, comme nous l'avons vu souvent.

» Ceux qui n'ont qu'un seul testicule tuberculeux sont puissants mais inféconds ; leur sperme est privé de spermatozoaires, ainsi que nous l'avons constaté et montré bien des fois depuis 1854, et par l'examen du sperme éjaculé, et par l'examen du liquide contenu dans les vésicules séminales et les canaux déférents. De plus ceux que j'ai observés et qui étaient mariés n'avaient pas eu d'enfants depuis qu'ils avaient un testicule tuberculeux.

» Ce fait peut sembler extraordinaire, car un des testicules est absolument sain ; mais ce qui paraîtra plus étonnant encore, c'est que nous avons constaté plusieurs fois que chez eux, la stérilité avait précédé d'un à deux ans le développement apparent des tubercules testiculaires.

» Comme on le voit, l'examen du sperme peut servir au diagnostic différentiel du testicule tuberculeux et de l'orchite chronique occupant dans les deux cas *un seul testicule;* dans la première de ces affections, le liquide éjaculé est privé de spermatozoaires ; dans la seconde il en renferme une quantité variable.

» Les hommes dont les deux testicules sont arrêtés dans l'abdomen jouissent de toutes les facultés viriles : ils entrent en érection, ils exercent le coït, ils éjaculent une certaine quantité de semence, mais ce liquide manque des propriétés

fécondantes. Chez eux les testicules ne sécrètent pas de spermatozoaires.

» L'homme qui a un testicule sain descendu dans le scrotum,
celui du côté opposé arrêté dans son évolution, étant sain ou
malade, est puissant et il éjacule du sperme largement fourni
de spermatozoaires.

» Il en est de même de l'homme qui a un testicule sain, et
dont l'autre testicule présente un noyau plastique épididymaire.

» Tout au contraire, celui qui est affecté de double orchite
est puissant, mais il ne peut féconder ; seulement tantôt l'affection disparaît spontanément et celui qui en est atteint
reprend ses facultés viriles ; d'autres fois il reste stérile après
la disparition des tumeurs épididymaires. Dans ce dernier
cas, la stérilité résulte, soit de l'oblitération du canal déférent
qui a persisté, soit de l'arrêt de la sécrétion spermatique
dans le testicule par suite de l'inflammation du parenchyme
glandulaire, ainsi que nous l'avons constaté, et par l'examen
du sperme éjaculé et par des observations d'anatomie pathologique.

» Les personnes atteintes d'orchite d'un seul côté, la
glande du côté opposé étant saine, sont puissantes et
fécondes.

» Dernièrement nous avons montré à la Société de
biologie une nouvelle variété de tumeur épididymaire, dont
nous possédons un certain nombre d'exemples. Cette tumeur,
formée par une accumulation de phosphate de chaux dans
l'épididyme et le canal déférent, oblitère les voies spermatiques et empêche l'écoulement du sperme qui, malgré cela,
continue à être sécrété, et souvent forme des tumeurs spermatiques, dues tantôt à la dilatation des canalicules épididymaires ou testiculaires, tantôt à leur rupture. Dans le premier

cas il y a congestion, dans le second cas il y a apoplexie spermatique.

» Le varicocèle, les kystes spermatiques épididymaires ou intra-testiculaires, les kystes séreux de la tête de l'épididyme n'empêchent ni la sécrétion ni l'excrétion du liquide fécondant. Il en est de même des congestions ou des apoplexies spermatiques épididymaires ou testiculaires.

» En résumé, dans tous les faits de stérilité que nous venons d'énumérer, l'infirmité dépendait tantôt de ce que la sécrétion n'avait pas lieu, tantôt de ce que l'écoulement du liquide fécondant était empêché. »

De son côté, M. Gosselin a décrit une nouvelle affection qu'il appelle *anémie testiculaire* et qui consiste en une pâleur très-prononcée du tissu glandulaire, pâleur, dit-il, due évidemment à la petite quantité de sang que reçoit ce dernier.

Dans cet état pathologique les animalcules spermatiques ne se rencontrent dans aucune partie de l'appareil génital et, quand l'affection est bilatérale, c'est-à-dire quand elle occupe les deux testicules, la stérilité en est fatalement la conséquence.

L'anémie testiculaire est presque toujours liée à quelque lésion antérieure de la glande spermatique, à ce point que le traitement de la première se confond, dans beaucoup de cas, avec le traitement de la seconde.

Nous n'avons donc pas à refaire ici l'histoire de toutes les maladies du testicule dont les détails se trouvent dans une autre partie de cet ouvrage; mais nous avons tenu à mentionner la nouvelle complication signalée par M. Gosselin, parce qu'elle fait, en quelque sorte, partie intégrante de notre sujet.

FIN

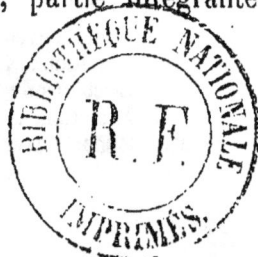

TABLE DES MATIÈRES

LIVRE PREMIER.

DE L'IMPUISSANCE

LIVRE DEUXIÈME

DE LA STÉRILITÉ

FIN DE LA TABLE DES MATIÈRES.

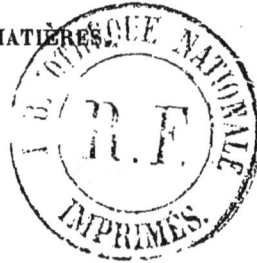

TABLE ALPHABÉTIQUE

DES AUTEURS

DONT LES OPINIONS OU LES OUVRAGES SONT CITÉS

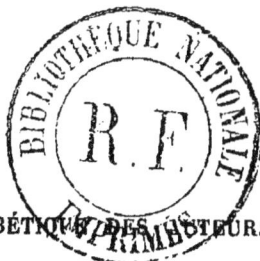

FIN DE LA TABLE ALPHABÉTIQUE DES AUTEURS.

PARIS. — IMPRIMERIE DE E. MARTINET, RUE MIGNON, 2.